CÁNCER

UN PASO FUERA DEL CAMINO MARCADO

Lo que otros dicen sobre
"Cáncer – Un paso fuera del camino marcado"

"Habiendo sido cirujano durante 38 años, habiendo revisado muchos artículos sobre tratamien[...] contra el cáncer y teniendo la experiencia que tengo en la práctica diaria de la medicina desde [...] Facultad hasta hoy, pienso que este libro da claramente un paso fuera del camino marcado. Recomiendo encarecidamente que el libro de Ty M. Bollinger forme parte de su lectura diaria y [...] lo haga llegar a sus seres queridos". ~ Dr. Ruben T. Ong, MD, New Jersey, EE.UU.

"Me diagnosticaron un cáncer de colon terminal. El libro de Ty me dio esperanza y me animó [...] pensar) que el cáncer no tiene por qué ser una sentencia de muerte. Este manual se convirtió en [...] tan valioso... le doy las gracias a Dios por la sabiduría de este libro... Analizaron mi sangre... y a[...] siguiente... el oncólogo dijo: "Enhorabuena, usted no tiene cáncer". ~ Cobus Rudolph, Sudafr[...]

"He estudiado el cáncer durante veinte años y he visto sufrir y morir a muchos de mis amigos [...] familiares a manos de un sistema médico fraudulento... este libro es la fuente más completa [...] información en un solo sitio. Siempre recomiendo este libro cuando imparto seminarios sobre [...] cáncer y muestro a la corrupta Mafia Médica como los criminales que son ". ~ J. Winstead, NC, EE[...]

"Este libro destaca porque es muy convincente y agradable de leer".
~ Frank Cooper, autor de <u>Cholesterol & The French Paradox</u>, Australia

"... Un libro excelente, bien escrito y bien documentado con explicaciones claras y concisas sob[...] cómo funcionan los tratamientos alternativos para el cáncer. Obligatorio para las personas qu[...] están considerando un tratamiento alternativo y están confusos sobre cuál deben elegir y por q[...] ~ Dr. K. A. Halstead, MD, Londres, Reino Unido

"En 1971, el Presidente Richard Nixon declaró la Guerra contra el cáncer. Hace 36 años. Tenemos [...] salir del camino marcado". ~Todd L. Powell, Texas, EE.UU.

"Ty Bollinger escribió este libro habiendo perdido a sus dos padres y varios parientes más por c[...] del cáncer. Como es un contable, miró el punto de equilibrio.Al no ser médico, no podían arrem[...] contra él, aunque sospecho que han puesto precio a su cabeza, por contar las cosas como son [...] ~ M.F. Pearson, Northampton, Reino Unido

"Me satisfacedeclarar que la información contenida en este libro tan maravilloso y tan bien esc[...] ha salvado la vida de mi esposa. La información se presenta de una manera fascinante y bien [...] organizada a la vez que completa y fácil de leer ... Me pareció que este libro es la obra de no fic[...] más impactante, más inspiradora y más importante con la que jamás me he encontrado". ~ Jimmy Brown, Pennsylvania, EE.UU.

"Es el libro médico y político más grandioso que he leído en los últimos 20 años". ~ Alena Valo[...] Alberta, Canadá

"Tenía cáncer terminal y utilicé la información sobre nutrición y suplementos no tóxicos de T[...] Bollinger junto con la medicina tradicional. Cualquiera que tenga cáncer o conozca a alguien qu[...] tenga debería conseguir este libro y leerlo de cabo a rabo. Yo estoy viva porque lo hice". ~ Elai[...] Hulliberger, Autora de <u>Winning the Battle Against Cancer</u> (Ganando la battalla contra el cánce[...]

"Este libro literalmente expone la verdad, sin ocultar nada, sobre el tema del cáncer y los tratamientos contra el mismo". ~ Jane Blewer, South Carolina, EE.UU.

o puedo recomendar lo suficiente este libro. <u>Cáncer – Un Paso Fuera del Camino Marcado</u> es uno
los libros más importantes que puede usted leer. Este libro debería estar en cada casa en todo el
undo. No es solo para las personas que quieren combatir el cáncer o las que quieren prevenirlo.
Este libro trata de la salud y el bienestar (sobre cómo alcanzarlos y cómo mantenerlos) y cómo
rarse de la enfermedad (de TODO TIPO de enfermedad). Sencillamente, no lo puedo recomendar
o bastante. Creo que es el mejor libro sobre cáncer que existe". ~ L. Sykes, Brownsville, Canada

engo una colección de aproximadamente 480 libros sobre medicina y salud naturales… tenía que
cribirle para decirle que de todos los libros que tengo sobre el cáncer, el suyo es, sin duda alguna,
el mejor". ~ Pat Haas, Washington, USA

"Este libro es excelente, bien fundamentado y muy agradable de leer".
~ Andy Tait, Glenrothes Fife, Reino Unido

"Es una combinación fascinante y profundamente conmovedora de pensamiento técnico y
piritual, todo muy relevante y bien compaginado… cuando lo leo me maravillo de la magnitud del
trabajo que usted ha realizado". ~ Dr. David Gregg, California, EE.UU.

Gracias Ty! Usé el bálsamo de Cánsema negra que usted recomienda en el libro en un cáncer que
tenía en el brazo. El cáncer desapareció en pocos días". ~ Kelli Hoffman, Michigan, EE.UU.

"¡Excepcional! Este libro sobresale por encima de cualquier otro libro que he leído".
~Dave Petrie, Sudáfrica

diagnosticaron a mi mujer un cáncer en estadio 4 (terminal) de ovarios metastatizado al sistema
ático. Los oncólogos me ofrecieron su comprensión pero no otra orientación salvo una esperanza
perficial… Encontré el libro <u>Cáncer – Un Paso Fuera del Camino Marcado</u> y elegí algunos protocolos
aturales. Un mes después, el oncólogo no fue capaz de encontrar el tumor… Esta "sorpresa" se
pitió con diversos oncólogos durante seis meses… En este momento, mi mujer no tiene cáncer. No
tengo más que elogios para el Sr. Bollinger". ~ A. Keith Graham, Vancouver, BC, Canadá

ste libro inspirará y restaurará la esperanza por igual a doctores y a pacientes que quieran mirar
ás allá del status quo para ver que hay muchos tratamientos alternativos disponibles hoy en día
para luchar en la guerra contra el cáncer… y ganarla". ~ K.L. Caldwell, Missouri, EE.UU.

"Este libro es absolutamente impresionante y es el único escudo real que podemos utilizar para
combatir el cáncer". ~ Detelina Todorova, Edinburgh, Escocia

*"Permítame agradecerle desde lo más profundo de mi alma, por escribir éste libro tan bien
documentado y presentar esta información al público de forma tan comprensible".*
~ Dr. Allyn Brizel, MD, Florida, EE.UU.

"Me encantó este libro y lo leí de un tirón". ~ Liz Itter, Tempe, Arizona, EE.UU.

*"Más que un libro sobre curas del cáncer es una bocanada de aire fresco en un sistema médico
deteriorado".* ~ Dean, Chicago, Illinois, EE.UU.

"... de lectura obligatoria para cualquiera que tenga cáncer... sin duda el más exhaustivo. Deberí[a]
conocido como "La Biblia para las personas con cáncer". ~ Jerry L. Bergman, Alabama, EE.UU.

"Este libro es asombroso, muy fácil de leer, le motiva a fijar un objetivo y considerar lo que uste[d]
desea hacer con respecto a las opciones y resultados de su cáncer". ~ Cheryn Maxwell, Austral[ia]

"Hay muchos textos médicos sobre el tema del cáncer, pero hay muy pocos que, como este, tien[en]
el coraje de tomar una nueva dirección". ~ William Hockensmith, Texas, EE.UU.

"Si usted va a leer solo un libro sobre el cáncer – tiene que ser este. Este es un libro brillante, m[uy]
informativo y de obligada lectura para cualquiera que tenga cáncer o conozca a alguien con
cáncer... no solo encontré interesantes (y algunas de ellas fascinantes) las curas naturales, adem[ás]
he elegido unas pocas de entre ellas y las he utilizado para curarme a mi mismo, ya que me he
negado tanto a la quimioterapia como a la radioterapia. El libro de Ty me dio esperanza, ¡algo qu[e]
hizo el oncólogo! " ~ H. Clarkson, Reino Unido

"Debo decir, como antiguo RN en una Unidad Oncológica... que este es un gran descubrimiento.
dar un paso fuera del camino marcado del cáncer es su única esperanza. LEA ESTE LIBRO".
~ B.C., Pennsylvania, EE.UU.

"El libro de Ty Bollinger es la puerta para que todo el mundo entienda que el cáncer no es una
sentencia de muerte. Todos hemos sido engañados por los medios y la "Gran Farma". Yo sigo
compartiendo este libro y digo a todos los que conozco que tienen cáncer que hay esperanza"[.]
~ Gerard Martínez, Las Vegas, Nevada, EE.UU.

"El libro de Ty Bollinger es de las críticas y de los comentarios más valientes que he leído sobre [el]
descorazonador estado de cosas en lo referente a tratamientos contra el cáncer. Es una voz d[e]
esperanza". ~ Dorla Arksey, Autora de The Garden of Being, EE.UU.

"Mi hermana encargó una copia del libro... No pudimos parar de leer ni siquiera para dormir por[que]
la información era tan importante... Mi hermana y yo nos comprometemos a aplicar lo que hem[os]
aprendido sobre la prevención del cáncer y a compartir el mensaje salvador de vidas de Ty con
nuestra familia y amigos. Por favor, compre este libro, incluso aunque no tenga cáncer".
~ Sarah A., Hawaii, EE.UU.

"No puedes sino sentir el deseo genuino del autor de proporcionar a los lectores una valiosa
información que normalmente no estaría al alcance de muchos lectores. Es un gran libro".
~ Richard Belliveau, Austin, Texas, EE.UU.

"Es el mejor libro sobre el cáncer que he leído; realmente te abre los ojos y puede salvarte la vid[a]
~ F. Ibrahim, Reino Unido

"He estado estudiando todo lo relativo a nutrición y salud durante casi cuarenta años. Hace vari[os]
años, comencé junto con algunos amigos un intenso estudio sobre temas relacionados con el cán[cer]
Cáncer – Un Paso Fuera del Camino Marcado es el libro más importante que he visto sobre este
tema: Ty Bollinger ha hecho un gran servicio a la humanidad... " ~ J. Smart, New York City, EE.U[U]

"Mi esposa y yo hemos disfrutado tanto de este libro que hemos comprado diez más para darlo e[n]
año como regalo de Navidad". ~ Brett Quantrille, Baton Rouge, Louisiana, EE.UU.

el libro de Ty durante el verano de 2009; pensé que sería otro libro más sobre como recuperarse l cáncer. Cuando empecé, no podía dejar de leerlo. Página tras página está lleno de hechos bien estigados y documentados. Como Fitoterapeuta y Naturópata, sabemos estos secretos, si bien, causa de las reglas de la FDA, no podemos afirmar dichos hechos ante el público en general. Por r, lea este libro... Alguien que usted conoce será diagnosticado de cáncer; con esta información ted puede ser el héroe de su amigo". ~ Shelton R. Hendriex, Naturópata y Fitoterapeuta, EE.UU.

ste libro es realmente un manual de referencia para una mejor salud y una vida libre de cáncer. El utor ha hecho un gran trabajo filtrando toda la basura de Internet, dejándole solo lo mejor..."
~ Simon Jackson, Invercargill, Nueva Zelandia

abré leído unos diez libros sobre curas alternativas para el cáncer. Este libro es superior en varios ectos... Un tratamiento alternativo contra el cáncer ha funcionado conmigo personalmente. Este s un libro poco común: es un libro que todos deberían leer". ~ Paul Leveille, California, EE.UU.

"Soy un RN desde hace casi 28 años y estoy trabajando actualmente en un centro hospitalario. ontré el libro de Ty Bollinger <u>Cáncer – Un Paso Fuera del Camino Marcado</u> ... he aprendido mucho erca de los tratamientos contra el cáncer y sobre una buena nutrición. Este es uno de los mejores ibros, uno de los más fáciles de leer, uno de los que contiene más investigación sobre múltiples ratamientos y uno de los que presenta la información en la forma más comprensible. No puedo decir suficientes cosas buenas sobre este libro ... " ~ R. Lowe, Cleveland, Ohio, EE.UU.

odos los médicos deberían leer este libro... Este es un gran libro que contiene una gran cantidad e información. Pero eso es solo para quienes pueden pensar por sí mismos. Muchas gracias, Ty y cúbrete las espaldas a partir de ahora". ~ V. Kravets, Pennsylvania, EE.UU.

compré para mi ex-esposa que tenía cáncer de páncreas, y le habían dicho que se "fuera a casa y iera sus asuntos en orden." Ella piensa que este libro es una fuente constante de información útil le tiene que agradecer, al menos parcialmente, su sorprendente recuperación y el que continúe teniendo buena salud. Muy recomendable". ~ Charles W. Dart, Jersey, Channel Islands

.. es fácil de leer y no necesité un catedrático o un científico para traducírmelo. Ty da en la diana on su descripción del estado actual del establishment médico y de la Gran Farma, y su deseo de antener a los pacientes como clientes en lugar de curarlos". ~ Jessica Jordan, Nebraska, EE.UU.

ste libro es sorprendente. Tendrías que leer más de 100 libros cuidadosamente escogidos sobre este tema para obtener la información que contiene este libro... El autor lo ha hecho ficientemente sencillo para que lo pueda leer un niño de primaria. Si usted es como yo, le costará dejar de leerlo". ~ Sherry, Coopersberg, Pennsylvania, EE.UU.

"Es, con mucho, el mejor libro de mi biblioteca". ~ Danielle Yerardi, Arizona, EE.UU.

Me diagnosticaron un cáncer de ovario hace aproximadamente tres años y tuve que sufrir varias ervenciones y varios tipos de quimioterapia. Cuando mi cáncer regresó inmediatamente después de terminar mi última quimio, supe que tenía que buscar otro enfoque. Encontré este libro, lo ompré y cambió mi vida... Empecé a leer el libro y no paré de leerlo durante dos días hasta que lo terminé. Ahora tengo la esperanza de vivir y de curarme. ¡Que buen material!"
~ Denise L., Florida, EE.UU.

"Las recomendaciones que figuran en este libro han ayudado a mi cuñado hasta ahora en su luc
con el cáncer de colon. Fue diagnosticado en la etapa 4 ... y le dieron de 3 a 6 meses. El protoco
cáncer de colon ... ayudó a reducir el tamaño de los tumores en un 50% en las 3 primeras sema
que lo utilizó. Muy completo y bien documentado". ~ D. Hulslander, Texas, EE.UU.

"No solo cuenta Ty Bollinger las cosas como son; lo dice desde el corazón. En el mundo moderno
hoy en día es muy difícil dar con información fidedigna. Ty eres realmente una gema. Gracias'
~ Zelko Segovic, Melbourne, Australia

"Desde que me diagnosticaron un cáncer de próstata hace 18 meses, he estudiado intensamen
medidas alternativas contra el cáncer. El soberbio libro de Bollinger es el mejor que he encontro
sobre este tema". ~ John Memory, North Carolina, EE.UU.

"¡Vaya! ¡Este libro es una verdadera revelación! Lo poco que había leído... fue suficiente para
convencer a mi escéptico marido. Encontré este libro fácil de leer, aunque el Sr. Bollinger ha utili
alguna tecnología médica y biológica, hasta mis hijos adolescentes pueden entender sus textos
~ Jannie Bahrs, New Mexico, EE.UU.

"Este libro asombroso me ha ayudado mucho en mi lucha contra el cáncer de pulmón. Sigue
haciendo lo que haces, Ty". ~ Sigthor Aegisson, Tokyo, Japón

"Como profesional medico titulado que ha sido testigo de la muerte de incontables americanos
afecciones que son fácilmente reversibles con intervenciones medicas alternativas, es refrescar
leer un libro que "cuenta el secreto" y "se va de la lengua" sobre lo que realmente está ocurrie
en la medicina convencional, dirigida por la Gran Farma". ~ Peggy Krizan, Gillette, Wyoming, EE.

"¡Este libro es increíble! Está bien fundamentado, bien escrito y es el libro más informativo que
he encontrado... ya que mi marido fue diagnosticado de cáncer cerebral... Estaba desesperada t
el diagnóstico de mi marido; este libro me dio esperanza e inspiración y nos devolvió algún cont
sobre nuestra situación. Cuanto más leía más aprendía. No puedo creer cuán inocente era sobre
opciones médicas convencionales... Este libro me dio fortaleza". ~ Diana Thomas, Reino Unid

"Acabo de enterarme de un posible problema con un cáncer de mama y, en lugar de asustarme,
di cuenta después de leer Cáncer – Un Paso Fuera del Camino Marcado de que realmente tengo a
control sobre esta enfermedad... [este] libro está muy bien documentado y es muy educativo...
lectura obligada... una vez que empecé a leerlo, no lo pude dejar". ~ P. Deschene, California, EE.

"Yo no soy un periodista, eso es el trabajo de Ty, así que no me extenderé... Soy un supervivient
cáncer y este libro contribuyó enormemente a mi supervivencia (es uno de los mejores libros sob
tema). Ty es un rebelde... puede que un poco excéntrico, pero no se puede ignorar lo que est
diciendo. Lea este libro si usted, o alguien que a usted le importe, tiene cáncer... Ya he dicho
bastante..." ~ Brad Matznick, Michigan, USA

"Es un libro increíble – que te abre la mente al lavado de cerebro al que hemos sido sometidos to
Lea el libro, puede salvarle la vida". ~ Sra. S.L. Coulthard, Norwich, Reino Unido

"El tiempo demostrará la importante contribución a la humanidad que ha hecho el Sr. Bolling
mediante su libro, Cáncer – Un Paso Fuera del Camino Marcado". ~ B. McCoy, New Mexico, EE.U

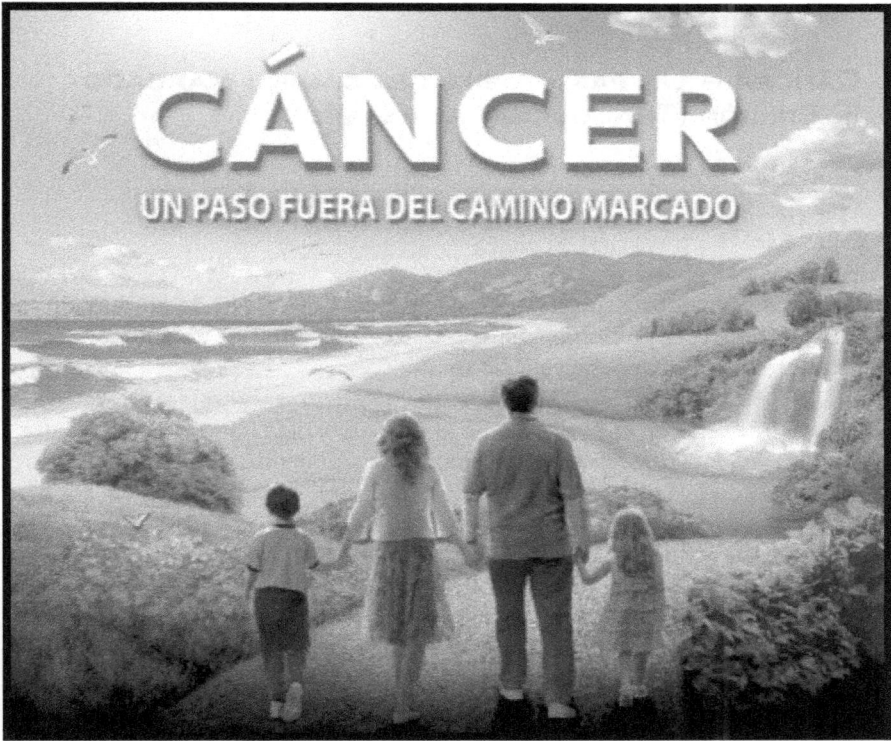

CÁNCER
UN PASO FUERA DEL CAMINO MARCADO

TY M. BOLLINGER

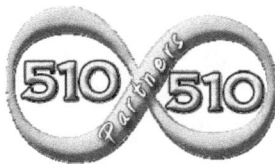

Infinity 510² Partners

Prólogo de R. Webster Kehr

CÁNCER – UN PASO FUERA DEL CAMINO MARCADO
5ª EDICIÓN (TRADUCCIÓN AL ESPAÑOL)

Copyright © 2011, 2012
Ty M. Bollinger
Infinity 510² Partners

Mi agradecimiento especial a Angel Rubio López por la traducción y redacción de esta edición en español. Hizo falta cerca de un año para este proyecto y aprecio mucho su ayuda.

Las ilustraciones de la portada y de la contraportada han sido creadas por David Dees. Su sitio web es www.deesillustration.com.

Imprimido y encuadernado en los EEUU.
ISBN 10: 0-9788065-2-2
ISBN 13: 978-0-9788065-2-1

**Antes de que lea este libro debo hacerle
la siguiente advertencia y aviso legal por orden de la FDA**

No soy un medico por lo que no tengo "deformación" formal alguna. No tengo un título en medicina; por lo tanto, no hay ningún certificado o diploma deshonrando el interior de mi casa u oficina ni monumento alguno al fraude más rentable que jamás haya sido perpetrado por la humanidad.

Este libro tiene únicamente un propósito educativo. No tiene la intención de servir como sustituto para el diagnóstico, tratamiento, o consejo de un profesional médico licenciado y cualificado. Los hechos que se presentan en las siguientes páginas se ofrecen solo como información **no** como consejo médico y de **ninguna manera** puede nadie suponer que estoy practicando la medicina.

Se ha hecho un esfuerzo consciente para presentar únicamente información que sea a la vez precisa y veraz. Sin embargo, no asumo ninguna responsabilidad por la imprecisión de mis fuentes materiales ni tampoco de por cómo se usen estos materiales. Este no es un libro exhaustivo, por lo tanto, no contiene información sobre todos los tratamientos alternativos del cáncer, sino más bien aquellos protocolos que yo considero que son los más importantes y más eficaces.

Mis afirmaciones respecto de tratamientos alternativos contra el cáncer no han sido evaluadas por la FDA, a la que con frecuencia me refiero como *"Federal Death Administration"* (Administración Federal de la Muerte).

DEDICATORIA

Este libro está dedicado a mi maravillosa esposa, Charlene, que es mi "Princesa" y mi mejor amiga. Ella es la "chica de mis sueños" y mi esposa durante 14 años y la madre de nuestros cuatro hijos Brianna, Bryce, Tabitha, y Charity. Ella es ciertamente mi inspiración, un regalo recibido directamente de Dios, el ejemplo más brillante de Su gracia en mi vida y mi más apasionado apoyo. Ella es realmente el aire bajo mis alas. Como dice la Biblia es mi "varona".

Sin su apoyo y su fe en mí, nunca habría escrito este libro. Ella no solo me apoyó y me animó sino que fue un fiel "consejero" para discutir qué temas se debían incluir en el libro y qué temas no. **Gracias, Princesa, por todo lo que eres, por todo lo que haces y por nuestros cuatro hermosos hijos.**

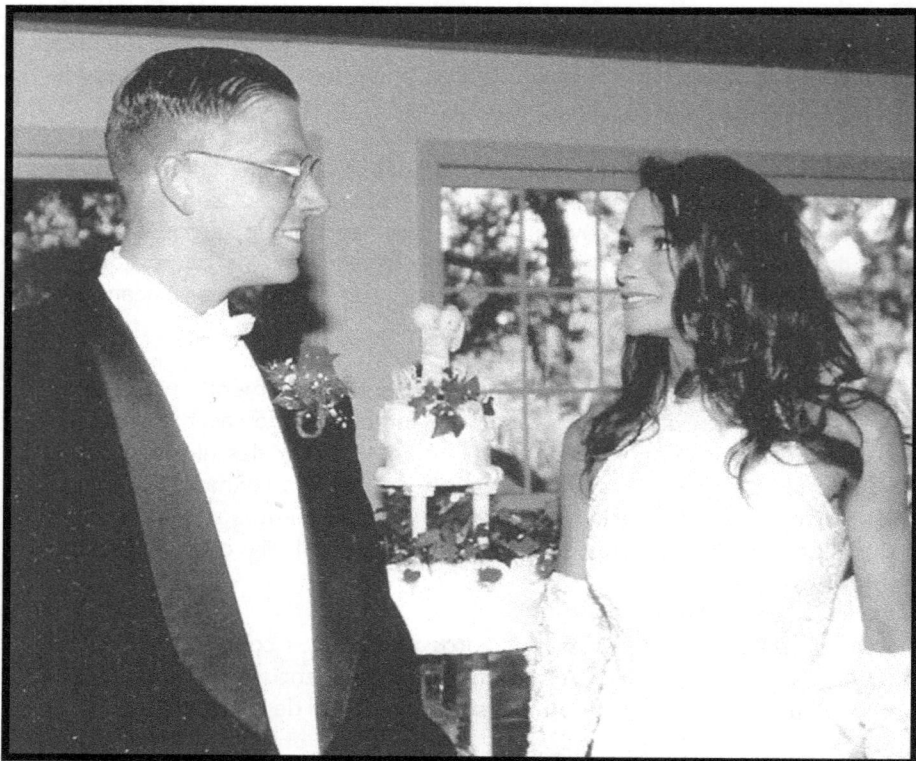

En nuestra boda el 23 de Diciembre de 1995.

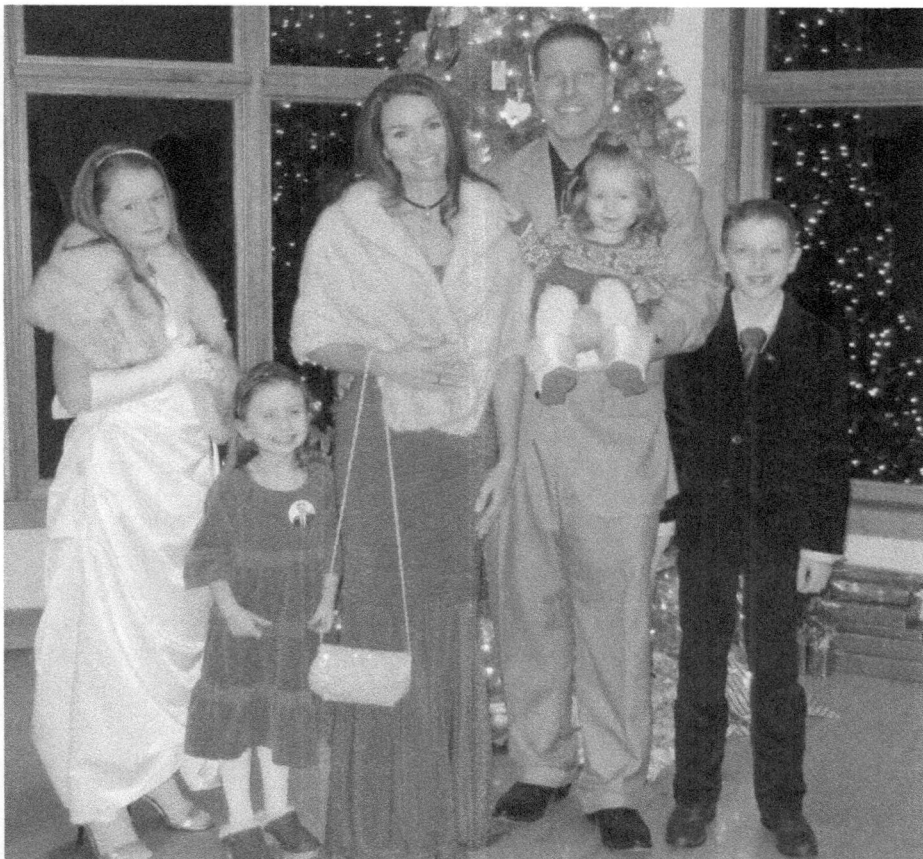

(**encima de**) Brianna, Tabitha, Charlene, Ty, Charity, y Bryce – foto tomada el 23 de Diciembre de 2011 (**abajo**) Tabitha, Brianna, Bryce, Charlene, y el bebé – foto tomada en Valle Escondido (Boquete, Panamá) en Julio de 2010.

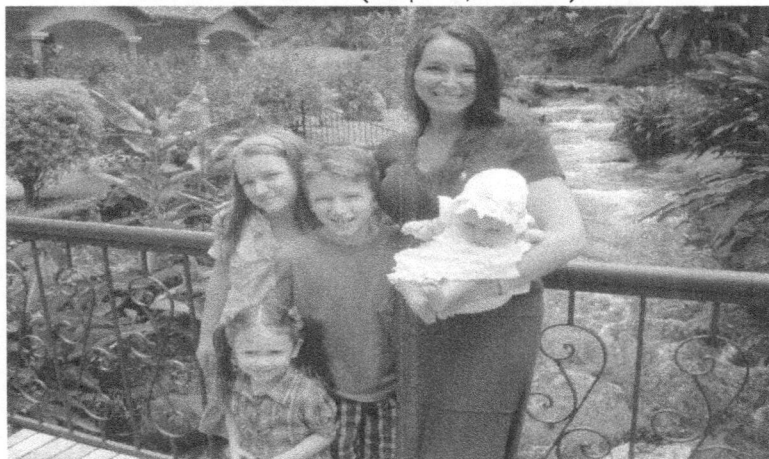

AGRADECIMIENTOS

Mi agradecimiento especial a Webster Kehr, mi amigo y compañero en la lucha por la verdad en la guerra contra el cáncer. Webster ha recopilado el sitio de Internet sobre el cáncer más completo del mundo: www.cancertutor.com. Sin su investigación, su destreza, su colaboración y su amistad, éste libro habría sido solo una quimera y nunca habría llegado a término.

Mi agradecimiento muy especial para mi buen amigo, Dr. Darrell Wolfe, por su trabajo vanguardista en el campo de purificación y nutrición. Sus folletos, **Spoiled Rotten** (Estropeados y corrompidos), **The fungus within us** (El hongo en nosotros) y **Reclaim Your Inner Terrain** (Recupere su terreno interior), fueron de gran ayuda especialmente para escribir éste libro.

Mi agradecimiento especial también al Dr. Rashid Buttar, por su sabiduría y visión en la información sobre toxicidad, nutrición y suplementación. El Dr. Buttar ha tratado con éxito a miles de pacientes de cáncer durante la última década y es realmente un médico inconformista. Su sitio web es www.drbuttar.com y su libro se titula The 9 steps to Keep the Doctor Away. (Los 9 pasos para mantenerse lejos del medico).

Gracias a mi amigo el Dr. Jim Howenstine, por su excelente investigación en el area del cáncer y de la desintoxicación. "Dr. Jim" como yo cariñosamente lo llamo, es un buen hombre y buen cristiano que acompaña a sus pacientes con el protocolo LifeOne, detallado más adelante en el libro. Su sitio Web es www.mynaturalhealthteam.com.

Gracias al Dr. David Gregg su aportación sobre las causas del cáncer, especialmente por su hipótesis sobre los procedimientos bioquímicos y sus teorías sobre el DMSO (sulfóxido de dimetilo) y el cloruro de cesio. Yo he aprendido mucho del trabajo realizado por el Dr. Gregg. En nota aparte, el Dr. Gregg fue también la persona que me "despertó" a lo que está ocurriendo realmente entre las bambalinas de los eventos mundiales.

Gracias a Bill Henderson, autor de varios libros sobre como tratar el cáncer, por su investigación, su apoyo, su motivación y por el cuidado y el interés sinceros por los pacientes de cáncer. Bill es un hombre extraordinario y realmente le encanta ayudar a la gente. El sitio de Internet de Bill es: **www.beating-cancer-gently.com**.

Gracias a mi amigo, Mike Vrentas, inventor del protocolo Cellect Budwig, por su investigación pionera de uno de los tratamientos más efectivos disponibles.

El sitio Web de Mike as www.cellectbudwig.com.

Gracias a Mike Adams. Con su permiso, he repartido varias ilustraciones "Counterthink" por el libro. El sitio Web de Mike es www.naturalnews.com.

También quiero dar las gracias a los muchos "inconformistas" del mundo médico que **no** cedieron al estado en que se encuentran los tratamientos de cáncer. El valor, la innovación y la dedicación de estos doctores, investigadores y escritores han salvado la vida de miles de pacientes con cáncer. Y es únicamente por su trabajo de vanguardia que ha sido posible un libro como el presente, escrito por alguien como yo que no es doctor.

A mi hermano Ron y a mi hermana Cherith, deseo decirles que los amo. Sé que ha sido duro perder a mamá y papá, pero estoy agradecido de que todos conservamos gratos recuerdos de ambos. A mis cuatro preciosos hijos, Brianna, Bryce, Tabitha, and Charity: *"Papá os quiere!"*

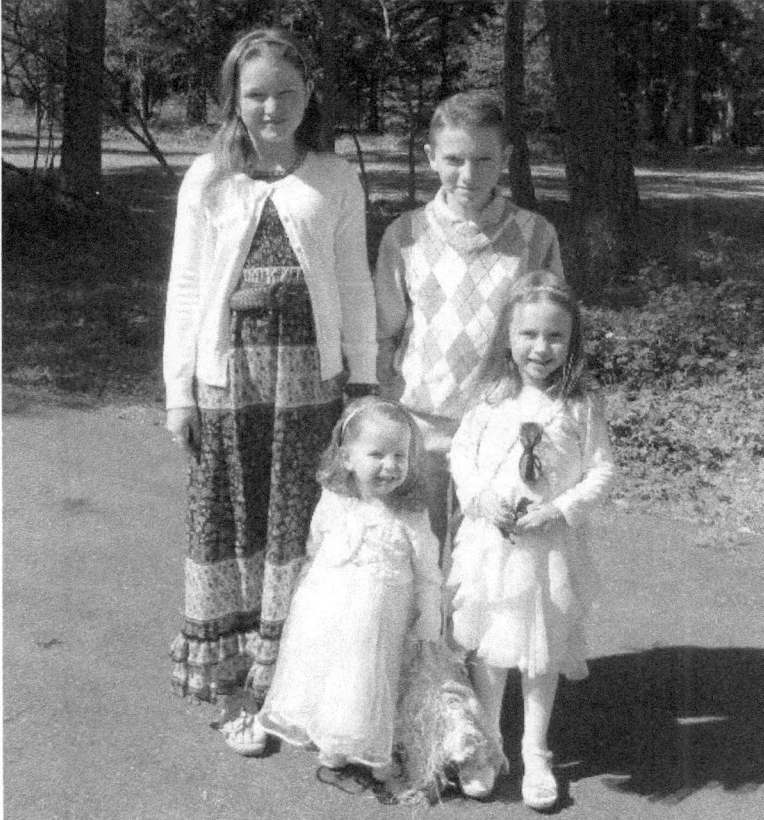

Brianna, Bryce, Tabitha y Charity en Abril 2012

A LA MEMORIA DE

Este libro está dedicado a la memoria de mi mamá Jerry Jean Bollinger Taylor y de mi papá Charles Graham Bollinger. Mi mamá y mi papá fueron los mejores padres que podría haber deseado y los dos me amaban incondicionalmente. Siempre estuvieron ahí para apoyarme, para amarme y para guiarme hacia el Señor.

En muchas maneras, ellos fueron mis héroes. Cuando miro hacia atrás en mi vida, puedo decir honestamente que no tengo ni un solo mal recuerdo de papá y mamá. Sus sonrisas eran contagiosas al igual que sus ganas de vivir. Ahora que se han ido, hay dos huecos en mi corazón que nunca se llenarán. Pero les veré a ambos en el Cielo. Esa es mi esperanza.

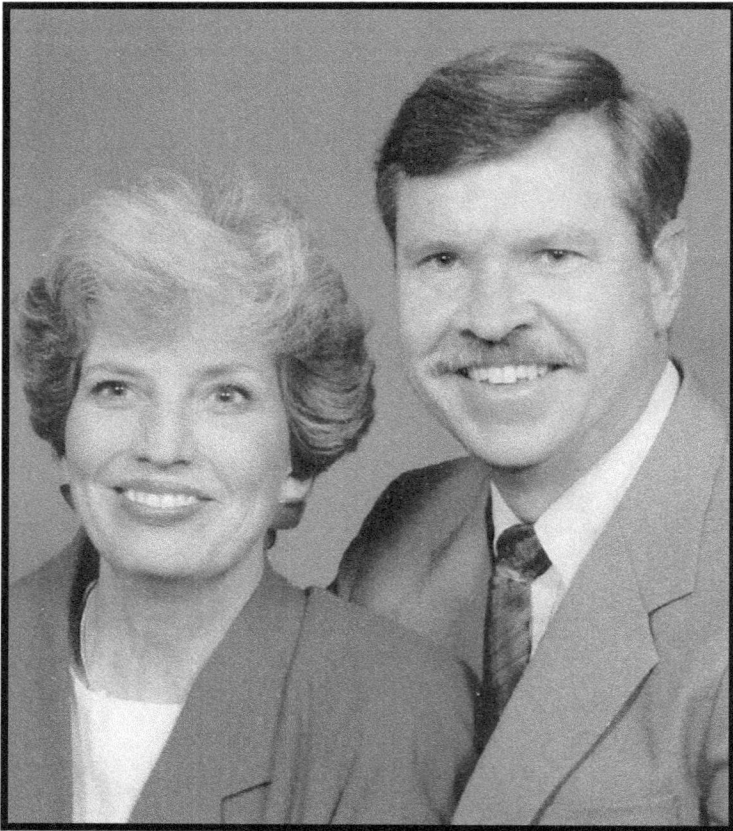

La última foto de papá y mamá – tomada en 1995

Sumario

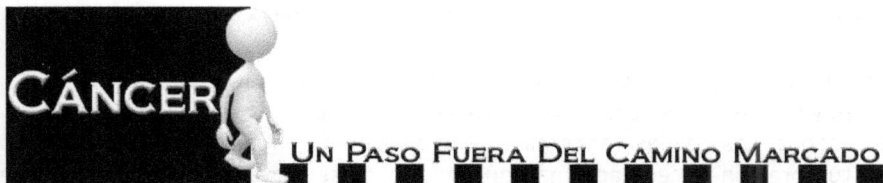

PREFACIO

Un día regresé a casa del trabajo y mi esposa se encontraba en una de las habitaciones. Entré en la habitación y ella me miró y me dijo: *"Hoy he ido al médico y me ha dicho que tengo diabetes"*. Creo recordar que estas fueron las palabras exactas que le dije: " ¿Y qué? La cura para la diabetes tipo 2 la encuentras en mi sitio Web, simplemente visita mi sitio Web".

Después salí de la habitación sin decir otra palabra. Unas horas después llegué a la conclusión de que había sido un poco brusco, así que fui a la tienda de alimentos naturales y compré los artículos que ella necesitaba que pude comprar localmente y después pedí el resto por internet. En un plazo 2 meses ella pudo dejar de comprobar su nivel de glucosa en sangre. La cura se encuentra en: www.cancertutor.com/Diabetes_type_II.htm.

Si mi esposa me hubiera dicho que su médico le había informado de que padecía de cáncer de mama o de páncreas o de cualquier otro tipo de cáncer, mi respuesta hubiese sido la misma, substituyendo el término "Diabetes tipo 2" por el tipo de cáncer que ella tuviera. Mi sitio Web se parece a Cáncer – Un Paso Fuera Del Camino Marcado en que está diseñado para dirigir a la gente en la dirección correcta y ahorrarles el tener que hacer su propia investigación. Curar un cáncer recién diagnosticado es fácil, sin embargo, exísten ciertos tipos de cáncer (como el carcinoma de células escamosas) para los que es necesario que usted elija la terapia correcta desde el principio o de lo contrario no tendrá una segunda oportunidad.

Una célula cancerosa se describe como "indiferenciada". Esto significa que la célula cancerosa no tiene funcion útil. Por ejemplo, un grupo de células cancerosas no pueden formar tejido muscular ni puede convertirse en una parte funcional del tejido muscular. Una célula cancerosa no puede convertirse en una parte funcional del músculo cardíaco. No puede realizar una función como parte del hígado. Una célula cancerosa no puede hacer nada constructivo. Simplemente está ahí. Una célula cancerosa es como una gota de aceite - usted no puede integrarla al chasis de un automóvil mientras siga siendo una gota de aceite.

De la misma forma una célula cancerosa no puede formar parte del tejido tumoral, ya que el tejido tumoral debe de estar compuesto completamente de células sanas. Las células cancerosas simplemente se establecen dentro del tejido tumoral sin hacer nada más que multiplicarse y negarse a morir. Las biopsias esencialmente estan a la búsqueda de células cancerosas que simplemente están ahí. Debido a que la mayoría de las células de un tumor son células sanas (todas las células funcionales son sanas), no hay suficientes células cancerosas en un tumor para matar a una persona. En otras palabras, una persona nunca ha muerto por las células cancerosas contenidas en un tumor. Esto es debido a que no pueden existir suficientes células cancerosas dentro de un tumor para matar a una persona. Por ejemplo, nadie ha muerto por las células cancerosas dentro de la próstata. Hay tumores que han llegado a pesar cientos de libras y aún así, no han matado al paciente.

Lo que mata al paciente es la diseminación de sus células cancerosas. Cuando el cáncer se disemina lo suficiente, existen suficientes células cancerosas para matar a una persona. Un número considerable de células cancerosas succiona literalmente la vida de un paciente de cáncer robando la glucosa y los nutrientes de las células sanas y produciendo toxinas como el ácido láctico. Pero para poder matar a una persona, la diseminación necesita ir mucho más allá de cualquier tumor (exísten excepciones raras a esta regla, cuando el tumor esta obstruyendo el flujo de fluídos vitales). Sin embargo, a pesar de éstos hechos, los oncólogos continúan hablándole a sus pacientes de sus tumores .

En esta cita del Dr. Phillip Binzel, M.D., explica de lo que estoy hablando:

> *Cuando se descubre que un paciente tiene un tumor, lo único que el médico discute con el paciente es de lo que tiene intención de hacer con el tumor. Si un paciente con un tumor esta recibiendo radiación o quimioterapia, la única pregunta que se hace es: "¿Cómo está el tumor?" Nunca nadie pregunta cómo está el paciente. En mi formación como médico, recuerdo bien ver pacientes que estaban recibiendo radiación y/o quimioterapia. El tumor se reducía de tamaño más y más, pero el paciente estaba cada vez más enfermo. En la autopsia escucharíamos: "¿No es maravilloso?: ¡El tumor desapareció!" Si, así es, pero el paciente tambien. ¿Cuántos millones de veces tendremos que repetir estos escenarios antes de que comprendamos que el tratamiento es incorrecto?*
>
> *En el cáncer primario, con pocas excepciones, el tumor no es mortal ni peligroso para la salud. Voy a repetir esta frase: En el cáncer primario, con pocas excepciones, el tumor no es mortal ni peligroso para la*

salud. Lo que es mortal y peligroso para la salud es la diseminación de la enfermedad al resto del cuerpo.

No existe nada en la cirugía que prevenga la diseminación del cáncer. No existe nada en la radiación que prevenga la diseminación de la enfermedad. No existe nada en la quimioterapia que prevenga la diseminación de la enfermedad. ¿Cómo lo sabemos? Simplemente revise las estadísticas. Existe una estadística conocida como 'tiempo de supervivencia'. Se define el tiempo de supervivencia como el intervalo de tiempo entre el diagnóstico inicial del cáncer en un paciente y el momento en que el paciente fallece por la enfermedad.

En los últimos cincuenta años, se ha logrado un tremendo progreso en el diagnóstico precoz del cáncer. En ese periodo de tiempo, se ha realizado un progreso tremendo en la capacidad para eliminar tumores. Se ha progresado tremendamente en la utilización de radioterapia y quimioterapia en su capacidad de reducir o destruir tumores. Pero, el tiempo de supervivencia de los pacientes con cáncer no es hoy mayor que hace cincuenta años. ¿Qué significa esto? Obviamente significa que no estamos tratando lo que tenemos que tratar!

~ Dr. Philip Binzel, M.D., <u>Alive and Well</u> (Vivo y Sano), capítulo 14.

En pocas palabras lo que el Dr. Binzel nos está diciendo es que nada en la medicina ortodoxa detiene la diseminación del cáncer. Usted pensará que la quimioterapia está diseñada para detener la propagación del cáncer. La quimioterapia no se enfoca en las células cancerosas. Destruye células que se dividen rápidamente ya sean cancerosas o no cancerosas. Algunas de las células cancerosas no se dividen rápidamente, por lo tanto, la quimioterapia no las destruye. Varias de las células cancerosas han desarrollado una resistencia a los fármacos sintéticos, por lo tanto la quimioterapia no puede destruírlas.

La cuestion es que si una persona recibe suficiente quimioterapia para matar todas sus células cancerosas, el paciente fallecería por intoxicación de la quimioterapia mucho antes de que mueran las células cancerosas. La quimioterapia solo puede ralentizar el cáncer. No puede impedir que se extienda y mate al paciente. La quimioterapia pone a la gente en "remisión" pero en casi todos los casos el paciente saldrá de remisión y fallecerá. Muchos de los pacientes con cáncer no viven lo suficiente para entrar en remisión, otros entran en remisión en varias ocasiones.

La cirugía ciertamente no detiene el cáncer que ya se ha diseminado porque casi en todos los casos el cáncer se ha extendido más allá de lo que un cirujano puede extirpar. La radiación es como un rifle. ¿Puede usted extinguir el fuego de una alfombra (es decir, un cáncer extendido) con un rifle? Lo único que la medicina ortodoxa puede hacer es reducir los tumores, ralentizar el cáncer y poner a los pacientes en remisión?; la medicina ortodoxa no puede impedir la diseminización del cáncer y PUNTO.

Lo que esto significa es que la Administración Federal del Medicamento de los Estados Unidos de América (FDA – Federal Drug Administration) nunca ha aprobado un fármaco de quimioterapia cuyo objetivo sean las células cancerosas o inhibir la propagación del cáncer. Todos los fármacos de quimioterapia que ellos han aprobado son prácticamente inútiles o causan más mal que bien. Además, la Asociación Médica Americana (AMA), que no es más que un sindicato, nunca ha aprobado un procedimiento que pueda impedir la expansión del cáncer.

Ningún médico (que utilice los "Tres Grandes") ha administrado un fármaco sintético o realizado un procedimiento médico que impida la propagación del cáncer. Esto no es lo que ellos hacen. Lo que ellos hacen es ralentizar el cáncer... en algunos casos. Usted preguntará: ¿Desean impedir la proliferación cancerosa y curar al paciente? Si bien los médicos querrían curar a sus pacientes, en lo que a la industria concierne, la evidencia es contundente: la respuesta a esa pregunta es "NO". Este libro, Cáncer – Un Paso Fuera Del Camino Marcado expondrá caso tras caso de tratamientos naturales contra el cáncer (es decir, tratamientos alternativos contra cáncer), y hasta de algunos tratamientos ortodoxos para el cáncer, que fueron clausurados por las autoridades (normalmente la AMA, la FDA o la FTC Comisión Federal de Comercio) **porque** fueron muy eficaces curando el cáncer.

Existe una pauta en la medicina por la que los tratamientos efectivos contra el cáncer son ocultados al público y los fármacos sintéticos altamente ineficaces (lucrativos, porque se pueden patentar) son rutinariamente aprobados por la FDA. Es una estafa como nunca se ha visto otra antes en este mundo. Los futuros médicos mirarán a esta generación de "médicos" con total repugnancia. Ellos han tenido muchas oportunidades para curar el cáncer, pero en vez de curar el cáncer, ocultaron el tratamiento e ilegalizaron su utilización.

El único lema lógico que se le puede asignar tanto a la "Gran Farma" (la industria farmacéutica) como a la Gran Medicina (la AMA) es este: *"**Es mucho, pero mucho más rentable retrasar la diseminación del cáncer que detener la diseminación del cáncer. Todo lo que evita la proliferación del cáncer DEBE ser eliminado"**.*

El objetivo a largo plazo del matrimonio quid pro quo realizado en el infierno entre la FDA, AMA y la Gran Farma (es decir, el núcleo de la "Industria del Cáncer"), es el de hacer del cáncer una enfermedad crónica tal como la diabetes, en la que el paciente se convierte en un centro lucrativo a largo plazo. Solo vea los periódicos. Casi cada semana la FDA aprueba algún fármaco nuevo es que alarga la vida de los pacientes en comparación con otro fármaco anterior completamente inútil. Eso es exactamente lo que ellos desean hacer. Usted nunca verá un remedio para el cáncer al menos de que el cáncer sea extremadamente raro; de tal forma que la propaganda de las relaciones públicas es de mayor beneficio financiero para la Industria del Cáncer que el dinero perdido en la cura. Usted nunca verá una cura para el cáncer de mama, por ejemplo.

El hijo del matrimonio celebrado en el infierno es la máquina publicitaria de la Sociedad Americana del Cáncer cuya misión es aparentar que los tratamientos ortodoxos del cáncer son mucho, pero mucho más efectivos de lo que realmente son. Ellos son los artistas de maquillaje para el monstruo. Usted probablemente cree que el índice real para la cura con medicina ortodoxa es de 40% a 50% y aumentando rápidamente. **Pues no.** Ha sido del 3% durante los últimos 80 años y no está yendo a ninguna parte.

¿Existen algunos tratamientos naturales (es decir, tratamientos alternativos para el cáncer), lo que significa que usan moléculas de la Madre Naturaleza, que se haya demostrado que atacan a las células cancerosas e inhiben la proliferación celular y curan al paciente? Usted probablemente piensa que la respuesta es **"no"**. Esa sería la respuesta incorrecta. Existen docenas de tratamientos alternativos de cáncer que detienen la diseminación del cáncer e incluso curan el cáncer completamente. En este excelente libro, Ty Bollinger expone los tratamientos más probados.

Sin embargo, como usted sospechará, la FDA nunca ha aprobado uno de estos tratamientos contra el cáncer porque ninguna compañía farmacéutica los ha presentado nunca a la FDA. Esto es en parte porque la Gran Farma no puede patentar moléculas naturales (y así retener sus ganancias excesivas) y en parte porque la AMA no desea que el cáncer se cure. La AMA no les permite a los médicos utilizar tratamientos contra el cáncer efectivos. Debido a que estos tratamientos no han sido presentados a la FDA por la industria farmacéutica, la FDA los cataloga como "no comprobados", sin importar cuanta evidencia científica exista para este tratamiento.

Por esto es por lo que son los contables, las amas de casa, los granjeros, los ingenieros, etc., los que están dirigiendo la batalla contra la Industria del Cáncer. Pero esta gente no tiene absolutamente ninguna influencia en los medios de comunicación. A propósito, la FDA, el Instituto Nacional del Cáncer (NCI), el Instituto Nacional de la Salud (NIH), ad nauseam, no son los angelitos en esta ecuación. Ellos también han vendido sus almas y saben exactamente lo que está sucediendo.

Las moléculas de la Madre Naturaleza, por regla general, **SIEMPRE** atacan las células cancerosas y no dañan a las células normales. Por lo tanto, las moléculas de la Madre Naturaleza se pueden utilizar en dosis mucho, mucho más altas que las moléculas de la Gran Farma. Es por esto que la Madre Naturaleza tiene un índice real de curación que es, para los pacientes reciéntemente diagnosticados, treinta veces más alto que el de la medicina ortodoxa.

La Madre Naturaleza (es decir, Dios) sabe mucho más acerca del cáncer que los químicos de la industria farmacéutica. Más importante aún, la Madre Naturaleza tiene mucho más integridad que los ejecutivos de las compañías farmacéuticas. El día del Juicio se encargará para siempre de ellos y de sus hermanos de la industria tabaquera, el gobierno federal, etc., pero eso probablemente no le concierne ahora. Su interés inmediato es saber que la Madre Naturaleza sabe como atacar las células cancerosas y detener la propagación del cáncer.

¿Entonces porqué no le han dicho a usted que confíe en la medicina alternativa? ¿Por qué no ha escuchado usted estas cosas miles de veces en la televisión o en la radio, o en las revistas más importantes? *Porque si le hubiesen dicho éstas cosas, la industria farmacéutica hubiese retirado toda su inversión publicitaria y hubiese contratado a otra emisora o revista de la competencia.*

Asimismo, a gran escala la misma gente que obtiene grandes ganancias suministrando y trabajando con la medicina ortodoxa también es propietaria de las grandes cadenas de televisión y radio. Por ejemplo, la compañía General Electric, que obtiene grandes ganancias abasteciendo a hospitales con equipo costoso y de la venta de fármacos, etc. es propietaria de la cadena NBC y de al menos 30 de las estaciones afiliadas de mayor importancia. ¡La compañía General Electric es miembro de la Industria del Cáncer y es propietaria de la cadena televisiva NBC!

Lo que usted conoce acerca del cáncer ha sido cuidadosamente diseñado y creado por los artistas publicitarios de la industria farmacéutica para mantenerlo a usted en la ignorancia de la amplia superioridad de la Madre Naturaleza. Desafortunadamente, alguna de la gente que se encuentra en el lado natural de la calle (es decir, la gente de la medicina alternativa) no tiene mas integridad que las compañías tabaqueras y las farmacéuticas. La buena noticia es que este libro, Cáncer – Un Paso Fuera Del Camino Marcado, esclarecerá la situación. Le hablará acerca de los tratamientos alternativos del cáncer que realmente funcionan y, en varios casos, de los proveedores o la clínica que le asistirán en la administración de los tratamientos. Este libro es tan importante para las personas que no están enfermas de cáncer como para las personas que lo padecen. Considere los siguientes datos estadísticos:

➢ Se puede alcanzar una tasa real de curación del 90% en los pacientes que evitan la medicina ortodoxa y siguen primero la medicina alternativa y hacen sus deberes.
➢ El índice real de curación de la medicina ortodoxa es de menos del 3%.
➢ El 95% de los pacientes de cáncer que optan por la medicina alternativa ya han sido enviados a morir a casa, lo que quiere decir que la medicina alternativa recibe una gran número de pacientes que ya están en una situación crítica.
➢ Para aquellos que se esperan para optar por la medicina alternativa contra el cáncer hasta después de que los envíen a sus casas a morir, solo unos cuantos de entre los más de 300 tratamientos alternativos de cáncer son lo suficientemente potentes como para ofrecerles una oportunidad de supervivencia.
➢ Pero incluso para esas pocas personas que logran encontrar uno de esos poderosos tratamientos (por ejemplo, aquellos que leen este libro), en el mejor de los casos la posibilidad de supervivencia es de aproximadamente un 50%.

En otras palabras, si opta primero por la medicina alternativa, su expectativa de supervivencia es de un 90% o más, si hace sus deberes. Si usted se decide por la medicina ortodoxa primero y por la medicina alternativa después, usted sufrirá durante años y si tiene suerte tendrá entonces un 50% de probabilidades de supervivencia. Como usted puede ver, es vital leer libros como Cáncer – Un Paso Fuera Del Camino Marcado. Este libro le puede evitar meses de investigación y dirigirle en la dirección exacta que debe ir.

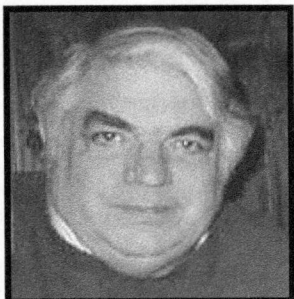

R. Webster Kehr
www.cancertutor.com
www.new-cancer-treatments.org

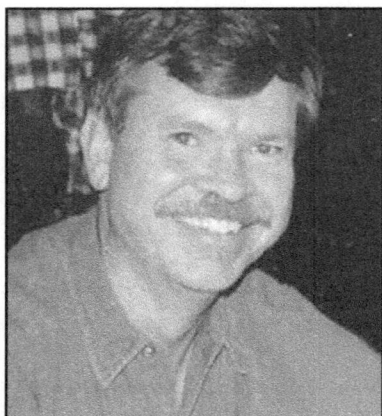

Graham Bollinger (mi papá)

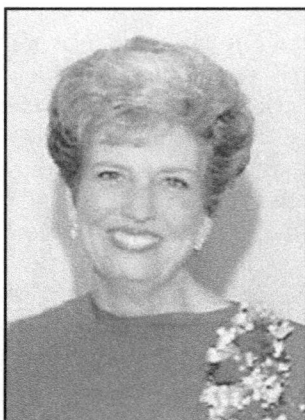

Jerry Bollinger Taylor (*mi mamá*)

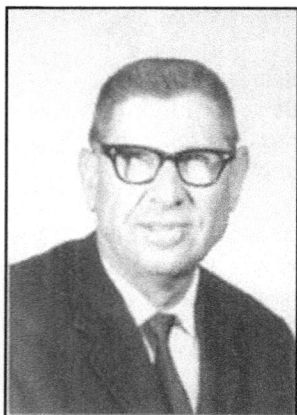

Conal Bollinger (*mi abuelo*)

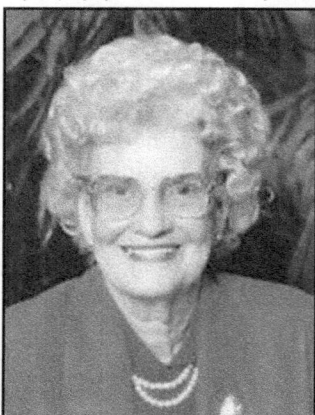

Helen Cade (*mi abuela*)

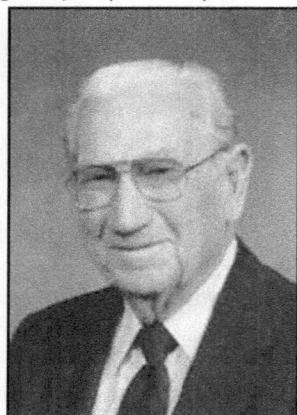

D.E. McCoy (*mi abuelo*)

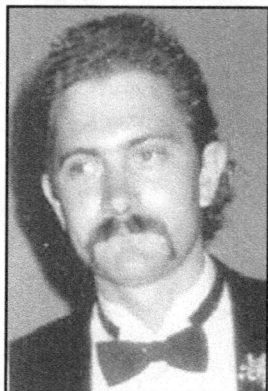

Glenn McCoy (*mi primo*)

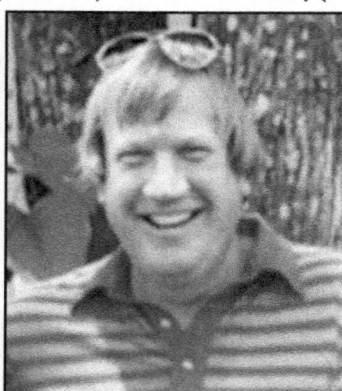

Joel Bollinger (*mi tio*)

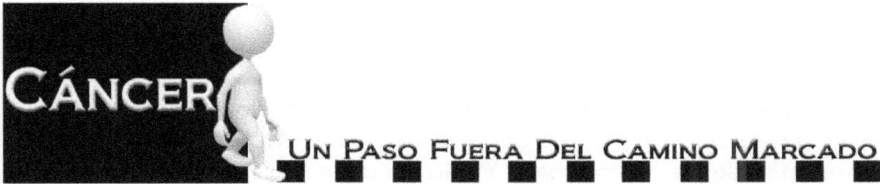

INTRODUCCIÓN

*M*i nombre es Ty Bollinger. Hace cien años, se estimaba que únicamente uno de cada ochenta norteamericanos era diagnosticado con cáncer. Hoy, aproximadamente uno de cada tres norteamericanos será diagnosticado de cáncer en transcurso de su vida. Se calcula que para el año 2020, uno de cada dos norteamericanos recibirá el mismo diagnóstico. Los fallecimientos por cáncer representan aproximadamente el doce por ciento del total de las muertes mundiales cada año.

En todo el mundo, más de diez millones de personas son diagnosticadas con cáncer anualmente y casi siete millones fallecen por cáncer. Según la Organización Mundial de la Salud, los índices globales de cáncer podrían aumentar un cincuenta por ciento en los próximos quince años. EE.UU. aparece entre los tres primeros países con mayor incidencia de cáncer tanto en hombres como en mujeres. Parece una "epidemia de cáncer", ¿verdad?

La mayoría de las familias han sido afectadas por el cáncer. Mi familia no es la excepción:

> ➢ En Julio de 1996, mi papá, Graham Bollinger, falleció de cáncer.
> ➢ En Noviembre de 1996, mi abuelo, Conal Bollinger, falleció de cáncer.
> ➢ En Mayo de 1997, mi primo, Glenn McCoy, falleció de cáncer.
> ➢ En Julio de 1997, mi tío, Joel Bollinger, falleció de cáncer.
> ➢ En Febrero de 1999, mi abuela, Helen Cade, falleció de cáncer.
> ➢ En Agosto del 1999, mi abuelo, D. E. McCoy, falleció de cáncer.
> ➢ En Febrero de 2004, mi mamá, Jerry Bollinger Taylor, falleció de cáncer.

Como usted fácilmente puede apreciar, mi familia ha sido desvastada por el cáncer.

La primera sección de éste libro es en honor a mi mamá y a mi papá, ya que relatar los acontecimientos de sus últimos días, sus distintas batallas contra el cáncer, y la manera en que ambos inspiraron y conmovieron a toda la gente que los visitó. Justo unas semanas antes de que papá falleciera en 1996, yo inicié mi "travesía por el cáncer". Lo que he aprendido durante mi recorrido me ha sorprendido verdaderamente. No tan sólo he aprendido acerca de la eficacia increíble de muchos de los tratamientos alternativos contra el cáncer y de las recuperaciones excepcionales de literalmente miles de pacientes con cáncer supuestamente desahuciados, sino que también he aprendido de la represión que estos tratamientos sufren por parte de la industria sanitaria y de la persecución de los inconformistas, altruistas e innovadores médicos que dieron un paso "fuera del camino marcado" y desarrollaron estos tratamientos. He aprendido acerca de la política sobre el cáncer y de la avaricia de las compañías farmacéuticas. He aprendido acerca de la guerra entre los partidarios de los tratamientos convencionales y alternativos de cáncer. Me entristece pensar que probablemente tanto mamá como papá aún estarían vivos hoy si el conocimiento de estos tratamientos alternativos contra el cáncer hubiese estado a disposición del público en general.

Algo interesante que he aprendido es que los tratamientos alternativos de cáncer requieren de mucho, mucho más que una breve visita a la tienda de alimentos naturales y de comprar algunos frascos de vitaminas y minerales. La ciencia detrás de los tratamientos alternativos de cáncer es realmente extraordinaria. Los mecanismos específicos por los cuales ciertos protocolos combaten el cáncer son sorprendentes. De hecho, varios de los tratamientos alternativos de cáncer han sido desarrollados por ganadores del Premio Nóbel.

En el momento de escribir la quinta edición este libro (2010), si usted busca en Google "cáncer" obtendrá más de 180 millones de resultados. Indicar que existe "información abundante ahí fuera" es como decir que el océano esta "un poco mojado". Esta cantidad de información existente puede fácilmente abrumar a quien inicia su investigación sobre el cáncer. En ese instante es cuando la gente se puede extraviar en la "jungla" del cáncer. En el momento más crucial de su vida, ¿en quién confiar?

Un gran número de sitios de Internet venden toda clase de píldoras y pócimas. Algunos sitios de Internet tales como 'quackwatch.com' no hacen más que criticar los tratamientos alternativos de cáncer, mientras que su malintencionada e hipócrita falta de precisión es una desgracia. Otras páginas de Internet son excesivamente técnicas y prácticamente imposibles de entender. ¿Cómo puede usted asimilarlo todo? ¿Quién está en lo cierto? ¿Quién está equivocado? Es fácil abrumarse y decir "olvídalo - es imposible - ni lo voy a intentar".

Cuando Sam Houston estaba combatiendo a Santa Ana durante los años de 1830 y retrocediendo diariamente, la leyenda nos indica que dijo: "Llegó el momento de marcar una línea en la arena". A lo que el caballerizo a su servicio le respondió, "Bien Capitán, usted cuenta con suficiente arena para escoger". Con tanta información sobre el cáncer y tratamientos de cáncer, decidir dónde marcar la línea en la arena es más difícil que nunca. Espero que Cáncer – Un Paso Fuera Del Camino Marcado sea su "línea en la arena" ya que explica clara y brevemente los hechos y las decepciones relacionadas con el cáncer y los tratamientos contra el cáncer.

La mayoría de la gente no cuenta ni con el dinero ni con el tiempo para comprar y leer la vasta cantidad de libros que se han estado publicando sobre los aspectos médicos, financieros y políticos del cáncer. Soy optimista de que este libro servirá como un recurso de información concisa, pero exhaustiva, sobre las políticas complicadas y reprobables del cáncer y asistirá a los lectores en la toma de decisiones mejor informadas acerca de la nutrición, de la prevención y de los protocolos terapéuticos alternativos contra el cáncer.

Yo soy un Contable Público Certificado (CPA). Cuando estaba trabajando para obtener mi master en Fiscalidad en la Universidad de Baylor, una de las muchas habilidades que desarrollé fue la de investigar rigurosamente un tema sumamente complejo, llegar a una conclusión basada en hechos específicos y circunstanciales y después resumir mis hallazgos en un memorando conciso. "Descifrar" el código fiscal de los Servicios Internos de Impuestos (EE.UU.) en un lenguaje accesible no era una tarea fácil, pero creo que este talento me ha permitido resumir y organizar cantidades enormes de investigaciones sobre el cáncer y en última instancia, escribir este libro.

En la profesión de contabilidad, preparamos estados financieros para nuestros clientes. Un tipo de estado financiero se conoce como "recopilación", que básicamente no es más que una compilación de números que proporcionamos a los clientes. En otras palabras, tomamos su información y la presentamos en un formato que es fácilmente reconocible y entendible. En un sentido real, éste libro no es más que una recopilación de la información que he aprendido leyendo docenas de libros y visitando miles de páginas de Internet.

De ningún modo este libro es un trabajo académico. Decidí escribir éste libro en un lenguaje accesible con un mínimo de terminología médica y sin largas listas de referencias bibliográficas. Ahora, no me malinterpreten, yo menciono incontables estudios, poseo numerosas bibliografías científicas y cito a muchos expertos. Pero he intentado mantener estas referencias bibliográficas "esparcidas" a lo largo del libro en situaciones en las cuales resulten importantes y relevantes. Encontrará un glosario al final del libro para asistirle, así como un índice.

Honestamente, existen docenas de libros extraordinarios en los temas de cáncer, nutrición y protocolos terapéuticos, pero muchísimos de ellos están cubiertos con cantidades voluminosas de términos médicos y detalles técnicos, que los hacen muy difícil de entender o simplemente muy tediosos. Muchos de estos libros le dejan con más preguntas que respuestas. Usted inicia confundido la lectura y al terminar, usted se encuentra aún más confundido. Otros escriben con un tipo de lenguage "criptico" que solo puede ser descifrado por otros médicos, científicos y catedráticos.

A diferencia de Emeril Lagasse, a quien le agrada hacer las cosas más complejas, mi objetivo fue el de hacerlas más sencillas y permitirle a usted entender verdaderamente la información médica compleja referente al cáncer, la nutrición y la salud en general. No obstante, este libro contiene vasta terminología que se origina de definiciones anteriores, así que le sugiero seriamente que lo lea de principio a fin sin omitir secciones.

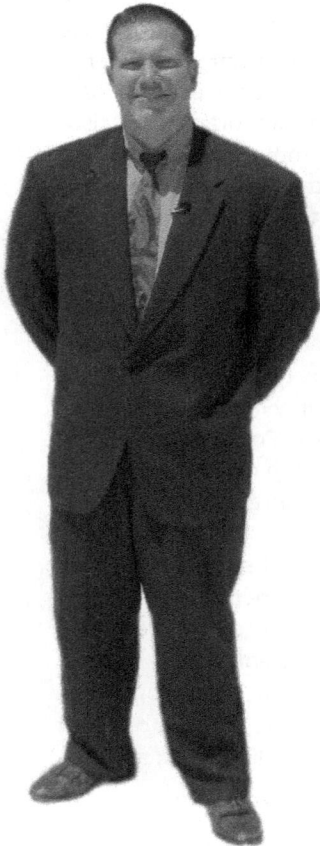

Espero y rezo para que usted encuentre esta información útil en su búsqueda para prevenir, luchar contra, y/o curar su cáncer. Que el Señor lo utilice como un escalón para que usted recupere o conserve su salud. Si usted está dispuesto a tener un criterio amplio y dar un "paso fuera del camino marcado", pienso que este libro será beneficioso para usted.

¡Que Dios le bendiga!

Ty M. Bollinger
Autor
ty@cancertruth.net

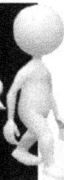

MAMÁ Y PAPÁ

Papá y mamá fueron los mejores padres que podría haber pedido y los dos me amaban incondicionalmente. De formas diferentes, eran ambos mis héroes. Ahora que se han ido los dos, son dos huecos en mi corazón que nunca se llenarán. Pero volveré a verles de nuevo en el Cielo. Esta es mi esperanza.

CHARLES GRAHAM BOLLINGER

Cerca de las 5 p.m. del primero de julio de 1996, Charlene y yo paramos en Subway, compramos unos bocadillos y después nos dirigimos hacia la casa de mis padres en el Noroeste de San Antonio. Mi papá Graham, había estado teniendo dolores abdominales durante algunas semanas. Había ido al médico y pensaban que podría ser un parásito en su estómago, tal vez, ciclospora (ciclosporiasis), que se contrae a través de fresas en mal estado. Poco sabíamos que esta sería la última vez que comeríamos todos juntos. Después de la cena, papá y yo estábamos en la planta alta hablando sobre qué pudiera ser la causa de su dolor estomacal cuando de pronto, él dijo, *"Realmente, espero que no tenga cáncer"*. Yo respondí, *"Oh, no se preocupe papá, estoy seguro de que no será nada grave... usted solo tiene 52 años"*.

Más tarde, nos encontrábamos todos de visita en la planta superior. Charlene y yo nos preparábamos para ir al gimnasio a hacer ejercicio. Repentinamente, papá se dobló de dolor, presionando su abdomen. Era un dolor que ninguno de nosotros había visto antes. Papá tenía 6'2" de estatura y pesaba como 220 libras y era fuerte. Pero el dolor lo agobió y nos empezamos a preocupar... a preocuparnos de verdad. La expresión de mamá estaba llena de miedo mientras le decía al que había sido su esposo durante casi treinta años que tenía que ir al hospital. Él dijo que estaría bien e intentó bajar a la planta baja. Tuve que sostenerlo mientras se esforzaba para bajar a la sala. Ya en la planta baja, era evidente que papá no estaba mejorando y le dije que teníamos que ir

5

al hospital cuanto antes. Papá asintió.

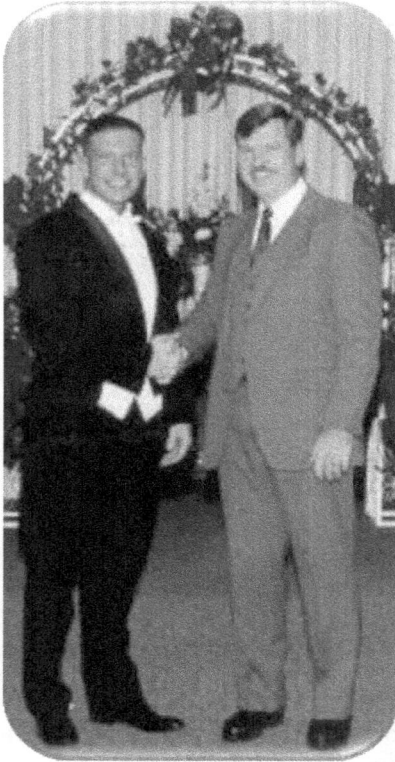

Físicamente, papá era la imagen de la salud, al menos así pensamos. No bebía alcohol, no fumaba y hacía ejercicio regularmente. Espiritualmente, fue un gigante. Caminó con Jesús de una forma que muy pocos lo han hecho y sus prioridades estaban bien definidas: Primero Dios, segundo su esposa, tercero sus hijos y sus padres y en cuarto lugar, todo lo demás. Como papá nunca se involucró en un comportamiento que típicamente causaría cualquier condición médica grave, estábamos seguros que esto sería algo insignificante. Nos fuimos al hospital.

En el camino, era evidente que papá tenía un dolor insoportable, pero sus únicas palabras fueron palabras de disculpa por la molestia que nos estaba causando al resto de la familia. Él nos dijo una y otra vez que tenía unas enfermeras muy eficientes mientras Charlene le acariciaba su cabello y mamá le refrescaba su frente con un pañuelo mojado. Sus pensamientos estaban, como siempre, enfocados en los demás en vez de en sí mismo. Cerca de las 7 de la tarde, llegamos al hospital. Papá fue internado en el hospital inmediatamente y los médicos iniciaron una serie de exámenes para diagnosticar el problema. Yo le llamé a mi hermano Ron y le pedí que viniera al hospital. Decidimos no llamar a mi hermana Cherith, que estaba en la Universidad Hardin-Simmons en Abilene, hasta que no se supiera algo más.

A eso de las 9, los médicos habían diagnosticado preliminarmente el problema como cálculos biliares, con una operación para eliminarlos programada para la mañana siguiente. Con todo aparentemente en orden, Charlene y yo teníamos que ir a limpiar un par de edificios de oficinas pequeños por nuestra emprezade limpieza. Planeamos regresar al hospital después de terminar para revisar todo... probablemente alrededor de medianoche.

Conforme regresábamos al hospital justo antes de medianoche, para nuestra sorpresa, mamá nos dijo que ya habían llevado a papá a cirugía. Quizá los cálculos biliares estaban peor de lo que originalmente habían previsto. Le llamé a Cherith y le informé de que papá estaba en cirugía por cálculos biliares, pero que no se preocupara. Todo iba a ir bien.

La una en punto, las dos en punto de la mañana... aún ni una palabra de los médicos. Después de tres horas de cirugía, aparentemente el problema era un poco más serio de lo que originalmente se había percibido. Las tres en punto de la madrugada y estábamos realmente preocupados. Finalmente, como a las 3:30, el cirujano se reunió con todos nosotros en la sala de espera, Ron, Charlene, mamá y yo. Nunca olvidaré la expresión que tenía su cara cuando salió del quirófano. Era una mezcla de susto y desesperación. Agitando su cabeza desesperado, las primeras palabras que dijo fueron: "Está tan avanzado... y es tan joven. Es cáncer."

Mamá estuvo a punto de desplomarse y empezó a llorar incontrolablemente. Todos nosotros empezamos a llorar. ¿Cómo puede ser? ¡Se suponía que sería una cirugía para cálculos biliares! Ron salió corriendo de la sala llorando. Nos consolamos entre nosotros mismos con abrazos y palabras de esperanza. Yo llamé de nuevo a Cherith para decirle la mala noticia. Eran las 4 de la mañana.

Los médicos tuvieron que extirpar cerca de un tercio del colon de papá y también gran parte de su estómago. Le tuvieron que hacer una incisión de ocho pulgadas verticalmente a lo largo de su estómago. El cáncer se había metastatizado a sus nódulos linfáticos y casi por toda la región abdominal. Nos fuimos a casa para dormir unas cuantas horas y regresar al hospital como a las 11 de la mañana del martes.

Los médicos nos dijeron que todavía no le mencionáramos lo del cáncer a papá, así que con todo el ánimo que pudimos mostrar, entramos a su habitación del hospital. Él se veía fatigado y confundido. No sabía lo que le había sucedido, recordaba únicamente llegar al hospital la noche anterior. Todos nosotros le alentamos diciéndole que todo iría bien y que solo necesitaba descansar.

Uno de los enfermeros de papá fue un buen cristiano de nombre Jeff Ronk. Nosotros acudimos a la iglesia con Jeff, él nos ayudó a calmar nuestros temores y nos aseguró que papá estaba en buenas manos, y que él se aseguraría personalmente de que papá recibiera cuidados excelentes. Qué bendición que Dios nos pusiera a Jeff en esta situación.

Varios de los miembros de nuestra iglesia empezaron a llegar al hospital. Papá y mamá asistían a "Believer's Fellowship" desde que se mudaron a San Antonio hace como ocho años y los miembros de la iglesia eran como de la familia. Cerca de la 1 p.m., Charlene y yo nos estábamos yendo del hospital para poder dormir un poco por la tarde cuando vimos llegar y estacionar a Jim Bryant, un miembro del consejo de nuestra iglesia. Cuando empecé a informarle de la condición de papá, lo único que alcancé a decir fue: *"Papá tiene cáncer... es muy grave"* a la vez que empezamos a llorar y a abrazarnos.

Esa tarde, tratamos de dormir un poco, pero fue difícil. Charlene y yo no teníamos hijos en ese tiempo y todo lo que yo podía pensar era que papá no estaría con nosotros para conocer sus futuros nietos. Charlene y yo llevábamos casados solo seis meses. Lo único que pude hacer fue sollozar suavemente mientras estaba tendido.

Cuando llegamos de nuevo al hospital, nos sorprendimos de la cantidad de gente que estaba ahí para ver a papá. Él era un hombre que le encantaba conversar, siempre fue muy amigable e hizo que otros se sintieran importantes porque se tomaba el tiempo para escucharlos. Él vivió para Jesús y se esmeró en tratar a otros de la manera que Jesús los hubiese tratado. La sala de espera estaba llena de gente y de comida, pasteles de frutas y galletas, refrescos y bocadillos, manzanas y plátanos. Algunos se veían abatidos mientras que otros se veían dichosos de poder servir a la familia.

Papá aún no sabía que tenía cáncer y no queríamos decírselo. Pero yo no sentí que fuera correcto que papá estuviera en la oscuridad, así que le pregunté al médico si podía decirle la verdad a papá. El médico dijo que era buena idea. Yo nunca antes había estado en una situación similar y no estaba seguro de qué le iba a decir a papá, pero sabía que las palabras estarían ahí cuando yo las necesitara. Sabía que yo necesitaba ser fuerte por mi familia y mi papá, así que entré en su habitación y tomé su mano. *"Papá... ¿sabe usted lo que ha sucedido?"* le pregunté. Papá agitó su cabeza de lado a lado. *"Ellos encontraron un cáncer en su estómago anoche y lo extirparon".*

Yo esperaba que papá se viera impactado, pero no se vio sorprendido. De hecho, pareció como si ya lo sospechara y se tranquilizó al saber la verdad. Siendo un hombre inteligente, probablemente pudo pensar que algo era sospechoso ya que la mitad de la gente de la iglesia lo había ido a visitar ese día. *"Todo va a estar bien, papá. Ellos extirparon todo el cáncer y usted solo necesita descansar y recuperarse".* A pesar de que los médicos indicaron que ellos al final no eliminaron todo el cáncer, me imaginé que una pequeña mentira piadosa no afectaría nada y le ayudaría a su estado espiritual y mental.

Papá estuvo recuperándose el resto del día mientras la realidad se empezaba asentar entre la familia. ¡Había sufrido una operación de cuatro horas debido al cáncer estomacal! Era como si nos estuviéramos viendo nosotros mismos en la televisión y no en la realidad, desconcertados por el giro imprevisto de los acontecimientos de las últimas 24 horas. Imagine la transición entre pensar que papá padecía un simple parásito a la cruda realidad de que estaba siendo devorado por el cáncer. Era como si alguien nos estuviera gastando una broma y las cosas serían normales pronto... **pero esto no era broma**.

¿Por qué había sucedido esto? No lo podíamos entender. Papá era un hombre saludable de solo 52 años. Él hacía ejercicio regularmente, cuidaba lo que comía y no tenía vicios. No fumaba ni bebía y solo había tomado algunas aspirinas en toda su vida. No parecía justo. Se supone que la gente como papá no tiene cáncer. El cáncer era para gente que no se preocupa de lo que se mete en el cuerpo...no para alguien como papá.

Los médicos dieron de alta a papá del hospital el viernes, 12 de Julio. Yo había empezado a investigar sobre los tratamientos alternativos de cáncer y estaba muy interesado en llevar a papá a la Clínica Bio-Medical Center (antiguamente Clínica Hoxsey) en Tijuana, México. Yo también había leído acerca de las propiedades saludables de las zanahorias frescas y el jugo de remolacha, así que fui a la tienda de productos orgánicos a comprar algunas verduras orgánicas.

Mientras estaba restringido a su cama en casa, papá había escrito una carta a la iglesia diciendo que él, al igual que el apóstol Pablo, no sabía si viviría o moriría, pero quería confiar en Dios y glorificarlo sin importar lo que pasara. Las palabras exactas de papá fueron: " *Vivir es Cristo y morir es ganancia*". La llevamos a la iglesia el Domingo y se la entregamos a nuestro pastor Bruce Blakey. Él la leyó a la congregación, muchos de ellos lloraron.

La tarde del martes la pasamos juntos en la casa de papá y mamá. Papá y yo habíamos escuchado un servicio mientras él descansaba. Charlene y mamá tomaron un tiempo para que mamá se arreglara las uñas y el cabello. Yo estaba optimista acerca de la posibilidad de que papá viajara a Tijuana, México a visitar la Clínica "Centro Biomédico". Sus tratamientos alternativos de cáncer han logrado resultados espectaculares y estaba seguro de que ellos podrían ayudar a papá. Hice varias llamadas y hablé con los médicos de la clínica. Los planes preliminares los hicimos para los mediados de Agosto y yo ya estaba pensando en la posibilidad de una recuperación completa para mi papá.

En cuanto que papá pudiera recuperarse de la cirugía, podría iniciar los remedios herbales que estaban disponibles en el Clínica "Centro Biomédico". Pero eso era un gran "*si*". Mientras él dormitaba, empecé a comprender lo mucho que mi papá significaba para mí. Empecé a llorar quedamente mientras entendía que había una posibilidad muy real de que no llegara realmente a recuperarse, pero detuve mis lágrimas cuando vi que mamá y Charlene llegaban a la entrada de vehículos.

Ambas se veían radiantes al salir del vehículo: reían y charlaban. Fue agradable para mí verles sonreír, ya que las dos últimas semanas habían estado llenas de mucha tristeza. Mientras papá dormía, nosotros hablamos de los planes de llevarlo a México en cuanto fuera físicamente capaz. Todos estuvimos de acuerdo en que si papá se recuperaba pronto de la cirugía, existía una gran oportunidad de que la clínica "Bio-Medical Center" pudiera curar su cáncer de forma natural. Era nuestra única esperanza...era nuestra ferviente oración...

Charlene y yo nos fuimos como a las 5 de la tarde para encargarnos de nuestra empresa de limpieza. Terminamos cerca de las 11 p.m. y en cuanto llegamos a nuestro apartamento, vi que teníamos doce mensajes en nuestro contestador telefónico. Sentí inmediatamente un nudo en mi estómago mientras comprendía que algo malo debió sucederle a papá. A medida que escuchamos los mensajes, nuestros corazones empezaron a latir cada vez más deprisa. El primer mensaje era de mi hermano Ron diciéndonos que alrededor de las 7 p.m., papá empezó a sangrar por la nariz y el recto, y que mamá había llamado a la ambulancia. Se encontraba de nuevo en urgencias. Las suturas de la primera cirugía no habían aguantado y estaba sangrando internamente.

La mañana siguiente, miércoles, alrededor de las 8 a.m., pudimos ver a papá por primera vez desde que lo internaron de nuevo en el hospital. Su cara estaba tan inflamada por las transfusiones de sangre que estaba casi irreconocible. Nunca olvidaré a mamá y Charlene mientras salían de su habitación del hospital después de verlo. A primera vista para alguien que no conocía a papá, se veía muy mal. Nada atractivo de ver, si usted sabe a lo que me refiero. Ni siquiera su voz se oía como la de él en lo absoluto. Cuando Charlene entró a visitarlo con mamá al lado de papá, dijo que había logrado darle hielo triturado.

Por supuesto, papá estaba complacido y sonreía con un corazón agradecido por el hielo. Justo entonces, Charlene supo en su corazón que estaba contemplando a uno de los hombres más hermosos del mundo. Antes de que pudiera decirlo, mamá dijo: *"Él es hermoso, ¿verdad?"* a lo que Charlene enfáticamente respondió: *"Sí"* con una gran sonrisa. Ambas veían la belleza interna de papá. Mientras entraba a su habitación del hospital, lo primero que él deseaba hablar era sobre su póliza de seguro de vida. Él dijo: *"Ty, cuida de tu madre"*, mientras yo empecé a llorar. Yo supe que papá sabía que no le quedaba mucho tiempo.

Ese viernes, yo estaba en la habitación del hospital de papá con John Gordon, un miembro del consejo de nuestra iglesia. Durante los últimos días, recibió la transfusión de la increíble cantidad de dieciocho pintas de sangre. Simplemente no podían contener la hemorragia interna. Tenía un suero con morfina, y perdía y recuperaba el conocimiento. Cuando alguien se encuentra bajo los efectos de tantos sedantes, usted realmente puede ver su corazón, ya que no tienen control real de lo que dice. Y se confirmó que el corazón de papá le pertenecía al Señor.

Recuerdo en un momento que papá despertó, me miró y dijo lentamente mientras tenía una máscara de oxígeno sobre su cara y le estaban suministrando morfina, "*Te amo, Ty*". Después, miró al otro lado de la habitación y vio a John Gordon, y dijo: "*Hola, hermano John*". Como no podía beber agua ni hielo triturado en este momento, el dijo: "*Realmente tengo sed. Sin duda, podría beber un vaso de agua fría, pero ciertamente estoy agradecido por tener los 'ríos de agua viva'.*" Después nos soltó las manos y dijo: "*A dormir*". Y se durmió de nuevo inmediatamente.

Más tarde esa noche, hablamos con el médico quien nos informó de que los riñones de papá se estaban colapsando y que teníamos que decidir si ponerlo en vida artificial o no. En base a las peticiones específicas de papá, le dijimos al médico que no estábamos interesados en esa opción. Recuerdo que permanecí despierto la mayor parte de la noche, afrontando la lúgubre realidad de que papá fallecería pronto.

Al día siguiente, mi abuelita y mi abuelito vinieron de Dallas para ver a papá por última vez. El Domingo en la mañana, Charlene y yo viajamos con Ron y Tio Tim a Ingram, Texas para comprar una sepultura y una lápida. Nos llevamos el vehículo de papá y durante la hora de camino a Ingram, escuchamos uno de sus casetes. Recuerdo escuchar una de sus canciones favoritas y empezar a llorar mientras recordaba a papá tocando la canción una y otra vez.

Esa noche, papá se reunió con toda la familia y le habló directamente a cada persona, diciéndonos a todos que nos amaba y que no se arrepentía de nada. La gracia de Dios brillaba a través de papá y él era un pilar de fuerza. Después de que nos reunimos con papá, los médicos dijeron que su corazón se había acelerado a casi 180 pulsaciones por minuto y que solo era cuestión de horas antes de que él partiera.

El lunes por la tarde, papá entró en coma. Nunca se recuperó. El jueves 25 de julio de 1996 a las 7:10 a.m., Charlene, mamá y yo le vimos tomar su último suspiro. **Papá se fue para estar con su Salvador, Jesucristo.**

Usted puede estar seguro de que en sus últimas semanas y días, mi papá reflexionó sobre su vida y sobre el amor que tenía para cada uno de los miembros de su familia. Y cuando su tiempo llegó, los ángeles vinieron para llevarlo a ese lugar tan maravilloso donde Dios habita y donde pasará la eternidad. Él está ahora con su Señor y Salvador, Jesucristo, aprendiendo y alabándolo. Han pasado casi trece años desde su muerte, pero en el "Tiempo celestial" es como si acabara de llegar. En las palabras de ese grandioso himno, Amazing Grace (Gracia Sublime): *"Cuando hemos estado ahí diez mil años, brillando como el sol, no tendremos menos días para cantar la alabanza de Dios que cuando acabábamos de empezar"*.

JERRY JEAN BOLLINGER TAYLOR

La muerte de papá destruyó a mamá. Habían estado casados durante treinta años y ahora estaba sola por primera vez en tres décadas. Ella lloraba constantemente y se le veía infeliz con su vida. Mamá siempre había sido el tipo de persona que iluminaba el lugar en cuanto ella entraba, pero sin papá, debía de sentirse vacía y sin esperanza. Charlene y yo pasamos horas incontables con mamá, especialmente durante el primer año después de que papá falleciera, tratando de consolarla e intentando distraerla de su tristeza tan profunda.

En Noviembre del 2001, mamá se comprometió con Jack Taylor. Nunca pensamos que ella se volvería a casar. Pero subestimamos a Dios. Jack Taylor era el pastor que había casado a mamá y papá unos treinta años antes y él había recientemente perdido su esposa debido al cáncer. Mamá y Jack se enamoraron y se casaron en Mayo del 2002. Estábamos muy emocionados por ambos. En Enero del 2002, viajé en avión de Pittsburgh a San Antonio para estar con mi mamá durante su cirugía. Meses antes, en Octubre del 2001, los médicos descubrieron un pequeño tumor canceroso en el estómago de mamá y se lo iban a extirpar. Ésta era una cirugía menor y no había nada de qué preocuparse. Eso creíamos...

Treinta minutos transcurrieron cuando el Dr. Caldarola salió del quirófano en llanto. Mamá enseñó 5to grado en la Escuela Baptista Castle Hills en San Antonio y ella le había dado clases a todos los hijos del Dr. Caldarola. Su esposa era la enfermera de la escuela. Todos ellos amaban a mamá. El Dr. Caldarola dijo que su estómago estaba completamente cubierto por el cáncer y que las únicas opciones eran suturarla o extraerle todo el estómago (una gastrectomía total). Yo le pregunté: *"si fuera su madre, ¿usted qué haría?"* Él dijo que le extirparía su estómago. Entonces yo le dije, *"Adelante"*. Esa fue nuestra decisión.

Jack Taylor es un hombre excepcional. La mañana siguiente, después de que le hicieron una gastrectomía total a mamá y con los médicos desalentados con la posibilidad de que sobreviviría más que unos meses, mamá se mantuvo firme en no casarse con Jack y hacerlo pasar por todo esto de nuevo, ya que él recientemente había perdido su primer esposa, Barbara, debido al cáncer. Pero Jack le dijo que él aún se casaría con ella y que él la cuidaría. ¿Cuántos hombres estarían tan comprometidos con su prometida? ¿Especialmente después de que hayan perdido recientemente a su esposa debido al cáncer? Como lo dije anteriormente, ¡Jack Taylor es un hombre de Dios excepcional!

Pues bien, ellos se casaron en Mayo del 2002, justo como Jack se lo había prometido a mamá. Jack es evangelista y viajaron por el mundo, predicando la palabra de Jesús a la vez que su historia de enamorarse de nuevo. Mamá se divirtió mucho viajando por el mundo con Jack. Ella reía orgullosa mientras nos decía que era la "Vicepresidenta" de Dimensions Ministries.

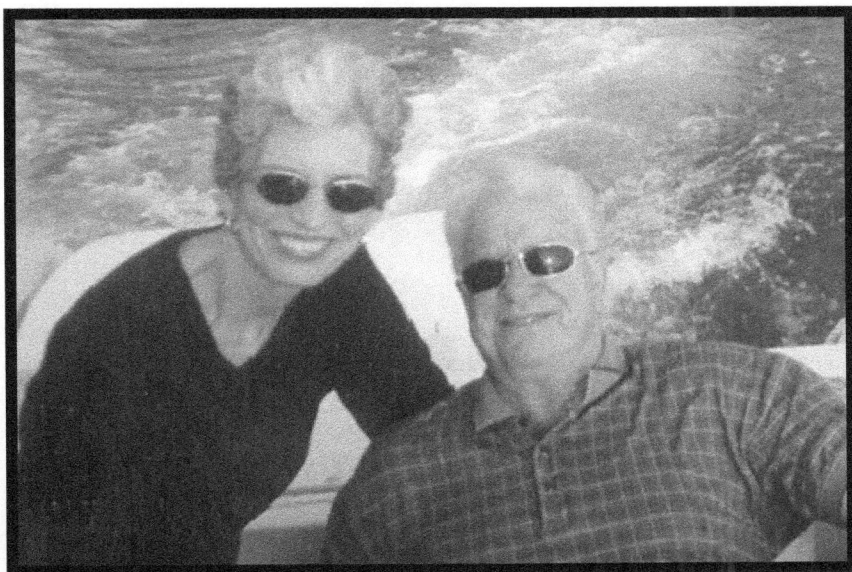

Mamá y Jack – en 2003

Sus últimos meses fueron difíciles ya que sufría dolores constantemente, conforme el cáncer devastaba su cuerpo y finalmente sufrió de un ataque cerebral masivo. Pero Jack Taylor, Dios bendiga su alma, estuvo a su lado todo el tiempo. No puedo decir suficientes cosas buenas de él. Mamá y Jack tuvieron cerca de dos años maravillosos juntos antes de que ella partiera para estar con el Señor el 15 de Febrero del 2004.

HE AQUÍ UN HOMENAJE CONMEMORATIVO PARA MAMÁ ESCRITO POR MI ESPOSA CHARLENE:

Jerry Jean Bollinger Taylor, 62 años de edad, partió para estar con el Señor Jesús en Febrero 15 del 2004. Ella nació el 5 de Julio de 1941 en Artesia, Nuevo México de padres Helen y David Ernest McCoy. Ella ahora se reúne con su primer esposo Charles Graham Bollinger, su dulce madre Helen Cade y su padre D. E. McCoy, ausentes de cuerpo pero presentes en el Señor. Aunque todos estamos muy agradecidos y felices que ella se encuentra con nuestro Salvador Jesús, la extrañaremos grandemente. Ella ha sido un faro para todos nosotros, las manos y los pies de Jesús. Ella nos brindó sabiduría y bondad, amor y reconocimiento, bondad pura y belleza más allá de las palabras. Ella se entregaba en cada momento que vivió sirviendo a Jesús, a su familia y a muchos de sus queridos amigos.

Su hermosa y radiante sonrisa siempre iluminaba el lugar en donde quiera que estuviera. Todos aquellos que la conocieron fueron bendecidos y alentados por ella. Ella deseó más que nada glorificar el nombre de Dios, sin importarle lo que le costara. Cuanto más se debilitaba físicamente, más fortaleza le daba el Señor. Uno de los últimos versículos de la Biblia que el Señor imprimió en su corazón fue Nehemías 8:10 "El gozo del Señor es nuestra fuerza". Su Gracia otra vez, ha probado ser bastante. Murió como vivió, alabando a Jesús nuestro Salvador.

Jerry Jean se convirtió al cristianismo a la tierna edad de siete años. Ella acudió a la Universidad Hardin-Simmons en donde fue electa Princesa para la Corte de Homecoming (la Fiesta de Bienvenida) y Presidenta de la Cowgirls Service Organization en su último año. ¡Qué belleza! Ella fue la líder juvenil en la Iglesia Bautista First Baptist Church de Dallas, en donde ella conoció y se casó con su enamorado Charles Graham Bollinger. Juntos criaron una familia y brindaron gloria al Señor en todo lo que hicieron. Ella enseñó a varias señoras estudios bíblicos a lo largo de los años y ayudó a la gente a aprender sobre la salvación a través de Jesucristo y la fe cristiana. También enseño inglés, Historia y lectura en varias escuelas cristianas.

De 1987 a 2001, dio clases al quinto y sexto año en la Escuela Baptista Castle Hills.

Ella perdió a su primer amado esposo debido al cáncer en Julio de 1996. Fue un momento muy triste para todos. Nunca pensamos que ella pudiera casarse de nuevo. Ella fue muy feliz en su matrimonio con Graham. Pero todos subestimamos a nuestro Señor. El 4 de Mayo de 2002, se casó con su "hombre de resurrección" Jack Taylor y vivieron cerca de dos gloriosos años juntos viajando por el país hablándole a cada uno de Jesús, su primer amor. No tan solo estaba orgullosa de ser la esposa de Jack, si no que también, estaba orgullosa y radiante de permanecer junto a él en su ministerio para el Señor como Vicepresidenta de Dimensions Ministries. Su amado esposo Jack, es el fundador y presidente. El 19 de Enero, Jerry sufrió un ataque cerebral masivo en un crucero en el Sur del Pacifico. Ella pasó dos semanas en el hospital de Papeete, en Tahití antes de ser trasladada a San Antonio el 5 de Febrero del 2004.

Le sobreviven su esposo Jack Taylor, sus hijos Ty y Charlene Bollinger, Ron Bollinger, Cherith y Dru Moore, Tim Taylor y Michelle, Tammy Snell y Bill; sus nietos Brianna, Bryce y la bebé Moore que nacerá en Julio, Blake y Brice Taylor, Kimber Snell, Tim Snell, Chris Snell y Clayton Snell; su suegra Newell Bollinger; sus hermanos Tim Mc Coy y Susan, Ron McCoy y Cathy, John Cade y Patti; su hermana Ernestina Clark y Loyd, y muchas sobrinas, sobrinos, tías, tíos y primos.

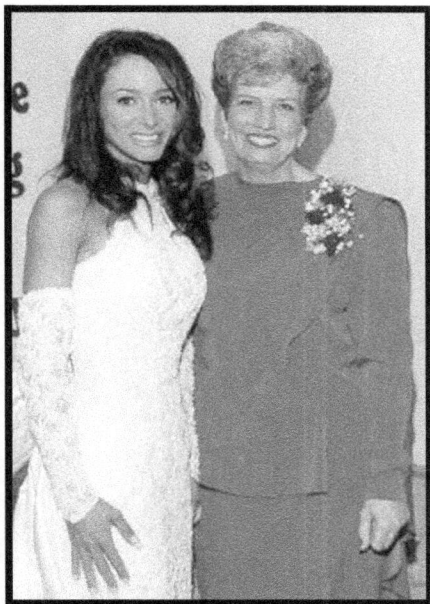

Mamá y Charlene en 1995

Si ella pudiera hablar con usted hoy, ella le diría: "¡*Miradme (a Jesús) y sed salvos, todos los confines de la tierra!*" (Isaías 45:22). Ella quisiera verle arrepentirse y creer y recibir vida eterna con el Padre en el cielo a través de Jesús nuestro único Salvador y Dios. "*Y me buscaréis y me hallaréis, porque me buscaréis con todo vuestro corazón*" (Jeremías 29:13). "*Pedid, y se os dará. Buscad, y hallaréis. Llamad, y se os abrirá*". (Mateo 7:7). Ella les dirá que Jesús no se encontrará en ninguna otra parte más que en la Biblia. ¡Busque en las escrituras, trate y vea que el Señor es bueno! Ella desea verlo a usted ahí con ella en el Cielo. ¿Está usted preparado?

Su esperanza está edificada en nada menos que en la sangre de Jesús y su misericordia. Ella le retará a no creer en la más dulce de las trampas, sino en el apoyo completo del nombre de Jesús.

"Por tanto, id y haced discípulos a todas las naciones, bautizándolos en el nombre del Padre, del Hijo, y del Espíritu Santo; enseñándoles que guarden todas las cosas que os he mandado; y he aquí yo estoy con vosotros todos los días, hasta el fin del mundo" (Mateo 28:19-20).

PARTE 1

LA GRAN MEDICINA

LA GRAN FARMA

GRANDES BENEFICIOS

Y

LOS "TRES GRANDES"

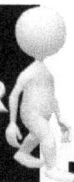

CÁNCER

UN PASO FUERA DEL CAMINO MARCADO

CAPÍTULO 1
LA INDUSTRIA DEL CÁNCER Y LA MAFIA MÉDICA

"Cualquier doctor que, en los Estados Unidos, cura el cáncer utilizando terapias alternativas, está siendo atacado. Y conozco a esas personas, porque les he entrevistado."   - Dr. Gary Null

PREPÁRESE

*L*o que está a punto de leer probablemente desafiará todo lo que usted ha escuchado desde su nacimiento. Desde la cuna, se nos ha enseñado a creer ciegamente todo lo que leemos en los periódicos y en la Internet, lo que escuchamos en la radio y lo que vemos en la televisión. Como resultado, los Estados Unidos de América están repletos de "crédulos" (es decir, personas que son sumisos como ovejas, fácil de persuadir, intelectualmente dependientes y con tendencia a seguir a la multitud).

En este libro, le voy a pedir que salga del camino marcado y que realmente piense por usted mismo. Le voy a pedir que vaya mas allá del factor "no puede ser" que es tan común entre los estadounidenses. Tany Harter Pierce, autora del libro 'Outsmart Your Cancer! (Sea más listo que su cáncer) lo llama el factor "No puede ser". Cuando empecé a aprender, hace casi una década, sobre los tratamientos alternativos efectivos contra el cáncer y compartía mis conocimientos con otros, la respuesta común fue "¡NO PUEDE SER!".

Como puede ver, el factor "no puede ser" está basado en el concepto erróneo de que si los tratamientos alternativos de cáncer realmente fueran efectivos, entonces "no puede ser" que los oncólogos de todas partes aún estuvieran utilizando los tratamientos convencionales. Lo que la mayoría de nosotros no comprendemos es que la mayoría de los oncólogos también sufren de el

19

factor "no puede ser" ya que creen que si los tratamientos alternativos de cáncer fueran efectivos, entonces simplemente "no puede ser" que ellos se hubiesen graduado en la Facultad de Medicina sin saber nada de ellos. Desafortunadamente, las escuelas de medicina son patrocinadas por grandes compañías farmacéuticas que tienen bastante interés en los tratamientos convencionales, ya que el objetivo principal de todas las sociedades anónimas (incluyendo las compañías farmacéuticas) es incrementar las ganancias de los accionistas.

La información en este libro probablemente le impactará. En ocasiones, su reacción natural será de escepticismo, duda e incredulidad. Yo entiendo completamente esas reacciones, como yo las he tenido también. Todos hemos sufrido un lavado de cerebro para reaccionar de esta forma. Un estudio reciente de John Hopkins encontró que la televisión causa daño cerebral y una inhabilidad para mostrar una forma de pensar crítica, así que todos nosotros que crecimos pegados a la televisión debemos vencer este lavado de cerebro a fin de liberar nuestras mentes. Si usted es capaz de salir del camino marcado concurrido durante algunas horas mientras lee este libro, yo sé que usted se alegrará de haberlo hecho. De hecho, pudiera hasta salvarle la vida a usted o a uno de sus seres queridos.

LA CONSPIRACIÓN Y LA INDUSTRIA DEL CÁNCER

El dicho afirma *"El que usted sea paranoico no quiere decir ellos no estén ahí fuera para atacarlo"*. La verdad es que las teorías de conspirativas abundan, y existen suficientes páginas de Internet para desacreditarlas. Algunas de estas teorías conspirativas no tienen sentido, algunos de ellas son convincentes y algunas de ellas muy probablemente son verdad. Amigos, por lo que puedo ver, la "conspiración del cáncer" está viva y coleando.

Pero esto no es nada nuevo. En la introducción de su libro <u>The Healing of Cancer (La curación del Cáncer)</u>, Barry Lynes documenta que esta conspiración ha existido desde hace más de medio siglo: *"En 1953, una investigación del Senado de los EE.UU. informó de que existió una conspiración para reprimir los tratamientos efectivos para el cáncer. El senador al cargo de la investigación convenientemente falleció. La investigación fue suspendida. No fue ni la primera ni la última de numerosas muertes extrañas involucrando personas en posición de perjudicar a aquellos que dirigen el programa nacional contra el cáncer"*.

Lynes continua, *"Durante muchos años, la Asociación Medica Americana (AMA)* y la Asociación Americana del Cáncer (ACS) coordinaron sus listas de 'sentenciados' de los investigadores innovadores del cáncer que serían condenados al ostracismo". Él cita uno de los reporteros de investigación cuando se refiere a la AMA y la ACS como un *"Una cadena de vigilantes preparados para abalanzarse sobre cualquiera que promueva una terapia contra el cáncer que está contra sus prejuicios y sus intereses"*.

Solía pensar que la "conspiración del cáncer" era el resultado no intencionado del amor por el dinero y que no había intenciones malévolas en su raíz. Sin embargo, debido a historias como las dos que siguen a continuación, creo que era un poco inocente en mi evaluación inicial de la situación.

En 1931, Cornelius Rhoads, patólogo del Instituto de Investigación Médica Rockefeller, infectó intencionadamente a participantes de pruebas humanas en Puerto Rico con células cancerosas y trece de ellos fallecieron. A pesar del hecho que Rhoads testificó por escrito su creencia de que todos los puertorriqueños deberían morir, estableció después las Instalaciones de Armamento Biológico para la Fuerza Armada de los EE.UU. en Maryland, Utah y Panamá, y fue nombrado miembro de la Comisión de Energía Atómica de EE.UU., en donde inició una serie de experimentos en los que expuso a la radioactividad a soldados americanos y a pacientes de hospitales civiles.

Entonces, en 1963, Chester M. Southam (quien inyectó a presos en la Prisión Estatal de Ohio con células cancerosas vivas en 1952) realizó el mismo procedimiento en veintidós pacientes seniles afroamericanos del hospital Judío de enfermedades crónicas de Brooklyn para observar su reacción inmunológica. Él le dijo a los pacientes que ellos estaban recibiendo "algunas células", pero ocultando convenientemente que se trataba de células cancerosas. Irónicamente, Southam acabó convirtiéndose en el presidente de la Asociación Americana de la Investigación para el Cáncer.

Por favor tenga en cuenta que los anteriores no son meramente casos aislados. Existen cientos de historias similares a lo largo del siglo pasado. ¿Significa necesariamente esto que todas las personas que trabajan en el campo médico y en el campo de investigación del cáncer participan en experimentos humanos o que son conscientemente parte de una conspiración para detener una cura para el cáncer? Claro que no. Ese concepto es claramente absurdo. La mayoría de los médicos, enfermeras y profesionales para el cuidado de la salud verdaderamente se interesan en sus pacientes y están haciendo lo que honestamente creen es lo mejor para sus pacientes. De hecho, casi todos (incluyendo los profesionales médicos) han sido afectados por el cáncer.

En su audio casete de 1975 "The Politics of Cancer (La Política del Cáncer)", G. Edward Griffin explica *"Afrontémoslo, estas personas mueren de cáncer como los demás... Es obvio que esta gente no esta reteniendo conscientemente un control (cura) para el cáncer. Lo que significa, en cambio, es que el monopolio médico del cartel (farmacéuticoquímico) ha creado un clima de influencias en nuestro sistema educativo, en el cual la verdad científica a menudo es sacrificada por intereses creados... si el dinero se origina de las compañías farmacéuticas o indirectamente de los laboratorios de fármacos, el ímpetu es en la dirección de la investigación de fármacos. Esto no significa que alguien tocó el silbato y dijo "¡Oiga, no investiguen la nutrición!". Solo significa que nadie esta financiando la investigación de la nutrición. Entonces es una influencia en donde la verdad científica se oculta a menudo por los intereses creados".*

En este libro, <u>Cáncer – Un Paso Fuera Del Camino Marcado</u>, usted aprenderá que los "emperadores" que se presentan así mismos como "expertos" médicos en relación con las terapias cancerígenas ¡no tienen ropa! Yo demostraré que durante el siglo pasado, ha existido una conspiración para hacer lo siguiente:

> ➢ Suprimir los tratamientos alternativos de cáncer y perseguir a aquellos que apoyan dichos tratamientos.
> ➢ Lavar el cerebro del público para que crea que la quimioterapia, la radioterapia y la cirugía (las Tres Grandes) son las únicas opciones viables para tratar el cáncer
> ➢ Publicitar y vender "las Tres grandes" ya que el objetivo de la "Industria del Cáncer" es hacer dinero.

Antes de nada, permítanme definir alguna terminología básica, sobrenombres y jerga. "La Gran Medicina" esta compuesta por el Instituto Nacional del Cáncer (NCI), La Asociación Americana del Cáncer (ACS) y la Asociación Médica Americana (AMA). Me referiré aquí a las multinacionales farmacéuticas como "Gran Farma". La "Industria del Cáncer" está constituida por la red de contaminadores corporativos, la Gran Medicina, la Administración Federal para los Medicamentos (FDA por sus siglas en inglés), la Gran Farma, las empresas tapadera de la industria farmacéutica, y los grupos de lobbying, cuyo objetivo es mantener el status quo y que el público siga ignorando los tratamientos alternativos contra el cáncer, asegurando así los beneficios de la Gran Farma. En mi opinión, las tácticas deplorables (de estos burócratas y hombres de negocios corruptos) se parecen mucho al comportamiento mafioso de la "Cosa Nostra" por lo que utilizo con frecuencia el término "Mafia Médica" como un término genérico (y peyorativo) de jerga para referirme a este grupo de porristas criminales.

LOS INICIOS DE LA "MAFIA MÉDICA"

Con el propósito de poner las cosas en perspectiva, permítame contarle un poco acerca de las raíces de la Gran Medicina y la Gran Farma. Pongámonos nuestras gorras de historia, regresemos hasta el año 1910 y aprendamos acerca de John D. Rockefeller y el Informe Flexner. Le puedo apostar que usted nunca ha oído hablar de este informe, ¿o sí? Verá usted, el objetivo de Rockefeller era de dominar el petróleo y los mercados químico y farmacéutico, así que su compañía (Standar Oil of New Jersey) compró una participación de control en una gran compañía fármaco química alemana llamada I.G. Farben.

En una nota al margen: I.G. Farben fue el mayor donante a la campaña electoral de Adolf Hitler. Un año antes de que Hitler tomara el poder, I.G. Farben donó 400.000 marcos a Hitler, su partido Nazi y su ejército privado (la "SS"). Consecuentemente, después de la toma de poder de Hitler, I.G. Faben fue el mayor beneficiado de la conquista mundial alemana durante la Segunda Guerra Mundial. Mientras millones de personas estaban siendo apresadas y asesinadas, I.G. Farben estaba obteniendo beneficios.

I.G. Auschwitz, una subsidiaria propiedad al 100% de I.G. Farben, fué el complejo industrial más grande del mundo en la manufactura de gasolina y goma sintética para la conquista europea. I.G. Auschwitz utilizó los campos de concentración de prisioneros como "mano de obra esclava" en su fábrica. Pero no había "jubilación" para los prisioneros de Auschwitz. Aquellos que estuvieran muy débiles o muy enfermos para trabajar eran seleccionados en la entrada principal de la fábrica de Auschwitz y enviados a las cámaras de gas en los campos de exterminio. Incluso el gas químico Cyclon-B utilizado para aniquilar a millones de personas inocentes salió de los tableros de dibujo y de las fábricas de I.G. Farben.

En 1941, Otto Armbrust (miembro del consejo de I.G. Farben responsable del proyecto Auschwitz), declaró a sus colegas, *"nuestra amistad reciente con la SS es una bendición. Nosotros hemos tomado todas las medidas para integrar los campos de concentración para beneficio de nuestra compañía"*. El cártel de I.G. Faben utilizó a las víctimas de los campos de concentración como conejillo de indias humanos. Decenas de miles de ellos fallecieron durante los experimentos humanos tales como las pruebas de nuevas y desconocidas vacunas. Tomando todo en consideración, más de 300.000 prisioneros pasaron por las instalaciones de Auschwitz. Más de 25.000 fueron forzados a trabajar hasta morir, mientras otros incontables fueron asesinados en las cámaras de gas o en experimentos con seres humanos.

Uno pudiera pensar que después de finalizar la guerra, debido a la participación en el asesinato de millones de persona en Auschwitz, los miembros del consejo de I.G. Farben serían "proscritos" por las compañías farmacéuticas de EE.UU. Nada podría estar mas lejos de la verdad. ¿Ha escuchado usted alguna vez hablar de la Corporación Bayer? En 1956, Bayer nombró a Fritz Meer, miembro del consejo de I.G. Faben y criminal de guerra convicto en los Procesos de Nuremberg, como Presidente de su Junta Directiva. (Joseph Borkin, <u>The Crime and Punishment of I.G. Farben</u> - El crimen y el castigo de I.G. Farben).

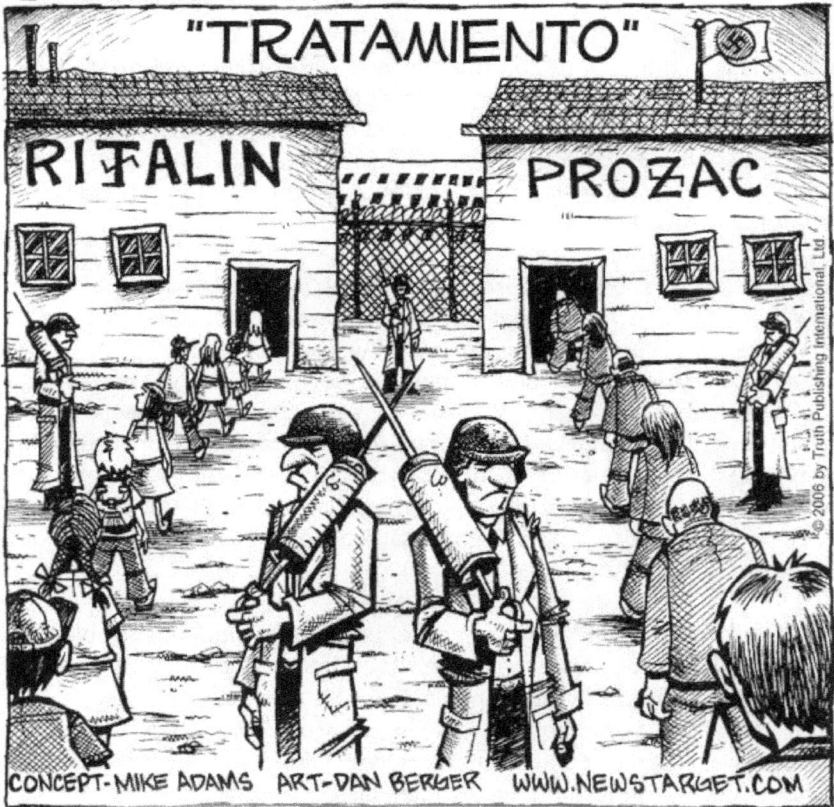

HECHO: LA INTOXICACIÓN MASIVA DE HUMANOS CON PRODUCTOS QUÍMICOS SINTÉTICOS SE PERGEÑÓ EN LA ALEMANIA NAZI.

Gracias a Mike Adams y www.NaturalNews.com por la ilustración de arriba.

De tal palo, tal astilla. En los 1980's, Bayer creó un fármaco llamado Factor VIII para los hemofílicos. Sin embargo, fue descubierto rápidamente que ese Factor VIII (el cual estaba hecho primordialmente de productos de sangre humana) estaba contaminado con el virus del SIDA. A pesar de que, como ha probado su documentación interna, Bayer **sabía** que el fármaco estaba contaminado con SIDA, decidieron venderlo en otras partes del mundo (especialmente Francia, España y Japón). Como resultado, miles de hemofílicos inocentes y sus familiares fueron infectados con el virus del SIDA. Esta es una masacre masiva. Estoy espantado más allá de las palabras...

Pero me desvié del tema. Regresemos al 1910 y a nuestra lección de historia del Informe Flexner. Para poder construir su cartel de fármacos, Rockefeller necesitó "re-educar" la profesión médica para que recetara más fármacos, así que contrató a Abraham Flexner para viajar por todo el país y evaluar el éxito de las escuelas de medicina en EE.UU. En realidad, había muy poco de "evaluación" por parte de Flexner; los resultados de sus estudios estaban predeterminados.

Eventualmente, Flexner presentó un infome a la Fundación Carnegie titulado "Educación médica en Estados Unidos y Canadá". Como es lógico, la esencia del reporte fue que era demasiado fácil iniciar una escuela de medicina y que la mayoría de las escuelas médicas no estaban impartiendo una medicina con fundamentos sólidos. En otras palabras, no estaban traficando bastantes fármacos.

Flexner informó de que era necesario instalar un "portero" para determinar qué escuelas de medicina serían autorizadas a pasar la "puerta médica" y que escuelas debían quedarse afuera. El informe fue presentado al Congreso y el Congreso se tragó el anzuelo, el sedal y el flotador. Como vemos con frecuencia, los políticos están bastante dispuestos a promulgar leyes que nos roban nuestros derechos constitucionales bajo la bandera de "protección pública". Solo vea lo que ha sucedido en los Estados Unidos desde los ataques "terroristas" del 11 de Septiembre.

Entonces la AMA se convirtió en el nuevo Can Cerbero y fue apoderado para determinar que escuelas de medicina estaban cumpliendo con las normas de la medicina convencional y que escuelas no. Contrario a la noción popular, la AMA no es una entidad gubernamental. Es una organización privada establecida en 1847 y es básicamente el "sindicato laboral de los médicos". La única diferencia entre la AMA y el sindicato laboral de los trabajadores siderúrgicos es que los miembros de la AMA son empleados administrativos mientras que los trabajadores siderúrgicos son obreros.

Verá, el propósito predeterminado del Informe de Flexner fue el de etiquetar a los médicos que no recetaban fármacos como "charlatanes" y "curanderos". Se dio instrucciones a las escuelas de medicina que ofrecían cursos de terapias naturales y de homeopatía de que eliminaran estos cursos de su currículo o perderían su acreditación. ¿Es una sorpresa para usted que el número total de escuelas de medicina acreditadas en los Estados Unidos se redujera a la mitad entre 1910 y 1944? El resultado final del Informe Flexner fue que todas las escuelas de medicina acreditadas se inclinaron fuertemente hacia el uso e investigación de fármacos.

El plan de Rockefeller fue un éxito rotundo y los conflictos de intereses entre la Gran Farma y la Gran Medicina continúan hasta hoy. En su libro, Cancer-Gate: How to Win The Losing Cancer War (El Cáncergate: Cómo ganar la batalla perdida del cáncer), el Dr. Samuel Epstein demuestra que durante el siglo pasado, el ACS, NCI y la AMA se han corrompido con conflictos de interés personales e institucionales con la Gran Farma. Como admitió candorosamente un reciente director del NCI, el NCI se ha convertido en una "compañía farmacéutica gubernamental".

El Dr. Epstein también explica cómo, por razones monetarias, la Industria del Cáncer está ocultando montañas de información sobre las causas ambientales del cáncer, en lugar de hacer que esta información esté disponible para el público. En su libro The Politics of Cancer Revisited (Las políticas del cáncer reevaluadas), el Dr. Epstein explica que *"el Centro del cáncer tampoco proporciona al público, particularmente a afroamericanos y grupos éticos desfavorecidos que tienen índices desproporcionadamente altos de cáncer, información relacionada con la exposición fácilmente evitable a carcinógenos, privándoles de sus derechos a la información e impidiendo que actúen para autoprotegerse, lo que constituye una negación escandalosa del derecho a la justicia ambiental"*.

Es una simple ecuación económica, amigos. Mantener al público ignorante de las causas del cáncer, da como resultado más pacientes de cáncer. Más pacientes de cáncer dan como resultado más ventas de medicamentos de quimioterapia, más radioterapia y más cirugía. Como verá, el **dinero**, más que la ética, es el factor decisivo para la Industria del Cáncer y la Mafia Médica. Para ser honesto, su objetivo es el de proporcionar alivio temporal por medio del tratamiento de los síntomas del cáncer con medicamentos, si bien no atienden nunca la causa del cáncer. Esto asegura visitas continuas al consultorio médico y requiere que el paciente regrese rutinariamente a la farmacia para proveerse de fármacos con receta. Esto es en lo que consiste el juego, amigos, simple y sencillo. La Gran Farma no es nada más que una conglomeración de compañías que pueden ser descritas como **traficantes de drogas glorificados**. Niéguelo o lidie con esto. Entierre de nuevo la cabeza en la arena si hace falta. Piense en cosas agradables. O continúe leyendo con una mentalidad abierta. Usted decide.

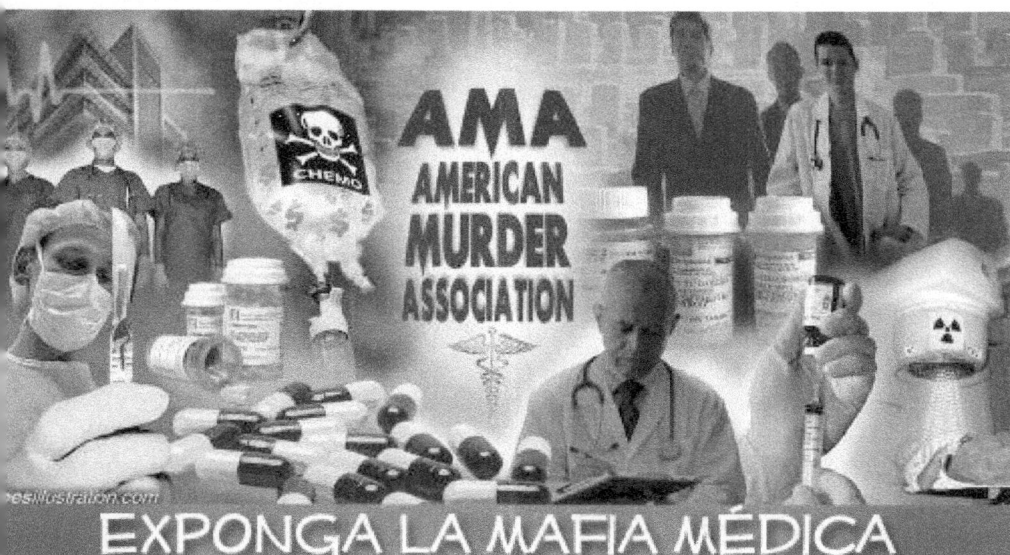

Mi agradecimiento a David Dees and www.DeesIllustration.com por la ilustración de arriba.

Quisiera pedirle algo: Por favor no ignore los hechos contenidos en este libro solo porque su médico nunca se los mencionó a usted, o porque algunos de ellos son difícil de creer, o porque los tratamientos alternativos de cáncer han sido clasificados como charlatanerías o cosas absurdas por la Industria del Cáncer, o porque algunos de ellos son diametralmente opuestos a la publicidad que usted escucha en los noticieros nocturnos. Por favor trate de salir del camino marcado y de ser receptivo a la posibilidad de que usted ha sido engañado y que existan tratamientos de cáncer mucho mas efectivos que los "Tres Grandes" (quimioterapia, radioterapia y cirugía). El difunto Dr. Robert Atkins lo explicó mejor: *"No existe una, sino muchas curas para el cáncer disponibles. Pero todas han sido sistemáticamente suprimidas por la ACS, el NCI y los centros oncológicos más importantes. Ellos tienen un gran interés en la situación actual"*.

La supervivencia de la Mafia Médica y de las Gran Farma depende de la eliminación (por cualquier medio) de los tratamientos naturales eficaces para la salud. Dificultando el acceso a remedios naturales de salud, estos "gangsters médicos" están protegiendo su monopolio mientras alimentan su propia megalomanía. Para decir la verdad, especialmente en lo relativo a los tratamientos del cáncer, los chicos de la Mafia Médica y la Gran Farma manejan un gran sistema de extorsión y sus tácticas hacen que Pol Pot parezca

27

un alumno de primaria. Con independencia de si usted es un médico o un paciente, si se enfrenta a la Mafia Médica, entonces será visitado por uno de sus matones quien intentará intimidarlo y coaccionarlo para que se someta y obedezca.

En palabras del Dr. Henry Jones: *"Poco después de que se formó el monopolio médico, empezaron a meter su agenda de destrucción de toda competencia. Se realizó una purga a nivel de toda la nación, bien organizada y bien financiada de todos los no médicos. En el curso de la primera mitad del siglo XX, este monopolio médico fue capaz de cerrar unas 40 escuelas de Medicina. Su idea era mantener un número pequeño de médicos para mantener altos sus honorarios. Después de la 2ª Guerra Mundial el monopolio médico comenzó a controlar rígidamente cuántos médicos podían ser formados en cada especialidad. El monopolio médico también consiguió ilegalizar o marginar aproximadamente 70 profesiones de atención a la salud. "La protección del consumidor de servicios de salud fue siempre la razón para este control de poder. Sea el objeto de esta destrucción los homeópatas, las parteras, los quiroprácticos o los prescriptores a través de Internet, la pugna continúa de la misma manera. No se presenta ni una sola prueba científica para desacreditar a estos profesionales. El único objetivo es asesinar la personalidad…"* www.thenhf.com/articles/articles_728/articles_728.htm

LA GUERRA CONTRA EL CÁNCER

La Guerra contra el cáncer la declaró oficialmente el Gobierno Federal en 1971, y fue elevada a ley con mucho entusiasmo por el Presidente Richard Nixon. Durante las aproximadamente últimas cuatro décadas, esta guerra se ha convertido realmente en un cenagal, un "Vietnam médico", una guerra eterna, calculadamente no victoriosa contra el cáncer, ya que su perpetuación genera ganancias anuales de miles de millones de dólares. Desde 1971, se han gastado más de $2,000,000,000,000 (son dos billones de dólares) en investigaciones y tratamientos convencionales para el cáncer.

No obstante, a pesar de) esos costos sin parangón (o tal vez precisamente por ellos), la Industria del Cáncer se mantiene en su mayor parte cerrada a ideas innovadoras en el dominio de los tratamientos alternativos de cáncer. Según el Dr. John Bailer, quien fue empleado del NCI durante veinte años y editor de su publicación, hablando en la Asamblea Anual de la Asociación Americana para el Avance de la Ciencia en Mayo de 1985, *"mi evaluación global es que el programa nacional del cáncer debe ser considerado como un fracaso rotundo".*
De hecho, la Industria del Cáncer (guiada por sus capos mafiosos) ha lanzado otra guerra una guerra contra aquellos que apoyan el uso de tratamientos

alternativos de cáncer. En la raíz de esta nueva guerra está el todopoderoso dólar. ¿No me cree? ¿Cuáles son los primeros cinco tratamientos alternativos de cáncer? ¿Puede usted cuando menos nombrar uno de los tratamientos alternativos de cáncer? Gran Medicina y Gran Farma tienen los medios de comunicación en su bolsillo, de este modo los únicos tratamientos para el cáncer conocidos por la mayoría de nosotros son los "Tres Grandes". Al menos de que usted sea un adicto al Internet, lo mas seguro es que usted no ha sido expuesto a mucha información confiable acerca de las tratamientos alternativos de cáncer.

La verdad es que como los tratamientos convencionales son tan caros, son revendidos como los tratamientos más efectivos. Se trata de la economía del cáncer no de buscar una cura. En su libro Gángsteres en Medicina, Thomas Smith declara precisamente, *"[El sistema médico] no está organizado para sanar y curar enfermedades; es una empresa comercial organizada para que sus practicantes ganen dinero"*.

Siendo un CPA (Contador Público Registrado), tiendo a ver las cosas desde una perspectiva "económica". Y debo decirle que desde una perspectiva económica, la Industria del Cáncer tiene el modelo comercial ideal. La Gran Farma y las otras compañías químicas reciben grandes ganancias de la venta de productos químicos cancerigenos que se vierten (en ocasiones intencionalmente) en nuestros alimentos, nuestra agua y nuestro aire. Después, ellos obtienen aún más ganancias de la fabricación y venta de fármacos tóxicos, costosos e inefectivos para tratar el cáncer y otras enfermedades causadas por sus propios productos. Entonces, en términos de béisbol, ellos logran una "jugada triple" mediante la venta de fármacos adicionales para aminorar los síntomas de los efectos secundarios de los primeros fármacos. En términos de negocios, la Industrial del cáncer está sentada en "una máquina de hacer dinero". Desafortunadamente, esta máquina de hacer dinero es un fraude a costa de los pacientes de cáncer.

Añadiendo daño al insulto, dejan que los contribuyentes (es decir, usted y yo) financiemos su investigación de más formas de **no curar** el cáncer mientras continúan traficando sus drogas con grandes ganancias. Para asegurarse de que el público se mantiene felizmente ignorante de los hechos reales del cáncer, han establecido grupos de porristas (como la ACS) para dispersar desinformación bajo el nombre de educación del cáncer, mientras el resto de la Mafia Médica se encuentra ocupada peleando una guerra territorial hostil para asegurarse de que los tratamientos alternativos de cáncer continúan ocultos y de que los médicos que utilizan estos tratamientos sean perseguidos y expulsados del país.

Una de las formas en que se lucha esta guerra territorial es por medio de la publicidad. La Gran Farma no tan solo gana billones de dólares anualmente de la venta de fármacos, si no que también vierten billones de dólares cada año en la publicidad de fármacos con receta. Y como la gente en América típicamente toma sus decisiones únicamente en base a lo que ve en la televisión y lo que escuchan en la radio, ¿es extraño que estemos en gran parte desinformados en lo que concierne a los tratamientos alternativos de cáncer? La Industria del Cáncer ha hecho todo lo que está a su alcance para asegurarse de que usted no conoce la verdad acerca de los tratamientos alternativos de cáncer. Las cadenas de televisión y otros medios no se atreven a difundir nada que pueda afectar a uno de sus clientes publicitarios más grandes: la Gran Farma.

Si en 1996 hubiera sabido de los exitosos tratamientos alternativos contra el cáncer disponibles, mi papá no hubiese fallecido. Estoy enfurecido y asqueado de que la Industria del Cáncer suprima los tratamientos alternativos de cáncer, persiga a los médicos que los utilizan y haga que casi sea imposible tener acceso a estos tratamientos, causando así la muerte de incontables millones de víctimas de cáncer. La siguiente historia verídica le romperá su corazón.

La historia de Alexander Horwin (en las palabras de su madre Raphaele): *"El 10 de Agosto de 1998 a la edad de dos años, nuestro hijo Alexander Horwin fue diagnosticado con el tumor cerebral pediátrico más común, meduloblastoma. Después de que Alexander soportó dos cirugías cerebrales mi esposo y yo localizamos la mejor terapia no-tóxica de probado éxito para tratar el cáncer cerebral. Sin embargo, el 21 de Septiembre de 1998, la FDA le negó a Alexander el acceso a este tratamiento que le podría salvar la vida. Los oncólogos dijeron que sin su quimioterapia "vanguardista", el cáncer pronto regresaría. Nosotros no sabíamos nada de la historia, eficacia y riesgos reales de la quimioterapia pero instintivamente supimos que esta era una opción terapéutica pobre. Sin embargo, como la FDA negó a Alexander su mejor oportunidad de sobrevivir utilizando una terapia no-tóxica que ha salvado a otros niños, no nos quedó otra opción. A disgusto iniciamos la quimio en Octubre 7 de 1998. El protocolo fue titulado CCG 9921 y consistió en la administración intravenosa de cuatro medicamentos de quimioterapia: Vincritine, Cisplatin, Cyclophosphamide (también conocido como Cytoxan) y VP16 (también Etoposide). Alexander completó su tercer mes de quimioterapia en Diciembre de 1998 y falleció en Enero 31 de 1999. Tenía solo dos años y medio"*. www.ouralexander.org

Si, definitivamente existe una guerra entre la Industria del Cáncer y quienes apoyan los tratamientos alternativos de cáncer. Si usted cree que la Gran Medicina actúa en beneficio de los intereses del público, entonces tal vez usted debería leer el libro escrito por el primer director de la FDA, Dr. Harvey

Wiley, M.D. El Dr. Wiley ayudó a establecer la FDA en 1906. En La Historia del Crimen contra la Ley de seguridad de los alimentos, él describe la corrupción absoluta que ocurrió justo a pocos años de la su fundación. Él prontamente se dio cuenta de que el objetivo inicial de FDA había sido subvertido. Dimitió y después escribió el libro.

Los mismos problemas han persistido en la FDA durante casi un siglo. La Gran Medicina tiene un historial de corrupción y conflicto de intereses con la Gran Farma. Dice el ex-comisionado de la FDA, Dr. Herbert Law, citado en el San Francisco Cronicle de 1 de Enero de 1970: "Lo que me molesta es que la gente piensa que la FDA la está protegiendo. No es así. Lo que el FDA está haciendo y lo que la gente piensa que esta haciendo son tan diferentes como la noche y el día." En 1969, el Dr. Law testificó ante el comité del Senado y describió varios casos de deshonestidad intencional en la pruebas clínicas de fármacos. Un caso involucró a un profesor que ha probado casi 100 fármacos para 28 compañías farmacéuticas diferentes. El Dr. Law testificó, "Los pacientes que fallecieron, que dejaron el hospital o que abandonaron el estudio fueron reemplazados por otros pacientes durante las pruebas clínicas sin notificación en los documentos. Cuarenta y un pacientes registrados como participantes de los estudios estaban muertos o no estaban en el hospital durante los estudios". (Senado de los EE.UU., Problemas Competitivos en la Industria Farmacéutica, 1969).

En el inicio de 1970, un estudio tipo "asuntos internos" de la FDA reveló que uno de cada cinco médicos que realiza estudios de campo de nuevos fármacos en el campo se "había inventado los resultados" que envió a las compañías farmacéuticas y luego se había embolsado los honorarios. **En otras palabras, ¡un 20% de los médicos simplemente se inventaron los datos!** (Science, 1973, vol. 180, p. 1038) Según la Dra. Judith Jones, ex-director de la División de experiencias por fármacos de la FDA, *"si los datos obtenidos por un investigador médico son insatisfactorios para el fármaco investigado, es un procedimiento operacional estándar para la compañía farmacéutica el continuar con ensayos clínicos en otro lugar hasta que obtienen los resultados satisfactorios y los testimonios que desean. Los resultados desfavorables casi nunca se publican y el investigador es presionado para que se calle"*. (Arabella Melville & Colin Johnson, Cured to Death: The Effects of Prescription Drugs - Curado hasta Morir: Los efectos de los fármacos")

Los médicos son los principales "investigadores de fármacos" para la Gran Farma. Tenga en cuenta que el incentivo para el investigador médico que se inventa los datos (que miente) es enorme. A cambio de resultados de "investigación favorable" estos médicos son recompensados con becas de investigación, regalos y según escribe John Braithwaite en su libro (Corporate

31

Crime in the Pharmaceutical Industry (Crimen Corporativo en la Industria Farmacéutica), la Gran Farma paga hasta $1,000 por paciente, permitiendo así que muchos de estos médicos ganen más de un millón de dólares solo de la investigación de fármacos. Y que no le engañen, estos médicos saben muy bien que si no producen "resultados favorables" para la Gran Farma, su "mina de oro" pronto llegará a una parada en seco. Amigos, la baraja está marcada en esta guerra contra el cáncer; está fuertemente marcada **contra** el éxito de los tratamientos alternativos de cáncer.

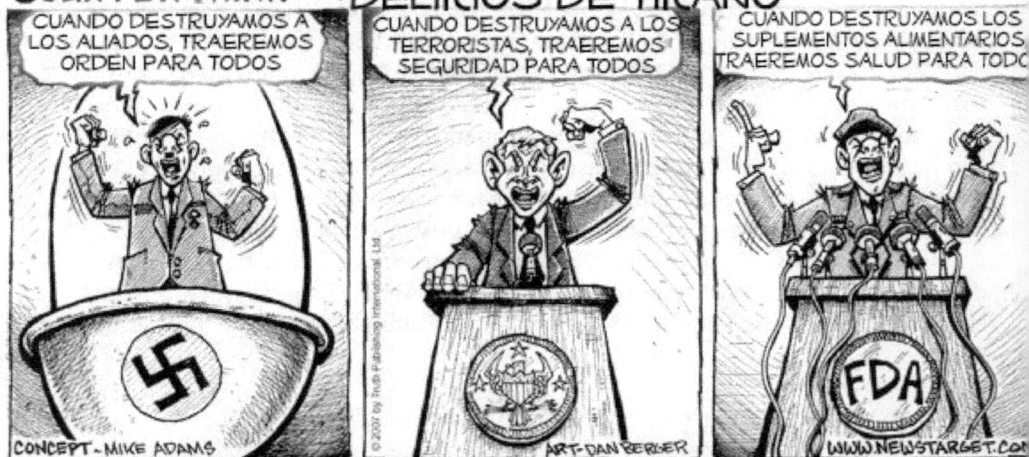

Gracias a Mike Adams y www.NaturalNews.com por la ilustración de arriba.

Para tener éxito en la guerra contra el cáncer, tenemos que tener gente con el coraje para hablar sin miedo de ser etiquetados como "políticamente incorrectos" o "teórico de la conspiración".

Mike Adams, el Guardia de la Salud, es uno de esos guerreros. En su estilo siempre tan sincero, escribe: "La medicina occidental ha fallado a nuestra gente. Hoy en día, aún cuando los medicamentos con receta son más consumidos que nunca antes en la historia de la civilización, nuestro país tiene tasas crecientes de obesidad y enfermedades crónicas".

Y continúa diciendo: "La medicina occidental no funciona. Es un sistema anticuado de la medicina dominado por los intereses financieros de las empresas farmacéuticas, funcionarios hambrientos de poder de la FDA y médicos de la vieja escuela cuya visión miope de la salud les impide explorar las verdaderas causas de la curación. Las facultades modernas ni siquiera enseñan sobre curación o nutrición. Ningún médico de la medicina occidental me ha enseñado nada sobre *estar sano"*. www.naturalnews.com/adamshealthstats.html

Mi amigo Webster Kehr describe la guerra de la siguiente forma: *"Cuando la gente escucha el término 'guerra', piensa en armas, tanques, aviones a reacción y soldados. Ellos piensan en tiranos absurdos agitando sus puños en la televisión. Pero la guerra en la medicina es muy diferente. El tirano en esta guerra esconde sus intenciones reales. Esta es una 'guerra' en la que el arma es la información. Bienvenidos al siglo 21, el siglo en que los enemigos más peligrosos y más mortales de Estados Unidos están dentro de él"*.
www.cancertutor.com/WarBetween/War_Believe.html

No importa cuanta gente se afeite la cabeza o participe en una carrera o vaya en bicicleta por todas partes por la cura contra el cáncer; mientras que la Mafia Médica esté al mando, la "guerra del cáncer" nunca se ganará. Según el Dr. Linus Pauling (dos veces ganador del Premio Nobel): *"La mayor parte de la investigación del cáncer es mayoritariamente un fraude y las mayores organizaciones de investigación del cáncer han hecho dejadez de sus obligaciones para con la gente que les apoya"*.

Esta guerra contra el cáncer es uno de los fraudes más costosos (tanto en dinero como en sufrimiento humano) que jamás se ha perpetrado contra el pueblo estadounidense. Cantidades inconcebibles de dinero se han gastado en su búsqueda, pero el "emperador del cáncer" esta expuesto.

Según C.S. Lewis en The Screwtape Letters (Cartas del diablo a su sobrino): *"El mal más grande no se esta haciendo ahora en aquellos sórdidos 'antros de crimen' que tanto le gustaba pintar a Dickens. No se hace ni siquiera en campos de concentración o de trabajos forzados. En estos vemos el resultado final pero dicho resultado es concebido y ordenado (desplazado, secundado, cargado y contado) en oficinas limpias, alfombradas, templadas y bien iluminadas, por hombres silenciosos con cuellos blancos y uñas cortadas, con mejillas suavemente afeitadas y que no necesitan alzar sus voces. Por lo tanto, naturalmente, mi símbolo del infierno es algo como...las oficinas de un grupo de empresas completamente repugnante"*.

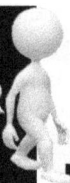

CAPÍTULO 2
MENTIRAS, PROPAGANDA Y CODICIA

> "Todo el mundo debería saber que la mayor parte de la investigación del cáncer es un fraude y que las principales organizaciones de investigación del cáncer han hecho dejadez de sus obligaciones para con las personas que las apoyan."
> - Doctor Linus Pauling

TRUCOS DE MAGIA

*S*olía tener miedo de que me diagnosticaran un cáncer, y hace poco he empezado a entender el por qué de ese temor. Yo, como el 99% de los norteamericanos, había sido engañado y me habían lavado el cerebro para que creyera las mentiras propagadas por la maquinaria de propaganda de la Gran Farma, la cual infunde el engaño en las escuelas, en los libros, en las revistas profesionales, en los programas de radio y televisión y, por supuesto, en la gran mayoría de los médicos, de las enfermeras y de otros profesionales convencionales de la salud.

La falsificación intencional de los hechos ha sido siempre el procedimiento operativo normal de los directores de los medios de comunicación. No pueden permitirse un periodismo objetivo que interprete los acontecimientos tal y como ocurren. Eso sería demasiado peligroso. ¿Sabe usted?, es que nos dan a tragar nuestras opiniones desde el día en que nacemos. Los acontecimientos diarios son manipulados para favorecer la posición de una parte. Los que no están de acuerdo con el sesgo y de verdad piensan por sí mismos, son etiquetados con frecuencia como "radicales" y "chiflados". La realidad se hace ficción y la ficción se hace realidad. Todo esto es parte de los trucos de magia que son tan importantes en nuestra generación del reality show American Idol. Según el periodista estadounidense Russel Wayne Baker: "Una persona informada es aquella que ha aprendido que la información casi siempre resulta ser, en el mejor de los casos incompleta y muchas veces falsa, engañosa, ficticia, mendaz – completamente errónea."

Pero estos juegos de magia no son nuevos. Comenzaron hace casi un siglo, cuando, Edwin L. Bernays se ganó, gracias a su extraordinaria habilidad para replantear un problema, el sobrenombre de "el Padre de la manipulación". De su crónica Propaganda, sabemos cómo Bernays tomó las ideas de su famoso tío (Sigmund Freud) y las aplicó a la ciencia emergente de la persuasión de masas. La única diferencia era que en lugar de utilizar estos principios del modo que los utiliza la psicología Freudiana (para descubrir la mente inconsciente), Bernays usó las técnicas de su tío con fines de mercadotecnia para crear falsas apariencias, para engañar, para enmascarar agendas y para lavar el cerebro del público en general. En una cita verbal, Bernays describió en una ocasión al público en general como un "rebaño que necesita ser guiado". Bernays nunca se desvió de su axioma fundamental: "controlar a las masas sin que lo sepan".

¿Como hizo esto Bernays? Sus técnicas eran simples: crear una falsa apariencia de que hay alguna investigación favorable utilizando frases tales como "numerosos estudios muestran..." o "la investigación ha probado..." o "investigadores científicos han descubierto...", pero sin citar realmente nada. Si alguien duda o te cuestiona, ataca su carácter o su intelecto. Según Adolfo Hitler, "si cuentas una mentira durante suficiente tiempo, al final la gente la creerá...Cuanto mayor sea la mentira, más probable será que la gente la crea". Estas técnicas aún las utilizan hoy en día la mayoría de los anunciantes, incluida la Gran Farma.

Por ejemplo, la Gran Farma, desarrolla de forma habitual nuevas y mejores medicinas con el objetivo principal de incrementar los beneficios de los accionistas, a pesar de que muchas de esas medicinas son tóxicas e incluso mortales. Las medicinas son publicitadas una y otra vez en la televisión, en la radio, en las revistas, diarios médicos, y en la literatura promocional. A pesar de la falta de evidencia científica que apoye el uso de estos fármacos, estamos condicionados para creer que son la respuesta a nuestros problemas médicos. Si alguien se atreve a no estar de acuerdo en esto, se lanzarán ataques a su persona y su inteligencia será puesta en duda.

Un estudio reciente realizado por el Institute for Evidence-Based Medicine de Alemania ha descubierto que el 94% de la información contenida en la literatura promocional que las grandes empresas farmacéuticas envían a los médicos **no tiene absolutamente ninguna base científica**. Esto, si lo piensas, es realmente sorprendente. Mike Adams, el "Health Ranger", no tiene pelos en la lengua: *"Las compañías farmacéuticas se involucran en un fraude científico masivo para distorsionar sus estudios y hacer que les aprueben sus medicinas en base a una ciencia, digamos, poco firme, pero lo que me sorprende de esta investigación es hasta que punto: el 94% de todos los argumentos publicitarios no están justificados ni tienen sostén alguno en evidencias científicas. Este es un número alarmante pues significa que 19 de cada 20 frases dichas por las compañías farmacéuticas en su literatura de mercadotecnia son falsas".* www.naturalnews.com/001895.html

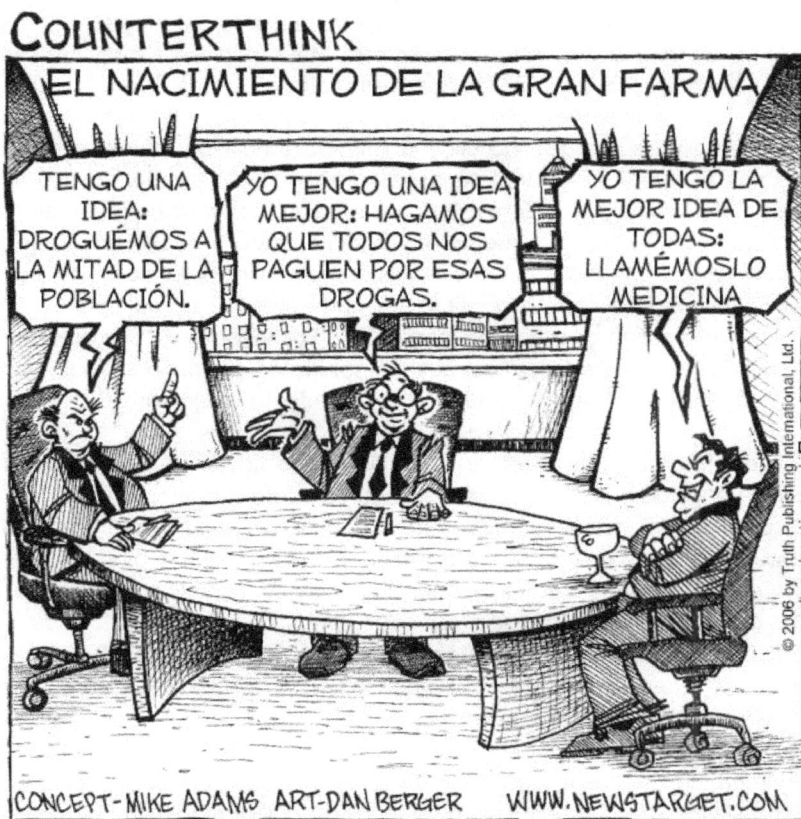

Gracias a Mike Adams y www.NaturalNews.com por la ilustración de arriba.

Cuando se trata de tratamientos contra el cáncer, el lavado de cerebro y el engaño son esenciales, ya que el objetivo de la Industria del Cáncer es convencernos contínuamente de que los tratamientos alternativos contra el cáncer **no** funcionan, contándonos al mismo tiempo que los "Tres grandes" tratamientos contra el cáncer **sí** funcionan (a pesar de las evidencias en contra). El truco de magia es tal que hace que David Copperfield parezca un aficionado. Muchas de las cuestiones de la "sabiduría" convencional sobre el cáncer son implantadas científicamente en la conciencia pública mediante miles de cuñas de radio y anuncios cada día. Esto se llama lavado de cerebro.

Nos han lavado el cerebro para que creamos que las medicinas son la respuesta para el cáncer (y también para todas las demás enfermedades). ¿Está usted enfermo? Pues mire la televisión durante hora y media, escriba el nombre del último fármaco y llame a su médico. Estoy seguro de que estará encantado de recetárselo... Es que probablemente a su médico también le han lavado el cerebro. La Gran Farma paga aproximadamente el 90% de los espacios publicitarios de las revistas médicas. Más adelante citaré algunas estadísticas alucinantes relativas a las revistas médicas.

¿Cuando fue la última vez que vio un anuncio sobre nutrición adecuada y la relación con su salud? ¿Y a uno de esos zumbados diciéndole que coma alimentos crudos, vivos y completos? Muchos médicos convencionales le dirán que no escuche esas tonterías, que no hay evidencia que apoye la correlación entre la dieta y enfermedades degenerativas como el cáncer. Le contarán que los médicos que creen que el cáncer se puede curar con un cambio de dieta no son más que un montón de médicos charlatanes. Por favor, sea consciente de que esta es otra característica de una campaña de propaganda exitosa: deshumanizar a la oposición mediante el encasillamiento y el insulto.

Estamos condicionados para creer casi cualquier cosa, siempre que la información venga de una "fuente fiable". En un artículo titulado: "Las puertas de la percepción: ¿Por qué los estadounidenses se lo creen casi todo?", cuenta el Dr. Tim O´Shea la historia de cómo se introdujo la gasolina con plomo en los EE.UU.: *"En 1922, General Motors descubrió que añadir petróleo a la gasolina daba a los automóviles más potencia. Cuando hubo alguna preocupación por la seguridad, GM pagó al Bureau of Mines para hacer algunos "tests" falsos y publicar investigaciones espurias que "probaban" que la inhalación de plomo no producía ningún daño. Charles Kettering era el fundador del mundialmente famoso Sloan-Kettering Memorial Institute para la investigación médica. Charles Kettering también era un ejecutivo de General Motors. Por alguna extraña coincidencia, Sloan-Kettering empezó a emitir informes diciendo que el plomo existe naturalmente en el organismo y que el organismo tiene medios para eliminar una exposición de bajo nivel. Mediante su asociación con The Industrial Hygiene Foundation y el gigante de la publicidad Hill & Knowlton, Sloan-Kettering se opuso a todas las investigaciones anti-plomo durante años. Sin una oposición científica organizada, durante los siguientes 60 años se siguió añadiendo plomo a la gasolina. Hasta los años 70 del siglo pasado, el 90% de la gasolina tenía plomo.*

Al final, resultó demasiado obvio para poder seguir escondiendo que el plomo era un importante carcinógeno, algo que ya sabían desde el principio, y se estableció un plan para eliminar la gasolina sin plomo al final de los años 80. Pero durante esos 60 años se estima que se emitieron 30 millones de plomo en forma gaseosa en las calles y autopistas de los Estados Unidos. Esto son relaciones públicas, amigos míos". www.thedoctorwithin.com

La maquinaria de propaganda del cáncer y el lavado de cerebros.

La mafia médica y la Gran Farma han obtenido esencialmente control absoluto sobre los políticos y los medios de comunicación. Es que no se puede lavar el cerebro de la gente sin una campaña de propaganda masiva. Y puede estar seguro de que la maquinaria de propaganda contra cáncer (es decir, la televisión, los periódicos, las revistas profesionales, la radio, etc.) está vivita y coleando. Los ejecutivos de los medios de comunicación y los publicistas tienen mucho cuidado de no publicar nada que puede ofender a sus grandes anunciantes. En términos poco educados esto se llama *"prostituir a los medios de comunicación"*.

Un reciente estudio de los telediarios de las cadenas de televisión halló que casi el 25% de todos los anuncios eran de fármacos: Viagra, Claritin, Celebrex, Allegra, Levitra, Zoloft, Cialas, Nexium y la lista sigue y sigue. Las Grandes Farmacéuticas gastan cientos de millones de dólares cada año en anuncios de fármacos tanto en la televisión como en la prensa escrita. Así es como nos lavan el cerebro. Nos bombardean continuamente con el mantra de que la única respuesta a la epidemia de enfermedad son nuevos y mejores fármacos. Al final, la mayoría de nosotros nos creemos lo que vemos en televisión y lo que nos cuenta el médico.

Esta es la clave de la propaganda: no hay que enseñar a la gente a pensar por sí misma. La gente tiene que estar condicionada para que confíen en los que están en el poder y crean lo que oyen en la televisión y la radio. A resultas de esto, hemos perdido la habilidad para pensar lógicamente por nosotros mismos. Nos hemos vuelto tontos. Es interesante saber que cuando vemos la televisión, la actividad en las zonas altas del cerebro (tales como el neo-cortex) disminuye, mientras que la actividad en las regiones bajas del cerebro (tales como el sistema límbico) aumenta. Esto significa, básicamente que cuando vemos la televisión, nos volvemos zombis y somos vulnerables a la manipulación.

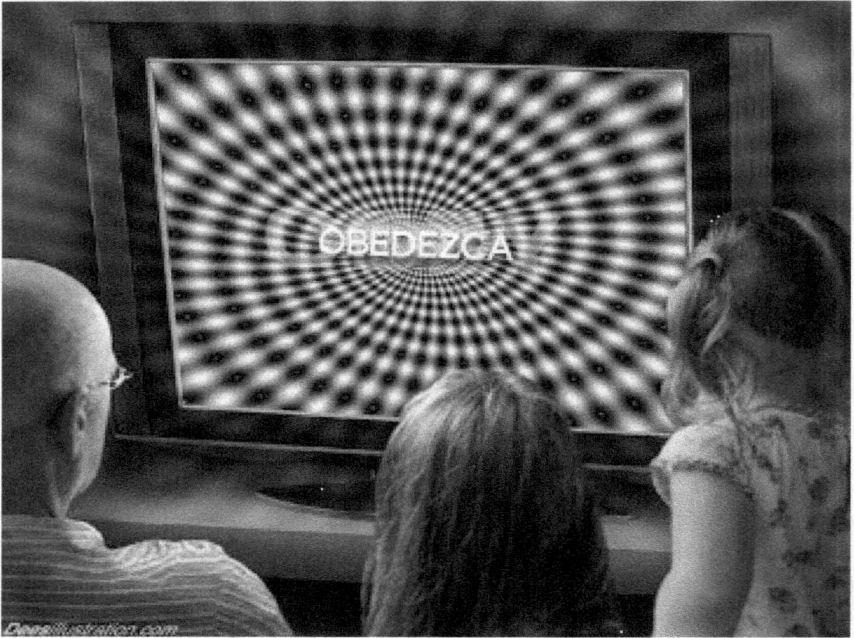

Mi agradecimiento a David Dees y www.Deesillustration.com por la foto de arriba.

¿Se ha dado cuenta de que se nos previene constantemente sobre la información que obtenemos de Internet sobre prevención y tratamientos contra cáncer? ¡Los titulares dicen que los sitios Web alternativos del cáncer son un riesgo para la salud! Vemos con frecuencia citas de médicos (muchos de los cuales han vendido sus almas), semejantes a ésta: *"No hay suficiente evidencia de que ningún tratamiento alternativo pueda prevenir el cáncer"*. Para hacer una afirmación así, un médico tiene que estar mintiendo descaradamente o ignorar por completo el último siglo de investigación del cáncer.

Lo que está claro es que la Industria del Cáncer está llevando a cabo una penetrante campaña de propaganda, basada en el miedo y la ignorancia, para impedir que la gente conozca tratamientos alternativos contra el cáncer. Francamente, la Industria del Cáncer preferiría que la gente siguiera en la inopia. No quieren que la gente se informe sobre ninguna otra cosa que no sean los tratamientos que ellos promueven y controlan. Idealmente, lo que la Industria del Cáncer quiere es una especie de censura. Finalmente, lo que quieren es que los sitios Web reciban una distinción para indicar cuales son los sitios Web "oficiales" del cáncer. Por supuesto, solamente los sitios Web que publiquen contenidos que estén al 100% de acuerdo con la corrupta Industria del Cáncer estarán capacitados para recibir dicha distinción.

Por lo tanto, a la luz de los hechos arriba indicados, tenga usted siempre en cuenta que lo que oye de sus médicos, en la televisión y en la radio y lo que lee en diarios médicos y en revistas sobre los tratamientos convencionales contra el cáncer, no es sino un laberinto de mentiras y fraudes, orientados a convencernos de que la cura del cáncer consiste en nuevos y mejores fármacos de quimioterapia y en financiar más investigación sobre fármacos. Y recuerde siempre que incluso los editores de las revistas médicas se han vendido a la Gran Farma. Como Albert Einstein dijo en una ocasión: *"La clase dominante tiene a las escuelas y a la prensa debajo de su pulgar. Esto les permite influir en las emociones de las masas".*

Además de la censura, otro instrumento que se utiliza habitualmente para lavar el cerebro y engañar es el camuflaje. Ustedes habrán visto esos insectos que son capaces de disfrazarse de ramitas y de hojas cuando no son otra cosa que un camaleón. Esto es lo que hace la Industria del Cáncer. Simulan que están actuando en beneficio del paciente de cáncer cuando en realidad están actuando en su propio beneficio. No se deje engañar en la creencia de que la Industria del Cáncer está formada por tipos altruistas que desesperadamente quieren encontrar una cura para el cáncer. Solo les interesa una cosa: EL DINERO.

Sin ninguna duda, mi sitio Web alternativo del cáncer favorito es el de Webster Kehr www.cancertutor.com. Lo cito a lo largo de este libro, debido sobre todo a que comprende este asunto y profundiza más en él que cualquier otra persona que yo haya conocido. Es un hombre brillante. Esta es la opinión que tiene de los medios informativos y de su relación con la Gran Farma: *"Los medios de información tienen diferentes técnicas que usan rutinariamente para lavar el cerebro del público en general. Todos ellos se pueden resumir en dos palabras: "sepulcros blanqueados". Mienten, retienen información, engañan, cuentan medias verdades, etc.... Los medios de información no son sino prostitutas despreciables. Se venden al mejor postor, que es siempre la corrupta industria farmacéutica. Todo lo que dicen está orientado a agradar a los que más pagan".*

En su libro The War Between Orthodox Medicine and Alternative Medicine (La Guerra entre la medicina ortodoxa y la medicina alternativa), Mr. Kehr utiliza un ejemplo excelente que ilustra el lavado de cerebro. Utiliza la teoría de la evolución, que es la única teoría de los orígenes que se enseña en las escuelas públicas. En su libro, la ilustración es bastante larga, por lo que la he resumido aquí. Simplificando, supongamos que hay dos tipos de personas: 1) los que creen en la evolución y 2) los que creen en la Creación. Los evolucionistas representan "El Sistema", en tanto que los Creacionistas son los "Renegados", los que están en desacuerdo con "El Sistema".

Usted tiene la opción de ponerse del lado de "El Sistema" o de los "Renegados". En algunos casos esta elección puede afectar a su trabajo. Por ejemplo, si es usted un cristiano que enseña biología en una institución pública de enseñanza media y enseña Creacionismo en su aula, entonces puede perder su trabajo. Si está buscando una promoción, está claro qué teoría tiene que enseñar. El bando de la evolución tiene prácticamente todas las ventajas. Pero supongamos que usted está más interesado en la verdad que en las ventajas.

Supongamos que usted quiere de verdad saber qué teoría está realmente basada en la evidencia. En primer lugar, entrevista a los evolucionistas, dado que usted ha aprendido en la escuela que se ha demostrado que la evolución es cierta. Esta persona le cuenta sobre la Gran Explosión, le da detalles sobre la microevolución, y la macroevolución y explica por qué no hay eslabones perdidos, etc. Cuando se marcha, el evolucionista lo detiene y empieza a decirle que la Creación no es una posición válida y continúa diciéndole que los cristianos no son más que idiotas y bufones.

Después de esta conversación cree que ya entiende ambos lados del asunto del origen del hombre. Usted decide que ya no es necesario hablar con un creacionista porque usted ya piensa que entiende sus puntos de vista y por qué están equivocados. Pues bien, si usted toma esta decisión, estará cometiendo un error bastante común: habrá oído ambas versiones pero solo las habrá oído de una de las partes. Usted no habrá oído los argumentos de los creacionistas de un creacionista ni habrá oído por qué los creacionistas piensan que los evolucionistas están equivocados.

¿De verdad conoce ambos lados del asunto? No. Hasta que no conozca la visión procreacionista de un creacionista, y haya oído la visión antievolucionista por parte de un creacionista no tendrá una base para hacer una visión objetiva. Pues bien: toda nuestra vida nos han enseñado que los creacionistas son un montón de crédulos chiflados, ¿no? Nos han dicho que no escuchemos a los "renegados". Hemos sido condicionados a creer que ya tenemos todas las respuestas y que no hay temas abiertos para el debate. Nos han dicho que no escuchemos a las personas a ambos lados de la valla.

Sin embargo, un día, solo por que sí, usted decide hablar con un creacionista. Según empieza a hablar, se sorprende de inmediato de que puede hablar, ya que los evolucionistas siempre le han contado que los creacionistas tienen la inteligencia de un ratón y se ponen gorras con molinitos. Y no solo puede hablar, sino que habla con entusiasmo sobre ADN, membranas celulares, cadenas de nucleótidos, y cadenas de proteínas. Dice que la complejidad del Universo señala a un Creador dado que es absurdo que una cadena de 300.000

nucleótidos pueda formarse al azar. E incluso aunque lo hiciera, la probabilidad estadística de que el primer ADN tuviese una permutación de nucleótidos tal que se pudieran formar 300 proteínas viables a partir del genoma de este ADN, tiene una probabilidad muy inferior a $10^{-30,000}$.

Él prueba la necesidad de un Creador debido a la complejidad de una cadena de nucleótidos, que es un componente del ADN. Usted hace rápidamente algunos cálculos de cabeza. Recuerda de la clase de ciencia que hay 10^{80} átomos en nuestro universo. Entonces, imagina que hay $10^{29,920}$ universos como el nuestro en un grupo (esto es un uno seguido de 29.920 ceros). Todos esos universos juntos tendrían $10^{30,000}$ átomos. **¡CARAMBA!**. Entonces vuelve de sus elucubraciones a la realidad y se da cuenta de que él aún estaba hablando mientras usted hacía estas cuentas en su cabeza.

Y entonces él le cuenta a usted que la probabilidad de que la primera membrana celular se formase por accidente es ridículamente pequeña. Explica cuán increíblemente compleja es una célula eucariótica, tan compleja que incluso los exobiólogos admiten que no se podría formar por accidente a partir de un caldo prebiótico y, por lo tanto, le contarán que es virtualmente imposible que se pudiesen formar. Habla de la complejidad irreducible y entonces comienza a contarle los problemas que tiene la visión evolucionista.

Y se entera de los absurdos matemáticos que hay que aceptar para tener fe en la teoría de la evolución. Entonces usted oye hablar de que el "equilibrio intermitente" es en realidad un sistema proteico enormemente complejo y cuán absurdo es pretender que no era necesario que todos estos complejísimos sistemas de proteínas hayan mutado todos a la vez y al mismo tiempo creer en un equilibrio intermitente. Y se entera de por qué el árbol filogenético es en realidad una tapadera para los espacios en las especies de transición. También se entera usted de las enormes suposiciones que hacen los evolucionistas en lo relativo a la datación por carbono 14 de los huesos. También oye las suposiciones en absoluto probadas y la lógica inconsistente que utilizan los evolucionistas al respecto del ADN mitocondrial y el ADN nuclear, etc.

Pasan diez horas y se da cuenta usted de que el creacionista está aún hablando. También se da cuenta de que hace varias horas que no tiene ni idea de que está hablando. Y esto no es lo que usted esperaba. Usted esperaba alguna teoría absurda y alocada. Pero ahora se da cuenta de que los creacionistas no son estúpidos, no son payasos y tienen algunos argumentos realmente sólidos. También se da cuenta de que los evolucionistas no tienen ni idea de lo que realmente creen los creacionistas. Usted se va, por fin, a casa, muy confuso.

Según el Sr. Kehr: *"Esta simple historia demuestra el tristísimo estado de las cosas en Estados Unidos y en todo el mundo. Ni las escuelas, ni las empresas, ni los gobiernos quieren que nadie oiga las dos versiones de ningún asunto de ambos contendientes. Prefieren tener un estudiante con el cerebro lavado que un estudiante que piense. Las escuelas actúan como si tuvieran todas las respuestas y como si no fuera necesario enseñar a los estudiantes a pensar por si mismos. Los estudiantes son evaluados por lo bien que regurgitan los datos, no por lo bien que piensan. Los estudiantes aprenden muy pronto que todos los beneficios están a un lado de la valla y que deberían emplear sus vidas en cosechar los beneficios".*

Y sigue diciendo: *"A la gente le enseñan desde la cuna a asumir y a esperar que los del "sistema" (las escuelas, los servicios informativos y los periódicos): 1) No tienen intereses creados ni conflictos de interés, 2) Tienen perfecto conocimiento, 3) Conocen todos los hechos de las dos versiones, 4) Son totalmente neutrales e imparciales, 5) Son perfectamente íntegros, 6) Tienen siempre presente el interés de usted y 7) tienen una actitud completamente abierta. Y por encima de todo, no se le ocurra pensar que el dinero o el poder pueden influir en manera alguna en lo que el sistema le enseña. Deje de soñar. Estamos hablando del mundo real".*

Esta historia es un ejemplo perfecto de la propaganda que oímos constantemente sobre los tratamientos alternativos contra el cáncer. Muchos pacientes de cáncer que, una vez diagnosticados como "terminales" por sus médicos convencionales, utilizaron terapias alternativas, se han recuperado por completo y están vivos y sanos diez, quince, veinte o más años después de su diagnóstico "terminal". Sin embargo, la Industria del Cáncer ignora la existencia de estos supervivientes de cáncer o los despacha marcándolos "evidencias anecdóticas". Hace poco estuve en una entrevista de radio y uno de los oyentes utilizó esa misma frase. Cuando le dije que cuatro personas que yo conozco se han recuperado de un cáncer terminal utilizando tratamientos naturales contra el cáncer, dijo: *"No me interesa su evidencia anecdótica"*. ¡Vaya un payaso!

Un truco que utiliza la Industria del Cáncer es el afirmar que la gente que se recupera gracias a terapias alternativas, en realidad se recuperó de algún modo mágico debido a una reacción tardía a los "Tres Grandes". ¡Que absurdo! Otra táctica muy popular es decir que los pacientes de cáncer que se han curado por terapias alternativas simplemente sufrieron una *"remisión espontánea"*. Esta es la jerga de los médicos para decir *"recuperación no explicada"*, una hoja de parra para ocultar que los médicos realmente no saben lo que ha pasado. El estudio más amplio jamás realizado sobre remisión espontánea de cánceres avanzados mostró solamente 176 casos en todo el mundo desde 1900 hasta 1965. Estadísticamente hablando, es cómo si no hubiera ocurrido nunca. Así que cuando usted oye que los médicos convencionales atribuyen la repentina, milagrosa recuperación de un paciente de cáncer sometido a un tratamiento alternativo a una "remisión espontánea", es para tener lástima de ellos. Están simplemente alucinando en una matriz mundial de ensueño, creada por la Industria del Cáncer.

DINERO Y CODICIA

La Biblia, 1 Timoteo 6:10 dice: *"El amor al dinero es la raíz de todos los males"*. Las cifras económicas del tratamiento del cáncer son impresionantes: ¡En el año 2004 se gastaron 72.000 millones de dólares en tratamientos anticancerígenos solo en los Estados Unidos! Es fácil ver por qué la mafia médica llega a tales extremos para destruir a los "charlatanes". Aquellos que obtienen beneficios de terapias tales como quimioterapia y radioterapia podrían perder su negocio y tener que buscar otra manera de enviar a sus hijos a Harvard o Yale si se pusiese a disposición de todos una alternativa efectiva, natural y no tóxica.

En el corazón de las grandes empresas farmacéuticas está la venta de fármacos tóxicos. Las compañías farmacéuticas no solo obtienen beneficios de miles de millones de dólares de los fármacos tóxicos de quimioterapia sino que también ¡consiguen beneficios de miles de millones de dólares del desarrollo de fármacos para tratar los problemas causados por los fármacos de la quimioterapia! *"No hay nada en el campo del cuidado de la salud que un buen fármaco no pueda hacer... en el campo del beneficio. Es un negocio como para dar envidia a todo el mundo"*. (New York Times, 28 de Julio de 1989)

En su libro, The Story of the Medical Conspiracy Against America, (La historia de la conspiración médica contra los Estados Unidos), Eustace Mullins cita a Patrick McGrady, Sr., quien fue editor científico de la ACS y su principal "médico manipulador" en los medios de comunicación durante dos décadas. En 1978, McGrady hizo una declaración interesante: *"Nadie en los departamentos científico y médico (de la ACS) es capaz de hacer ciencia de verdad. Son fantásticos profesionales cuando se trata de conseguir dinero. No saben como prevenir el cáncer o curar a los pacientes"*.

¿Se ha preguntado usted alguna vez, por qué, a pesar de los miles de millones de dólares gastados en la investigación del cáncer durante muchas décadas, y la constante promesa de que la cura está siempre "a la vuelta de la esquina", el cáncer continúa creciendo? ¿Piensa usted que las grandes compañías farmacéuticas realmente quieren que alguien venga con una cura del cáncer barata, natural, no tóxica y efectiva? ¿O cree usted que las compañías farmacéuticas harán lo que haga falta para retener sus beneficios? ¿De verdad cree que la Industria del Cáncer está buscando una "fórmula mágica" para eliminar el cáncer?

Una fórmula mágica resultaría en la finalización de los programas de investigación, la obsolescencia de las habilidades y el final del espléndido modo de vida de los ejecutivos de las grandes farmacéuticas. Una "fórmula mágica" cerraría el grifo de dinero de la Industria del Cáncer y dejaría obsoletos los "Tres Grandes" tratamientos que son esenciales para mantener el flujo de dinero. Desgraciadamente, el quid de la cuestión es que muchos de los miembros de la comunidad médica no tienen ningún interés en absoluto en descubrir una fórmula mágica que cure el cáncer, ya que esto costaría miles de millones de dólares a la Gran Farma.

Es interesante reseñar que en los estatutos de ACS hay una cláusula que dice que si alguna vez se encuentra una cura para el cáncer, ese día se disolverá la asociación. Así que, ¿qué piensa usted?, ¿que esta asociación tiene una motivación para encontrar una cura contra el cáncer? Pedir a la ACS que encuentre una cura contra el cáncer es como decir: "*Adelante, le deseo mucho éxito. Y cuando haya conseguido su objetivo, suicídese de inmediato*".

El hecho es que la erradicación del cáncer es, por su propia naturaleza, contraria a los intereses de la Gran Farma, dado que destruiría su inversión. En mi opinión, el objetivo principal de la Gran Farma es perpetuar la enfermedad, no erradicarla. Harán lo que haga falta para mantener la vaca del dinero vivita y coleando. Su supervivencia depende de la eliminación, por cualquier medio, de cualquier tratamiento alternativo contra el cáncer. Es un acto colosal de conveniencia política y de ambición, que ha convertido lo que debería haber sido un rompecabezas médico fácil de resolver, en el fraude que ahora llamamos la Industria del Cáncer.

¿Ha oído hablar de la segunda ley de Parkinson? "*El gasto asciende para igualarse con el ingreso*". Cada año, salen los platos de la colecta en dirección a las empresas, a las fundaciones y a los particulares. El mantra es "*Dénos su dinero, porque estamos haciendo progresos cada día y no podemos parar ahora. Estamos muy cerca*". Los ingresos aumentan y, en consecuencia hay que crear nuevos gastos para justificar los ingresos. Esto anatematiza la búsqueda de curas para el cáncer que sean naturales y baratas. Esta es la razón por la que todo el aparato de la Industria del Cáncer está montado para suprimir y censurar cualquier información que no apoya la necesidad generalizada de tratamientos costosos y artificiales.

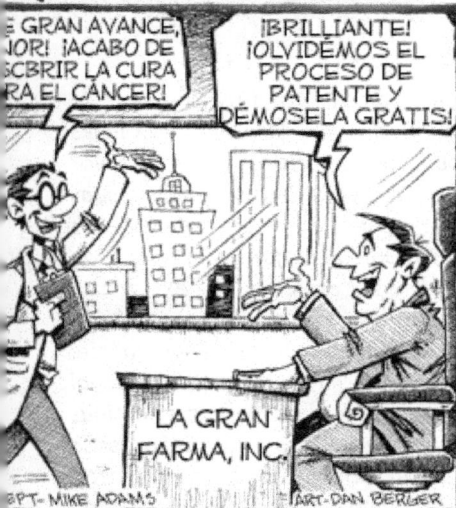 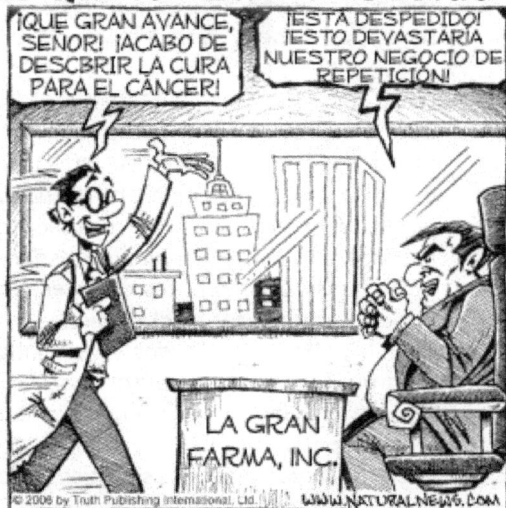

Gracias a Mike Adams y www.NaturalNews.com por el dibujo de arriba.

Para proteger los beneficios de las grandes empresas farmacéuticas, todas y cada una de las terapias alternativas contra el cáncer tienen que hacerse poco creíbles, ser negadas, desalentar su utilización y ser prohibidas cueste lo que cueste. La Industria del Cáncer está preparada para hacer lo que haga falta para suprimir y censurar **todos** los tratamientos alternativos contra el cáncer. Esto incluye el soborno. Una de las razones principales por la que el sistema sanitario está tan embrollado es que la Medicina (con mayúsculas) se ha vendido a la Gran Farma.

En su libro, <u>Medical disent – Nine doctors speak up</u> (Disensión en la Medicina – Nueve médicos hablan), Dr. Alan Levin escribe: *"Los médicos jóvenes reciben becas de investigación de las compañías farmacéuticas. Las facultades de Medicina reciben grandes sumas de dinero para realizar pruebas clínicas e investigación farmacológica básica. Las compañías farmacéuticas organizan con frecuencia fastuosos cócteles y cenas para grupos de médicos. Proporcionan fondos para la construcción de edificios para hospitales, facultades de medicina e institutos "independientes" de investigación... los médicos en ejercicio son intimidados para que utilicen regímenes de tratamiento que saben que no funcionan. Un ejemplo manifiesto es la quimioterapia contra el cáncer".*

Según Mike Adams, *"no es una exageración llamar a esto un holocausto médico. Estas compañías farmacéuticas están dispuestas a medicar a toda la población con tantas medicinas simultáneamente como sea posible, con tal de generar beneficios para sus accionistas. La ética de negocio no se encuentra en las compañías farmacéuticas por ningún sitio en estos días: solo se trata de dinero, beneficios, poder y control"*. www.naturalnews.com/001298.html

En su libro, The Medical Mafia (La Mafia Médica), dice la Dra. Guylaine Lanctot que: *"La medicina oficial trabaja codo con codo con las multinacionales farmacéuticas cuyo objetivo principal es obtener beneficios y cuya mayor pesadilla sería una epidemia de buena salud. HAY QUE VENDER muchas medicinas para poder conseguir esto y cualquier cosa sirve: mentiras, fraude y soborno. Los médicos son los principales vendedores de las compañías farmacéuticas. Son recompensados con becas de investigación, regalos y espléndidos "extras". El principal comprador es el público – desde los bebés hasta los ancianos quienes TIENEN QUE ser medicados y vacunados profusamente… cueste lo que cueste. ¿Por qué prohíben las autoridades la medicina alternativa? Porque están al servicio de la industria y la industria no puede hacer dinero de hierbas, vitaminas y homeopatía. No pueden patentar remedios naturales. Esta es la razón por la que promueven fármacos sintéticos. Ellos controlan la medicina y esta es la razón por la que pueden decir a las facultades de Medicina lo que pueden y no pueden enseñar"*.

En julio de 2004, la doctora Marcia Angell escribió un artículo titulado "La verdad sobre las compañías farmacéuticas". Durante veinte años, la doctora Angell fue la editora del New England Journal of Medicine, una de las revistas médicas más prestigiosas del mundo. Ella afirma que *"durante las últimas dos décadas la industria farmacéutica se ha desviado mucho de su elevado propósito original de descubrir y producir nuevas medicinas útiles. Ahora, convertida fundamentalmente en una maquinaria de marketing para vender nuevas medicinas de dudosa eficacia, esta industria utiliza su riqueza y su poder para poner de su lado a todas las instituciones que pueden interponerse en su camino, incluidos el Congreso de los Estados Unidos, la FDA (Administración federal para los medicamentos), centros médicos académicos, y la propia profesión médica. La gente debería poder tener la confianza que hay comprobaciones y equilibrios en esta industria para evitar que la búsqueda de beneficios no elimina cualquier otra consideración. Pero lo cierto es que dichos controles y equilibrios no existen… Lo más sorprendente es que en el año 2002, la suma de los beneficios de las diez compañías farmacéuticas de la lista Fortune 500 ($35.900 millones) superaba a los beneficios del conjunto de todas las demás empresas ($33.700 millones)"*. www.nybooks.com/articles/17244

¿Cuál es el núcleo de la medicina convencional? Según Webster Kehr:

48

"Encontrar una sustancia natural que cure algo, enterrar este dato, entonces fabricar, sintetizar y mutar la sustancia natural clave, patentar la mutación y conseguir grandes beneficios".

En su libro, World Without Cancer - The Story of Vitamin B17 (Un mundo sin cáncer - La historia de la vitamina B17), Edward Griffin escribe lo siguiente: *"Con miles de millones de dólares gastados cada año en investigación, con miles de millones adicionales añadidos por la venta de fármacos relacionados con el cáncer y con políticos sedientos de votos prometiendo programas gubernamentales siempre crecientes, vemos que hoy, hay más gente viviendo del cáncer que muriendo de él. Si el enigma se pudiese resolver con una simple vitamina, esta enorme industria comercial y política ser borrada de un día para otro. El resultado es que la ciencia de la terapia del cáncer no es ni de lejos tan complicada como la política de la terapia del cáncer".*

La industria del cáncer sobrevive y prospera perpetuando la búsqueda de "la cura" pero sin encontrarla nunca. Este monstruo multimillonario sencillamente no está interesado en encontrar una cura, a no ser que consista en fármacos patentados que puedan ser vendidos con un margen y que los pacientes tengan que tomar durante toda su vida, creando una fuente de ingresos permanente. Así, en la actualidad, la Industria del Cáncer está perpetuando las mentiras y el fraude. Este fraude de indescriptible magnitud, ha durado más de un siglo y ha causado innecesariamente la muerte prematura de decenas de millones de personas, incluidos mis dos padres.

El doctor Mattias Rath da en el clavo cuando afirma: *"la industria farmacéutica es una industria de inversión motivada por los beneficios de los accionistas. Mejorar la salud humana no es la fuerza directriz de la industria… nunca con anterioridad en la historia de la humanidad se cometió un crimen tan grande como el genocidio organizado por el cártel de los medicamentos en interés del negocio de inversión multimillonario de la enfermedad".* www4.dr-rath-foundation.org

MÉDICOS, REVISTAS MÉDICAS, CONFLICTOS DE INTERÉS Y SOBORNOS

El medico que cuidó de mi madre antes de morir es uno de los mejores médicos de los Estados Unidos. El doctor Tim Shepherd es uno de los mejores médicos que conozco. Él y su mujer, Virginia Shepherd, son dos de los cristianos más maravillosos que jamás he conocido. Abrieron su propia casa a

49

mi madre y cuidaron de ella como si fuera su propia madre. Sus once niños "adoptaron" a mi madre como si fuera su propia abuela y cada uno de ellos tuvo un lugar especial en el corazón de mamá. Estoy eternamente agradecido a toda la familia Shepherd; ellos tendrán siempre un lugar especial en mi corazón.

Si tengo un problema de salud, tengo la confianza de que la mayoría de los médicos me dará el mejor cuidado posible. Si me veo involucrado en un accidente de tráfico y necesito que me reinserten un miembro, iré desde luego a un hospital. Algunos de los recientes logros del mundo médico son impresionantes. Muchas enfermedades que hace cincuenta años habrían sido una sentencia de muerte son curadas ahora fácilmente gracias a los sorprendentes avances de la tecnología médica.

Me sorprenden constantemente los complejos procedimientos médicos que se realizan hoy en día de forma regular y exitosa. Hace algunos años, vi un programa de televisión en el que unos médicos curaron a una niña pequeña del Síndrome de Turret, colocando un electrodo en su cerebro. Fue realmente impresionante. Vi también otro programa en el que unos cirujanos reconstruyeron la cara de una mujer a la que unos parásitos habían comido la piel de la cara. Impresionante. Estos son solamente algunos ejemplos de los enormes avances de la tecnología y los procedimientos médicos en el último medio siglo.

Sin embargo, mientras se han estado haciendo increíbles avances en muchas áreas de la medicina, la visión de muchos médicos en lo que se refiere al tratamiento del cáncer ha sido obscurecida por la desinformación de la máquina de propaganda del cáncer. El resultado es que la mayoría de los médicos hacen exactamente lo que la Mafia Médica les dice que hagan y no han aprendido a pensar por sí mismos. Muchos médicos piensan dentro de su marco de referencia, cuando se trata del cáncer. El problema es que el marco de referencia del cáncer ha sido creado por la Gran Farma con la intención de traficar con sus venenos (tales como quimioterapia) en un esfuerzo para incrementar los beneficios para sus accionistas a costa del paciente de cáncer. La industria del cáncer ha sido construida sobre el cimiento de tratar los síntomas del cáncer sin hacer, entretanto, prácticamente nada para tratar o prevenir la causa real del cáncer.

Esto me recuerda a un viejo proverbio chino: *"El médico superior previene la enfermedad, el médico mediocre se ocupa de la enfermedad inminente; el médico inferior trata la enfermedad real".* Sin embargo, el problema no son los médicos... es el sistema.

Quiero dejar claro que creo firmemente que la mayoría de los médicos son campeones del altruismo con sus pacientes y quieren sinceramente lo mejor para ellos. No se confunda, yo creo de corazón que la mayor parte de los médicos hacen decisiones que están basadas en lo que piensan que es mejor para su paciente. "Piensan", esa es la palabra clave. Desafortunadamente, la mayoría de los oncólogos (médicos del cáncer) ni siquiera consideran tratamientos contra el cáncer que no se enseñan en la facultad de Medicina. Como he mencionado, los médicos sufren el factor "no puede ser". Creen que si los tratamientos alternativos funcionaran de verdad, "no puede ser" que hayan terminado sus estudios sin aprender estos protocolos.

En otras palabras, la mayoría de los médicos tienen una tendencia a creer no solo que lo que les han enseñando tiene que ser verdad, sino que además creen que lo que no les han enseñado, ¡no debe ser importante! Así que puede estar seguro de que a su médico le han lavado el cerebro para que crea que los únicos tratamientos viables contra el cáncer son la quimioterapia, la cirugía y la radioterapia. *"Envenenar, cortar y quemar"*... los tres grandes. También es probable que su médico no sepa nada de nutrición o de tratamientos alternativos contra el cáncer y que crea absolutamente que los terapeutas alternativos no son más que "charlatanes". Adelante. Pregúntele a su médico sobre la terapia con aminoácidos, o la terapia con enzimas o la terapia con ozono. Prepárese para ser reprendido o ridiculizado por su inocencia.

¿De donde obtiene su medico su formación contínua? De esas "prestigiosas" revistas médicas; ya sabe usted, esas que muestra de forma prominente en sus vitrinas. *"Sería bueno pensar que las revistas médicas son bastiones de la verdad y de la luz y que no tienen sesgo pero, de hecho, son negocios y hacen su dinero, en muchos casos, de la publicidad de las empresas farmacéuticas y también de las ventas de las brillantes reimpresiones de los artículos favorables a las compañías farmacéuticas. Y es interesante que varios editores y jefes de importantes revistas médicas, Richard Smith de British Medical Journal, Richard Horton de Lancet y también un par de antiguos editores jefe de New England Journal of Medicine han escrito libros y opinado sobre el favorable impacto de la influencia de las compañías farmacéuticas en las publicaciones médicas. Hay fuertes conflictos en las revistas para que publiquen artículos favorables a las compañías farmacéuticas para cosechar esos cientos de miles de dólares en ventas de reimpresiones de los artículos favorables y también para tener contentas a las compañías farmacéuticas para seguir recibiendo publicidad de las mismas".* Dra. Beatrice Golomb (en una entrevista con el Dr. Joseph Mercola el 12 de junio de 2010).

Las revistas médicas son con toda probabilidad las únicas fuentes de su médico para estar al corriente de los nuevos desarrollos en el campo de la medicina. Estas revistas presumen de ser objetivas, científicas e incorruptibles, pero la realidad es que no quieren distanciarse de sus anunciantes (las grandes compañías farmacéuticas). Esos anuncios a toda página sobre medicinas en las principales revistas médicas cuestan millones de dólares. En 2004, el Dr. Richard Horton, editor del Lancet, escribió: *"Las revistas se han convertido en operaciones de lavado de información para la industria farmacéutica"*. Estoy de acuerdo al 100% con la Dra. Golomb. Píenselo un poco. Los editores de esos diarios médicos puede que tengan poco carácter pero no son estúpidos. No muerden la mano que les da de comer. Según los datos de la doctora Golomb, las grandes farmacéuticas emplean $18.500 millones cada año en promocionar sus fármacos entre los médicos. ¡Esto supone $30.000 por médico y año en los Estados Unidos!

Pero se podría decir, *"¿acaso las revistas médicas no son revisadas por otros médicos?"*. Lo cierto es que el fraude y el engaño son moneda común en las revistas revisadas por otros médicos. Por ejemplo, en 1987, New England Journal of Medicine publicó un artículo que siguió a la investigación del Dr. R. Slutsky durante un período de siete años. Durante ese tiempo, Slutsky había publicado 137 artículos en varias revistas revisadas por otros médicos. New England Journal of Medicine descubrió pruebas de que en 60 de estos 137 artículos (44%) había "falsificación de datos" o "fraude descarado". http://content.nejm.org/cgi/content/abstract/317/22/1383

Entonces tenemos el "efecto domino" que ocurre cuando el fraude científico en revistas médicas revisadas por otros médicos es citado por otros investigadores, que son citado a su vez por otros, y así sucesivamente. Un ejemplo excelente de esto fue descubierto al principio de este año (2010) con una historia que ha sido llamada "el mayor fraude en la historia de la Medicina". El Dr. Scott Reuben, un antiguo miembro del equipo de oradores de Pfizer, llegó a un acuerdo para declararse culpable de falsificar docenas de estudios de investigación que fueron publicados en revistas médicas. Reuben aceptó una beca de 75.000 dólares de Pfizer para estudiar Celebrex en 2005 y publicó su "investigación" en una revista médica. Entonces, el efecto dominó empezó a ocurrir cuando cientos de médicos e investigadores empezaron a citar su estudio como "prueba" de que Celebrex reduce el dolor durante la recuperación postoperatoria. Solo hay un problema con todo esto: **Que en el estudio no participó ni un solo paciente.** Eso es... se inventó todo el estudio al completo y se lo publicaron de todos modos.

Según Wall Street Journal, Reuben también falsificó datos del estudio sobre Vioxx, un fármaco que ha causado según admite la FDA aproximadamente ¡50.000 muertes! En total, Reuben falsificó totalmente 10 estudios científicos y 21 artículos publicados durante 13 años. Hace diez años esta historia me habría dejado en estado de choque. Gracias a miles de horas de investigación, he aprendido que este es el procedimiento operativo normal de la Mafia Médica. ¿Sabía usted que hay un requisito formal para todas las revistas médicas de indicar en el artículo si existe una relación financiera entre el autor y un fabricante de productos? Sin embargo, vivimos en el mundo real, donde esto casi nunca ocurre. Por ejemplo, en 1998, el Dr. Henry T. Stelfox mostró que 23 de cada 24 autores (96%) que defienden la seguridad de los antagonistas del canal del calcio, tenían relaciones financieras con los fabricantes de esos medicamentos. www.pubmedcentral.nih.gov/articlerender.fcgi?artid=35347

Un artículo esclarecedor publicado en el número de 2 de mayo de 2006 de PLoS Medicine (relativo a la publicidad de fármacos en revistas médicas), concluía lo siguiente: *"La naturaleza académica de las revistas confiere credibilidad tanto a los artículos como a los anuncios en sus páginas. Al mostrar exclusivamente anuncios de fármacos y máquinas, los diarios médicos implícitamente apoyan la promoción de los productos más rentables. Los anuncios y otros acuerdos financieros de las compañías farmacéuticas, ponen en compromiso la objetividad de los diarios. La primera obligación de la industria es hacer dinero para sus accionistas. La primera obligación de los diarios debería ser para con los médicos y sus pacientes, quienes dependen de la precisión de la información de estas publicaciones. Los diarios médicos no deberían aceptar anuncios de compañías farmacéuticas, ni de empresas fabricantes de instrumental ni de otras industrias 'relevantes para la medicina'."* www.plosmedicine.org/article/info:doi/10.1371/journal.pmed.0030130

Un informe sorprendente publicado en el British Medical Journal de junio de 2010 reveló que los científicos que persuadieron a la Organización Mundial de la Salud (OMS) de declarar H1N1 (también llamada gripe porcina) una pandemia global tenían fuertes lazos financieros con las grandes compañías farmacéuticas que se beneficiaron de la venta de esas vacunas. Este reportaje, cuyos autores son Debora Cohen (editor de BMJ) y Philip Carter (periodista del Bureau of Investigative Journalism), expuso los lazos ocultos que llevaron a la OMS a declarar una pandemia que tuvo como resultado miles de millones de dólares para las grandes compañías farmacéuticas fabricantes de las vacunas.

En medio de la histeria del H1N1, la OMS se negó a revelar posibles conflictos de interés entre sus consejeros y las grandes compañías farmacéuticas que harían miles de millones de dólares con estas decisiones. Con otras palabras, se escondieron todos los sobornos debajo de la alfombra. Lo más increíble fue que la secretaria general de la OMS (la doctora Margaret Chan), en respuesta al informe de BMJ, tuvo la audacia de defender el secretismo, diciendo que la OMS ocultó adrede los lazos financieros para *"...proteger la integridad y la independencia de los miembros mientras realizan este trabajo tan importante...*

(y)... para asegurar la transparencia". A ver si lo entiendo bien – *"¿mantuvieron el asunto en secreto"* para *"asegurar la transparencia?"*¿No es esto una contradictio in terminis? Creo que Georges Orwell lo habría llamado *"doble discurso".*

¿Recuerda el estudio que mencioné antes por el que se llegó a la conclusión de que la literatura promocional que las compañías farmacéuticas envían a los médicos no está basada en absolutamente ningún hecho científico? El estudio mostró que prácticamente todos los datos de los folletos promocionales de la Gran Farma o son imprecisos o son exagerados. Dicho de otra forma, todos contienen <u>MENTIRAS</u>. Y ahora viene lo que da más miedo: la mayor parte de los médicos se basan en la información de estos folletos para tomar una decisión en lo que respecta a qué fármaco recetar a los pacientes. Tienen fe ciega y no justificada en que las grandes compañías farmacéuticas se implican en rigurosos estudios científicos y pruebas clínicas, leen los folletos, se creen las mentiras y entonces recetan los fármacos a sus pacientes. El Journal of the American Medical Asociation (JAMA) informó en febrero de 2002 de que el 87% de los médicos implicados en el establecimiento de normas nacionales sobre las enfermedades tienen lazos financieros con las grandes compañías farmacéuticas. ¡Hablando de conflictos de interés!

¿Sabía usted que los médicos son la tercera causa de muerte en los Estados Unidos? En el número de 26 de julio de 2000 de la JAMA, la doctora Bárbara Starfield documentó que aproximadamente 225.000 muertes cada año se deben a causas iatrogénicas. ¿Que significa "iatrogénico"? Este término se define como "inducido en un paciente por la actividad, uso o terapia de un médico". La verdad es que como resultado de la prescripción de fármacos tóxicos y la realización de operaciones innecesarias, los médicos están causando la muerte de cientos de miles de pacientes cada año.

En los Annals of Internal Medicine (Anales de Medicina Interna) de 1966, los doctores Beaty and Petersdorf escribieron lo siguiente: *"los problemas iatrogénicos son acumulativos, y en un esfuerzo por evitarse las complicaciones de diagnóstico y terapia, el médico puede acrecentar el problema por tener que realizar maniobras que por sí mismas, son peligrosas".* **Traducción:** los médicos, a veces, realizan procedimientos arriesgados o prescriben fármacos tóxicos para cubrir las huellas de problemas causados por procedimientos peligrosos y fármacos tóxicos prescritos con anterioridad.

Solo en los Estados Unidos, por ejemplo, se estima que los errores médicos en hospitales han causado la muerte a 7.800.000 de norteamericanos en la última década. Esto es más que el conjunto de todas las víctimas norteamericanas de todas las guerras en las que los Estados Unidos ha participado en toda su historia [Gary Null y otros, Death by Medicine (Muerto por la medicina)]. Teniendo en mente los hechos anteriores, no nos sorprende que durante un mes de huelga que los médicos realizaron en Israel en 1973, la tasa de mortalidad nacional alcanzó su punto más bajo. Según las estadísticas de Jerusalem Burial Society, el número de funerales bajó un 50% [Hans Ruesch, Naked Empress or the Great Medical Fraud (El emperador desnudo o el gran fraude médico)].

Vuelvo a repetirlo. **No** estoy diciendo que los médicos, tomados individualmente, son el problema. Muchos de los médicos que conozco son personas caritativas que quieren realmente ayudar a sus pacientes. El problema es el sistema. Muchos estudiantes de medicina no tienen razón alguna para cuestionar la información que les han enseñado y son ridiculizados si hacen preguntas incómodas. Los médicos jóvenes que quieren tener éxito saben que deben permanecer fieles fuera de toda duda a las "verdades establecidas". Un médico que "marea la perdiz" se encontrará rápidamente nadando en aguas procelosas y probablemente luchando para sobrevivir. Para tener éxito, un médico debe respetar los errores de sus mayores, agarrarse al dogma de sus maestros y cerrar su mente a teorías que dan un paso *"fuera del camino marcado"*.

Irónicamente, la medicina es un campo que exige conformidad, y hay poca tolerancia a las opiniones que se opongan al status quo. Los médicos no pueden advertirte de lo que ellos mismos no saben, y con poco tiempo para reeducarse una vez que empiezan a practicar la medicina, están, en cierto modo, prisioneros de un sistema que les disuade de adquirir información de forma independiente y de formarse sus propias opiniones. Para decirlo sin rodeos, a la mayoría de los médicos les han lavado el cerebro para que piensen *"dentro del camino marcado"* y la presión de los pares les mantiene así.

Al contrario que en muchos otros países, los Estados Unidos solo apoyan una clase de medicina: la convencional o alopática. Debido a esto, se ha negado a muchos norteamericanos, incluidos mis dos padres, muchas opciones de salud vitales. Según el Dr. Alan Levin, M.D.: *"su médico de cabecera no es libre de elegir el tratamiento que piensa que es el mejor para usted, sino que tiene que seguir los dictados establecidos por médicos cuyos motivos y alianzas son tales que sus decisiones pueden no ser las más convenientes para usted"*.

Los pocos médicos que se atreven a cuestionar el status quo son boicoteados y condenados al ostracismo. Usted debería saber que un médico se juega la cárcel y la retirada de su licencia si recomienda o utiliza tratamientos alternativos contra el cáncer a pesar de que hay arrolladoras evidencias científicas que apoyan su eficacia. Los médicos que se atreven a ofrecer a sus pacientes nuevas esperanzas y nuevos tratamientos son desdeñados, maltratados, perseguidos, vilipendiados, forzados a esconderse o amenazados con la prisión.

Por ejemplo, el Doctor Stanislaw Burzynski de Houston en Texas utiliza antineoplastos no tóxicos con éxito para curar el cáncer cerebral, el linfoma no Hodgkin y muchos cánceres comunes. Los abogados de la FDA han gastado decenas de millones de dólares, intentando poner al doctor Burzynski en la cárcel. La FDA tiene un historial de allanamientos de las consultas de terapeutas alternativos, destruyendo sus anamnesis e incluso poniéndolos en la cárcel. Además, muchos médicos tienen miedo de los juicios, que son caros y consumen mucho tiempo, y de que su compañía les excluya si usan tratamientos alternativos. Dicen que el colegio de médicos puede multarles y revocar su licencia. Y recuerden que los médicos son humanos. Debido a que otros médicos les ridiculizarán si utilizan tratamientos alternativos, muchos médicos sucumben y prescriben los tres grandes tratamientos como resultado de la presión de sus colegas.

La inquietante verdad es que una madeja burocrática de políticos, abogados, directores generales y enormes empresas multinacionales ha tomado el control sobre nuestro sistema de salud y son ellos los que dictan qué tratamientos contra el cáncer están permitidos y qué tratamientos no. Los médicos son apartados de las decisiones de creación de políticas relativas a los tratamientos del cáncer. Tristemente, el hecho es que nuestros sinceros y abnegados médicos y asistentes técnicos sanitarios que se preocupan sinceramente de sus pacientes, tienen muy poca información sobre el tipo de terapias contra el cáncer que están autorizados a prescribir.

En conclusión: No espere que un médico que piensa dentro del camino marcado vaya a ir contra corriente. Los riesgos son demasiado grandes.

FÁRMACOS

¿Sabía usted que los fármacos causan la muerte de 100.000 norteamericanos todos los años? ¿Sabía que los fármacos causan daño a alrededor de dos millones de norteamericanos todos los años? Estas cifras vienen directamente del Journal of the American Medical Association. ¡No es esto sorprendente! Cuando usted visita a su médico y recibe solo un medicamento, está jugando a la "ruleta farmacéutica" y cayendo en la "gran trampa farmacéutica".

COUNTERTHINK

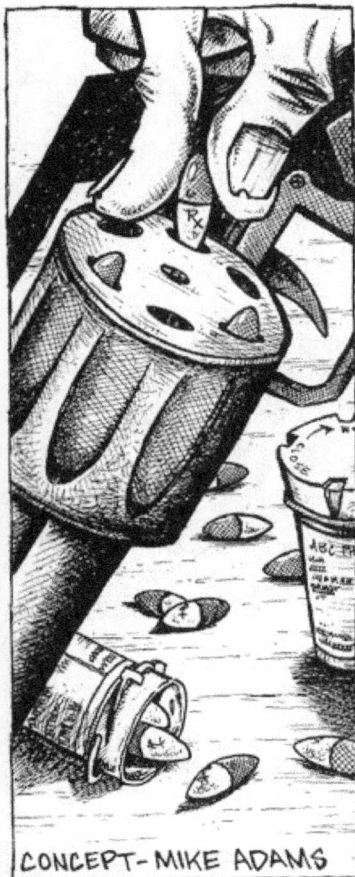

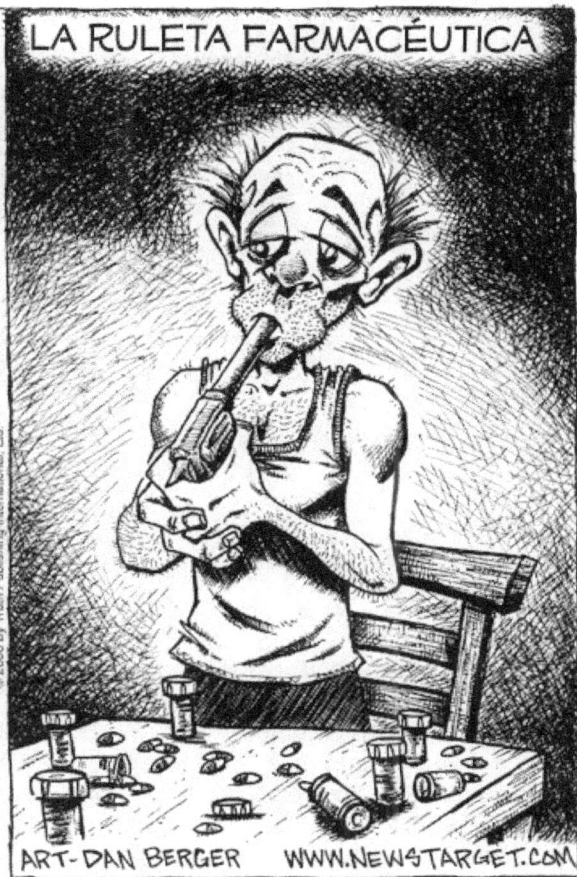

Mi agradecimiento a Mike Adams y www.NaturalNews.com por el dibujo de arriba.

La única manera de ganar en este juego de la ruleta y realmente recuperar su salud es dejar todos los fármacos y hacer cambios esenciales en su dieta y en su forma de vivir. ¿Pero no dicen que los fármacos hacen milagros en la salud de la gente? ¿No nos hacen más sanos? Si usted mira treinta minutos la televisión en horario de máxima audiencia verá probablemente varios anuncios que proclaman el "evangelio" de los fármacos, proclamando a viva voz que pueden hacer milagros en la gente, tales como quitar la depresión, bajar el colesterol, aumentar la líbido, eliminar las alergias, calmar a los niños, y revertir la osteoporosis, por citar solo unos pocos. Pero si los fármacos son tan buenos para nosotros, déjeme preguntarle algo: ¿dónde está toda esa gente sana que toma fármacos?

FARMACIAS VS. TIENDAS ECOLÓGICAS

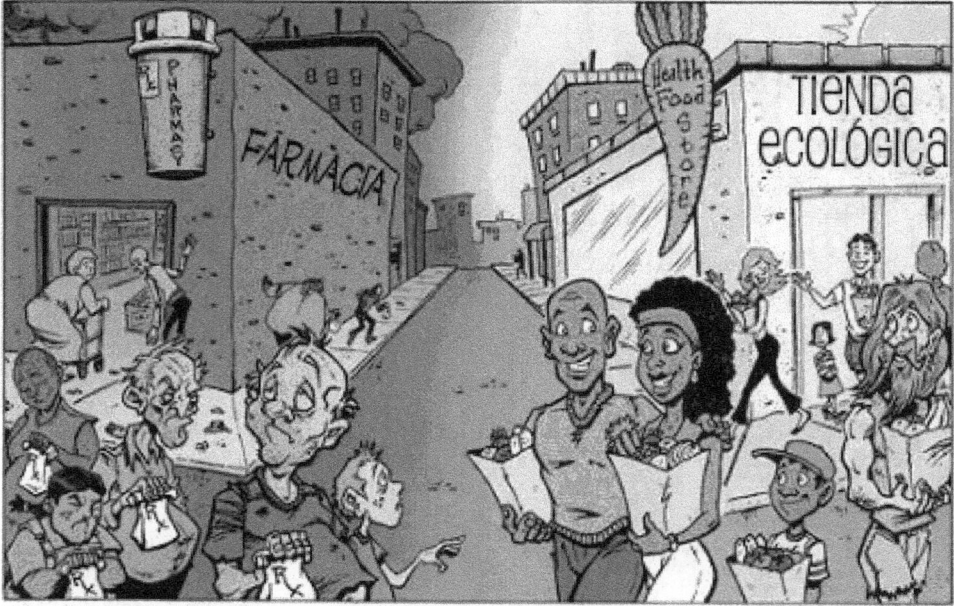

Gracias a Mike Adams y www.NaturalNews.com por la ilustración de arriba.

No hay ninguna, ¿verdad? Si los fármacos fuesen buenos para nosotros, ¿no debería haber cientos de millones de norteamericanos que, por tomar fármacos, estuvieran mentalmente alerta, físicamente en forma, llenos de energía y emocionalmente sanos? Bien, ¿dónde está esa gente? Lo típico es que cuando conoces a alguien que está tomando varios fármacos, resulta estar mentalmente aturdido, con aspecto enfermizo, crónicamente fatigado y emocionalmente inestable y deprimido. Por otro lado, si va a su mercado local de comida ecológica y se acerca a la persona más sana que pueda encontrar, ¿por qué no le pregunta qué fármacos son la causa de su salud? Después de mirarle un poco sorprendido y confuso, le responderá probablemente ¡que no toma ningún medicamento! En resumen, los fármacos hacen que la gente se enferme más aún.

He aquí la razón: Durante su desarrollo, los fármacos son diseñados para afectar a un único marcador mensurable. Examinemos las estatinas, por ejemplo. Si bien las estatinas hacen descender el nivel de colesterol LDL, el problema es el mecanismo por el que lo consiguen: hacen descender el colesterol mediante la inhibición de la capacidad del hígado de crear todos los tipos de colesterol, incluyendo el colesterol HDL. Es decir, si bien las estatinas pueden afectar positivamente un indicador, perturban la fisiología del organismo en otras muchas formas.

¿Qué hacen los pacientes cuando empiezan a tener problemas adicionales causados por los fármacos? Vuelven a la consulta del médico donde el médico les diagnostica otra enfermedad o afección. Y entonces reciben otro fármaco para intentar "arreglar" los problemas causados por el primer fármaco. Yo solía trabajar como camarero y cuando convences a una persona de que pida un postre con su comida, eso se llama *"venta adicional"*. Esto es exactamente lo que le encanta a la Gran Farma: los médicos que realizan "ventas adicionales" de más fármacos caros a sus pacientes. Es la trampa de las grandes farmacéuticas. Es la *"ruleta farmacéutica"*. ¿Cuál es el resultado? Mayores beneficios por acción, por supuesto. Y el ciclo continúa...una receta detrás de otra, como los vagones de un tren. Al final, el paciente está arruinado y doliente (o muerto) de la toxemia química resultante de los fármacos.

Cuando usted toma fármacos a largo plazo, es seguro que acabará peor que empezó. No estoy diciendo que los fármacos sean completamente inútiles. Puede que haya ciertas situaciones en las que los fármacos sean útiles a corto plazo. Sin embargo, esta no es la forma en que son promovidos hoy en día. Gracias a la cultura de codicia de las grandes farmacéuticas y su extendida falta de ética, los fármacos son promovidos como medicación de por vida.

Las compañías farmacéuticas pueden obtener la "bendición" de la FDA para su último fármaco milagroso ya que los ensayos clínicos solo se enfocan en un determinado marcador mientras que sencillamente ignoran los otros efectos sistémicos perjudiciales del fármaco. Su objetivo es impactar positivamente un marcador en particular, ganando así lo más rápidamente posible la aprobación de la FDA. Hay literalmente miles de marcadores a elegir como objetivo, y si un fármaco puede alterar positivamente uno de esos marcadores (sin matar demasiada gente durante los ensayos clínicos), entonces la FDA aprobará el fármaco, a pesar de la falta de evidencia del efecto sistémico del fármaco en otras funciones del organismo. Este es solo uno de los muchos problemas de los fármacos, ya que todos tienen efectos secundarios.

Los otros muchos efectos perjudiciales que los fármacos pueden tener en el cuerpo humano son ignorados en su mayor parte. Y dado que los fármacos tienen un efecto sistémico, todos tienen efectos secundarios. Cuando los participantes en un ensayo clínico empiezan a mostrar estos efectos secundarios, con frecuencia se les excluye del ensayo para asegurarse de que los resultados del mismo muestran una imagen positiva del nuevo fármaco milagroso. Por ejemplo, durante los ensayos clínicos de Vioxx, los pacientes que sufrieron ataques de corazón por causa del fármaco, fueron selectivamente omitidos en los resultados del ensayo y se ocultó este hecho al público en general. Este es el procedimiento operativo normal de la Mafia Médica, y es la única forma de que fármacos extremadamente tóxicos sean aprobados y considerados seguros.

Mike Adams, el "Health Ranger" ha informado de que algunos fármacos están marcados con un 500.000% del coste de sus ingredientes básicos (no es un error tipográfico) y una buena parte de ese dinero va directamente a la gran máquina de propaganda. Las grandes farmacéuticas dicen que necesitan estos precios desorbitados para invertir en I+D, pero en realidad, gastan mucho más en publicidad que en I+D. Un estudio realizado por la investigadores de la Universidad de Nueva York y publicado en el número del 3 de Enero de 2008 de PLoS Medicine, muestra que las Grandes Farmacéutica gastan el doble en publicidad que en I+D.

Según Adams, *"**Nuestro sistema de medicina moderna es una vergüenza, amigos.** Es tráfico legal de drogas dominado por la Gran Farma. La ciencia está en gran parte tergiversada (y con frecuencia es descaradamente fraudulenta), la ética ha desaparecido por completo, y el precio a largo plazo de todo esto va a ser enorme. Tenemos entre manos un problema sin precedentes que está enfermando a toda una generación y creando costes a largo plazo de atención sanitaria para la siguiente ronda de trabajadores contribuyentes que tengan la mala suerte de tropezarse con todo esto".* www.naturalnews.com/001352.html

Una Alegoría: "Bienvenidos a Alopatía"

Érase una vez una ciudad llamada Alopatía. Había mucha gente, muchas calles y muchos coches, pero debido a las limitaciones del presupuesto no había ni señales de tráfico ni semáforos en Alopatía. Obviamente, los accidentes de tráfico eran frecuentes. Los coches chocaban unos con otros prácticamente en todas las intersecciones. Pero el negocio era boyante para los talleres de reparaciones y los hospitales de la ciudad, que eran los que dominaban la economía de Alopatía. A medida que la población de Alopatía crecía, los accidentes de tráfico se incrementaban hasta un nivel alarmante. A la desesperada, el concejo contrató al doctor West, un doctor de la División motorizada (M.D.) para encontrar una solución.

El doctor West pasó varios días examinando los accidentes de tráfico. Llevó consigo un surtido de utensilios técnicos microscopios, equipo de análisis químico, utensilios de laboratorio y los puso todos a funcionar como parte de su investigación. Los habitantes de Alopatía observaron con gran curiosidad al Dr. West mientras trabajaba documentando y analizando cada accidente de tráfico y esperaron su informe final con gran interés. Tras semanas de investigación, el Dr. West convocó a la gente de Alopatía a una asamblea ciudadana para dar a conocer su informe. Ahí, delante del concejo de la ciudad y de la mayoría de los residentes de Alopatía, anunció sus descubrimientos: *"Los accidentes de tráfico son causados por las marcas de frenada"*.

El doctor West explicó que había hallado y documentado una correlación de casi el 100% entre los accidentes de tráfico y las marcas de frenada. "Donde quiera que encontramos automóviles colisionando", dijo el doctor, "también encontramos esas marcas de frenada". La ciudad tenía la "Enfermedad de las Marcas de Frenada", dijo el doctor, y la respuesta a la epidemia de accidentes de tráfico que sufre la ciudad "solo requeriría tratar la "Enfermedad de las Marcas de Frenada" haciendo que las calles sean inmunes a las marcas de frenada", exclamó el doctor West, lo que hizo que los ciudadanos prorrumpieran en un gran aplauso.

La ciudad pagó al Dr. West sus honorarios de consultoría y después le pidieron al buen doctor que propusiera un método para tratar esta Enfermedad de las Marcas de Frenada. Tenía una propuesta, por casualidad, pues el Dr. West había estado recientemente en un viaje a Hawaii pagado por una compañía fabricante de rodacéuticos: productos especiales utilizados para tratar las carreteras en casos tales como éste. Recomendó al concejo municipal un producto químico de revestimiento en particular: teflón. *"Podemos tratar esta Enfermedad de las Marcas de Frenado revistiendo las carreteras con teflón."* El Dr. West explicó que: *"Las calles serán entonces a prueba de marcas de frenada y ¡cesarán los accidentes de tráfico!"* Después continuó describiendo las propiedades físicas del teflón y cómo su recubrimiento casi sin fricción, eliminaría todas las marcas de frenada.

El concejo de la ciudad estuvo de acuerdo con el Dr. West, y emitieron nuevos bonos públicos para recaudar el dinero necesario para comprar bastante teflón para cubrir todas las calles de la ciudad. Al cabo de algunas semanas, las calles de la ciudad estuvieron completamente cubiertas y todas las marcas de frenado desaparecieron. El concejo de la ciudad pagó a Dr. West nuevos honorarios de consultoría y le dio las gracias por su consejo. El problema de los accidentes de tráfico en Alopatía estaba resuelto, pensaron. Aunque la cura fue costosa, estaban convencidos de que merecía la pena.

Pero las cosas no fueron bien en Alopatía. Los accidentes de tráfico se cuadruplicaron. Las camas del hospital estaban abarrotadas de ciudadanos heridos. Los negocios de reparación de vehículos estaban prosperando tanto que la mayoría de los miembros del concejo de la ciudad decidieron abrir su propio taller de reparaciones o invertir en alguno ya existente.

Cada semana había más ciudadanos de Alopatía heridos y sus coches se rompían con frecuencia. El dinero se amontonó en los bolsillos de los talleres de reparaciones, de los hospitales, de las compañías de grúas y de las tiendas de repuestos. El consejero económico de la ciudad, observando este rápido incremento de la actividad económica, anunció que Alopatía estaba en auge. Su economía era más próspera que nunca y Alopatía podía esperar un gran año de prosperidad económica.

Había empleos vacantes en las tiendas de repuestos. Hacían falta más enfermeras en el hospital. Carteles de "Se necesita personal" aparecieron por toda la ciudad en el servicio de emergencias, en las empresas de grúas y en los negocios de reparación de lunas de automóvil. El desempleo cayó casi a cero. Pero los accidentes de tráfico seguían aumentando. Y eso a pesar de que no había marcas de frenada.

El concejo de la ciudad estaba perplejo. Pensaban que habían resuelto el problema. La Enfermedad de las Marcas de Frenada había sido erradicada por el tratamiento con teflón. ¿Por qué seguía habiendo accidentes de tráfico? Convocaron una asamblea ciudadana para discutir el problema, y tras una corta discusión del problema, un viejo ermitaño, que vivía en el bosque a las afueras de Alopatía, se dirigió a los ciudadanos. *"La Enfermedad de las Marcas de Frenada no existe"*, explicó. *"Esta enfermedad fue inventada por la compañía de fármacos de carretera para venderles los recubrimientos de teflón"*. Los

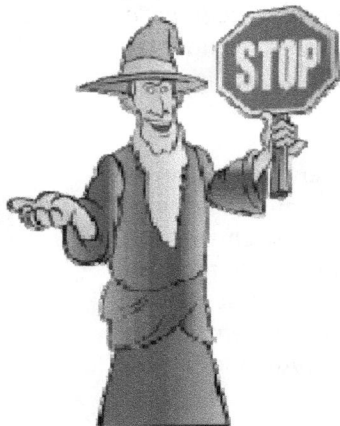

ciudadanos se horrorizaron al oír ese comentario. Sabían que la Enfermedad de las Marcas de Frenada existía. El doctor se lo había dicho. ¿Cómo podía saber este ermitaño, sin formación en motorización, atreverse a decir tal cosa? ¿Cómo podía poner en duda de esa manera su sabiduría colectiva?

"Es un problema sencillo", continuó el ermitaño. *"Todo lo que necesitamos es poner señales de stop y semáforos"*. Entonces los accidentes de tráfico se acabarán"*. Inmediatamente, uno de los concejales comentó: *"Pero ¿cómo podemos permitirnos señales de tráfico? ¡Nos hemos gastado todo nuestro dinero en los tratamientos de teflón!"* Los ciudadanos

estuvieron de acuerdo. No tenían dinero para comprar señales de stop.

"Y de todas maneras", añadió otro miembro del concejo, "¿como vamos a detenernos? Las calles están recubiertas de teflón. ¡Si ponemos señales de stop, habremos desperdiciado todo el dinero que nos gastamos en teflón! Los ciudadanos, de nuevo, asintieron. ¿Para qué servirían las señales de Stop si, de todas formas, no pueden parar sus vehículos? El ermitaño replicó: "*Pero las señales de stop eliminarán la necesidad de teflón. La gente podrá parar sus vehículos y los accidentes cesarán. La solución es simple*". Los ciudadanos se preguntaron qué podría pasar si las señales de Stop realmente funcionaran. ¿Cómo afectaría esto a la creciente economía de Alopatía? Dándose cuenta de las consecuencias un anciano fornido se puso en pié de un salto. "*Si ponemos esas señales de Stop y los accidentes de tráfico disminuyen, ¡tendré que despedir a la mayoría de mis trabajadores!*".

Fue en ese momento que la mayoría de los ciudadanos se dio cuenta de que sus propios trabajos estaban en juego. Si se ponían señales de tráfico, prácticamente todo el mundo se quedaría sin empleo. Todos tenían trabajo en servicios de emergencia, talleres de reparación, hospitales y mantenimiento del revestimiento de teflón. Algunos eran ahora vendedores de la compañía de fármacos para carreteras. Otros eran importadores de cristal, de neumáticos, de acero y de otros recambios del automóvil. Unos pocos listos estaban haciendo una fortuna vendiendo sillas de ruedas y muletas para las víctimas de los accidentes.

Un joven caballero muy emprendedor, comenzó un diario científico que publicó describiendo todos los distintos tipos de Enfermedades de Marca de frenado que habían sido observadas y documentadas. Otra persona, un entusiasta de la forma física, organizó una carrera anual para conseguir fondos para encontrar la cura para la Enfermedad de las Marcas de Frenado. Era un evento muy popular, y todos los ciudadanos participaron lo mejor que pudieron: corriendo, caminando o en silla de ruedas. De una forma u otra, casi todo el mundo en Alopatía está económicamente ligado a la Enfermedad de la Marca de frenado. Por miedo de perder su prosperidad económica, los ciudadanos votaron que se creara una nueva agencia de seguridad pública: la Frequent Drivers Association (FDA). Esta FDA sería responsable de la aprobación o rechazo de toda la señalización, tecnología y recubrimientos químicos relativos a las calles de la ciudad.

Los miembros del Consejo de administración de la FDA fueron escogidos de entre los líderes empresariales de la comunidad: el propietario del taller de automóviles, el propietario de la compañía de ambulancias y por supuesto, el Dr. West. Poco después de su puesta en marcha, la FDA anunció que la

Enfermedad de las Marcas de Frenada era, verdaderamente muy real, pues había sido documentada por un médico y publicada recientemente en el diario local "Enfermedad de las Marcas de Frenada". Ya que no había ningún estudio que probase que las señales de Stop eran efectivas en la reducción de los accidentes de tráfico, la FDA anunció la prohibición de las señales de tráfico y que cualquier persona que intentase vender señales de Stop, sería acusada de fraude y encerrada en la cárcel municipal. Esto agradó a los habitantes de Alopatía. Con la FDA, sabían que sus empleos estaban seguros. Podían continuar con sus vidas de prosperidad económica, con trabajos seguros, a sabiendas de que la FDA prohibiría cualquier intento de llevarse su sustento. Aún tenían muchos accidentes de tráfico pero, por lo menos, sus empleos estaban seguros.

Y así continuó la vida en Alopatía por lo menos por un breve tiempo. A medida que los accidentes continuaron a una tasa devastadora, cada vez más residentes de Alopatía murieron o sufrieron lesiones. Muchos de ellos, a causa de las lesiones, quedaron inválidos, incapacitados para el trabajo. La antaño boyante ciudad de Alopatía se convirtió al final en poco más que una ciudad fantasma. El hospital cerró sus puertas, la FDA se disolvió, y el periódico de la Enfermedad de las Marcas de Frenada dejó de imprimirse. Los pocos residentes que quedaron, se dieron cuenta al final de que no habían sacado nada en claro de la Enfermedad de las Marcas de Frenada, ni de los recubrimientos de teflón ni de la FDA. Nadie había mejorado ya que todo el dinero de la ciudad se había gastado en la enfermedad: los recubrimientos de teflón, los recambios de automóvil y los servicios de emergencia. Nadie estaba más sano, ni fue más feliz ni vivió más. De hecho, muchos perdieron a toda su familia por la Enfermedad de las Marcas de Frenada.

¿Y qué fue del ermitaño? Continuó viviendo a las afueras de la ciudad, al final de un sinuoso camino rural, donde llevó una vida sencilla, sin coches, sin carreteras, sin recubrimientos de teflón y sin FDA. Sobrevivió a todos los residentes de Alopatía. Cultivó su jardín, dio largos paseos por el bosque y cosechó raíces, hojas y frutos para alimentarse. En su tiempo libre, fabricó señales de stop, a la espera de que llegase nueva gente, y esperando que escucharían a un viejo ermitaño que tenía una idea absurda:

...que la respuesta es la prevención y no el tratamiento de los síntomas.

Mi agradecimiento a Mike Adams, el "Guardia de la Salud", autor de esta alegoría. Pueden encontrarla en www.naturalnews.com/008674.html.

Pueden ver un video de esta alegoría en el sitio Web del Dr. Joseph Mercola: www.mercola.com/townofallopath/index.htm.

CAPÍTULO 3
PERSECUCIÓN Y OCULTACIÓN

> "Está muy extendida la ocultación de terapias naturales contra el cáncer y la persecución de terapeutas que tienen éxito. El líder indiscutido en esto son los Estados Unidos de América." - Walter Last

ES UN HECHO, AMIGOS

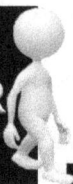

*E*s un hecho que existe y ha existido ya durante más de un siglo una extendida represión y persecución de la medicina natural. Cualquiera que niegue este hecho o no esta poniendo atención o está mintiendo a sabiendas. La historia está completamente llena de ejemplos de pensadores originales que han sido despreciados, burlados, arruinados y puestos en prisión por atreverse a pensar fuera del camino marcado y por tener la audacia de amenazar el estatus y la autoridad de la Mafia Médica.

Daniel Haley ha escrito un libro fabuloso titulado Politics in Healing: The Suppression and Manipulation of American Medicine (La Política en la Salud: La Represión y Manipulación de la Medicina Americana) en el cual demuestra que las agencias gubernamentales incluyendo la FDA, NCI y la FTC han **ocultado sistemáticamente las curas del cáncer que funcionan y han continuado esta ocultación hasta hoy.** Mr. Haley, un ex-congresista por el Estado de Nueva York que ha pasado toda una vida estudiando la salud y sanidad en América, es un hombre especialmente capacitado para contar la historia del daño que la avaricia y la influencia política ha forjado en las alternativas del cuidado médico en nuestra nación. Los doce casos documentados que Mr. Haley describe no son únicos. Sin embargo, lo que los hace especial es que existen registros públicos que demuestran tanto la eficacia de los tratamientos de cáncer como la activa ocultación que dificulta que los pacientes de cáncer encuentren y utilicen estas opciones.

Durante el siglo pasado, cientos de médicos alternativos y herbalistas compasivos, preocupados y conscientes, han sido tratados como criminales comunes por agentes gubernamentales fuertemente armados que irrumpieron en clínicas con ametralladoras y escudos protectores por el "crimen" de curar a personas de enfermedades terminales en una forma no aprobada. Todo ese tiempo, las mismas agencias se presentan ante las cámaras de televisión y el público bajo la pretensión absurda de ser servidores de la gente y protectores del bien común.

Según el fallecido doctor Robert Atkins, *"Ha habido muchas curas del cáncer, y todas han sido sistemáticamente reprimidas por el establishment del cáncer sin piedad y con un rigor similar al de la GESTAPO. El establishment del cáncer es la asociación opaca de la Sociedad Americana del Cáncer, los hospitales principales del cáncer, el Instituto Nacional del Cáncer y la FDA. La parte oculta es el hecho de que estas respetadas instituciones están demasiado dominadas por los miembros y amigos de la industria farmacéutica, que se beneficia tan increíblemente de la obsesión extendida en toda nuestra profesión por la quimioterapia".*

Un libro que ya mencioné y recomiendo encarecidamente, es un libro del famoso historiador médico, Hans Ruesch, titulado Naked Empress or the Great Medical Fraud (El emperador desnudo o el Gran Fraude Médico). En este libro, Ruesch expone la corrupción y el fraude masivo en la medicina, en la prensa, en el gobierno y en la industria. Ruesch cita a J. W. Hodge, M.D. en la página 75, *"El monopolio médico o la fundación médica, la eufemísticamente llamada Asociación Médica Americana, no es solo el más perverso de los monopolios jamás organizado sino que además es la organización más arrogante, peligrosa y despótica que jamás haya manejado a la gente libre en esta o cualquier otra era.* **Todos y cada uno de los métodos para sanar a los enfermos por medio de remedios inocuos, simples y naturales han sido asaltados y denunciados como 'estafas, fraudes y farsas', por los líderes arrogantes de la asociación médica AMA".**

Continúa, *"Cada practicante del arte de sanar que no se alía con la coalición médica es denunciado como un 'charlatán peligroso' e impostor por los médicos depredadores de la Asociación. Cada experto en salud pública que intente restaurar al enfermo a un estado saludable por medios naturales sin recurrir al bisturí o a medicamentos venenosos, sueros transmisores de enfermedades, toxinas mortales o vacunas, es enseguida abalanzado por estos tiranos y fanáticos médicos, denunciado amargamente, denigrado y perseguido hasta el límite de lo posible".* Inconformistas médicos con ideas innovadoras contra el cáncer son calumniados, etiquetados como "curanderos" o "charlatanes" y perseguidos, mientras sus protocolos de tratamiento son envilecidos y ocultados.

Pero ¿por qué? La Gran Medicina nos dice que ellos nos están protegiendo de los tratamientos alternativos contra el cáncer ya que no se ha comprobado científicamente que sean efectivos y que pueden retardar el efecto de los tratamientos convencionales contra el cáncer que son más efectivos. ¿Los tratamientos convencionales de cáncer son más efectivos? ¡Debe de estar bromeando! ¿Así es como llaman a tratamientos como la quimioterapia con un índice de curación del tres por ciento? Este argumento sería irrisorio si es que no fuera tan desgarrador para millones de víctimas del cáncer. ¡Ellos no nos están protegiendo, ellos solo están protegiendo su propia fuente de dinero! ¿Y de todos modos qué es lo que exactamente significa estar "comprobado científicamente ser efectivo" por la FDA? Snickers, Twinkies, Cupdakes, Coca Cola, y miles más de alimentos basura han sido aprobados por la FDA, pero si usted ofrece un tratamiento alternativo de cáncer, entonces es probable que termine en la prisión. ¿Piensa usted que me lo estoy inventando? Continúe leyendo...

HARRY HOXSEY

Harry Hoxsey nació en 1902. Alrededor de 1840, el abuelo de Harry, John Hoxsey, un criador de caballos, tuvo un semental que desarrolló cáncer. Al pastar el caballo, John notó que el caballo pacía primordialmente en ciertos arbustos y flores. Al cabo de pocos meses el caballo acabó por estar libre de cáncer. John finalmente desarrolló una pócima herbal derivada de esas "plantas maravillosas" y comenzó a tratar caballos enfermos. John le dio en herencia la fórmula a su hijo, el papá de Harry, quien silenciosamente empezó a utilizar la pócima para ayudar a humanos con cáncer. Cuando Harry solo tenía 10 años de edad, empezó a ayudar a su padre a administrar la pócima a víctimas del cáncer. Ellos tuvieron un éxito tremendo y cuando finalmente su padre falleció, Harry fue el responsable de continuar con la tradición sanadora de Hoxsey.

En 1924, a la edad de tan solo veintitrés años, Harry inauguró la Clínica de Cáncer Hoxsey en Dallas. Durante más de treinta años, él trató (y curó) muchos pacientes con cáncer usando la pócima Hoxsey. En los 1950s, la Clínica de Cáncer Hoxsey en Dallas era el centro de cáncer privado más grande del mundo, con sucursales en diecisiete estados. En éste momento, el líder de la AMA era Morris Fishbein, quien también era el editor de la Publicación de la Asociación Médica Americana (JAMA). Fishbein intentó comprarle los derechos de la pócima a Hoxsey, pero cuando él se negó, Fishbein condujo una venganza personal contra él, utilizando el JAMA como arma principal para desacreditarlo.

Durante el transcurso de varios años, Fishbein publicó numerosos artículos en el JAMA indicando que la pócima de Hoxsey no era más que "una botella de agua con colorante sin valor" hecha con "yerbas del jardín". ¡Y debido a que Hosey, sin ser médico, les daba esas hierbas a los pacientes con cáncer, fue arrestado en más de 200 ocasiones por practicar medicina sin licencia! Tal vez su mayor adversario fue el fiscal de distrito, Al Templeton, quien le hizo arrestar más de cien veces. El hermano de Al, Mike, desarrolló un cáncer terminal y pasó por los "Tres Grandes" tratamientos convencionales. Después de que los médicos le enviaron a su casa a morir, Mike visitó la Clínica de Cáncer de Hoxsey y finalmente se curó. Cuando Al se enteró de la recuperación milagrosa del cáncer terminal de su hermano, renunció a su trabajo y se convirtió en el abogado defensor de Hoxsey.

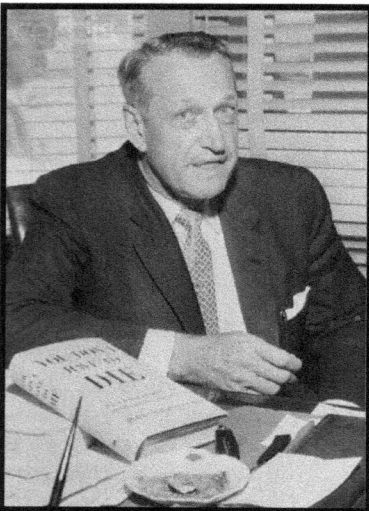

Harry Hoxsey

Desafortunadamente, esto sucedió durante el periodo en el que los "Tres Grandes" tratamientos convencionales de cáncer, debido a lo lucrativo que eran para toda la Industria del Cáncer, fueron obteniendo un punto de apoyo en la terapia convencional para el cáncer. La pócima de Hoxsey de bajo precio representó un riesgo real para las ganancias que tuvieron como origen los "Tres grandes", así que no es difícil adivinar lo que sucedió después: **Una gigantesca campaña difamatoria.** A través de su cadena subversiva de colegas y a través de una serie de artículos calumniosos, la Industria del Cáncer identificó efectivamente a Hoxsey como *"el peor charlatán de cáncer del siglo"*. Sin embargo, si Hoxsey era un charlatán, no era un charlatán muy bueno, ya que los charlatanes lo son por dinero y en las Clínicas de Cáncer de Hoxsey se atendía al 100% de los pacientes que llegara buscando tratamiento, aunque no pudieran pagarlo. Pero la mafia de la medicina no se detuvo en el desprestigio. Los oficiales de la FDA entraron de hecho por la fuerza en las casas de sus pacientes para intimidarlos, decirles que estaban siendo embaucados por un charlatán y robarles su medicamento.

Sin embargo, en 1954, un equipo independiente de diez médicos de todo EE.UU. realizó una inspección durante dos días en la Clínica de Cáncer de

Hoxsey en Dallas, examinando casos clínicos y entrevistando a los pacientes. Entonces hicieron una declaración sorprendente. Declararon que la clínica estaba *"tratando exitosamente casos de cáncer patológicamente comprobados, tanto internos como externos, sin el uso de cirugía, radio o rayos-x"*. Por supuesto, los resultados de esta investigación fueron ignorados por la Industria del Cáncer. En 1653 el informe Fitzgerald, quien fue comisionado por un comité del Senado de los EE.UU., concluyó que la medicina organizada había *"conspirado para ocultar"* la terapia de Hoxsey.

Debido a un artículo difamatorio publicado por Fishbein, Hoxsey lo demandó por libelo y difamación, y Hoxsey ganó. Fishbein fue obligado a renunciar de la AMA. Pero fue un poco tarde. El nombre de Hoxsey, al igual que su pócima, había sido desprestigiado y nunca se recuperaría. Todas las clínicas de Hoxsey fueron eventualmente clausuradas. La clínica de Dallas cerró en 1960 y tres años después, para escapar de la tremenda presión, Mildred Nelson (su jefa de enfermeras cuya madre había sido curada de un cáncer terminal con la pócima de Hoxsey) trasladó la operación a Tijuana, México. Harry Hoxsey falleció en 1974, pero el Centro Bio-médico, como se llama la clínica hoy en día, continúa atendiendo todo tipo de cáncer. Antes de morir, Nelson designó a su hermana menor, Liz Jonas, como la administradora del Centro Bio-médico.

Tal y como lo mencioné anteriormente en el libro, nosotros habíamos planeado llevar a papá a esta clínica, pero desafortunadamente él nunca se recuperó de la cirugía. Los expedientes médicos indican que la pocima de Hoxsey ha ayudado a muchos pacientes (algunos llegaron con niveles avanzados de cáncer) y que algunos incluso se han curado por completo. Personalmente conozco a varios amigos que se han curado usando este tratamiento, que es otro ejemplo de un tratamiento alternativo de cáncer exitoso desestimado como "charlatanería" por la Industria del Cáncer.

ROYAL RAYMOND RIFE

Royal Raymond Rife fue un científico brillante nacido en 1888. La tecnología desarrollada por Rife se utiliza hoy en día habitualmente en los campos de óptica, electrónica, radioquímica y bioquímica. En los años 1920, Rife inventó el primer microscopio para virus del mundo.

El 3 de Noviembre de 1929, el diario San Diego Union presentó en portada un artículo sobre su microscopio y después vinieron muchos otros artículos. En 1931 anunció sus resultados a doctores y departamentos médicos universitarios. Un chorreo continuo de médicos e investigadores eminentes recomendaron su trabajo. Entre ellos estaba el Dr. Milbank Jonson, presidente de la rama del Sur de California de la AMA y miembro del Consejo de Administración del Pasadena Hospital.

Para 1933 había perfeccionado esa tecnología y había construido el Microscopio Universal Rife, que era capaz de amplificar los objetos hasta 60,000 veces su tamaño normal. A diferencia de los microscopios electrónicos que solo pueden observar muestras sin vida debido a la aplicación de agentes de tinción letales en las muestras, el microscopio de Rife le permitió ver organismos vivos por medio de un proceso que llamó "tinción con luz".

Al igual que muchos otros descubrimientos cruciales en la ciencia, los principios detrás de los microscopios de Rife fueron simplemente ingeniosos. Por ejemplo, los microscopios nunca cruzaron rayos de luz, ya que según Rife, la difracción de la luz es responsable de las resoluciones bajas en los microscopios comunes de investigación. A través de sus microscopios tan avanzados, Rife fue capaz de mostrar el "pleomorfismo" lo cuál significa que si un organismo crece en un cultivo distinto puede originarse un organismo completamente diferente.

Rife fue capaz de observar minúsculos microorganismos vivos que residen en el cuerpo humano, organismos que él consideró que causaban el cáncer. Él observó las reacciones de varios microbios mientras él los bombardeaba con combinaciones infinitas de diferentes frecuencias de radio y audio. Pronto descubrió que ciertas frecuencias, a las cuales les llamó "Frecuencias oscilatorias mortales", destruían los microbios pleomórficos que están activos en los cánceres.

A comienzos de 1934, el Dr. Milbank Johnson, que se había convertido en amigo y seguidor de Rife, organizó estudios clínicos formales del aparato Beam Ray de Rife. El equipo médico incluyó a la crema de los médicos y patólogos. Dieciséis pacientes terminales del Pasadera County Hospital se presentaron voluntarios para ser tratados con la máquina de Rife, que era capaz de matar los microbios pleomórficos que hay dentro de las células cancerosas. A los tres meses, los dieciséis pacientes estaban vivos. Los médicos estaban sorprendidos de que catorce de ellos no mostraban literalmente signo alguno de cáncer y fueron declarados clínicamente "curados". Un mes más tarde, los otros dos pacientes también fueron declarados "libres de cáncer". La tasa de curación de Rife con esos dieciséis pacientes fue del 100%. ¡Esto era un descubrimiento extraordinario! A continuación hay un artículo de la edición del 6 de mayo de 1938 de la edición del San Diego Evening Tribune.

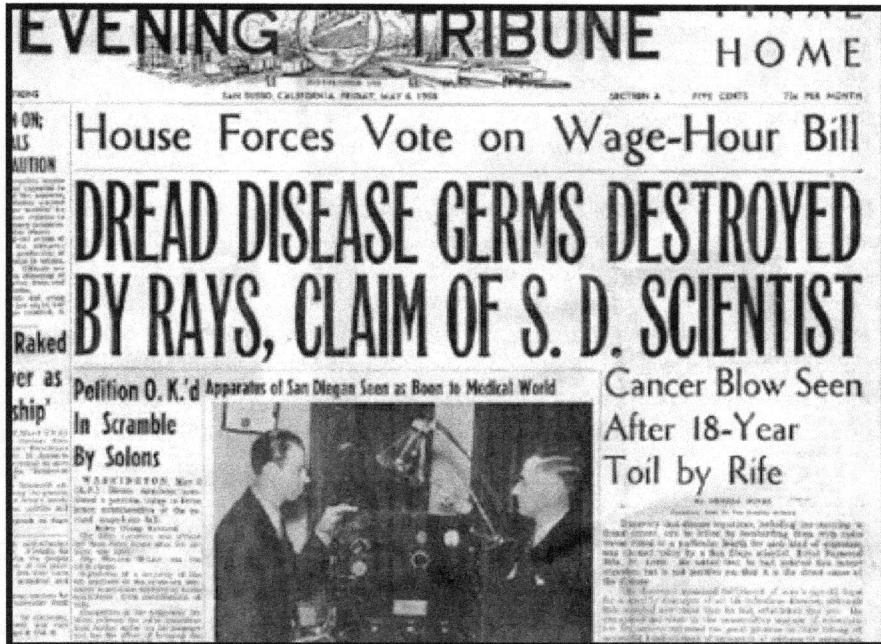

EVENING TRIBUNE HOME

House Forces Vote on Wage-Hour Bill

DREAD DISEASE GERMS DESTROYED BY RAYS, CLAIM OF S. D. SCIENTIST

Cancer Blow Seen After 18-Year Toil by Rife

Petition O. K.'d In Scramble By Solons

Aquí viene la Mafia Medica. El presidente de la AMA durante esta época era...usted lo adivinó...el infame Morris Fishbein. Tal y como lo hizo con Harry Hoxsey, Fishbein quiso una parte de las ventas de este equipo, así que propuso un acuerdo por el cual él (y la AMA) le darían su bendición oficial a Rife y después él haría que sus compañeros de la FDA apresuraran la aprobación de su equipo. A cambio, Fishbein recibiría una gran parte de las ganancias de las ventas. **Rife se negó.**

Similar a lo que hizo con Harry Hoxsey, Fishbein y sus esbirros se prepararon para destruir a Rife. El laboratorio de Rife fue vandalizado y sus fotografías, sus filmaciones y sus documentos fueron robados. Su microscopio fue robado, su laboratorio fue incendiado y algunos de sus patrocinadores murieron en circunstancias sospechosas. En 1940, dos médicos que apoyaban a Rife fueron asaltados por policías federales que confiscaron su equipo y sus documentos. Ambos fueron encontrados muertos más tarde, supuestamente por haber cometido suicidio por envenenamiento.

Avanzando hasta 1944, el Dr. Milbank Johnson organizó una conferencia de prensa para anunciar una cura para el cáncer utilizando la máquina de Rife. Hubo rumores de que la Gran Farma había realizado ofertas monetarias al Dr. Johnson para que ocultase la información sobre el trabajo de Rife.

Misteriosamente, la noche antes de la conferencia de prensa, el Dr. Johnson murió repentinamente y los albaceas de su herencia declararon que todos sus documentos se habían "perdido". Aunque se creyó inicialmente que su muerte había sido accidental, varios años después unos investigadores exhumaron el cadáver de Johnson y encontraron veneno.

Entonces el golpe final la policía ilegalmente confiscó lo que quedaba de sus cincuenta años de investigación. Para finalizar el trabajo, las publicaciones médicas, apoyadas casi completamente por las ganancias de las compañías farmacéuticas y controladas por la AMA, rehusaron publicar cualquier concepto relacionado con el tratamiento de Rife. En 1971, a la edad de ochenta y tres años, Rife falleció a causa de una sobredosis de tranquilizante (Valium) y alcohol. Para mayor información de Royal Raymond Rife, le recomiendo que lea The Cancer Cure That Worked (La cura del Cáncer que funcionó) del autor Barry Lynes.

LA HISTORIA DE RALPH MOSS (EN SUS PROPIAS PALABRAS)

extraído de www.cancerdecisions.com

" En 1974, comencé a trabajar en el Centro del Cáncer Sloan-Kettering, el hospital líder para el tratamiento del cáncer. Yo era un escritor científico joven e idealista, sinceramente orgulloso de ser parte del Sloan Kettering y de la "Guerra contra el Cáncer" de Nixon. Desde que era un niño, mis héroes principales eran los científicos (¡con los Dodgers de Brooklyn pisándoles los talones!). El trabajo en el Sloan-Kettering parecía ser para mí un sueño hecho realidad. Y quería ser parte del equipo ganador que finalmente derrotaría al cáncer.

En tres años, me ascendieron al puesto de Asistente del Director de Relaciones Públicas del hospital. Entonces, yo tenía 34 años de edad, estaba casado con la que fue mi novia desde secundaria y teníamos una hija de 9 y un hijo de 7 años de edad. Teníamos el sueño de comprar una casa y de ahorrar para la educación de nuestros hijos, así que ya se imaginará lo felices que estábamos cuando me ascendieron con un tremendo aumento de sueldo, con elogiosos comentarios de mis jefes, y me dijeron que los beneficios del trabajo eventualmente incluirían la reducción de la matrícula para mis hijos en la Universidad de Nueva York. No es necesario decir, que contábamos con mi "futuro brillante" en el Memorial Sloan-Kettering. Pero, de pronto, sucedió que cambió el curso de mi vida para siempre.

Una buena parte de mi trabajo como Asistente del Director de Relaciones

Públicas era escribir comunicados de prensa sobre noticias del cáncer y escribir la publicación interna del hospital. También, atendía las llamadas de la prensa y del público en relación a temas del cáncer. Entonces estaba teniendo un día normal de trabajo (por lo menos eso pensaba yo) cuando comencé a entrevistar a un científico muy estimado en el hospital para un artículo de la publicación en que estaba trabajando. Resultó que el científico, el Dr. Kanematsu Sugiura, había obtenido repetidamente resultados positivos en estudios con ratones para reducir tumores utilizando una sustancia natural llamada amigdalina (usted la habrá oído nombrar como "laetrilo"). Emocionada (¡e ingenuamente!) les conté mi "descubrimiento" del trabajo de Sugiura al Director de Relaciones Públicas y a otros supervisores, y les presenté mis planes para un artículo sobre ello. Entonces recibí el golpe de mi vida.

Ellos insistieron en que dejara de trabajar en esta historia inmediatamente y nunca la tocara de nuevo. ¿Por qué? Ellos dijeron que el trabajo del Dr. Sugiura era inválido y totalmente insignificante. ¡Pero yo había visto los resultados con mis propios ojos! Y yo sabía que el Dr. Sugiura era un científico auténtico y una persona ética. Entonces mis jefes me dieron una orden que nunca olvidaré: Me dijeron que mintiera. En lugar de la historia que yo había planeado escribir, me ordenaron escribir un artículo y un comunicado de prensa para todos los noticieros más importantes expresando categóricamente que todos los estudios de la amigdalina eran negativos y que la sustancia era inefectiva para el tratamiento del cáncer. Yo protesté e intenté razonar con ellos pero todo cayó en oídos sordos.

Nunca olvidaré cómo me sentí ese día en el metro camino a casa. Mi cabeza giraba con una mezcla de sentimientos profundos de confusión, desilusión y temor por mi propio sustento y el futuro de mi familia, y al fondo de todo, mi necesidad intensa de saber por qué estaba sucediendo este encubrimiento. Después de largas conversaciones con mi esposa y mis padres (quienes estaban atónitos, como usted se imaginará) decidí no escribir ningún comunicado de prensa sobre la amigdalina mientras pudiera discretamente observar desde dentro de toda la situación en mi tiempo libre. Todos en la oficina parecían complacidos en olvidar el tema completamente y nos ocupamos con otros temas menos controvertidos.

Así que en los siguientes pocos meses, pude hacer mi propia investigación para responder a la gran pregunta que no me podía sacar de la cabeza: ¿Quién era esa gente para la que trabajaba y por qué quería ocultar resultados positivos en la investigación del cáncer? Mis archivos se hicieron voluminosos a medida que descubría hechos cada vez más fascinantes (e intranquilizadores). Ahora empezaba a juntar las piezas del rompecabezas al descubrir que:

> Las personas del Consejo de Administración del Sloan-Kettering eran el "Quien es quien" de los inversores en la industria petroquímica y otros sectores industriales contaminantes. En otras palabras, el hospital estaba dirigido por personas que consiguieron su fortuna invirtiendo en las peores cosas que causan cáncer del mundo.

> Los Directores Ejecutivos de las principales compañías farmacéuticas que producen los fármacos contra el cáncer también dominaban el Consejo. Ellos tenían un obvio interés personal en promocionar la quimioterapia y debilitar las terapias naturales.

> Los presidentes de Bristol-Myers Squibb, el productor líder mundial de quimioterapia, mantienen un alto puesto en el Consejo de MSKCC.

> De los nueve miembros del poderoso Comité de Política Institucional del Hospital, siete tenían lazos con la industria farmacéutica.

> El propio hospital invertía en acciones de estas compañías farmacéuticas.

> Los directores de las mayores compañías tabaqueras de los Estados Unidos, Philips Morris y RJR Nabisco, tenían lugares de honor en el Consejo de Administración.

> Seis miembros del Consejo de Administración, también eran miembros de los consejos de Administración del New York Times, CBS, Warner Communications, Reader Digest y otros gigantes mediáticos.

Como es lógico, las ganancias de los fármacos de quimioterapia aumentaron desmesuradamente y la prensa entusiastamente promovía cada fármaco nuevo como una "innovación" en el cáncer. Yo guardé mis notas en mi archivo del trabajo. No tenía idea de qué iba a hacer con ellos. Solo sabía que tenía que llegar hasta el fondo de todo esto, por mis propios medios.

Mientras tanto, el interés público por el laetrilo se negaba a desaparecer. Mucha gente fue, cruzando la frontera, a las clínicas mexicanas para obtener el producto y el teléfono de mi secretaria no cesaba de sonar porque la gente que deseaba saber lo que Sloan-Kettering pensaba de su valor. Una vez más se me indicó que diera la noticia de que los estudios habían sido todos negativos.

En casa, reuní a toda mi familia. Con su apoyo, decidí que no podría mentir en favor del hospital. En noviembre de 1977, me presenté en una conferencia de prensa y revelé la represión del Centro de Cáncer Memorial Sloan Kettering sobre los resultados positivos de la amigdalina. Sentí como si estuviera saltando desde el trampolín más alto, pero no tenía duda de que estaba haciendo lo correcto. Me despidieron al siguiente día por "Incumplimiento de sus responsabilidades fundamentales" tal y como el hospital lo describió al periódico de New York Times. En otras palabras, por no mentir a los estadounidenses.

Cuando intenté recoger mis pertenencias de mi oficina, encontré que todos mis archivos estaban bajo candado y dos guardias armados del hospital me escoltaron fuera de la propiedad.

Para suerte de todos nosotros, tengo una esposa muy inteligente quien todo este tiempo estuvo haciendo copias de mis apuntes de investigación y guardó una colección completa de los archivos en un lugar seguro. Todos esos apuntes se convirtieron en mi primer libro, La Industria del Cáncer, el cuál aún se publica (en una versión actualizada) y se vende en librerías. Aquel día tan dramático, cuando me presenté ante una conferencia de prensa llena de gente y conté la verdad, fue el comienzo de un viaje que nunca podría haber previsto. Me lancé a una misión en la que hoy aún estoy: ayudar a los pacientes de cáncer a encontrar la verdad sobre los mejores tratamientos contra el cáncer.

Pues bien, no logramos comprar nuestra casa hasta años después, los niños asistieron a la universidad con becas y préstamos, mi esposa aceptó un trabajo agotador de tiempo completo para ayudarnos a subsistir. Pero mirando atrás, mis experiencias como persona de confianza en "La Industria del Cáncer" fueron de las mejores cosas que jamás me pudieron suceder. Mis valores estuvieron a prueba y tuve que examinar realmente lo que era importante en mi vida. Es por esta difícil experiencia en Sloan-Kettering que encontré el significado real para mi vida profesional, en vez de ascender únicamente la escalera de puestos de Sloan-Kettering y perder mi alma en el proceso. 99

MÁS PERSECUCIÓN Y OCULTACIÓN

El **Dr. Jonathan Wright, M.D.** era un especialista en nutrición muy respetado, pero su pecado capital fue promocionar los tratamientos naturales que no han recibido la bendición de la FDA. Durante el verano de 1992, The Civil Abolitionist (El Abolicionista Civil) tenía un artículo titulado "FDA: The American GESTAPO Prosecutor or Persecutor? (¿Es la FDA la GESTAPO Americana?)" que contaba la historia. En Mayo de 1992, en lo que bien parecía una invasión militar, más de veinte hombres armados irrumpieron en la Clínica del Dr. Wright abriendo la puerta a patadas, apuntaron con sus armas tanto a pacientes como a empleados de la clínica y confiscaron documentos del negocio, expedientes clínicos, provisiones y equipo. Los agentes de la "Gestapo" de la FDA pasaron catorce horas en la clínica, inspeccionando todo. ¡Hasta ese momento, ni siquiera habían presentado cargos criminales contra él!

¿Por qué tenían que patear la puerta y sacar sus armas? Pues bien, el portavoz de la policía Rob Barnette explicó que los oficiales *"tenían que estar preparados para lo peor"*. Pero el Dr. Wright difícilmente podría se considerado un criminal peligroso. Un profesional graduado de la Universidad de Harvard y de la Facultad de Medicina de la Universidad de Michigan, era un editor nutricionista para la revista Prevention (Prevención) durante más de una década. Pero cometió el pecado imperdonable: no recetó fármacos para curar enfermedades. En lugar de eso, decidió utilizar la terapia nutricional y la terapia vitamínica. Es interesante notar que uno de sus tratamientos favoritos utilizaba L-Triptófano para tratar la depresión, pero el FDA había prohibido este aminoácido. Curiosamente, fue prohibido justo unos cuantos meses antes de la FDA pusiera mucho empeño en Prozac como tratamiento para la depresión.

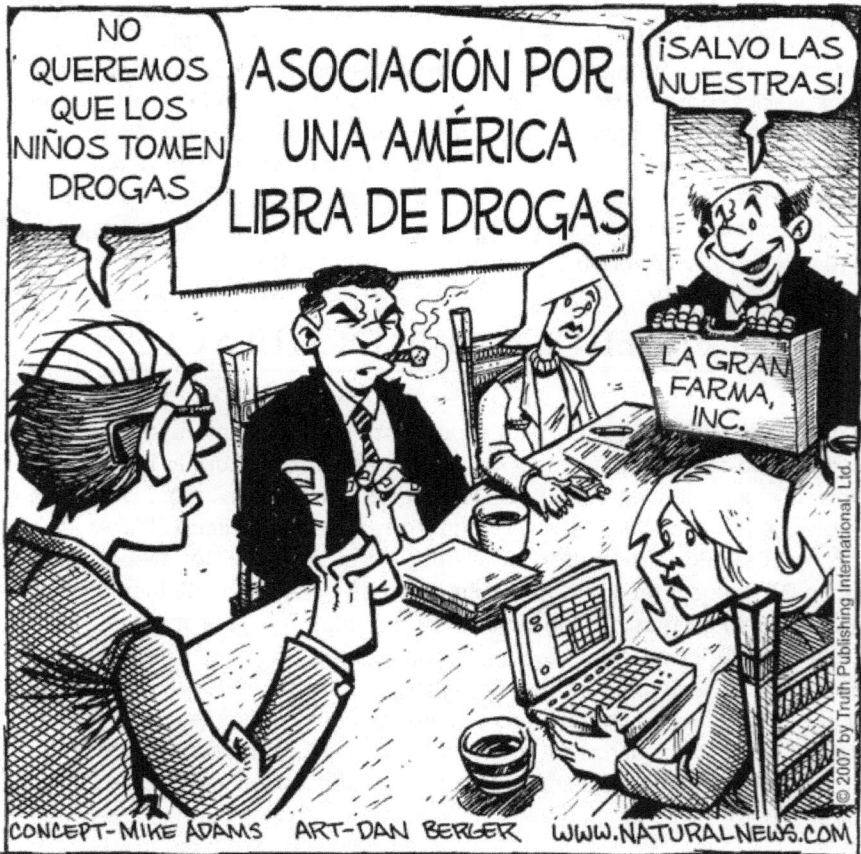

Gracias a Mike Adams y www.NaturalNews.com por la ilustración de arriba.

A mi amigo **Jason Vale**, los médicos le entregaron una sentencia de muerte a mediados de los 1990's, cuando se descubrió que tenía cáncer terminal. A través de una investigación exhaustiva, descubrió que gente que antes había padecido de cáncer encontró propiedades curativas en algo tan simple como las semillas de manzana y melocotón. Resultó que las semillas contienen substancias naturales que matan las células cancerosas (Vitamina B_{17}). Jason inmediatamente se empezó a sentir mejor comiendo semillas de manzana como parte de su alimentación diaria. Después de poco tiempo, el cáncer de Jason literalmente desapareció. Cuando el programa televisivo "EXTRA" presentó la historia de Jason a nivel nacional, resultó ser la presentación con el mayor índice de audiencia del programa hasta la fecha, así que decidieron presentar el mismo episodio la semana siguiente. La respuesta del público fue tan grande que Jason fue inundado con llamadas telefónica de gente de todo el país.

Desde entonces, Jason ha inspirado y ayudado a miles de personas a tratar naturalmente su propio cáncer. A través de una dieta adecuada, nutrición y la inclusión de semillas de manzana y melocotón en su alimentación diaria, ellos han creado uno a uno sus propias historias de éxito y afortunadamente vivirán para contarlas. En noviembre del 2001, Jason fue forzado por la FDA a firmar un decreto acordado que le impediría compartir su historia. A pesar de que él nunca ha violado ninguna ley, la FDA inició cargos criminales contra Jason por distribuir semillas de melocotón. Jason fue sentenciado en junio 18 de 2004 a sesenta y tres meses en prisión y tres años de libertad condicional por un Tribunal de Distrito de los EE.UU. en el Distrito Este de Nueva York. Después de permanecer casi cuatro años en prisión, Jason fue puesto en libertad a principios de 2008. ¡Gracias a Dios! Por favor lea el Apéndice 4 para obtener más información acerca de Jason y conocer un poco más de su fascinante historia.

El **Dr. Max Gerson** desarrolló un protocolo efectivo para tratar pacientes con cáncer utilizando un régimen estricto nutricional, jugos frescos y enzimas pancreáticas. La comunidad médica tuvo una oportunidad extraordinaria para examinar adecuadamente los tratamientos alternativos de cáncer cuando el Comité del Senado de los EE.UU. propuso otorgar fondos abundantes para la investigación de su tratamiento y los Senadores estaban muy impresionados con sus resultados.

Sin embargo, la AMA cabildeó tan fuertemente contra la investigación de tratamientos alternativos de cáncer que la propuesta fue derrotada por un estrecho margen en el Senado. Entonces la Mafia Médica usó su influencia para reprimir el éxito de Gerson y lo catalogaron como un "*charlatán*". Utilizando las técnicas de Edwin Bernays y Adolfo Hitler, lo dijeron suficientemente fuerte y por suficiente tiempo hasta que se convirtió en *"conocimiento popular"* que Gerson era un charlatán, a pesar de que el protocolo de su tratamiento estaba curando a pacientes con cáncer terminal.

Este es un procedimiento operativo común para la Mafia Médica y la Industria del Cáncer. Cuando alguien descubre un tratamiento alternativo para el cáncer que es efectivo para tratarlo, el tratamiento es ocultádo rápidamente y después ellos usan a sus camaradas para crear la percepción pública de que el médico es un incompetente o un "charlatán". Y ellos son totalmente eficientes hasta tienen páginas de Internet (como quackwatch) dedicadas a este propósito. El Dr. Albert Schweitzer escribió: *"Le veo (en referencia al Dr. Gerson) como un genio médico que anduvo entre nosotros"*.

Neal Deoul patrocinó la investigación de tratamientos alternativos de cáncer en los 1990's. En 1998, el Procurador General de Maryland Joseph Curran presentó cargos contra él por distribución de literatura promocional engañosa. Deoul había patrocinado T-UP, inc., que distribuía cesio y T-UP (un concentrado de sábila) para atacar el cáncer y el SIDA, a pesar del hecho de que no hubo ni siquiera una sola queja de cliente y hubo cientos de testimonios de consumidores quienes afirmaban resultados que cambiaron sus vidas. Irónicamente, conforme el caso contra Deoul progresó en el juzgado, el mismo Deoul fue diagnosticado con tipo de cáncer muy agresivo en la próstata. Él callada y secretamente recurrió al cesio y T-UP como tratamiento para su cáncer de próstata.

Por supuesto que los médicos de la Gran Medicina protestaron en voz alta y predijeron lo peor si él continuaba negándose a la radiación y quimioterapia, pero su condición mejoró como resultado de tomar sus propios medicamentos... no utilizó ningún otro tratamiento. Desafortunadamente, su tratamiento efectivo en la vida real no fue reflejado en el juzgado. Un juez de de Maryland declaró culpable a Deoul y T-UP, Inc de violar los estatutos del consumidor de Maryland. La pregunta crítica de si los productos realmente son eficaces para combatir el cáncer nunca fue mencionada en las conclusiones del juez.

Jimmy Keller dirigía una clínica de tratamientos alternativos de cáncer en Baton Rouge, pero fue forzado a salir del país a Tijuana, México. Keller había establecido la clínica después de usar métodos naturales para curarse a sí mismo de cáncer terminal. Su propio cáncer había sido tratado sin éxito anteriormente durante más de dos décadas por los especialistas ortodoxos de cáncer quienes le amputaron el oído y le mutilaron su cara. Tal y como es típico de los "Tres Grandes" tratamientos para el cáncer, el cáncer de Keller regresó con venganza. Él investigó los métodos curativos naturales, se curó y después, comenzó a ayudar a otros a hacerlo. Él pensó que estaba a salvo de la Mafia Médica porque estaba en México. Estaba equivocado.

En marzo de 1991, Keller fue secuestrado a punta de pistola por cuatro cazadores de recompensas que trabajaban para el Departamento de Justicia de los EE.UU. y por orden de la FDA le obligaron a cruzar la frontera de EE. UU. Ahí, Keller fue arrestado por el FBI bajo doce cargos de fraude por medio de telecomunicaciones. ¿Cuál fue su crimen? Keller había hecho llamadas telefónicas a través de los límites estatales para atraer a la gente a su Clínica Mexicana. A continuación del secuestro ilegal de Keller de la tierra mexicana, sin extradición, fue encarcelado en Texas. Sorprendentemente, su fianza fue de $5 millones. Fue declarado culpable después y sentenciado a prisión durante dos años. El caso de Keller fue parte de una tendencia de secuestros en el extranjero del gobierno de EE.UU., en completo desafío de la ley internacional.

El **Dr. Joe Di Stefano** (un nutricionista titulado) y el **Dr. Daniel Mayer** (osteopata) tenían dos clínicas en Florida en las que administraban un producto llamado Albarin, un extracto de aloe vera, a pacientes de cáncer. Albarin fue desarrollado por el Dr. Ivan Danhof, un profesor de medicina retirado conocido como *"el padre del Aloe vera"*. El Dr. Di Stefano y el Dr. Mayer habían usado Albarin en 100 víctimas del cáncer desahuciadas en un asilo para moribundos. Sorprendentemente, 94 de ellos sobrevivieron sin efectos secundarios de los tratamientos. En general, la tasa de recuperación de su clínica era del 80%. A principios de octubre de 2001, el Dr. Di Stefano salió de su clínica a medianoche tras un largo día de trabajo y se sorprendió al oír ruidos extraños viniendo del contenedor detrás del edificio. La basura había sido desparramada por el suelo. Miró por encima del contenedor y vio a dos extraños rebuscando en la basura. Resultó que los que buceaban en la basura eran realmente agentes de la FDA.

Una semana más tarde, exactamente un mes después del supuesto ataque *"terrorista"* del 11 de septiembre, ocurrió otro *"ataque terrorista"*. Y al igual que el 11 de septiembre, el terrorista auténtico de este ataque fue nuestro propio gobierno. El 11 de octubre de 2001, ciento veinte (120) agentes de la FDA, DEA, US Customs y varias agencias de los cuerpos de seguridad local y estatal asaltaron las clínicas de Tampa y St. Petersburg y requisaron los equipos. Durante el asalto, los agentes preguntaron a los pacientes si quería que les desengancharan sus viales intravenosos, pero ninguno dijo que sí. Uno de los pacientes se quejó: *"Todos somos adultos aquí y estamos por propia voluntad. ¿Por qué no se marchan y nos dejan en paz?"* Un agente de la FDA contestó: *"Este será su último tratamiento"*. Simultáneamente ocurrieron asaltos semejantes a éste contra el Dr. Danhoff en Grand Prairie, Texas y contra Jerri W. Jackson de Allied Paracheved Services en Arlington, Texas. Jackson es el farmacéutico que preparó el extracto de Aloe vera. En esta atrocidad de la Mafia Médica la FDA se contentó con cerrar las clínicas y prohibir el uso del extracto de Aloe vera. Nadie fue a la cárcel pero hubo "daños colaterales" de pacientes que no pudieron recibir más tratamientos: al menos 8 murieron al cabo de un año.

¿Por qué el gobierno ataca a terapeutas por usar un extracto de Aloe vera? ¡Porque respondían a quejas de oncólogos locales que estaban perdiendo negocio! Teniendo en cuenta que estos médicos son parte de la monolítica "Mafia Médica", la FDA actuó a la velocidad de la luz en este asalto tipo GESTAPO para eliminar esta amenaza competitiva. Al fin y al cabo, si los efectos de este extracto de Aloe vera fueran ampliamente conocidos, podrían inhibir las ventas de los enormemente rentables fármacos de quimioterapia. ¿Podría estar más claro que la "guerra contra el cáncer" es realmente una guerra contra las curas naturales y efectivas del cáncer?
www.lef.org/magazine/mag2002/apr2002_report_clinic_01.html

En su libelo titulado Políticas en Sanación: La Represión y Manipulación de la Medicina Americana, Daniel Haley ha documentado estudios de once casos de represión sistemática en curas comprobadas de cáncer con sustancias como el sulfato de hidracina, DMSO (dimetil sulfóxido), cloruro de cesio y Aloe vera. La conclusión de Haley: *"En un comercio libre, donde las terapias no-tóxicas pueden competir abiertamente con las terapias tóxicas y la información no es reprimida, los consumidores harán elecciones bien fundadas. Esto es precisamente lo que las compañías farmacéuticas no desean.* **Bailando a su ritmo, la FDA mantiene ferozmente fuera del mercado las terapias effectivas, y no-tóxicas que podrían proporcionar una competencia formidable para los fármacos patentados y frecuentemente tóxicos.** *Manteniendo estas terapias fuera del mercado, la FDA no está protegiendo al público de un perjuicio. Está protegiendo las compañías farmacéuticas de una competencia efectiva".*

El hecho es que se han creado muchos tratamientos alternativos de cáncer efectivos durante el siglo pasado y después se perdieron de nuevo debido a la represión y persecución. El obstáculo de la intolerancia científica que separa la investigación convencional del cáncer de la realidad, permanece intacto. Existen historias verídicas incontables de la persecución y la represión. Si yo las listara todas, ocuparían más de diez libros. Pero le voy a permitir hacer su propia investigación.

Solamente escriba los siguientes nombres en cualquier motor de búsqueda en el Internet: Dr. Sam Chachoua, Dra. Hulda Clark, Dr. Keith Brewer, Dr. William Kelley, Dr. Gaston Naessens, Dr. Patrick Flanagan, Dr. Hans Nieper, J.H. Tilden,

Dr. Kurt Donsbach, Dr. Stainslaw Burzynski, Dr. William Koch, Dr. F. M. Eugene Blass, Dr. Otto Warburg, Dra. Virginia Livingston, Dr. Dr. Günther Enderlein, Dr. Ernest Krebs, Dr. Philip E. Binzel Jr. y la lista continúa más y más. Muchos nombres se han perdido por siempre...otros han sido machacados para siempre.

¿Qué es lo que todos estos médicos honorables tienen en común? **Todos ellos desarrollaron métodos efectivos alternativos para tratar el cáncer para miles de pacientes**. Y todos ellos fueron perseguidos por la Industria del Cáncer debido a que utilizaron tratamientos "no autorizados". Estos ejemplos únicamente son la punta del iceberg. La Mafia Médica tiene una historia de 100 años de vasta corrupción, de incompetencia, y de persecución y represión organizada de las terapias contra el cáncer que realmente son eficaces. Millones de personas han sufrido terriblemente y hasta han fallecido porque aquellos que están a cargo han aceptado sobornos, limitado su mentalidad a la innovación y rehusado lo que era moralmente correcto.

Pero lo que esta sucediendo en la medicina ahora no debe de sorprendernos si analizamos rápidamente el pasado. ¿Sabía usted que muchos de los descubrimientos más grandiosos del mundo fueron inicialmente rechazados por la comunidad científica? Aquellos que han encabezado esos descubrimientos frecuentemente fueron ridiculizados y condenados como curanderos o charlatanes. Según Arthur Shopenauer, filósofo del siglo XIX: *"Cada verdad pasa por tres fases antes de ser aceptada. En la primera es ridiculizada; en la segunda es combatida, y en la tercera se la considera como evidente"*.

He aquí solo algunos ejemplos:

> ➢ Ignaz Semmelwies fue expulsado de la sociedad médica y desterrado de Viena por pedirle a los cirujanos que se lavaran las manos antes de operar.
> ➢ Galileo fue despreciado por su creencia de que el Sol es el centro del Universo.
> ➢ Wilbur y Orville Wright fueron proscritos como "embaucadores" por la Ciencia Americana, el Ejército de los EE.UU. y la mayoría de los científicos americanos.
> ➢ William Harvey fue ridiculizado por su creencia de que la sangre era impulsada del corazón y se trasladaba por el cuerpo a través de las arterias.
> ➢ Jacques Cartier descubrió la cura para el escorbuto: Corteza de árbol y las hojas de pino blanco (ambos ricos en Vitamina C) mezclados con una bebida. Él informó de esto a los médicos cuando regresó a Europa y se rieron de él. Hicieron falta más de 200 años para que los expertos

médicos "descubrieran" que el escorbuto era causado por una deficiencia de vitamina C.

➢ Los inventores de la energía por turbina, el telégrafo eléctrico, la luz eléctrica, la televisión y los viajes espaciales sufrieron burlas o fueron ignorados por la ciencia establecida.

Lo irónico acerca de la ciencia (la cual es supuestamente una búsqueda de nuevas verdades) es que los miembros de cualquier fundación científica parecen estar dedicados a **oponerse** al progreso real y suprimir el pensamiento original. Irónicamente la mayoría de la ciencia establecida parece estar dedicada a oponerse al progreso y al descubrimiento reales y a ocultar la verdadera ciencia, que se supone que debería buscar nuevas verdades.

Esto incluye el campo médico. Uno puede atacar teorías políticas o económicas con alguna libertad, aunque esta libertad ha sido grandemente disminuida con la aprobación del "Acta Patriótica (USA Patriot Act)" y posteriormente al "acaparamiento del poder" anticonstitucional del gobierno de los EE.UU. Sin embargo, existe aún menos libertad en los campos de ciencia y medicina. Cualquier científico o médico con una idea nueva y original es probable que sea considerado como un "embaucador" o "charlatán" peligroso en vez de un innovador cuyas idean merecen una evaluación.

El ramo de la Gran Medicina más represivo, con mayor prejuicio y obscenamente intolerante es sin duda la parte que dice tratar el cáncer. De hecho, la Industria del Cáncer tiene una lista de "Charlatanes para el Cáncer" que se publica en numerosos sitios de Internet. ¿Qué es lo que tienen en común estos supuestos charlatanes para el cáncer? Que ellos utilizan "métodos no autorizados" para tratar el cáncer. Examinemos esto, ¿de acuerdo? ¿Métodos no autorizados? ¿Qué significa eso realmente? ¿Son realmente éstos métodos no autorizados o es que se está ocultando la evidencia de su eficacia?

Usted debe ser consciente de que la Industria del Cáncer llega muy lejos con tal de enterrar y ocultar los tratamientos alternativos de cáncer. Ellos también suprimen los tratamientos alternativos de cáncer que no son eficaces, entonces parece como si todos los tratamientos que ellos suprimen son ineficaces y que únicamente "están cumpliendo con su trabajo de protegernos". Sin embargo, la verdad es que hay cientos de tratamientos eficaces y desafortunadamente los pocos vendedores de aceite de serpiente hacen el peor daño, dándole las armas necesarias a la Industria del Cáncer para hacer que todos los tratamientos alternativos contra el cáncer (incluyendo los que son efectivos) parezcan charlatanería.

82

La verdad sea dicha, la mayoría de las prácticas diarias de la medicina convencional no están validadas si nos guiamos por los reglamentos del propio gobierno. En 1978, la Oficina de Asesoramiento Tecnológico (una rama del Congreso) presentó un reporte de una investigación la cual concluyó que *"únicamente del 10 al 20 por ciento de todos los procedimientos actuales utilizados en la práctica médica han demostrado ser eficaces en ensayos controlados"*. Esto significa que entre el 80% y el 90% de lo que los médicos nos recomiendan son conjeturas científicas pendientes de evaluar. Por definición del propio gobierno, la mayoría de la medicina convencional es *"charlatanismo"* ("Asesorando la Eficacia y Seguridad de la Tecnología Médica", Congreso de los EE.UU., OTA PB 286-929, 1978).

Según Webster Kehr, *"La evidencia científica de los tratamientos alternativos de cáncer puede ser comparada con un barco del tamaño de el 'Queen Mary II'. La evidencia científica de los tratamientos ortodoxos, por comparación, serían comparados a un barco que cabría en una tina de baño. No estoy exagerando. Aún así la FDA afirma que la quimioterapia y la medicina ortodoxa 'tienen' evidencia científica y 'no existe evidencia científica' para los tratamientos alternativos. No es nada más que puramente corrupción, nada más que mentiras. Entonces, ¿cómo es que la FDA, NIH, NCI, AMA, ACS, etc. suprimen la evidencia estadísticamente abundante para los tratamientos alternativos de cáncer? Ignorándola (es decir, poniéndola en la lista negra) y farfullando acerca de sus conceptos de 'remisión espontánea' y los que yo llamo 'remisión psicológica'."*

Interesantemente, todos los tratamientos alternativos de cáncer incluidos en la lista de *"charlatanería"* de la Gran Medicina tienen los siguientes comunes denominadores: Todos son naturales, sin fármacos, no-tóxicos y no se pueden patentar. Lo más importante, ¡todos ellos curan efectivamente el cáncer! A pesar de que la quimio y la radiación son terapias completamente sin validar y frecuentemente van a **matar** al paciente de cáncer, no aparecen en la lista. ¿Por qué? Porque ambos son muy caros y se pueden patentar. Permítame explicarle:

Vamos solamente a suponer que yo descubro una vitamina que cura el cáncer. Vamos a llamarla Vitamina Z. Para yo poderle decir a usted el efecto de la Vitamina Z y vendérsela, yo tendría que lograr que la FDA aprobara la Vitamina Z como un fármaco. Esto me costaría entre 200 y 500 millones de dólares y varios años para lograr aprobarla. Sin embargo, como la Vitamina Z es natural y se encuentra en la mayoría de los vegetales, no la puedo patentar. Así que aún después de gastar 500 millones de dólares para clasificar la Vitamina Z como un "fármaco", sería un medicamento no patentable y cualquiera podría venderla sin mi autorización. Se habrían desperdiciado 500 millones de dólares y varios años. Como contable, le puedo decir que no tiene ningún sentido comercial intentar obtener la aprobación de la Vitamina Z por la FDA para venderla como un fármaco.

Entonces, aunque la Vitamina Z es una vitamina natural, cura el cáncer y no produce efectos secundarios dañinos, yo no **le puedo decir a usted** que cura el cáncer porque no ha pasado la evaluación de la FDA. ¿Pero porqué la Gran Medicina ocultaría la información de algo que puede curar el cáncer? ¿No están interesados en nuestro bien? ¿No desean lo que es mejor para nosotros? Tristemente, la respuesta para cada una de estas preguntas, simple y sencillamente es **"no"**. **Como la Gran Medicina esta en deuda con la Gran Farma, los protocolos de los tratamientos siempre incluyen los fármacos más costosos y con mayor rendimiento lucrativo sin importar si es o no en beneficio del paciente.**

¡La Gestapo-FDA se ha vuelto loca…otra vez!

En el caso de que usted realmente piense que la FDA apoya la libertad de expresión, piense de nuevo. En otro absurdo ejemplo de las tácticas intimidatorios de la GESTAPO de nuestros días, a principios de 2010 la FDA envió una carta de advertencia al CEO de Diamond Food informándole de que el embalaje de las nueces de la empresa *"contravenía la Federal Food, Drug and Cosmetic Act (Ley federal de alimentos, medicamentos y cosméticos)"*.

"¿Y en qué forma contravenía la ley Diamond Foods?", se preguntará usted. Bien, tuvieron la audacia de contar la verdad en su sitio Web sobre algunos de los beneficios para la salud de las nueces, como el hecho de que las nueces protegen contra las enfermedades coronarias y alivian el dolor articular. ¡Cómo se atreven! Ahora para los que no creen en milagros, continúen leyendo. Según la FDA, en el momento exacto en que Diamond Foods enumeró los beneficios para la salud de las nueces en su sitio Web, las nueces (que nosotros, estúpidamente, creíamos que eran un alimento) se transformaron milagrosamente en un "medicamento" por lo que Diamond Foods era culpable de vender medicamentos no autorizados.

A pesar de que los beneficios para la salud de las nueces han sido documentados científicamente durante décadas y que hay aproximadamente 30 tesis que demuestran que las nueces previenen el riesgo de tener un ataque de corazón y mejoran la salud cardiovascular, la FDA dice que las nueces, mágicamente se han convertido en medicamentos y que, por ello, estaban "mal etiquetadas" y Diamond Foods era culpable de hacer declaraciones falsas sobre salud.

De acuerdo, ahora creo de verdad que vivimos en la Matrix. Vamos a tenerlo claro. La FDA aprobó el Vioxx que ha matado alrededor de 50.000 personas y tiene un problema con las nueces. ¡Anda ya! Está claro como el agua que la FDA está más preocupada por proteger los beneficios de la Gran Farma que por proteger la salud de los norteamericanos.

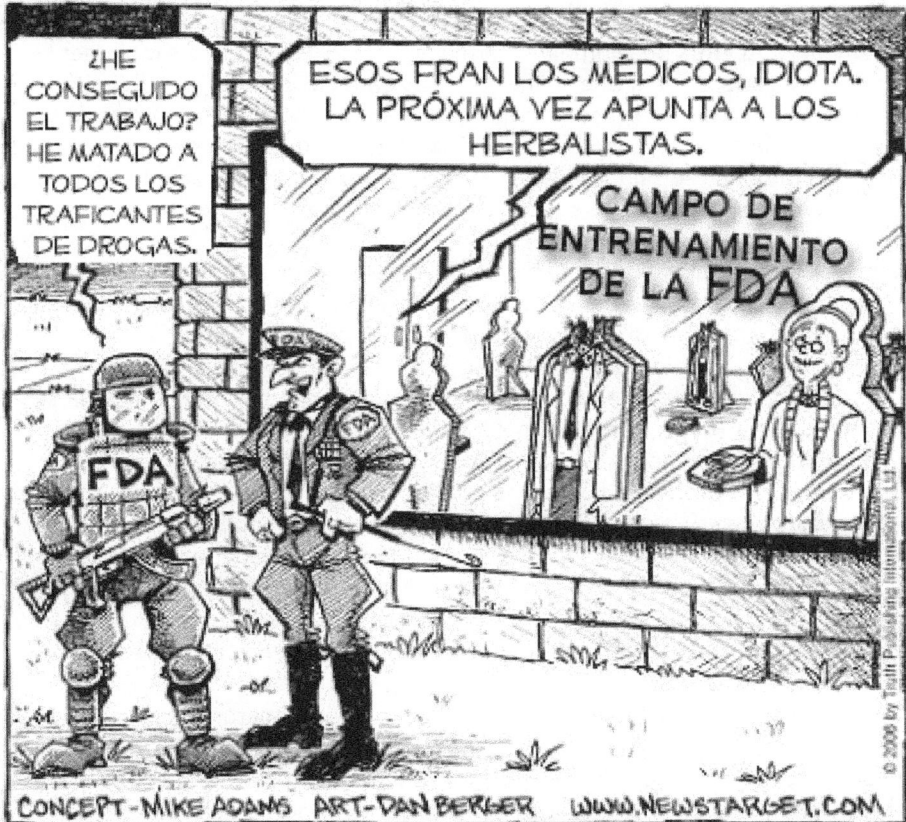

HECHO: LA FDA HA REALIZADO MÚLTIPLES ATAQUES ARMADOS A TIENDAS DE VITAMINAS Y CLÍNICAS DE SALUD.
Gracias a Mike Adams y www.NaturalNews.com por la ilustración de arriba.

Este caso tan absurdo me remonta a hace una década cuando la FDA Gestapo y la Mafia Médica pusieron la vista en el creciente y "peligroso" sector de las cerezas. Sabe usted, los cultivadores de cerezas tenían conexiones en sus sitios Web a alguna investigación excelente (de sitios como Harvard) indicando que las cerezas reducen la inflamación y el dolor. La FDA inmediatamente envió cartas de advertencia con las amenazas habituales (prisión incluida) si no eliminaban inmediatamente la verdad sobre las cerezas de sus sitios Web. ¿Qué estaban pensando estos cultivadores de cerezas? ¿No sabían que no deben poner conexiones en su sitio Web que apoyen sus declaraciones sobre salud?

Si **NO** eres una compañía farmacéutica, entonces no puedes hacer declaraciones de salud sobre salud de tu producto, incluso aunque estas declaraciones hayan sido apoyadas por miles de estudios revisados por pares. Sin embargo, si ERES una compañía farmacéutica, PUEDES pagar simplemente a tus investigadores para que se inventen los datos, como vemos en el último capítulo en el asqueroso caso del Dr. Scott Reuben. Vamos a decirlo claro. La FDA no es más que el rompepiernas de la Mafia Médica, y no les interesa la verdad ni tampoco su salud. A esta moderna fuerza de choque solo le interesa proteger los beneficios de las compañías farmacéuticas.

Vamos a imaginar que existe una hierba que ayuda a minimizar el dolor crónico asociado con el cáncer terminal. La llamaremos *"Mari Juana"*. Como resultado de esta hierba milagrosa, los pacientes con cáncer de todas partes vivieron una vida libre de dolor, sin vómito, de hecho tenían apetito y no estaban sufriendo de caquexia (desgaste físico). Usted pensaría que la Mari Juana se recomendaría a todo paciente con cáncer, ¿verdad? Bien, pues estaría usted tristemente equivocado. Seguramente, como Mari Juana no pude ser patentada, sería prohibida como una *"droga ilegal"* y aquellos que usen Mari Juana para tratar su cáncer y minimizar su dolor serían criminalizados. Como verá, únicamente las *"drogas legales"* están permitidas, independientemente del hecho de que muchas de las drogas legales son letales, mientras que muchas de las *"drogas ilegales"* (plantas naturales y hierbas) son completamente inocuas y tienen realmente muchos beneficios para la salud.

La Mafia Médica persigue implacablemente aquellos doctores que ofrecen terapias nuevas, efectivas y no tóxicas (ignorando los deseos de los pacientes a quienes les gustaría probar esas terapias) mientras disculpa, apoya y protege con ley a las "Tres Grandes" las cuales se ha comprobado que son ineficaces y tóxicas. La cuestión decisiva no es si los tratamientos alternativos de cáncer son mejores que las "Tres Grandes". El hecho es obvio. Desafortunadamente, la cuestión decisiva es cual de los protocolos redundará en mayores ganancias para los traficantes de fármacos (Gran Farma).

Y los ganadores son… **la Mafia Médica y la Gran Farma.**

Y los perdedores son…**los pacientes de cáncer.**

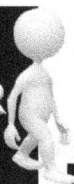

CAPÍTULO 4
TRATAMIENTOS TÓXICOS

> "La tasa de éxito de la mayoría de las quimioterapias es lamentable. No hay evidencia científica de su capacidad de extender de forma apreciable la vida de los pacientes que sufren los cánceres orgánicos más comunes. La quimioterapia es un páramo científico." - Dr. Ulrich Abel

LOS "TRES GRANDES"

Si usted tiene cáncer entonces es muy probable que su médico le haya indicado, o lo vaya a hacer muy pronto, que los únicos tratamientos viables son la cirugía, la quimioterapia y la radioterapia. Si tiene usted un tumor, entonces el médico intentará cortarlo o "rajarlo" mediante cirugía. Y cuando lo hayan rajado, entonces normalmente recomendará la quimioterapia para intentar matar cualquier célula cancerosa restante con "venenos" tóxicos. Y terminarán con radiación, para "quemar" las células que queden. Por esto yo, y muchos otros, llamo al protocolo de los "Tres grandes" "Rajar, Envenenar, Quemar". Nos han engañado para que creamos que este protocolo tóxico es la mejor manera de tratar el cáncer.

Y es que con los modernos avances de la medicina, uno podría pensar que los "Tres Grandes" habrían mejorado la prognosis del cáncer, ¿no? ¿No estamos curando ahora un porcentaje mayor de personas con cáncer que en 1950? La respuesta es un sonoro ¡NO! De hecho, el historial de los "tres grandes" es tan patético que la Industria del Cáncer considera que es un "éxito" si la tasa de supervivencia de los pacientes que utilizan los "tres grandes" iguala de hecho la tasa de supervivencia de los pacientes que no hacen absolutamente nada. Todos estos tratamientos son invasivos, tienen efectos secundarios devastadores y tratan solo los síntomas, **no** las causas del cáncer.

Lo cierto es que los "Tres Grandes" causan la diseminación y la recurrencia del cáncer. Según el número de 21 de septiembre de 1989 de New England Journal of Medicine, *"Los cánceres secundarios son complicaciones conocidas de la quimioterapia y de la radioterapia que se utilizan para tratar linfomas Hodgkin y no-Hodgkin"*. El doctor Lucian Israel, un famoso oncólogo, indica en su libro, "Conquering Cancer" (Conquistando al cáncer) que varios estudios han mostrado que los pacientes de cáncer que reciben radioterapia tienen más posibilidades de que su cáncer se metastatice a otros lugares de su cuerpo. La radioactividad utilizada para matar las células cancerosas también provoca el proceso de mutación del ADN que crea nuevas células cancerosas de otro tipo.

En su libro, The Cancer Industry (La industria del cáncer), el Dr. Ralph Moss dice que: *"En 1902, un médico alemán registró el primer caso de cáncer humano causado por radiación: el tumor había aparecido en el lugar de una ulceración crónica causada por la exposición a rayos-X. Estudios experimentales realizados en 1906 parecen indicar que la leucemia (cáncer de la sangre) podría producirse por la exposición al elemento radiactivo radio. En 1911, se registraron 94 casos de cáncer causados por la exposición a los rayos-X, más de la mitad de ellos (54) en médicos o técnicos sanitarios. Hasta 1922, murieron aproximadamente 100 radiólogos por cáncer inducido por radiación...En una ocasión un especialista en cáncer cerebral me dijo en mi sala de estar que si tuviera un cáncer cerebral jamás se expondría a radioterapia. Y le pregunté: entonces ¿usted no envía a la gente a la radioterapia? y me dijo: "Por supuesto. Me expulsarían del hospital si no lo hiciera"*.

El Dr. Robert F. Jones escribe en el número de 27 de julio de 1980 de *Seattle Times* que *"las complicaciones que siguen a una dosis alta de radioterapia para cancer de mama son: senos fibrosos y arrugados, fracturas de costillas, fibrosis pulmonar o pleural, daño neural, fibrosis pericárdica, eliminación de células sanguíneas, inmunosupresión"*. Continúa diciendo que *"muchas de las complicaciones de radiación ocurren varios años después del tratamiento, dando tanto al médico como al paciente una falsa sensación de seguridad durante uno o dos años después del tratamiento. La médula ósea, de la que se hacen las células sanguíneas, es destruida en gran parte en la zona irradiada...Esto es un efecto irreversible."* En su libro, Understanding Cancer (Entender el Cáncer), el Dr. John Laszlo (un antiguo vicepresidente de investigación de la ACS) dice que cuando se aplican simultáneamente quimioterapia y radioterapia, la probabilidad de tener tumores secundarios se multiplica por 25.

Según un estudio publicado en Archives of Internal Medicine (Archivos de Medicina Interna) (2009), los escáneres de tomografía axial computerizada (TAC) causan por lo menos 29000 casos del cáncer y 14500 muertes cada año en los Estados Unidos. En el estudio, los investigadores descubrieron que la gente podría estar expuesta a cuatro veces más radiación de lo que se estimó en estudios anteriores. Según estas medidas más precisas, un paciente podría recibir tanta radiación de un TAC como de 74 mamografías o 442 rayos-X.

Prácticamente toda la cirugía del cáncer es innecesaria. Según el Dr. Patrick McGrady, *"Incluso aunque se ha demostrado de forma concluyente que la escisión de nodos linfáticos después de la radioterapia no previene la propagación del cáncer cervical, aún veremos que se harán linfadenectomías de forma rutinaria. Esto a pesar de que las linfadenectomías hacen que las mujeres se sientan tan mal, que quisieran morirse y que son procedimientos que se ha demostrado que son inútiles"*. (Townsend Letter for Doctors, junio de 1984, p.99).

La cirugía es muchas veces responsable de la propagación del cáncer ya que un pequeño fallo o un manejo descuidado del tejido tumoral pueden derramar literalmente millones de células cancerosas en el torrente sanguíneo del paciente. Las biopsias también pueden causar la propagación del cáncer. Según dice el Dr. Donald Keller en su libro One Answer to Cancer (Una respuesta al Cáncer): *"Con frecuencia, mientras se realiza una biopsia, el tumor maligno es cortado, lo que tiende a propagar o acelerar el crecimiento. Las agujas de biopsia pueden conseguir los mismos resultados trágicos."*

Un informe del New England Journal of Medicine evaluó el progreso contra el cáncer en los Estados Unidos en el periodo de 1950 a 1982. A pesar del progreso contra algunas formas raras de cáncer, responsables del uno por ciento del total de las muertes causadas por la enfermedad, el informe halló que la tasa general de fallecimiento ha aumentado de forma significativa desde 1950. *"La principal conclusión a la que llegamos es que más o menos 35 años de intenso esfuerzo enfocado en gran parte en mejorar el tratamiento puede ser calificado de fracaso limitado."* El informe concluye: **"Estamos perdiendo la guerra contra el cáncer."**

Cuando el presidente Nixon declaró la "guerra al cancer" los investigadores recibieron miles de millones de dólares de fondos de investigación asignados a la investigación de medicamentos contra el cáncer. Pues bien, si es usted un médico que se gana la vida con la publicación de investigaciones contra el cáncer, es mejor que no cuestione el status quo (es decir, las Tres grandes), porque si lo hace es muy probable que pierda su financiación. Por ejemplo, en 1966, el Dr. Irwin D. Bross y cuatro colegas publicaron una serie de artículos pioneros titulada "¿De verdad es la toxicidad necesaria?" En estos artículos, simplemente se preguntaron si sería posible encontrar alternativas a la quimioterapia y a la radioterapia, ya que ambas son tan tóxicas. El resultado fue que perdieron inmediatamente el apoyo gubernamental para estudios de pruebas de medicamentos.

La quimioterapia es tóxica, carcinógena (causa cáncer), destruye los glóbulos rojos, destroza el sistema inmunitario y mata órganos vitales. ¿Cuán tóxica es la quimioterapia? Piénselo bien… se le cae el pelo, se destruye su sistema inmunitario, tiene náuseas continuamente, se marea y vomita y tiene fortísimos dolores de cabeza. ¿No son estas señales de que quizás este producto es tóxico y no debería estar en su cuerpo? Yo no soy médico, pero esta claro que ésta es una extraña manera de "sanar" a alguien. Uno de los problemas es que la mafia médica y la Industria del Cáncer nos han engañado con estadísticas falsas, mala ciencia y estudios fraudulentos. Según Webster Kehr, *"La inutilidad de la cirugía, la quimioterapia y la radioterapia se oculta detrás de un sofisticado laberinto de estadísticas falsas y engañosas, de definiciones engañosas, de conceptos engañosos y de otras muchas técnicas"*. www.cancertutor.com

Una vez desmenuzadas las falsas estadísticas de la Industria del Cáncer, usted sabrá que la verdadera tasa de curación (es decir, de supervivencia a los 5 años) de la quimioterapia es de poco más del 2%. De hecho, según un estudio realizado por el Departamento de radioterapia oncológica del Northern Sydney Cancer Centre y publicado en el número de septiembre de 2004 de la revista Clinical Oncology, el impacto real de la quimioterapia en la supervivencia a cinco años en los adultos americanos es un irrisorio 2,1%. (www.ncbi.nlm.nih.gov/pubmed/15630849) Vea el cuadro siguiente:

Malignidades	ICD-9	Número de cánceres en personas >20 años	Supervivientes a los 5 años debido a la quimioterapia	% de supervivientes a los 5 años debido a la quimioterapia
Cabeza y cuello	140-149, 160, 161	5139	97	1,9
Esófago	150	1521	82	4,9
Estómago	151	3001	20	0,7
Colon	153	13936	146	1,0
Recto	154	5533	189	3,4
Páncreas	158	3567	0	0
Pulmón	162	20741	410	2
Sarcoma de tejido blando	171	858	0	0
Melanoma	172	8646	0	0
Mama	174	31133	446	1,4
Útero	179-182	4611	0	0
Cuello de útero	180	1825	219	12,0
Ovarios	183	3032	269	8,9
Próstata	185	23242	0	0
Testículo	186	989	373	37,7
Vejiga	188	6667	0	0
Riñones	189	3722	0	0
Cerebro	191	1824	68	3,7
Inicio desconocido	195-199	6200	0	0
Linfoma no-Hodgkin	200 + 202	6217	653	10,5
Linfoma de Hodgkin	201	846	341	40,3
Mieloma múltiple	203	1721	0	0
Total		154971	3313	2,1%

Lamentablemente, la verdad es que mucha gente que "muere de cáncer" realmente se muere por causa de los tratamientos convencionales mucho antes de lo que realmente se habría muerto del cáncer mismo. Para decirlo claro, el tratamiento los mata antes de que lo haga el cáncer. De hecho, muchos médicos llaman al fármaco de quimioterapia "5FU", "cinco pies bajo tierra" (en inglés **5 f**eet **u**nder), debido a sus efectos secundarios mortales. Para la mayoría de los cánceres adultos, en el **mejor de los casos**los "Tres grandes" le harán ganar un poco de tiempo. En el peor de los casos, usted morirá por el tratamiento en lugar de por la enfermedad.

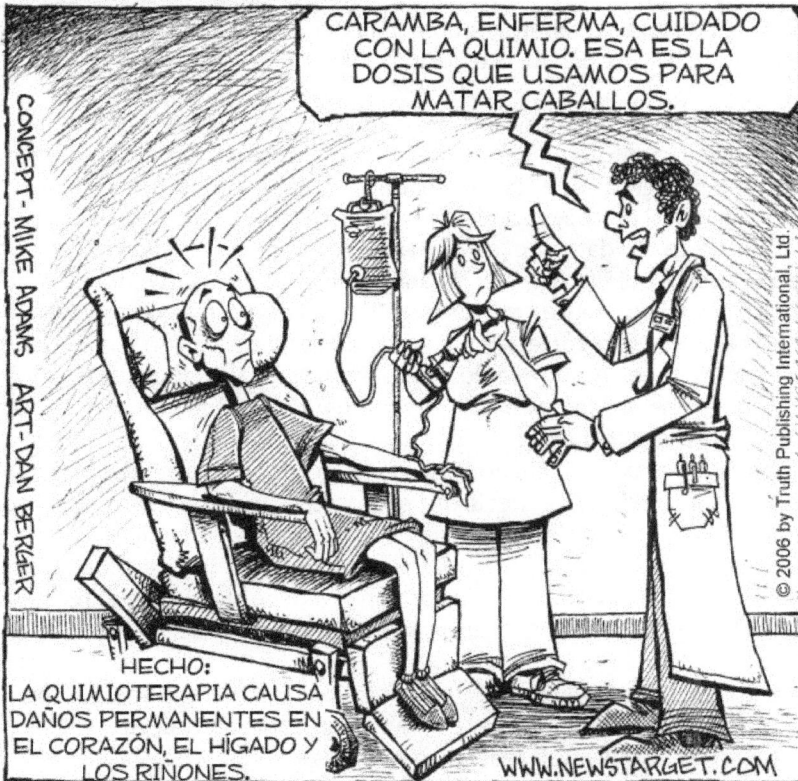

Gracias a Mike Adams y www.NaturalNews.com por la ilustración de arriba.

Pero no se fíe de mis palabras, esto es lo que el Dr.Allen Levin dice al respecto: *"La mayor parte de los pacientes de cáncer de este país, mueren por la quimioterapia. La quimioterapia no elimina el cáncer de mama, ni el de colon ni el de pulmón. Esto ha sido documentado durante aproximadamente una década, a pesar de lo cual, los médicos aún utilizan la quimioterapia para estos tumores".* Así es, se ha visto que los "tres Grandes" realmente acortan la vida en muchos casos. En su libro, <u>"The Topic of Cancer: When the Killing Has to Stop"</u> (El tema del cáncer: cuando la matanza tiene que parar), Dick Richards cita un numero de estudios de autopsias que muestran que los pacientes realmente murieron de los tratamientos convencionales antes de que el tumor tuviera la oportunidad de matarlos. Piénselo. La quimioterapia siempre se ha desarrollado a partir de productos químicos tóxicos y venenosos, ¿no? Así que siempre ha habido una línea muy delgada entre administrar una "dosis terapéutica" y matar al paciente de cáncer. Muchos médicos pasan esa línea. En su libro, <u>When healing becomes a crime</u> (Cuando sanar se convierte en un crimen), Kenny Ausubel dice que en un ensayo de un quimioterapéutico que se probó para la leucemia, un enorme porcentaje del 42% de los pacientes murió directamente por la toxicidad de la quimioterapia.

Es interesante observar que los quimioterapéuticos se crearon inicialmente a partir de los experimentos con gas mostaza realizados durante las dos guerras mundiales. Se observó que la exposición al gas mostaza causaba la destrucción de los tejidos de crecimiento rápido, de lo que se dedujo que dado que el cáncer crece rápidamente, estos venenos matarían el tejido canceroso. Que quede claro: la quimioterapia y la radioterapia, disminuyen el tamaño de los tumores y matan las células cancerosas. Pero ¿reducir un tumor equivale a curar el cáncer? ¿Hay una correlación directa? La respuesta es "no". Según el Dr. Ralph Moss, *"si el medicamento puede reducir el tumor un 50% o más durante 28 días, tenemos lo que la FDA define como medicamento activo. Es lo que se llama tasa de respuesta, así que usted tiene una respuesta... (pero) cuando mira si hay alguna prolongación de la vida al tomar este medicamento lo que encuentra es toda clase de artificios sobre la supervivencia libre de enfermedad y esto y aquello. Al final, no hay ninguna prueba de que la quimioterapia en la inmensa mayoría de los casos prolongue realmente la vida, y esta es la* **GRAN MENTIRA** *sobre la quimioterapia: que de alguna forma hay una correlación entre reducir un tumor y la prolongación de la vida del paciente".*

Estos son los hechos. En 1942, el Memorial Sloan-Kettering Cancer Centre empezó calladamente a tratar cáncer de mama con derivados del gas mostaza. No se curó nadie. También se realizaron ensayos de quimioterapia en Yale, alrededor de 1943 en los cuales se trató a 160 pacientes. De nuevo, nadie se curó. Pero como la quimioterapia redujo los tumores, los investigadores estaban tan entusiasmados que proclamaron que los ensayos de quimioterapia fueron un "éxito". Supongo que necesitamos definir qué significa exactamente éxito, ¿no? En una valiente carta dirigida al Dr. Frank Rauscher (su jefe en el Instituto Nacional del Cáncer), el Dr. Dean Burk condenó la política del Instituto de continuar recomendando la quimioterapia cuando todo el mundo sabía que causaban cancer. Su argumento era: *"La ironía es que prácticamente todos los quimioterapéuticos anticancerosos (1) son altamente tóxicos a las dosis aplicadas; (2) son claramente inmunosupresores, es decir, destruyen la resistencia natural a un conjunto de enfermedades, incluido el cáncer; y (3) son normalmente muy carcinogénicos".* Estos hechos, ahora bien comprobados, han sido reflejados en numerosas publicaciones del mismo Instituto Nacional del Cáncer, así como a lo largo y ancho de los Estados Unidos y, de hecho, en todo el mundo". (20 de Abril de 1973, Carta a Frank Rauscher, Griffin, "Private Papers").

En su libro, <u>Questioning Chemotherapy</u> (Cuestionando la quimioterapia), el Dr. Ralph Moss escribe lo siguiente: *"Se descubrió que la cantidad de producto químico tóxico necesario para matar todas las células cancerosas, mata al paciente mucho antes de eliminar el tumor...Recuerdo la historia de un famoso quimioterapeuta del Sloan Kettering quien, cuando supo que tenía un cáncer avanzado, dijo a sus colegas, 'Haced lo que queráis, pero nada de quimioterapia.' Fue un secreto a voces que un directivo del Sloan Kettering envió a su madre a Alemania para un tratamiento alternativo...Quizás lo más extraño de la quimioterapia es que muchos de estos medicamentos son carcinógenos. Esto puede parecer sorprendente al lector medio: que los medicamentos anticancerosos causan cáncer. Y, sin embargo, es un hecho innegable".*

Según el Dr. John Diamond, *"Un estudio de aproximadamente 10.000 pacientes muestra claramente que el supuestamente brillante historial de la quimioterapia del linfoma de Hodgkin es realmente una mentira. Los pacientes que sufrieron la quimioterapia tenían una probabilidad 14 veces superior de sufrir leucemia y seis veces superior de desarrollar cánceres de huesos, cartílagos y tejido blando que aquellos pacientes que no sufrieron la quimioterapia"* (NCI Journal 87:10). El número de 21 de Marzo del New England Journal of Medicine informó de que *"los niños tratados de la enfermedad de Hodgkin tienen una probabilidad 18 veces mayor de desarrollar después un tumor maligno secundario. Las niñas se enfrentan a una probabilidad del 35% de desarrollar cáncer de mama a los 40 años, que es 75 veces superior a la media. El riesgo de leucemia aumenta considerablemente cuatro años después de la finalización del tratamiento con éxito y se estabiliza después de 14 años, pero el riesgo de desarrollar tumores sólidos se mantiene muy alto y se aproxima al 30% a los 30 años".*

¿Cree usted que su oncólogo se sometería él mismo a la quimioterapia si le diagnosticaran un cáncer? El McGill Cancer Center de Montreal, uno de los más grandes y más reputados centros de tratamiento del cáncer del mundo, encuestó a 64 oncólogos para ver como responderían ante un diagnóstico de cáncer. Los resultados le dejarán pasmado. ¿Está usted sentado? Cincuenta y ocho (58) dijeron que la quimioterapia era inaceptable tanto para ellos como para los miembros de su familia debido a que los fármacos no funcionan y son tóxicos para el propio sistema. (Philip Day, Cancer: Why We're Still Dying to Know the Truth − Cáncer: por qué todavia estamos muriéndo por saber la verdad). Esto significa que el 91% de los oncólogos NO tomarían quimioterapia. ¿Cree usted que saben algo que no están contando al público en general?

En el apéndice de la segunda edición de su libro, The Persecution and Trial of Gaston Naessens (La persecución y juicio de Gaston Naessens), Christopher Bird describe sus encuentros personales con varios médicos que eran conscientes de que estaban tratando pacientes con protocolos que no funcionaban. *"Trece de esos médicos que me llamaron querían saber cómo podrían tener acceso a tratamientos tales como los que concibió Gaston Naessens para sí mismos, sus mujeres, o sus parientes para tratar casos graves de cáncer con los que se habían visto afectados. En cada caso, interpuse mi propia pregunta: "Doctor, ¿por qué no se aplica a sí mismo (y a sus allegados) la misma prescripción que ha estado recomendando a sus pacientes durante tanto tiempo?: Quimioterapia, o radioterapia o algo así. Y cada vez, aunque con otras palabras, recibí la misma respuesta: "Porque sabemos que no funciona". Cuando oí esta respuesta, algunas veces dicha a deshoras, me pregunte si estábamos viviendo en un mundo que, desde el punto de vista médico, se había vuelto loco".* www.hbci.com/~wenonah/new/naessens.htm

El cáncer es una enfermedad que es siempre el resultado de un sistema inmunitario debilitado. Y aquí está el acertijo: ¿cómo va usted a curar una enfermedad que es el resultado de un sistema inmunitario debilitado con un medicamento que debilita aún más el sistema inmunitario? Piénselo. ¡Es que no tiene ningún sentido!

En los años 1980, el Dr. Ulrich Abel, un epidemiólogo alemán, realizó un análisis exhaustivo de todos los estudios y ensayos clínicos importantes de quimioterapia. Para asegurarse de que no dejaba a nadie fuera, contactó con aproximadamente 350 centros médicos en todo el mundo pidiendo que le proporcionaran cualquier cosa que hubiesen publicado sobre el tema cáncer. En el momento en que publicó su informe, era probablemente la persona que más sabía de quimioterapia del mundo. Los resultados fueron sorprendentes. En su informe, publicado en The Lancet en agosto de 1991, el Dr. Abel indicó que *"el nivel de éxito de la mayor parte de las quimioterapias es pésimo...No hay evidencia científica que indique su capacidad de alargar las vidas de los pacientes de los cánceres orgánicos más comunes...La quimioterapia para los tumores malignos demasiado avanzados para ser operados, que es aproximadamente el 80% de los casos, es un páramo científico".* Por supuesto, la Mafia médica, atacó inmediatamente a la persona del Dr. Abel, dado que no podían atacar su ciencia. Este es el procedimiento operativo normal. No es de extrañar que ningún medio de comunicación de la corriente dominante jamás mencionara dicho estudio exhaustivo: **fue completamente ignorado**.

COUNTERTHINK
EL ATRACO DE LA QUIMIOTERAPIA

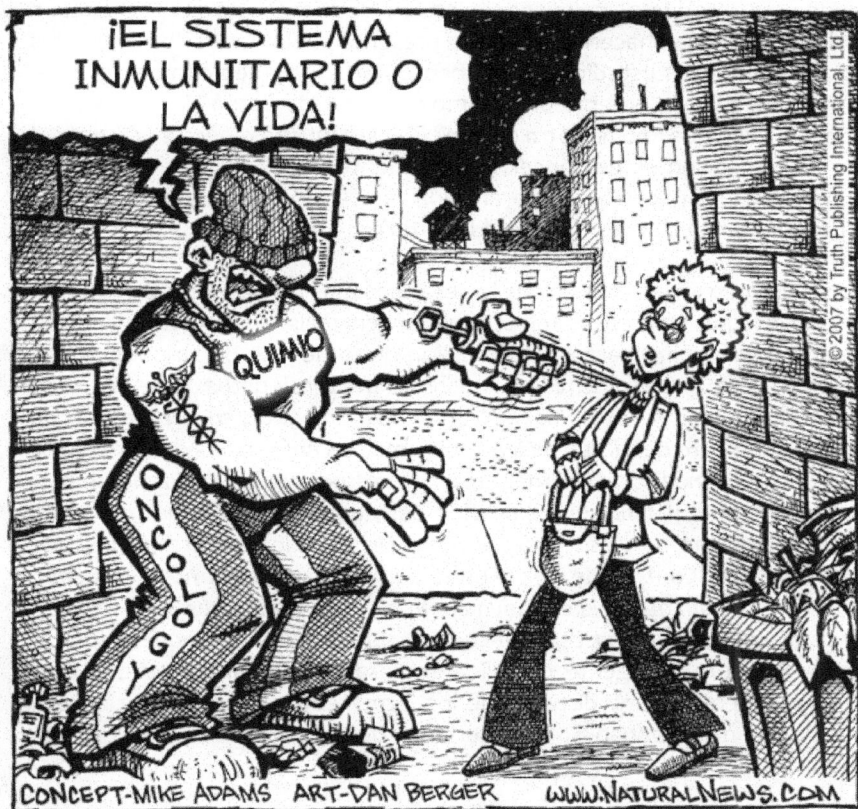

Gracias a Mike Adams y www.NaturalNews.com por la ilustración de arriba.

El Dr. Glenn Warner, que murió en el año 2000, fue uno de los especialistas en el cáncer más cualificados de Estados Unidos. Utilizó tratamientos alternativos en sus pacientes de cáncer con un éxito enorme. Al respecto del tratamiento del cáncer en su país dijo: *"Tenemos una industria multimillonaria que está matando a la gente a diestro y siniestro, simplemente por afán de lucro. Su idea de una investigación es ver si dos dosis de este veneno es mejor que tres dosis de aquel"*. El Dr. Alan C. Nixon, antiguo miembro de la Sociedad Química Americana, afirma que *"como químico formado para interpretar los datos, me resulta incomprensible que los médicos puedan ignorar la clara evidencia de que la quimioterapia hace mucho, pero mucho más mal que bien"*. Según el Dr. Charles Mathe, especialista en cáncer, de origen francés, *"Si yo contrajera cáncer, jamás iría a un centro de tratamiento estándar del cáncer. Solo las víctimas de cáncer que viven lejos de tales centros tienen una oportunidad".*

Y sin embargo, día tras día, año tras año, la Industria del Cáncer continúa poniendo estos productos químicos tóxicos en los cuerpos de sus pacientes. Y los pacientes les dejan hacerlo, incluso se presentan voluntarios como conejos de indias para nuevos estudios, simplemente porque alguien con un título de una universidad de la enfermedad (también conocida como universidad de medicina) les dijo que *"no hay otra opción"*. Cuesta mucho dinero envenenar el cuerpo de los pacientes de cáncer y los pacientes lo pagan con agrado. Es triste, pero algunos pacientes gastarán cada año cantidades de dinero con seis cifras porque su *"médico les dijo que lo hicieran"*.

No me sorprendió enterarme de que los estudios más recientes indican que los farmacéuticos que venden quimioterapia corren peligro de "contaminación secundaria por la quimioterapia". La edición de 10 de julio de 2010 del Seatle Times informó de que *"epidemiólogos daneses utilizaron datos de los registros del cáncer desde 1940 hasta el final de los 1980 para mostrar, en primer lugar un significativo aumento del riesgo de leucemia entre las enfermeras de oncología y después entre los médicos. El pasado año, otro estudio danés realizado en más de 92.000 enfermeras halló una elevación del riesgo de cáncer de mama, de tiroides, del sistema nervioso y de cerebro. Un estudio reciente de los U.S. Centers for Disease Control (de diez años de duración y el mayor hasta la fecha), confirma que la quimioterapia continúa contaminando los lugares de trabajo en que se utiliza y en algunos casos, se encuentra aún en la orina de aquellos que la manejan"*. Dicen que la gente que vive en casas de cristal no debería tirar piedras. Igualmente podría decirse que los farmacéuticos que comercian con quimioterapia: no deberían sorprenderse al descubrir un día que les está matando.

Según Mike Adams, *"tratar el cáncer con quimioterapia es como tratar el alcoholismo con vodka. Es como tratar las enfermedades coronarias con queso o la diabetes con sirope de maíz rico en fructosa. El cáncer no puede ser tratado con lo mismo que lo causa. No dejen que un médico les convenza con sus tácticas intimidatorias de que se traten con quimioterapia. Son buenos en eso. Así que, la próxima vez que le insista en que tome un quimioterapéutico, pídale que se lo beba él primero. Si su oncólogo no está dispuesto a beber el quimioterapéutico delante de usted para probarle que es seguro, ¿por qué demonios iba a consentir usted que se lo inyecten en el cuerpo?"*
www.naturalnews.com/029191_secondhand_chemotherapy_cancer.html

MANIPULANDO LAS PALABRAS

¿Mienten los medios de comunicación cuando dicen que estamos ganando la guerra contra el cáncer? En una palabra: "sí", pero solo porque la Industria del Cáncer está mintiendo a los medios de comunicación. La Industria del Cáncer nos dice que debido a los avances de la quimioterapia, la gente vive más años. Esto es mentira. Manipulando los datos y las palabras, han podido perpetuar este mito.

El Dr. John Bailer, que ha formado parte del personal del NCI y que era editor del su periódico, ofrece alguna luz en este tema: *"Las estadísticas de supervivencia durante cinco años de la American Cancer Society son engañosas. Ahora cuentan cosas que no son cáncer, y porque son capaces de diagnosticar en un estadio más temprano de la enfermedad, parece falsamente que los pacientes viven más. Toda nuestra investigación del cáncer en los últimos 20 años ha sido un fallo total. Muere más gente de más de 30 años que nunca antes...Cada vez se incluyen más mujeres con enfermedades benignas o leves en las estadísticas y se informa que se han "curado". Cuando los funcionarios gubernamentales señalan las cifras de supervivencia y dicen que están ganando la guerra contra el cáncer, están utilizando esas tasas de supervivencia de forma inapropiada".* www.ghchealth.com/chemotherapy-quotes.html

Así es como lo dice G. Edward Griffin en su libro World Without Cancer (Un mundo sin cáncer): *"Está claro que la American Cancer Society o al menos alguien que está muy arriba en ella está intentado tomar el pelo a los americanos. La verdad del asunto es que pese a las estadísticas de la ACS la medicina ortodoxa no tiene "un remedio seguro contra el cáncer" y que lo que tiene es penosamente insuficiente considerando el prestigio de que disfruta, el dinero que colecta y el menosprecio altanero que arroja sobre aquellos que no desean someterse a sus tratamientos".*

La Industria del Cáncer utiliza el snobismo, la intolerancia, la intimidación y la manipulación para mantener a los pacientes de cáncer completamente ignorantes de la verdad respecto de los tratamientos tóxicos "Tres Grandes" y de los tratamientos alternativos no tóxicos contra el cáncer. Como dice el refrán: *"El que define los términos gana el argumento".* Así es como la Industria del Cáncer ha estado manipulando los datos y redefiniendo los términos (es decir, mintiéndonos) sobre los efectos de los Tres Grandes.

La Industria del Cáncer ha definido el término "curación" para aplicarlo al paciente de cáncer que sobrevive cinco años desde la fecha del diagnóstico. Esto no significa que se haya curado o que esté libre de cáncer. Debido a las mejoras en el diagnóstico del cáncer, somos capaces ahora de ver un tumor meses si no años antes de lo que podíamos antes con sofisticados análisis de sangre y equipo de representación óptica. Como resultado, los pacientes están viviendo ahora más tiempo a contar desde el momento del diagnóstico, pues el diagnóstico ocurre antes. Sin embargo, si un paciente desarrolla el mismo cáncer otra vez después de terminado el periodo o si se queda desfigurado por la enfermedad o si se cae muerto dos días después de que se termine el periodo, aún se considerará "curado".

La industria del cáncer normalmente omite ciertos grupos de personas de sus estadísticas e incluye ciertos grupos en función de que va a hacer que las estadísticas parezcan más favorables para los "Tres Grandes". Así es. Eligen la muestra. Por ejemplo, los pacientes de cáncer de pulmón son normalmente excluidos de sus estadísticas, a pesar de que el cáncer de pulmón es la causa principal de muerte por cáncer. Y ciertos cánceres como el cáncer de piel no melanoma son incluidos siempre en las muestras ya que el 99% de los pacientes de cáncer de piel no melanoma viven más de cinco años, lo que incremente el porcentaje de curación. Sospechoso ¿no?

La Industria del Cáncer normalmente eliminará de la población de la muestra los pacientes que mueren durante un protocolo de los "Tres Grandes" tratamientos. ¿Qué quiere decir esto? Quiere decir que si hay diez pacientes en un protocolo de quimioterapia que dura sesenta días y nueve de ellos se mueren antes del sexagésimo día mientras que solamente uno llega al final del tratamiento, entonces los nueve son eliminados y se dice que el tratamiento ha tenido una tasa de curación del 100%.

Otro truco que utiliza la Industria del Cáncer en sus estadísticas es olvidarse de contar a la gente que muere por los efectos de los "Tres grandes". En otras palabras, pongamos que usted ha elegido quimioterapia, y como resultado de su sistema inmunitario recientemente debilitado, sufre una pulmonía y se muere. Entonces, ¿sabe usted que su muerte no será contada como muerte de cáncer? Eso fue exactamente lo que le ocurrió a mi mamá. El "tratamiento" contra el cáncer le provocó una apoplejía masiva y en su certificado de defunción dice "muerte por apoplejía". Pues bien, en la perspectiva retorcida de la Industria del Cáncer, a pesar del hecho de que ahora ella está muerta, los tratamientos del cáncer de mi madre fueron un éxito. ¿No es esto retorcido?

También nos cuenta la Industria del Cáncer que si un fármaco de quimioterapia reduce el tamaño de un tumor, entonces debe ser considerado efectivo. Pero, ¿que significa efectivo? ¿Significa que el paciente vivirá más tiempo? No. Se ha documentado suficientemente que reducir un tumor tiene poco que ver con una mayor tasa de supervivencia.

OBSESIÓN POR EL TUMOR

La Industria del Cáncer está obsesionada con los tumores. La mayoría de los oncólogos está tan obsesionada con reducir el tamaño de los tumores que no dan para nada en el clavo. La quimioterapia reduce tumores; eso es verdad. Sin embargo, a pesar de que los oncólogos tienen éxito reduciendo tumores, con frecuencia, el paciente todavía se muere. Pero ¿por qué? La razón es que el tamaño del tumor no tiene **nada** que ver con la curación del cáncer. Un tumor es como la luz de *"comprobar el motor"* de su automóvil. Aparece solamente **despúes** de que se ha producido un problema, pero la luz no es el problema. ¿Usted machaca la luz o intenta hace algo para arreglar el problema? Un tumor es simplemente una señal de que algo ha ido muy mal en el cuerpo. Es tan solo la punta del iceberg.

Según Webster Kehr: *"La medicina ortodoxa, con su interés en el altamente rentable tumor, ha lavado el cerebro del público para que piense que el tumor es el cáncer. En verdad he visto sitios Web de medicina ortodoxa que dicen que los tumores están hechos exclusivamente de células cancerosas. Esto es totalmente una chorrada. Un tumor no puede estar hecho exclusivamente de células cancerosas más que una casa puede estar hecha de petróleo. Las células cancerosas* **NO PUEDEN** *formar tejidos. De ninguna manera puede estar un tumor constituido solo de células cancerosas. Las células cancerosas están en el tejido del tumor. Por eso hacen biopsias. Entonces si matas las células cancerosas del tumor, ¡el tumor no es más que un trozo de tejido inocuo! Con tratamientos alternativos para el cáncer, apenas se presta atención, si es que se presta alguna, al tumor. Si el tumor crece un poco, en muchos tipos de cáncer no es un problema grave. Son las células cancerosas en el tejido del tumor las que son importantes. Pero es que ni siquiera las células cancerosas del tejido de un tumor son las que amenazan la vida del paciente...es la* **PROPAGACIÓN** *(metástasis) del cáncer lo que mata a los pacientes de cáncer. No hay nada en la medicina ortodoxa que trate la propagación del cáncer".*

En su libro, <u>Alive and Well</u> (Vivo y sano), el Dr. Vinzel dice que en los cánceres primarios (con pocas excepciones) el tumor no pone en peligro ni la salud ni la vida. Lo que pone en peligro la salud y la vida es la propagación del cáncer al resto del cuerpo. No hay nada que la que la cirugía pueda hacer hoy en día para prevenir la propagación del cáncer. No hay nada que la quimioterapia o la radioterapia pueda hacer para prevenir la propagación del cáncer. ¿Cómo lo sabemos? Basta con mirar las estadísticas. El tiempo de supervivencia de un paciente de cáncer no es hoy diferente del que era hace medio siglo. El único avance en los últimos cincuenta años ha sido en la mejora de las formas de destruir los tumores a través de la quimioterapia y la radioterapia. ¿Qué significa esto? Pues que estamos errando el tratamiento.

Por enfocarse solo en el tumor y no en la causa real del cáncer (es decir, un sistema inmunitario debilitado), los principales tratamientos han dejado a la "zorra en el gallinero"... y es casi seguro que volverá a golpear de nuevo. Según el Dr. Philip Binzel: *"El problema con muchos (no todos) los médicos y oncólogos en la sociedad actual es que han sido formados para que estén "orientados al tumor"... Por ejemplo, cuando se ha hallado que un paciente tiene un tumor, lo único que el doctor discute con ese paciente es lo que tiene intención de hacer con ese tumor...nadie pregunta cómo le va al paciente. En la formación médica, recuerdo bien el ver pacientes que estaban recibiendo radioterapia o quimioterapia. Puede que el tumor se hiciera cada vez más pequeño pero el paciente estaba cada vez más enfermo. En la autopsia podríamos oír: ¡Qué maravilla! ¡El tumor se ha ido! Y así era, pero también se había ido el paciente. ¿Cuántos millones de veces vamos a tener que repetir estos escenarios antes de que nos demos cuenta de que estamos errando el tratamiento?"*

¿ARDE SU CASA?

Suponga que es usted el propietario de una bonita y cómoda casa, sita en el campo pero cerca de una pequeña ciudad y valorada en $300.000. Mientras usted está de compras, en su casa se inicia un incendio. Cuando vuelve a casa, usted ve que dos habitaciones de su casa están en llamas y que el fuego se está extendiendo. Inmediatamente, llama usted a los bomberos. Veinte minutos después aparecen tres camiones de bomberos. Los hombres y las mujeres del primer camión se ponen unos trajes muy pesados y con hachas en la mano corren hacia la casa y empiezan a cortar partes de la casa que ya se han quemado. Cortan con furia y cuando ha cortado aproximadamente el 10% de las partes de la casa que ya se han quemado, abandonan el trabajo y vuelven a su camión.

Usted se da cuenta de que no han hecho absolutamente nada para detener la propagación del fuego. Lo que han cortado ni siquiera estaba ardiendo y desde luego no tenía nada que ver con detener el fuego arrasador. Y entonces ve como los hombres y mujeres del segundo camión sacan una manguera y empiezan a rociar el fuego con un polvo. A usted le parece que la cantidad de polvo con que rocían no es suficiente para apagar el fuego. Pero se da cuenta de que aunque el polvo está deteniendo la propagación del fuego, también está dañando gravemente las partes de la casa que no están ardiendo.

Perplejo, le pregunta usted a los bomberos qué es ese polvo. Le dicen que es un ácido muy tóxico que es capaz de apagar el fuego, pero que no pueden rociar mucho porque si lo hicieran, toda la casa quedaría reducida a un montón de escombros por efecto del ácido. Por ello, todo lo que pueden hacer es ralentizar la propagación del fuego, pero no pueden detenerla por completo. Aún más perplejo, les pregunta por qué no traen agua con su camión de bomberos. Ellos le dicen que eso utilizar agua en un incendio doméstico es un cuento de viejas y que el agua no es efectiva. Dicen que la agencia gubernamental reguladora, la Fire Development Administration (FDA) (trad. Administración para el Desarrollo de Incendios) ha investigado el agua y ha declarado que no está probado que el agua sea un método útil para apagar fuegos domésticos.

Usted murmura en silencio que debe haber una gran conexión oculta entre la FDA y las empresas químicas. Mientras que usted estaba hablando con los hombres y mujeres del segundo camión, cinco hombres han saltado del tercer camión. Le preguntan donde está el sofá en su sala de estar. Usted apunta más o menos en la dirección del sofá del salón, que ya, supone usted, debe de estar ardiendo. Inmediatamente cada uno de ellos saca un rifle del calibre 30-06 y empieza a disparar al sofá desde donde están ahora, al lado del camión. Usted les grita y les pregunta qué están haciendo. Ellos le responden que les han enseñado que los sofás son de las peores cosas que se pueden tener en casa durante un incendio, así que están intentando romper el sofá a tiros. Le dicen: *"Creemos que estamos haciendo algún bien"*. Entonces usted dice que aunque el sofá esté ayudando a propagar el fuego, ellos lo que están haciendo es crear grandes agujeros a ambos lados de la casa intentando romper el sofá a tiros desde fuera.

Aunque la propagación del incendio en la casa se ralentizó gracias a los ácidos tóxicos, al cabo de dos horas ya no tiene casa. Los bomberos están muy orgullosos de haber ralentizado la propagación del incendio. Le dicen que su casa ha aguantado una hora extra gracias a su trabajo. Chocan las palmas, se suben a sus camiones y se vuelven a su cuartel. Entre el fuego, el ácido y las balas, su casa ha quedado reducida a escombros. El talado de la madera que ya había ardido, no tuvo ningún efecto en la extinción del incendio. De hecho, nada de lo que hicieron detuvo la propagación del fuego, solo lo ralentizó.

Usted está sorprendido de lo que ha visto. Se pregunta por qué los "periodistas de investigación" no han saltado ante esta situación. Entonces se da cuenta de cuánto se anuncian las empresas químicas en la televisión y se da cuenta de por qué los "periodistas de investigación" han guardado silencio. Una semana más tarde, cuando circula junto al cuartel de bomberos, se da cuenta de que todos los coches del aparcamiento son muy caros. Un mes más tarde se da cuenta de por qué todos conducen coches caros. Le han enviado una factura por sus servicios: $100.000. Eso sí, en la factura le indican que la compañía aseguradora de su hogar pagará la mayor parte de la factura. Usted se queda perplejo cuando lee su póliza de seguro del hogar y se da cuenta de que la compañía aseguradora no pagará la factura si el departamento de bomberos utiliza agua.

"*Is Your House on Fire?*" (¿Arde su casa?) ha sido escrito por Webster Kehr e ilustra brillantemente lo totalmente inadecuados que son los "Tres Grandes". Por supuesto, el primer camión representa la cirugía, el segundo camión representa la quimioterapia y el tercer camión representa la radioterapia. **Corta, Envenena y Quema.**

A pesar de que los "Tres Grandes" tratamientos convencionales del cáncer son tóxicos, inmunosupresores, y carcinógenos, los oncólogos continúan prescribiendo este protocolo de tratamiento. Pero ¿por qué? Sigua las huellas del dinero. Los "Tres Grandes" tratamientos son el fundamento de un negocio multimillonario. Tristemente, si usted tiene cáncer y elige los "Tres Grandes", la probabilidad indica que usted morirá por las complicaciones del tratamiento antes de que hay tenido tiempo de morirse de cáncer. La ironía es que, de una forma demente, supongo que se podría decir que los "Tres Grandes" tratamientos contra el cáncer previenen muchas muertes por **cáncer** en los pacientes...Se mueren por los **tratamientos**.

La historia de Katie Wernecke

A Katie Wernecke le diagnosticaron un linfoma de Hodgkin (cáncer de los nódulos linfáticos) en enero de 2005 cuando solo tenía 12 años de edad. Sus padres la llevaron a urgencias con lo que pensaban que era una neumonía, pero acabó siendo mucho peor. Los médicos les persuadieron de que Katie necesitaba quimioterapia y dieron su consentimiento. Sin embargo, los médicos recomendaron también radioterapia pero los Wernecke rehusaron. Katie dijo: "*No necesito el tratamiento de radioterapia. Y nadie me ha preguntado lo que yo quiero. Es mi cuerpo*".

En un intento de forzar a los Wernecke a someter a Katie a los tratamientos convencionales del cáncer, la GESTAPO de hoy (Child Protective Services) separó a Katie de su padres en 2005, después de recibir un soplo de que Katie y sus padres se estaban ocultando en el rancho familiar para evitar la radioterapia que los médicos decían que ella necesitaba para sobrevivir. Las autoridades inmediatamente pusieron a Katie bajo custodia y arrestaron a la madre con cargos de interferir en la custodia de la niña. Eso es, el gobierno de Texas secuestró a una niña apartándola de su familia para envenenarla y después arrestó a la madre por intentar impedir que envenenaran a su hija.

La madre tuvo que pagar $50.000 de fianza para salir de la cárcel. Imagínese... ¡$50.000 por proteger a tu propio hijo! Es ridículo. ¡Yo sé de asesinos que salen por menos de $50.000! Además, de secuestrar a su hija, CPS puso a sus tres hijos en una casa de acogida. Los abogados del Texas Department of Family and Protective Services, dijeron en el juicio que los Wernecke eran *"negligentes desde el punto de vista médico"*, por rechazar la radioterapia. Parece ser que estos abogados eran felizmente inconscientes de la ironía de esta frase. A finales de 2005, un juez de Texas falló que se permitiera a los Wernecke que sacaran a Katie del estado para ir a consulta con médicos alternativos, pero no antes de que ella sufriera cinco días más de envenenamiento químico. Al final, Katie fue dada de alta y pudo reunirse con su familia. Afortunadamente, la quimioterapia no mató a Katie, y sobrevivió a pesar de este horrible tratamiento contra el cáncer. Esta historia es un ejemplo perfecto de lo fuera de control que está la Mafia Médica.

Si piensa que vivimos en una sociedad "libre", piense otra vez. Ahora mismo, bajo la supervisión directa de especialistas en cáncer mal aconsejados, un juez puede ordenar a la CPS secuestrar a sus propios hijos de su propia casa, llevarlos a un hospital y ponerles en sus venas un gotero con productos químicos tóxicos.

Según Mike Adams: *"Esto no es para nada un sistema de protección de la salud, amigos. Es un sistema de control. ¿Como controlar a la población?: Dróguelos desde la cuna hasta la tumba. Manténgalos en un estado de aturdimiento. Desoriéntelos con la televisión. Arruínelos con facturas de servicios médicos. Y si no obedecen, arréstelos a punta de pistola y aterrorice a su familia para dar ejemplo. Yo llamo a esto terrorismo médico patrocinado por el Estado. En este caso, el estado es Texas. Personalmente pienso que, en una sociedad justa, el personal del CPS de Texas sería arrestado y condenado por secuestro y los oncólogos que formaron parte de esta conspiración de cáncer, serían juzgados en un tribunal internacional por crímenes contra la humanidad. Pues ¿acaso no es un crimen inyectar a un niño un producto químico mortal contra su voluntad y la de sus padres? Si yo lleno una jeringa con exactamente los mismos productos químicos que utilizaron con esta niña y se la inyecto a usted en un brazo sin su autorización, yo sería condenado, con todo el derecho, por intento de asesinato".* www.naturalnews.com/016387.html

COUNTERTHINK

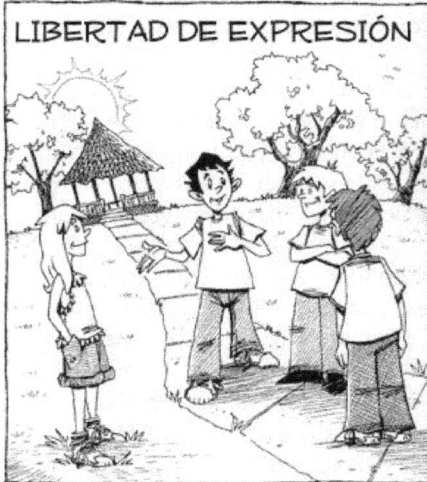

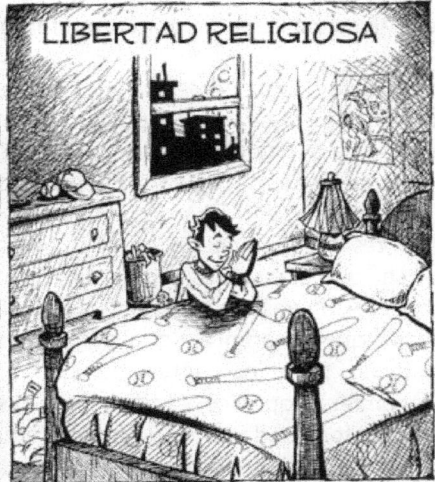

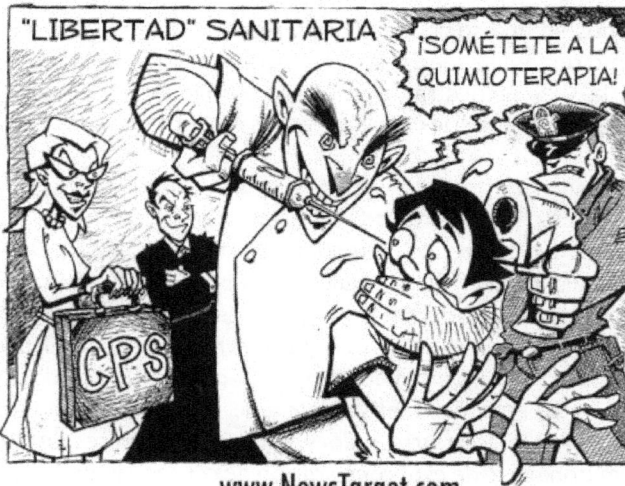

Gracias a Mike Adams y a www.NaturalNews.com por la ilustración de arriba.

PARTE 2

CONCEPTOS BÁSICOS DE BIOLOGÍA

TRATAMIENTOS NO TÓXICOS

CÁNCERES COMUNES

Y

"CAQUEXIA"

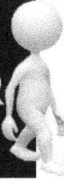

CAPÍTULO 5
CONCEPTOS BÁSICOS DE BIOLOGÍA Y CÁNCER

"El cáncer no es la causa de que las células se vuelvan anaeróbicas, sino que es la respiración anaerobia estabilizada la que es la única causa (o requisito esencial) que convierte una célula que depende de la respiración aeróbica en una célula cancerosa." - Dr. David Gregg

BIOLOGÍA CELULAR

*A*ntes de introducirnos en las causas del cáncer, es importante obtener una noción de los fundamentos de biología, así como definir los términos que se usarán a lo largo de este libro. Así que comencemos, ¿de acuerdo?

Dios ha creado nuestros cuerpos en una forma milagrosa. Nuestro corazón impulsa sangre por nuestras venas, arterias y capilares hasta cada célula en nuestro cuerpo. Imagine que su cuerpo es un país y las células son los ciudadanos. Para que el país se mantenga fuerte, sus ciudadanos deben de tener varios trabajos, herramientas apropiadas para realizar esos trabajos, nutrición apropiada para mantenerse saludables, un sistema de transporte, un sistema de comunicación, un sistema de eliminación de desechos, un lugar seguro para descansar y protección contra las toxinas que desean dañarlos. Nuestro objetivo es proporcionar a nuestras células todos esos requisitos.

Al igual que la gente, nuestras células tienen formas y tamaños diferentes y todas ellas tienen diferentes habilidades y funcionamientos. Pero todas ellas son esenciales para la salud de nuestro cuerpo. Las células "recolectoras de desechos" son tan importantes como las células "alimentadoras" y las células de "comunicación". Todas nuestras células están perfectamente estructuradas. En el centro de una célula se encuentra su núcleo, que es básicamente el equivalente a un "cerebro". El núcleo está cubierto por una membrana plasmática. Es interesante saber que, con excepción de los glóbulos rojos, todas las células de nuestro cuerpo tienen un núcleo.

Extendiéndose desde el núcleo a la membrana celular (la "piel" de la célula) están las fibras celulares que son básicamente el andamiaje de la célula. Estas fibras celulares también funcionan como los "músculos" de las células, permitiendo a la célula contraerse o expandirse en diferentes formas. Esta habilidad de cambiar de forma es llamada pleomorfismo. En estas fibras celulares estan incrustados los orgánulos, los cuales son como "pequeños órganos", ya que cada uno de ellos tiene una función específica. Como ya lo mencioné, la "piel" de la célula se llama membrana la cual esta formada de moléculas de proteínas. Algunas de estas proteínas actúan como una "etiqueta" para identificar el tipo de célula, mientras otras proteínas actúan como una "puerta" de la célula.

Las células sanas son aeróbicas, lo que quiere decir que funcionan apropiadamente en la presencia de suficiente oxígeno. Las células sanas sintetizan (consumen) oxígeno y glucosa (azúcar en la sangre) para producir adenosina trifosfato (ATP), que es la "moneda" de energía de las células. A este proceso nos referimos como respiración aeróbica (o metabolismo aeróbico). Este ciclo de creación de energía, llamado Ciclo de Krebs, tiene lugar en las mitocondrias, que son orgánulos compuestos de una membrana exterior y una interior. Las enzimas usadas para producir energía se encuentran en la parte superior de la membrana interna.

ATP esta compuesto de tres fosfatos. La ruptura de la unión entre el segundo y tercer fosfato libera la energía para realizar prácticamente todos los procesos celulares. Sorprendentemente, ¡todos generamos suficiente energía metabólica para producir nuestro peso en ATP cada día solo para funcionar! Cada segundo, cada una de nuestros aproximadamente sesenta billones de células consume y regenera doce millones de moléculas de ATP.

La producción de ATP es una función esencial para cada célula humana. Sin ello, las actividades básicas tales como la reparación celular, y la síntesis de proteínas, enzimas, hormonas o neurotransmisores, no ocurriría. La reparación del ADN y la reproducción celular desaparecerían. Varios factores tales como el envejecimiento, una dieta deficiente, una nutrición inapropiada y toxinas externas pueden impedir esta crítica generación de energía. Los electrones negativamente cargados del hidrógeno son el recurso de la energía necesaria para generar esta asombrosa cantidad de ATP.

Una vez producido el ATP, éste se almacena en los cuerpos de Golgi de la mitocondria hasta que es requerido por las células para sus actividades. El subproducto de este proceso generador de energía es el dióxido de carbono. El dióxido de carbono, a su vez, es responsable de liberar oxígeno de la hemoglobina (glóbulos rojos). El oxígeno entonces es consumido para producir más ATP y más dióxido de carbono como subproducto, el cual a su vez, es utilizado para extraer el oxígeno de la hemoglobina. Es un estado milagroso de continua perpetuidad.

El sistema inmune es un conjunto de células, mensajeros químicos, y proteínas que funcionan en conjunto para proteger el cuerpo de microbios infecciosos potencialmente dañinos como las bacterias, los virus y hongos, por lo tanto, el sistema inmunológico juega un papel en el control del cáncer y otras enfermedades. Nuestro sistema inmune está compuesto por leucocitos (glóbulos blancos), anticuerpos del bazo (proteínas en la sangre), el timo, y el hígado. Tiene su propia red de vasos (el sistema linfático) que drena los desechos de los tejidos y los transporta de ganglio a ganglio linfático donde los macrófagos filtran los desechos.

Los leucocitos son la primera línea de defensa del cuerpo. Cuando hay invasores extraños que entran en el cuerpo, nuestro sistema inmunológico viene al rescate de dos maneras:
1. Los leucocitos atacan directamente al invasor.
2. Los anticuerpos o bien dañan directamente a los invasores o alertan a los leucocitos para que organicen un ataque.

Hay dos grupos principales de leucocitos. El primer subgrupo se llama leucocitos polimorfonucleares (también conocidos como granulocitos). Estos leucocitos están llenos de gránulos de productos químicos tóxicos que les capacitan para digerir los microbios mediante un proceso llamado fagocitosis (literalmente "comer células"). Hay tres tipos de granulocitos: los neutrófilos (que matan a las bacterias), los eosinófilos (que matan los parásitos) y los basófilos. El segundo subgrupo se llama leucocitos mononucleares, que incluyen tanto los monocitos y como los linfocitos. Los monocitos ingieren las células muertas o dañadas (a través de la fagocitosis) y proporcionan defensas inmunológicas contra muchos organismos infecciosos.. Los monocitos migran al interior de los tejidos y se convierten en macrófagos. Los macrófagos contienen gránulos o paquetes de productos químicos y enzimas que sirven al propósito de ingerir y destruir microbios, antígenos y otras sustancias extrañas.

Los linfocitos, que se encuentran en el sistema linfático, son leucocitos mononucleares que identifican sustancias extrañas y gérmenes (bacterias o virus) en el cuerpo y producen anticuerpos específicos para ellos. Son necesarios entre varios días y varias semanas para que los linfocitos reconozcan y ataquen una nueva substancia extraña. Los subtipos de linfocitos más importantes son los linfocitos B, los linfocitos T y los linfocitos asesinos.

RESPIRACIÓN AERÓBICA VS. RESPIRACIÓN ANAERÓBICA

El ciclo de creación de energía se llama el Ciclo de Krebs y ocurre en la mitocondria. Las células típicamente crean energía por medio de un proceso conocido como respiración aeróbica (es decir, "con oxígeno"). Sin embargo, si sucede algo que inhibe la capacidad de la sangre para transportar el oxígeno, que reduce la cantidad de oxígeno en la sangre, que disminuye nuestro dióxido de carbono, que impide a la célula absorber el oxígeno de la sangre o que daña la capacidad de la mitocondria de producir ATP, entonces el ciclo de Krebs se interrumpe, las células no tienen energía y tenemos serios problemas.

Como no contamos con suficiente oxígeno para que la célula respire, ésta cambia a respiración anaeróbica ("sin oxígeno") para sobrevivir. Según el Dr. David Gregg, "*El cáncer no causa que las células se conviertan en anaeróbicas, sino que es la respiración anaeróbica estabilizada la única causa (o el requisito esencial) que convierte a las células normales, que dependen de la respiración aeróbica, en células cancerosas*". www.krysalis.net

La célula deja de respirar oxígeno y empieza a fermentar glucosa (glucemia) para crear energía. El subproducto de desperdicio resultante del proceso de fermentación es un mar de ácido láctico que hace aún más difícil para la célula el recibir oxígeno ya que el calcio y el oxígeno se utilizan para tratar de contrarrestar éste ácido. Esto es lo que permite que una célula cancerígena se estabilice. La respiración **an**aeróbica es extremadamente ineficiente y es un grave desgaste del cuerpo, ya que las células anaeróbicas deben de esforzarse mucho más para producir ATP a partir de la glucosa que degradan. De hecho, la respiración aeróbica produce hasta treinta y seis moléculas de ATP por molécula de glucosa, mientras que la respiración **an**aeróbica produce únicamente dos moléculas de ATP. Por lo tanto, la respiración anaeróbica libera únicamente 1/18 de la energía disponible. Por lo tanto, cuando hacemos cuentas, calculamos que para que una célula cancerígena obtenga la misma cantidad de energía que una célula normal, necesita degradar, por lo menos, dieciocho veces más glucosa. ¿Puede usted ahora entender porqué escuchamos la frase "al cáncer le encanta el azúcar"?

Para ser sincero, la célula cancerosa realmente no tiene la capacidad de utilizar 18 veces más azúcar para producir el mismo nivel de energía que una célula sana. Por lo tanto, la célula cancerosa es débil. Esta debilidad le impide producir las enzimas antioxidantes protectoras [superóxido dismutasa (SOD), glutatión peroxidasa (GPx), glutatión reductasa, y catalasa], dejando así a la célula ampliamente vulnerable al ataque oxidativo del ozono. Como he mencionado anteriormente, las células sanas metabolizan el oxígeno y la glucosa para producir ATP desprendiendo dióxido de carbono. El dióxido de carbono, a su vez, es el responsable de liberar el oxígeno de la hemoglobina, que es transportado por los glóbulos rojos desde los pulmones hasta las células. Sin embargo, las células cancerosas no pueden extraer el oxígeno de la hemoglobina porque su respiración anaeróbica no produce el dióxido de carbono necesario para extraer el oxígeno de la hemoglobina.

Las diferentes células tienen diferentes ciclos de vida. Dios creó nuestras neuronas (células nerviosas)) para perdurar a lo largo de nuestra vida, mientras que creó nuestros leucocitos para durar únicamente un par de días. Cuando las células se dañan pueden morir prematuramente; éstas células muertas están siendo constantemente remplazadas para asegurar el funcionamiento apropiado del tejido. Este tipo de reemplazo celular ocurre constantemente mediante de un proceso llamado mitosis, que es básicamente una división celular en donde una célula se divide en dos células "hijas". Las células nuevas son estructural y funcionalmente similares entre si. Yo digo similar porque las dos células hijas reciben aproximadamente la mitad en vez de exactamente la mitad de los orgánulos de sus padres. Mucho más importante, sin embargo, es que cada célula hija hereda una réplica exacta del ADN (herencia genética) de la célula madre.

Sin embargo, a pesar de que siempre ocurre una número considerable de mitosis, no hay un cambio real en el número total de células en nuestros cuerpos. ¿Cómo sucede esto? Pues bien, utilizando términos contables, su cuerpo tiene que "hacer el balance de sus libros". De una forma simple: para que el cuerpo se mantenga estable, por cada célula nueva producida por medio de la mitosis, otra célula debe morir. La muerte celular programada, es un proceso llamado apoptosis. ¡Sorprendentemente, cada año una persona común pierde la mitad de su peso en células vía apoptosis!

La desregulación de la apoptosis esta asociada con varias enfermedades y varios síndromes, incluyendo el cáncer y el SIDA. En el caso del cáncer, la inhibición del proceso normal de apoptosis puede dar lugar al desarrollo de tumores debido a que ciertas células que normalmente hubiesen muerto, viven indefinidamente. Sin embargo, el cáncer no es necesariamente el resultado de un problema con el gen p53 (gen que regula la apoptosis). Los centros de un tumor cancerígeno sólido están formado por células muertas, así que en estos tumores no hay falta de apoptosis Es en los bordes de los tumores crecientes donde las células cancerosas están vivas, pues ahí pueden obtener un suministro suficiente de azúcar y no ahogarse en su propio ácido láctico.

Describimos una célula cancerosa como un ser indiferenciado. Esto significa que una célula cancerosa no tiene una función útil. Como resultado, una célula cancerosa no puede formar parte del tejido de un tumor en sí, debido a que el tejido del tumor debe estar formado completamente por células sanas. Las células cancerosas únicamente se colocan dentro del tejido tumoral, sin hacer nada salvo multiplicarse y negarse a morir. Sin embargo, por lo que los pacientes con cáncer fallecen, es por la **diseminación de sus células cancerosas**. Esto es exactamente por lo que las biopsias son tan peligrosas. ¡Cortar el tejido puede liberar las células cancerosas en el torrente sanguíneo, permitiendo que estas viajen a través del cuerpo! Cuando el cáncer se disemina por todo el cuerpo, acabará por haber suficientes células cancerosas para matar a una persona.

Obviamente, las células cancerosas se diseminan incluso sin biopsia. Existe un esfuerzo de colonización realizado por las células "hijas" del tumor "materno". Las células hijas en su mayoría están controladas por las estatinas producidas por la "madre", hasta que el tumor madre es extirpado por medio de la cirugía o destruido por radiación, con lo cual las células hijas no tienen nada que las reprima y entonces empiezan a crecer.

Los tumores han demostrado ser autosuficientes ya que crean su propio suministro de sangre. La angiogénesis es el proceso por el cual se forman nuevos vasos sanguíneos y es un proceso normal y esencial para el desarrollo biológico. No obstante, la angiogénesis también es necesaria para el crecimiento de los tumores cancerígenos. El evento primario inicial de la angiogénesis es la ausencia de oxígeno (hipoxia). El desarrollo de vasos sanguíneos es un evento externo, para poder llevar más azúcar al borde del tumor en donde las células están vivas. Varias cosas se pueden hacer para inhibir la angiogénesis, por ejemplo, tomar grandes cantidades de enzimas pancreáticas. "Las células privadas de oxígeno emiten señales angiogénicas". (The Townsend Letter, Junio 2002, pg97).

Según el Dr. David Gregg, *"El proceso complejo de la formación de vasos sanguineos nuevos se sigue desde ahí. En cierto modo esto tiene sentido ya que uno esperaría que un célula sana también respondiera de esa forma, no solo las células tumorales. De hecho, eso es lo que puede estar pasando. Son las células normales en el ambiente carente de oxígeno de una célula tumoral anaeróbica las que pueden estar formando vasos sanguíneos y no las células cancerosas. Siempre me he preguntado por qué todos los cánceres son de metabolismo anaeróbico. Es como si este fuera un requisito. Pienso que ahora entiendo la respuesta. Se sabe muy bien que para que los tumores crezcan, tienen que formar vasos sanguíneos nuevos para proveer al incremento del tamaño del tumor. Si no logran hacer esto no pueden crecer. Esto es un requisito fundamental para todos los cánceres. Si la teoría de la angiogénesis...es correcta, los cánceres necesitan crear un medio ambiente carente de oxígeno para estimular el desarrollo de vasos sanguíneos nuevos. El metabolismo anaeróbico logra esto. Por lo tanto, el metabolismo anaeróbico no es tan solo una consecuencia secundaria del cáncer, sino que es un requisito para que el cáncer se desarrolle. Las células que no son anaeróbicas no tienen medios para estimular la formación de vasos sanguíneos nuevos y por consiguiente no pueden mantener el crecimiento de un tumor. Si no tienen esta habilidad acaban muriendo".*

Un científico que contribuyó mucho a la investigación del cáncer fué P.G. Seeger, quien publicó aproximadamente trescientos trabajos científicos y fué nominado en dos ocasiones para el premio Nobel. En los 1930's, demostró que el cáncer se inicia en el citoplasma de la célula, no en el núcleo. El citoplasma es el fluido de apariencia gelatinosa que hay dentro de la célula, y este provee una plataforma en la cual otros orgánulos pueden funcionar dentro de la célula. Todas las funciones de expansión, crecimiento y reproducción de la célula se llevan a cabo en su citoplasma. El citoplasma contiene las mitocondrias, las cuales en algunas ocasiones son descritas como "las centrales de producción de energía de la célula" ya que producen el ATP a través de una series de pasos que Seeger llamó "La cadena respiratoria". Seeger demostró que en las células cancerosas, la cadena respiratoria estaba impedida por la destrucción de enzimas importantes, por consiguiente la célula únicamente puede producir energía de forma **an**aeróbica por la conversión glucosa en ácido láctico.

En 1957, el Sr. Seeger logró satisfactoriamente convertir células normales en células cancerosas en pocos días introduciendo productos químicos que obstruyeron la cadena respiratoria. Quizás su descubrimiento más importante fué: que ciertos nutrientes tienen la habilidad de restaurar la respiración celular en las células cancerosas, transformándolas de nuevo en células normales. En otras palabras, el Sr. Seeger creía que el cáncer es reversible. Uno de los nutrientes es la vitamina B inositol, la cuál ha sido usada (en conjunto con el IP6) por el Dr. AbulKalam M. Shamsuddin, PhD. Profesor de Patología de la Universidad de Maryland para revertir satisfactoriamente células cancerosas en células aeróbicas normales.

El Dr. Otto Warburg nacido en Alemania, un bioquímico de cáncer y el ganador del premio Nobel de medicina en 1931, inicialmente descubrió que las células cancerosas tienen una respiración o creación de energía fundamentalmente diferente de la de las células sanas. Él descubrió que las células cancerosas son anaeróbicas, así que cualquiera que sea la causa de esta respiración anaeróbica, es la causa de todos los cánceres. Él creía que el cáncer ocurre siempre que cualquier célula es privada del 60% del oxígeno requerido y demostró que las células cancerosas muestran una respiración anaeróbica. Su tesis fue que el cáncer es una enfermedad causada por células que mutan de respiración aeróbica a respiración anaeróbica, dando como resultando la fermentación de la glucosa y un crecimiento celular incontrolado. Él teorizó que los tumores no son más que un vertedero de desechos tóxicos en el cuerpo, protegido por paredes y mantenido por medio de la fermentación de la glucosa. Según Warburg, la mayoría de, cuando no todas, las enfermedades degenerativas, son un resultado de la carencia de oxígeno a nivel celular.

Algunos investigadores afirman que la teoría del Dr. Warburg no es válida ya que ellos midieron un crecimiento del cáncer particularmente lento y no encontraron la presencia de fermentación en si. Dean Burn y Mark Woods, dos investigadores del Instituto Nacional de Cáncer, revisaron estos resultados. Utilizando un equipo más sofisticado, determinaron que el equipo utilizado para medir los niveles de fermentación por estos investigadores, no fue lo suficientemente preciso para detectar la fermentación a niveles bajos. Utilizando un equipo nuevo y más preciso, Dean Burn y Mark Woods demostraron que aún en esas células cancerosas de crecimiento lento, la fermentación tenía lugar, aunque a niveles muy bajos.

El equilibrio del pH

"Ciertamente, todo el proceso metabólico depende de un pH equilibrado". (Dr. Robert Young, <u>Sick & Tired</u> - Enfermo y cansado, página 59).

Después de años y años de investigación, he aprendido que los tratamientos alternativos de cáncer no tóxicos y más eficaces tienen dos común denominadores:
  ➢ mantienen el equilibrio ácido/alcalino de nuestro cuerpo.
  ➢ incrementan la cantidad de oxígeno a nivel celular.
  ➢

Entonces veamos rápidamente estos dos conceptos. En la clase de química, aprendimos acerca de nuestro equilibrio ácido/alcalino, también conocido como el pH del cuerpo ("potencial de hidrógeno" o "potencia de hidrógeno"). Nuestro pH es medido en una escala de 0 a 14, en donde cerca de 7.35 es neutro (normal). Los valores de pH menores de 7.35 son ácidos (con o son los más ácidos) y los valores mayores de 7.35 son alcalinos (siendo 14 el más alcalino).

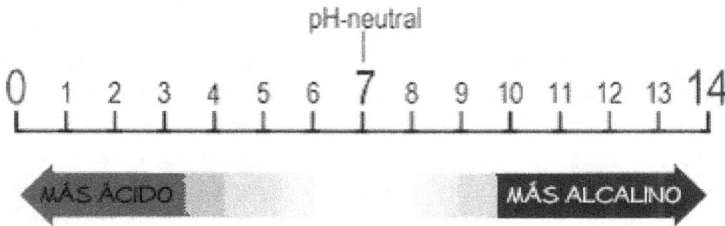

pH-neutral

0 1 2 3 4 5 6 7 8 9 10 11 12 13 14

MÁS ÁCIDO   MÁS ALCALINO

El hidrógeno está formado por un protón y un electrón. Si se separa el electrón, entonces el ion positivo resultante es un protón. Sin profundizar en todos los detalles acerca de los protones (carga "+") y los electrones (carga "-"), es importante señalar que las substancias alcalinas (también llamadas "bases") son "receptores" de protones mientras las ácidas son "donantes" de protones. ¿Qué significa esto para alguien que no es un doctor? Permítame simplificárselo. Como las bases tienen un pH más alto, éstas tienen un potencial mayor de absorber iones de hidrógeno. Y viceversa para los ácidos.

¿Por qué el hidrógeno es tan importante? Nuestro universo esta compuesto de millones de compuestos, todos derivados de únicamente 106 átomos. De estos elementos, el hidrógeno es el primero y más importante. El hidrógeno es también el elemento más abundante, pues constituye el 90% de todos los átomos del cosmos. En nuestro sol y en las demás estrellas, los núcleos de hidrógeno se fusionan para producir helio, el segundo elemento. Esto genera una energía enorme que fomenta la vida en la tierra. Y al igual que el hidrógeno alimenta al sol, también en el cuerpo humano, como ya he mencionado, es un factor crucial en el proceso electroquímico que produce ATP.

En química, sabemos que el agua (H_2O) se disocia en iones de hidrógeno ($H+$) e iones hidroxilo ($OH-$). Cuando una disolución contiene más iones de hidrógeno que iones hidroxilo, entonces se dice que es ácida. Cuando contiene más iones hidroxilo que iones de hidrógeno, entonces se dice que es alcalina. Tal y como usted lo habrá adivinado, un pH de 7.35 es neutro porque contiene cantidades iguales de iones de hidrógeno y de iones hidroxilo.

Aproximadamente el 70% de nuestros cuerpos es agua. Cuando las células generan energía por medio de la respiración aeróbica, sintetizan oxígeno y glucosa. No deseo ser demasiado científico, pero la realidad es que para generar energía, el cuerpo también requiere cantidades masivas de hidrógeno.

De hecho, cada día nuestro cuerpo consume aproximadamente 1/2 libra de hidrógeno puro. Además, nuestro ADN se mantiene unido por enlaces de hidrogeno. Y como el pH de las bases es más alto, tienen mayor potencial de absorber hidrógeno, lo cual resulta en una mayor cantidad de oxígeno proporcionado a las células. Se ha hallado que la concentración del ión de hidrógeno varía sobre una escala de catorce potencias de 10, por lo tanto, el cambio de una unidad de pH cambia la concentración del ión de hidrógeno por un factor de 10. La escala del pH es una escala logarítmica de base 10. Para aquellos a los que nunca les gustaron las matemáticas, lo que esto significa es que una disolución que tiene un pH de 5.2 es 10 veces más ácida que una disolución con un pH de 6.2, mientras que es 100 (10^2) veces más ácida que una disolución con un pH de 7.2 y es 1,000 (10^3) veces más ácida que una disolución con un pH de 8.2, etc.

Nuestra sangre debe mantener un pH de aproximadamente 7.35 para que pueda continuar el transporte de oxígeno. Por lo tanto, Dios ha creado nuestros cuerpos resistentes con la capacidad de autorregulación en el caso de un desequilibrio del nivel de pH, a través de un mecanismo compensatorio llamado **homeostasis.** En química, un tampón es una disolución que neutraliza los ácidos, para mantener el pH de una disolución relativamente constante independientemente del incremento considerable de cantidades de ácidos o bases. Sin embargo, debido a nuestra alimentación inapropiada con comidas poco nutritivas, rápidas, procesadas y refrescos, la mayoría de nosotros estamos sometiendo a nuestros cuerpos a una tortura para lograr mantener el pH apropiado en nuestra sangre. Aunque nuestros cuerpos típicamente mantienen reservas alcalinas las cuales se utilizan para neutralizar los ácidos en este tipo de situaciones, es válido decir que muchos de nosotros hemos agotados nuestras reservas.

Cuando nuestro mecanismo compensatorio se sobrecarga y agotamos nuestras reservas, el exceso de ácido se vierte en los tejidos. A medida que se acumula más y más ácido, nuestros tejidos empiezan a deteriorarse. Los desechos ácidos empiezan a oxidar ("corroer") las venas y las arterias y destruyen las membranas de las células y hasta órganos completos. Según el Dr. Roberto Young, "*Un pH que esta crónicamente demasiado ácido corroe los tejidos del cuerpo, carcomiendo lentamente las 60,000 millas de nuestras venas y arterias como el ácido corroe el mármol. Si se desatiende, interrumpirá todas las actividades y funciones celulares, desde el latido de su corazón hasta el funcionamiento neuronal. La acidez elevada interfiere con la vida misma, dando como resultado la enfermedad y padecimiento*". (Sick &Tired (Enfermo y Cansado), página 59).

Como hemos aprendido anteriormente, las células normales generan energía por medio de la respiración aeróbica (con oxígeno). Las células alcalinas son capaces de absorber cantidades suficientes de oxígeno para mantener una respiración aeróbica. Sin embargo, cuando las células se hacen más ácidas, se absorbe menos oxígeno y las células empiezan a fermentar glucosa para poder sobrevivir. Es imprescindible entender este concepto porque las células cancerosas prosperan en un ambiente ácido y anaeróbico, y no se desarrollan bien en un ambiente aeróbico y alcalino. Tener un pH ácido es como conducir su vehículo con el indicador de "comprobar motor" encendido. Es una señal de que hay un problema en el motor y si no lo reparamos, entonces el vehículo eventualmente se averiará.

Según con Keiichi Morishita, en su libro Hidden Truth of Cancer (La verdad oculta del Cáncer), cuando la sangre empieza a hacerse ácida, el cuerpo deposita substancias ácidas en las células para desalojarlas de la sangre. Esto permite a la sangre continuar siendo ligeramente alcalina. Sin embargo, esto causa que las células se vuelvan ácidas y tóxicas. Con el tiempo, muchas de estas células aumentarán su acidez y algunas morirán. No obstante, algunas de estas células ácidas se pueden adaptar a ese ambiente. En otras palabras, en vez de morir (como lo hace una célula normal en un ambiente ácido) algunas células sobreviven y se vuelve células anormales. Estas células anormales se llaman células malignas y no responden a la función cerebral o a nuestro propio código de ADN. Por lo tanto, las células crecen indefinidamente y sin orden. **Esto es cáncer.**

Añadir mucho ácido en su cuerpo es como añadir veneno en su pecera. Hace varios años, nosotros compramos una pecera y un par de carpas doradas para nuestros niños. Después de matar ambas carpas, pronto aprendimos que el factor clave para mantener los peces vivos es la condición del agua. Si el agua no es adecuada, entonces se mueren pronto. ¡También aprendimos que usted puede matar un pez bastante rápido si le proporciona el alimento equivocado! Ahora, compare esto con la condición de nuestra "pecera" interna. Muchos de nosotros estamos llenando nuestra pecera con productos químicos, toxinas y alimentos inapropiados, lo que baja nuestro pH, y un pH ácido resulta en la privación de oxígeno a nivel celular. Como ya he mencionado anteriormente, este es el principio de una enfermedad degenerativa.

Como ya empezamos a entender cuales son las condiciones internas que hacen que las células cancerosas progresen (un pH ácido y la hipoxia), entonces es lógico que las condiciones opuestas (un pH alcalino y oxígeno) deben de revertir las células cancerosas en inertes o inofensivas. Así que un modo de convertir nuestro pH alcalino es evitar consumir alimentos que vuelven nuestros cuerpos más ácidos. Un refresco gaseoso tiene un pH cercano a 2, entonces es 100,000 (10^5) veces más ácido que el agua con un pH de casi 7. La gente que consume grandes cantidades de refrescos gaseosos (al igual que el café y el alcohol) es típicamente muy ácida y son "imanes para el cáncer". ¡Una lata de refresco gaseoso también reduce la respuesta inmune al 50% por un periodo de seis horas!

Entonces, ¿qué otras cosas podemos hacer para mantener el pH de nuestros tejidos dentro del rango apropiado? Lo más fácil es comer en su mayor parte alimentos alcalinos. Uno de nuestros recetarios de cocina favoritos se llama Back to the house of Health (De regreso a la casa de la salud) de Shelly y Robert Young. La regla general empírica es comer el 20% de alimentos ácidos y 80% de alimentos alcalinos. El zumo de frutas frescas también proporciona a su cuerpo una plétora de substancias alcalinas. Usted también puede tomar complementos alimenticios tales como potasio, cesio, magnesio, calcio y rubidio, que son son altamente alcalinos.

Algunos excelentes alimentos alcalinos son los siguientes: la mayoría de los vegetales crudos y frutas, higos, habas, aceite de oliva, miel, melaza, vinagre de manzana, miso, tempeh, leche cruda, queso de leche cruda, stevia, té verde, la mayoría de las hierbas, granos germinados, germinados, pasto de trigo y cebada silvestre. Alimentos como el yogurt, kéfir y la mantequilla son básicamente neutrales. Varios de los alimentos ácidos son: Los refrescos, el café, el alcohol, el chocolate, el tabaco, el aspartamo, las carnes, las ostras, el pescado, los huevos, el pollo, la leche pasteurizada, los cereales procesados, el azúcar, la mantequilla de cacahuete, las judías y las pastas.

Algunas estadísticas

Un norteamericano muere de cáncer cada minuto. Esto supone aproximadamente 1,400 personas por día, suficiente para llenar cuatro aviones de pasajeros al completo. Es más de medio millón de americanos cada año. En este libro, Don't Waste Your Life (No malgaste su vida), John Piper cita a Ralph Winter en las páginas 115-116. *"Satanás tiene, horriblemente, empleada su libertad rebelde en el desarrollo de gérmenes y virus destructivos a un nivel microbiano, lo que es responsable en la actualidad de 1/3 de las muertes del planeta... (no obstante todos los) proyectos patrocinados por el Instituto Nacional del Cáncer federal están enfocados en los tratamientos con la quimioterapia y la radioterapia, no en la prevención. En lo que respecta al número de muertes de guerra es como estar atrapado en 150 guerras de Vietnam al mismo tiempo. ¡Y aún actuamos como si la guerra no existiera! ¿Como se puede concienciar a los Estados Unidos del hecho de que 1/3 de todas las mujeres y 1/2 de todos los hombres contraerá cáncer antes de morir?"*

¿Alguno de sus seres queridos ha fallecido de cáncer? Parece que todas las personas que conozco tienen cáncer o tiene un ser querido con cáncer. Enterarse de que usted o un ser querido tiene cáncer puede ser absolutamente aterrador. Cuando mi padre falleció en 1996, eso me inspiró a llegar hasta el fondo de lo que causa el cáncer y cuáles tratamientos realmente trabajan en detener esta terrible enfermedad.

Considere estos hechos:

➢ En los Estados Unidos, cada año rociamos más de mil millones de libras de pesticidas en nuestros campos.

➢ Les administramos millones de libras de antibióticos a nuestros animales de cría.

➢ Inyectamos a nuestro ganado un ciclo tras otro de hormona de crecimiento.

➢ Consumimos granos contaminados con micotoxinas (toxinas fúngicas)

➢ Vertemos miles de millones de toneladas de residuos peligrosos en nuestros vertederos y nuestros ríos.

➢ Envenenamos conscientemente a nuestro hijos(as) con vacunas.

➢ Bebemos agua que ha sido contaminada con cloro y fluoruro.

➢ Bebemos refrescos "bajos en calorías" contaminados con aspartamo.

➢ Tenemos nuestras bocas repletas con empastes de amalgama y endodoncias.

➢ Permitimos que los médicos destruyan nuestros cuerpos con rayos-X.

➢ Fumamos cigarrillos y bebemos mucho alcohol.

➢ Comemos principalmente comida basura, comida rápida y alimentos procesados

¿Y nos preguntamos porqué estamos enfermos todo el tiempo?

¿QUÉ CAUSA EL CÁNCER?

Dios ha creado milagrosamente nuestros cuerpos con billones de células vivas. Cada célula es única, tiene su propia identidad y realiza una función específica. En el cuerpo, estos billones de células tienen que descubrir cómo relacionarse y trabajar en conjunto para mantener la salud y el vigor. Las células cancerosas son constantemente creadas en el cuerpo, pero Dios ha creado milagrosamente nuestro sistema inmune con la habilidad de buscar y destruir estas células. Los tumores empiezan cuando la cantidad de células cancerosas es mayor que la que un sistema inmunológico con un trabajo excesivo y agotador, puede destruir. Extirpar el tumor normalmente no soluciona el problema. Recuerde que un tumor es únicamente un crecimiento descontrolado de células y es solo un **síntoma** de cáncer, no la causa.

No obstante, los tumores tienen la habilidad de emigrar a diferentes partes del cuerpo y crecer sin control ahí también, así que no estoy diciendo que los tumores son irrelevantes. Pueden comprimir estructuras circunvecinas y sus residuos pueden ser tóxicos para el resto del cuerpo. De esta forma, con frecuencia interfieren en la función de los órganos tales como el cerebro, el hígado, los riñones y los pulmones resultando en la muerte. Superar el cáncer es un proceso de revertir las condiciones que permitieron el desarrollo del cáncer. Es crítico entender que el cáncer es un desequilibrio sistémico. En otras palabras, es un problema de todo el sistema de partes interrelacionadas que forman el cuerpo.

Existen varias teorías diferentes sobre que causa realmente el cáncer:

1. **La Teoría de la Toxina Externa** Esta teoría considera que la proliferación de las células cancerosas es causada por toxinas externas, tales como los productos químicos y otros materiales producidos en gran parte por la industria y por la negligencia. Esto productos químicos han saturado nuestras aguas, nuestros alimentos y el aire que respiramos. Usted no puede ver u oler muchas de las toxinas al menos, no inmediatamente. Nosotros no percibimos sus efectos hasta que tenemos una enfermedad crónica (como el cáncer) después de estar expuestos durante años. Más de cuatro mil millones de libras de productos químicos tóxicos son derramados por la industria en el medio ambiente de la nación cada año, incluyendo 72 millones de libras de carcinógenos conocidos. La relación entre las toxinas externas y las células cancerosas es irrefutable.

2. **La Teoría Microbiana** Esta teoría considera que la causa del cáncer son microbios pleomórficos tales como hongos, levaduras, bacterias y parásitos. Es irrefutable que estos microbios patógenos están relacionados con el cáncer. Es bien conocido y esta bien documentado que algunas infecciones micóticas son diagnosticadas incorrectamente como leucemia. A lo largo del siglo pasado, muchos investigadores observaron el "pleomorfismo" con la ayuda de microscopios de campo oscuro. El pleomorfismo esta basado en la creencia de que los mohos, las levaduras y las bacterias son simplemente diferentes etapas del ciclo de vida de los microbios.

3. **La Teoría del Sistema Inmunitario** Esta teoría considera que el cáncer es fundamentalmente una enfermedad del sistema inmunitario y que se origina cuando su exposición a los contaminantes es demasiado alta o la respuesta de su sistema inmunitario es demasiado baja. Es muy sencillo, en su cuerpo, como parte del proceso metabólico, usted produce desde unos cuantos cientos hasta 10,000 células cancerosas cada uno de los días de su vida. Si su sistema inmunológico funciona

apropiadamente tiene la capacidad de reconocer cada una de esas células aberrantes y las elimina de su cuerpo. La razón por la que no todos contraen el cáncer es porque su sistema inmunitario está diseñado para prevenirlo. Según Jon Barron, "eso es exactamente lo que hace un sistema inmunitario sano."

4. **La Teoría de la Hipoxia** Esta teoría esta basada en su mayor parte en la investigación del Dr. Otto Warbur, considera que el cáncer se produce por una alimentación deficiente y un estilo de vida que produce una acumulación de toxinas, sobrecargando así el mecanismo de auto-limpieza del cuerpo. Se cree que el cáncer es una manifestación de una irritación nutricional y ambiental prolongada así como de una deficiencia del sistema inmune, que causa una privación de oxígeno celular (hipoxia), provocando una replicación celular descontrolada. Como el oxígeno es nuestra fuente principal de energía vital, es comprensible pensar que su carencia puede dañar nuestros cuerpos y órganos. Este hecho es, por supuesto, cierto.

5. **La Teoría del Rebelde Interno** Esta es la teoría predominante de la Gran Medicina. Esta teoría considera que el crecimiento desenfrenado de las células cancerosas es un tipo de rebeldía genética del cuerpo, en donde nuestras propias células se rebelan y destruyen el cuerpo que las produce. Lógicamente, si esta teoría es correcta, entonces únicamente tiene sentido hacer lo que sea necesario para suprimir al rebelde. Esta es la razón por la que los médicos, extirpan y queman el cáncer, o lo envenenan con fármacos tóxicos, o envían radiación a través del cuerpo para matar a estas rebeldes internas. Con la adherencia de la medicina ortodoxa a la "teoría de la rebeldía interna", los protocolos normales de tratamiento son **cortar, envenenar y quemar.**

Mi investigación durante la década pasada ha resultado en una síntesis de mi teoría de lo que causa el cáncer y también lo que podemos hacer para detener el cáncer. Resumiendo en pocas palabras, Yo creo que las causas principales del cáncer son un sistema inmunológico comprometido asociado con el reemplazo de la respiración de oxígeno en las células normales del cuerpo por la fermentación del azúcar. En otras palabras, una **insuficiencia inmunológica** y la **hipoxia** (privación de oxígeno) a nivel de los tejidos son las causas principales del cáncer. Por supuesto, los microbios están, desde luego, asociados con el cáncer. Solía pensar que los microbios o los hongos causaban en cáncer, pero ahora creo que son más bien *"el equipo de limpieza"*. En otras palabras, son los resultantes de la hipoxia y de la insuficiencia inmunológica debida a la sobrecarga tóxica.

Según el Dr. Saul Pressman, *"...la causa del cáncer es clara: una alimentación deficiente, el estilo de vida y una actitud mental negativa resultan en una acumulación de toxinas que sobrecarga el mecanismo de autolimpieza. El cáncer es la manifestación de una irritación nutricional y ambiental de largo plazo resultando en la privación de oxígeno celular, provocando una replicación celular descontrolada".*

En condiciones normales, las células del cuerpo humano funcionan con la combustión del azúcar en presencia de oxígeno para generar energía. Los productos de desecho son dióxido de carbono y agua. Sin embargo, si no existe suficiente oxígeno en el nivel celular, la combustión estará incompleta y la respiración anaeróbica se iniciará, formando monóxido de carbono y ácido láctico, que reduce el pH intracelular de la célula. El cuerpo no puede fácilmente despojarse del monóxido de carbono debido a que este previene a la hemoglobina de recibir oxígeno fresco de los pulmones, y la temperatura del cuerpo se reduce. El ácido láctico se puede acumular en el cuerpo, obstruyendo las vías del las señales nerviosas, cristalizándose eventualmente y causando degeneración.

Una vez que se inicia la respiración anaeróbica, se perpetúa y refuerza así misma, debido a que el proceso no produce dióxido de carbono, el cuál es responsable de extraer el oxígeno de la hemoglobina. Sin oxígeno, no hay dióxido de carbono... por lo tanto no hay oxígeno... así que no hay dióxido de carbono... y el ciclo continúa. En este estado de hipoxia, la célula cancerígena privada de oxígeno rápidamente se duplica y crece sin control. Varios investigadores creen que la replicación celular ocurre como resultado del daño al gen p53. Esta debe ser una de las razones que las células cancerosas se duplican, pero definitivamente no es la única razón. Según el Dr. Stephen Ayre, *"...las células cancerosas obtienen su energía segregando su propia insulina y se autoestimulan a crecer segregando su propio factor de crecimiento tipo insulina (IGF). Estos son sus mecanismos de malignidad".*

Una investigación reciente del Dr. Gregg L Semenza en la Universidad Johns Hopkins en Baltimore, ha demostrado que la razón por la que las células se duplican no es necesariamente porque existe un daño en el gen p53, pero más bien porque la exposición de las células cancerosas al IGF causa que se auto-estimulen y también induce la expresión del factor inducible por hipoxia1 (HIF-1) factor de trascripción, el cuál controla el transporte del oxígeno (por medio de la angiogénesis) y también la adaptación metabólica a la hipoxia (por medio de la fermentación). Algunas de las causas de la hipóxia incluyen la acumulación de toxinas dentro y alrededor de las células, la cuál inhibe y después daña el mecanismo de respiración celular del oxígeno. El agrupamiento de los glóbulos rojos hace más lento el torrente sanguíneo y restringe el flujo a los capilares, lo cuál también causa hipóxia. Incluso la carencia de los elementos adecuados para la construcción de la pared celular (grasas esenciales) restringe el intercambio del oxígeno y provoca la hipoxia.

Existe tanta evidencia profesional acerca del crecimiento rápido de los tumores cuando las condiciones de hipóxia están presentes que un grupo de investigadores californianos escribió un documento " Hipoxia factor inducible-1 es un factor positivo en el crecimiento del tumor sólido" (EMBO Journal - Publicación EMBO, 1998, páginas 3005-3015). Investigadores del Reino Unido del Gray Laboratory Cancer Research Trust concluyeron, *"...las células pasan por una variedad de respuestas biológicas cuando se encuentran en condiciones de hipoxia...a saber: la activación de vías de señalización que regulan la proliferación, la angiogénesis y la muerte. Las células cancerosas han adaptado estas vías, permitiendo a los tumores sobrevivir y hasta crecer bajo condiciones de hipoxia..."* (Int'l Journal of Radiation, Oncology, Biology, Physics - Publicación Internacional de Radiación, Oncología, Biología, Física, Agosto 1986, páginas 1279-1282). Cuando el tumor sólido es lo suficiente grande y la enfermedad progresa, el cáncer empieza a invadir otros tejidos. Este proceso se llama metástasis. ¿Influye la oxigenación deficiente? Según M. Kunz y S.M. Ibrahim, *"... la hipóxia a nivel de los tejidos ha sido considerada como un factor central para la agresividad y la metástasis del tumor".* (Molecular Cancer 2003 - Cáncer Molecular 2003, páginas 23-31.

¿POR QUÉ ALGUNAS PERSONAS TIENEN CÁNCER Y OTRAS NO?

Permítame hacerle esta pregunta: *¿Por qué no tenemos un incendio forestal cada vez que alguien arroja un cigarrillo encendido por la ventana del vehículo?* Existen varias razones por las que un cigarrillo encendido no se inicia un incendio forestal.

➢ Tal vez porque el cigarrillo cae en el pavimento en lugar de caer directamente en la hierba.

➢ Tal vez porque llovió recientemente y la hierba está mojada, por lo tanto no se enciende.

➢ Tal vez la hierba está seca, pero el cigarrillo se apaga antes de que pueda iniciar un fuego.

➢ Tal vez se inicia el fuego pero la hierba está rodeada de agua y el fuego no se puede propagar al bosque.

➢ Tal vez el fuego se inicia pero el viento sopla tan fuertemente que el fuego se apaga.

En el ejemplo anterior del cigarrillo encendido (incluido con permiso de Tanya Harter Pierce en su libro Outsmart Your Cancer – Sea más listo que su cáncer), el cigarrillo representa una de las muchas posibles causas del cáncer, al igual que las toxinas, mientras el incendio forestal representa el cáncer. El pavimento, el pasto mojado y el viento representan los mecanismos internos de control que previenen el cáncer, tales como un sistema inmunitario saludable, un pH equilibrado y las células oxigenadas.

Dada la misma exposición a las mismas toxinas en el mismo periodo de tiempo, alguien con un sistema inmune sano puede tener efectos adversos, mientras que alguien con un sistema inmune comprometido puede desarrollar hipoxia y finalmente cáncer. **¿Sigue usted mi razonamiento?** Vemos la evidencia de esta verdad constantemente a nuestro alrededor. Una persona en una oficina sufre un resfriado terrible. El que está sentado junto a él, ni un moco. Ciertamente, ambos fueron expuestos a los mismos microorganismos. Pero ¿cuál es la diferencia? Uno de ellos tiene un sistema inmunológico sano, mientras que el otro no.

Algunas personas son mejores que otras en resistir las mutaciones y daños celulares causadas por toxinas y carcinógenos externos. Quizás sus sistemas de tampón de ácidos estaban mejor preparados para mantener la homeostasis en el sistema del pH del cuerpo. Así que, a pesar de una exposición de años a toxinas externas, productos químicos, tabaco y de comer una dieta pobre, no desarrollan cáncer, mientras que otras personas expuestas a esas mismas toxinas sí desarrollan cáncer. El cáncer humano, según por Paul Lichtenstein del Karolinska Institute de Estocolmo, Suecia, quien realizó un estudio gigantesco con 89.576 gemelos y presentó dicho estudio en el New England Journal of Medicine de 2000, se puede atribuir principalmente a los productos químicos contaminantes, a hábitos alimentarios horribles y a un modo de vida insalubre, antes que a la genética. Los investigadores hallaron que incluso gemelos idénticos tienen solamente un 10% de probabilidades de tener el mismo tipo de cáncer que su gemelo afectado de cáncer.

Así que, con independencia de su predisposición genética, hay una multitud de pasos que puede dar para minimizar su riesgo de cáncer si no tiene cáncer y hay muchos tratamientos exitosos que puede utilizar si tiene cáncer. O puede elegir meter la cabeza bajo la arena, permitir que su absoluta confianza en la Gran Medicina, le ciegue a la verdad y pensar pensamientos felices (como han hecho muchos de nuestros amigos).

UN POCO DE HISTORIA

Con el fin de comprender mejor la base científica detrás de mi teoría de cáncer, que vamos a viajar en el tiempo a los años 1850 y aprender acerca del duelo en la comunidad científica entre dos franceses Louis Pasteur y Antoine

Beauchamp. Ambos hombres tenían teorías bacteriológicas de la enfermedad, pero no estaban de acuerdo sobre el origen y el carácter de las bacterias. Lo que no sabían es que el ganador del duelo influiría el curso de la medicina para siempre. Pasteur promovió lo que se conoce como la "teoría de los gérmenes" de la enfermedad. Planteó la hipótesis de que la enfermedad surge a partir de microbios procedentes de fuera del cuerpo (los gérmenes). Él creía que cada microbio tiene una forma constante y color (es decir, monomórficos). También creía que cada enfermedad era causada por un microbio único que entra en el cuerpo, y que la enfermedad solo puede ser causada por microbios o bacterias que invaden el cuerpo desde el exterior. Por lo tanto, la única manera de curar las enfermedades es matar al invasor.

Beauchamp promovió lo que se conoce como la "teoría celular" de la enfermedad. Planteó la hipótesis de que la enfermedad surge a partir de microbios dentro de las células del cuerpo. Planteó la hipótesis de que los microbios pueden pasar por diversas etapas de crecimiento y pueden mutar hacia formas de crecimiento diferentes en su ciclo de vida. En otras palabras, creía que los microbios son pleomórficos, que significa "de muchas formas". Su teoría era que cuando el organismo huésped (es decir, la persona) perdió su equilibró y se hizo incapaz de mantener la homeostasis. A continuación, estos microbios mutan y se vuelven patógenos. En otras palabras, es la condición del organismo huésped la causa primaria de la enfermedad. Beauchamp llamó a estos organismos "microzimas", que significa "fermentos pequeños." Beauchamp creyó que las bacterias, microbios, virus y hongos a los que se culpaba de la enfermedad, eran en realidad parte del "equipo de limpieza", ocupados en descomponer tejido enfermo y, finalmente, un cuerpo que ya no está siendo habitado.

Claude Bernard, otro científico francés, entró en el debate con la teoría de que en realidad era el ambiente el factor determinante en la enfermedad. Estuvo de acuerdo con Beauchamp en su creencia de que los microbios mutan, pero Bernard afirmó que estas mutaciones son resultado del medio ambiente al que están expuestos. Por lo tanto, la teoría de Bernard era que la enfermedad en el cuerpo depende del estado del terreno biológico interno. Pasteur hizo un gran esfuerzo para refutar la teoría de Beauchamp y Bernard. Debido principalmente a su riqueza y las conexiones políticas, fue capaz de convencer a la comunidad científica de que su teoría era correcta, ¡a pesar de que nunca había recibido formación científica! Sin embargo, en su lecho de muerte, Pasteur admitió que su teoría de los gérmenes tenía defectos y que Bernard estaba en lo cierto. Él dijo, "*Bernard tenía razón... El terreno es todo*". Creo que su orgullo le impedía admitir que Beauchamp, también tenía razón, ya que éste había sido su Némesis (de Pasteur) durante tanto tiempo. Sin embargo, era demasiado poco y demasiado tarde. Los principales científicos ya habían abrazado la teoría de los gérmenes monomórficos.

Durante los 150 años posteriores al nacimiento de la errónea teoría de los gérmenes de Pasteur, se ha convertido en tan ampliamente aceptada que raramente se discute en la actualidad en los círculos médicos convencionales. Su teoría fue la génesis de la moderna medicina alopática (convencional), que afirma que gérmenes de una fuente externa invaden el cuerpo y son la primera causa de enfermedades infecciosas. La teoría de los gérmenes también dio a luz a la técnica de vacunación en 1796 de Edward Jenner, quien tomó el pus de las llagas de las vacas enfermas y lo inyectó en la sangre de sus pacientes. **Y así, nació la práctica vil de la vacunación/inmunización**.

Desafortunadamente, los tratamientos convencionales contra el cáncer no tratan las condiciones subyacentes al cáncer, tales como el equilibrio del pH, el fallo del sistema inmunitario y la hipoxia (falta de oxígeno) a nivel celular. En cambio, los protocolos de tratamiento convencional del cáncer se enfocan en tratar los síntomas del cáncer, tales como los tumores. Si decide seguir tratamientos convencionales para el cáncer o incluso para la gripe, usted no está haciendo otra cosa que **jugarse la salud.** Personalmente, yo prefiero utilizar un tratamiento natural del cáncer, los más probados de los cuales se explicarán en los próximos capítulos.

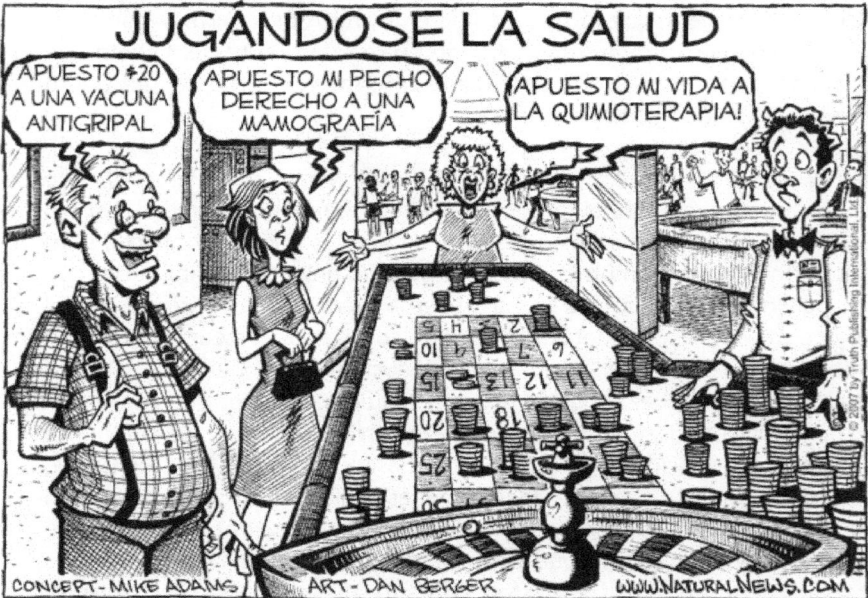

Gracias a Mike Adams y www.NaturalNews.com por la ilustración de arriba.

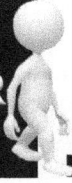

CAPÍTULO 6
TRATAMIENTOS NO TÓXICOS

> "Todo mi conocimiento lo he aprendido poniéndome sobre los hombros de los genios." - Albert Schweitzer

La razón de comenzar este capítulo con esta cita es que quiero dejar claro como el agua que estos tratamientos no son necesariamente, "mis" tratamientos. Han sido formulados y comprobados por médicos inconformistas y han mostrado que son eficaces para tratar el cáncer. Yo simplemente los he resumido para usted para hacer que toda esta información esté disponible y sea comprensible, dado que es casi imposible navegar con éxito los millones de sitios Web sobre el cáncer, abrirse paso entre las mentiras propagadas por la Mafia Médica y llegar a la verdad sobre los tratamientos alternativos contra el cáncer.

Todo este capítulo está dedicado a los tratamientos alternativos no tóxicos contra el cáncer que han mostrado ser los más efectivos para tratar **cáncer avanzado** (es decir, en fases III y IV). El título de este capítulo remarca la diferencia principal entre los tratamientos convencionales contra el cáncer y los tratamientos alternativos. Sin excepción, los tratamientos convencionales son todos tóxicos, mientras que los tratamientos alternativos contra el cáncer que tienen éxito, son todos no-tóxicos.

En 2006, la prensa controlada de la corriente principal parecía completamente embriagada cuando Coreta Scott King (viuda del Reverendo Martin Luther King, Jr) murió de cáncer después de explorar una clínica de tratamiento alternativo contra el cáncer en México. De lo que la prensa no informó es de que la medicina convencional ya la había desahuciado y dado por muerta. No es sorprendente que quisiera buscar alternativas. Por desgracia, era demasiado tarde.

Lo cierto es que muchos pacientes buscan tratamientos alternativos después de que han sido "cortados, envenenados y quemados" por los "Tres Grandes". Culpar a una clínica alternativa del cáncer por la muerte de un paciente que ya era considerado terminal cuanto entró por la puerta es como culpar a un trabajador de la grúa que remolcó su coche del daño producido después de que fuese declarado siniestro total tras una colisión a gran velocidad. Pero desafortunadamente, este es el punto en que la mayor parte de los pacientes de cáncer deciden, por fin, probar un tratamiento alternativo contra el cáncer.

Si usted tiene cáncer, la buena noticia es que hay esperanza con tratamientos alternativos contra el cáncer. Esperanza real. No esa esperanza falsa y deshonesta que dan los médicos cuando intentan convencerlo de que los "Tres Grandes" son la respuesta. Recuerde que eso es lo que les han enseñado en la Facultad de Medicina, por lo que esto es todo lo que saben. Pero también es necesario que se acuerde de seguir la huella del dinero. Cuando su médico se muestra escéptico respecto de un nuevo tratamiento natural, puede estar seguro de que simplemente está regurgitando las mentiras que ha leído en la última revista médica, patrocinada por las grandes farmacéuticas.

Es dolorosamente obvio que la Mafia Médica no tiene ningún interés en la verdad o en salvar vidas. Según Walter Last, *"Está muy extendido el ocultamiento de las terapias naturales contra el cáncer y la persecución de los terapeutas que tienen éxito. El líder indiscutible en esto es EE.UU., y otros gobiernos y autoridades médicas siguen felizmente el ejemplo estadounidense. La base lógica de este ocultamiento es la afirmación de que no se ha probado científicamente que las terapias naturales del cáncer sean efectivas, y que dichos tratamientos, aunque son inofensivos, retrasan el mucho más efectivo tratamiento convencional del cáncer. Este argumento sería risible si no fuera por que es trágico para millones de personas que sufren"*.

¿Por qué no hay "evidencia científica **oficial**" en los tratamientos alternativos? Entender esto es vital. Según Webster Kehr, *"la razón de que no hay "evidencia científica" **oficial** en los tratamientos alternativos es que no son rentables para las grandes farmacéuticas. Es imposible, por ley, que una sustancia determinada tenga 'evidencia científica' a no ser que las grandes farmacéuticas lo soliciten a la FDA, y **solo presentarán solicitudes de cosas que sean muy, pero que muy rentables para ellos**. Así que, los miles de estudios de substancias naturales que han curado o tratado el cáncer, no tienen "evidencia científica" y son ignorados por nuestro gobierno porque no han sido hechos bajo el control de las grandes farmacéuticas"*.

Sin embargo, a pesar de los esfuerzos de la Mafia Médica para ocultar y acallar completamente la verdad sobre los tratamientos alternativos contra cáncer, a veces, se sabe de un tratamiento efectivo, gracias principalmente a Internet. Pero la Mafia está preparada para tales ocasiones y tiene un procedimiento normal de operaciones para estas "filtraciones". Normalmente lo manejan de las siguientes maneras:

➢ Se explica que los testimonios son "poco fiables" o "anecdóticos".
➢ El tratamiento alternativo contra el cáncer es ignorado y ocultado.
➢ Se dice que los pacientes han sufrido una "remisión espontánea" que no tiene que ver con el tratamiento alternativo contra el cáncer.
➢ Se dice que los pacientes, realmente se han curado por el efecto retardado de la terapia convencional contra el cáncer que había sido administrada antes del tratamiento alternativo contra el cáncer.
➢ Se denuncia a los médicos que administran los tratamientos alternativos contra el cáncer.

¡No se crea las mentiras de la Mafia Médica! Hay varios tratamientos alternativos no tóxicos contra el cáncer que funcionan con pacientes con cáncer avanzado. Sin embargo, debido al hecho de que las grandes farmacéuticas bombean miles de millones de dólares cada año en publicidad, probablemente usted solo conoce los "Tres Grandes" tratamientos contra el cáncer. Y dado que la mayoría de los tratamientos alternativos contra el cáncer son muy baratos y no son patentables, no proporcionan a la Industria del Cáncer ningún beneficio; por ello, son relativamente poco conocidos.

Recuerde que los exitosos tratamientos alternativos **atacan a las células cancerosas** y no dañan a las células sanas. Esta es la diferencia clave entre los protocolos de los tratamientos alternativos contra el cáncer y los protocolos convencionales contra el cáncer: que no son selectivamente tóxicos (es decir, que matan todas las células, incluyendo las sanas). Es una gran diferencia ¿no? Los tratamientos alternativos contra el cáncer ponen énfasis en la limpieza del cuerpo y en estimular el sistema inmunológico natural con dietas especiales, suplementos, desintoxicación y oxigenación.

Los médicos alternativos miran el cáncer como una enfermedad sistémica (una que afecta a todo el cuerpo); se concentran en corregir la **raíz** de la enfermedad, no el tumor, que no es más que un **síntoma**. Entonces, ¿por qué no se suben todos los doctores al carro y empiezan a prescribir tratamientos que de verdad funcionan? Bueno, vivimos en el mundo real, ¿no?

He estudiado aproximadamente 300 tratamientos alternativos no tóxicos contra el cáncer. Este capítulo se enfoca en los más efectivos de esos 300 tratamientos. Si usted tiene un cáncer avanzado, entonces se le considerará "terminal". No tiene tiempo que perder tonteando con tratamientos que no han sido probados. El tiempo se le acaba. Tras considerarlo mucho y una voluminosa investigación, he detallado en este capítulo los tratamientos no tóxicos más efectivos contra el cáncer.

Si usted tuviera un tajo de seis pulgadas en el abdomen, no lo trataría con una tirita. Tampoco debería tratar un cáncer avanzado con un tratamiento para el cáncer menos potente. Si usted tiene cáncer y la medicina ortodoxa lo ha desahuciado, entonces, por favor, preste mucha atención a estos tratamientos. Quizá uno de ellos le salvará la vida.

Los tratamientos en este capítulo están ordenados alfabéticamente, no de acuerdo con su historial de éxito. Francamente, estos tratamientos son los que yo consideraría si tuviera un cáncer avanzado. ¿Está garantizado que funcionan? Lo siento, pero no hay garantías. Pero si usted tiene un cáncer, es muy probable que su médico le haya garantizado una sentencia de muerte y que básicamente tenga usted una probabilidad nula de supervivencia con la medicina convencional contra el cáncer.

Salvo especificación en contra, tratamientos avanzados y no tóxicos contra el cáncer no deben ser combinados nunca salvo en un ámbito clínico. Esto es porque las dosis para esos tratamientos están establecidas en función de la capacidad del cuerpo de librarse de las células cancerosas. Combinando estos tratamientos en casa, el número de células muertas puede ser demasiado y producirse una toxemia.

Si decide hacer uno o más de estos tratamientos en casa, es VITAL que haga una prueba formal (antes, durante y después) para asegurarse de que el cáncer se ha ido antes de detener el tratamiento. Le recomiendo el Test de Orina Navarro, que detecta la presencia de hCG en la orina. Usted puede conocer los detalles en el siguiente sitio web: www.new-cancer-treatments.org/Articles/Determine.html

ALOE ARBORESCENS

En 1988, mientras ejercía su ministerio en el poblado chabolista de Rio Grande do Sul, en Brasil, el padre Romano Zago (un fraile Franciscano y erudito) aprendió de los nativos locales sobre una potente receta, completamente natural, derivada de la planta Aloe arborescens, que utilizaban para producir una suprema salud inmunitaria. Comenzó a recomendárselo a sus amigos y a sus parroquianos y fue el primero en observar los resultados positivos obtenidos del Aloe arborescens.

Zago fue enviado a Jerusalén y a Italia, donde continuó viendo un gran éxito en la mejora del sistema inmunitario de las personas que utilizaron la receta hecha con la hoja completa del Aloe arborescens, que es una planta que crece naturalmente en dichas regiones. Esto le inspiró el dedicar su vida a la investigación y a la enseñanza de la botánica del Aloe arborescens y la receta brasileña para el beneficio de toda la humanidad. Finalmente, Zago publicó dos libros sobre la receta brasileña, que es como sigue:

> Medio kilo (1,1 libras) de miel pura (es decir, no sintética ni refinada).
> 350 gramos (0,77 libras) de hojas de Aloe arborescens (aproximadamente 3 o 4 hojas, dependiendo del tamaño).
> De 40 a 50 ml (6-8 cucharadas de café) de licor (güisqui, coñac, u otro licor de alta graduación) como conservante y para dilatar los vasos sanguíneos para permitir que el tratamiento principal llegue a todo el cuerpo. La bebida alcohólica destilada es solo un 1% de la fórmula, pero es muy importante.

Las dosis están medidas en cucharadas soperas, lo que quiere decir que una cucharada sopera es una dosis. Se toma una dosis, tres veces al día (es decir, tres cucharadas soperas diarias). Las dosis deben tomarse de 10 a 20 minutos antes de cada comida, con el estómago vacío). Agite bien la botella antes poner el producto en la cuchara. Y recuerde que el producto nunca debe estar en contacto directo con la luz solar. De hecho, cuando se toma este producto hay que evitar cualquier tipo de luz, tanto como sea posible. Por ejemplo, bébase el producto inmediatamente después de servirlo en la cuchara.

En general, debe ser guardado en un lugar oscuro y fresco. Este tratamiento limpiará su cuerpo (es decir, una desintoxicación). Como con cualquier protocolo que libera toxinas, hay algunas experiencias incómodas. Puede experimentarse un amplio rango de síntomas de desintoxicación. Es importante que el paciente no detenga el tratamiento hasta que el cáncer remita. Si no, el cáncer regresará.

Cuando se hace a partir de las materias primas, se hace la mezcla en una licuadora y dado que es un producto vegetal puro (con miel y un licor), puede ser añadido a cualquier otro tratamiento no-tóxico. De hecho, es un excelente tratamiento "complementario" para ser utilizado junto con otros protocolos. Incluso aunque odio pronunciar esa palabra, este protocolo puede ser combinado con quimioterapia y puede reducir considerablemente sus efectos secundarios. Se ha observado también que este tratamiento alivia las quemaduras de la radioterapia.

Aunque la fórmula parece simple, si realmente quiere hacerla en casa, hay reglas muy importantes sobre cuando hay que cortar las hojas, como procesarlas, etc. Si decide hacer esta fórmula en casa, entonces usted realmente necesita leer el libro de Zago titulado Cancer Can Be Cured! (El cáncer se puede curar). El libro también muestra una bibliografía enciclopédica de la información actualizada sobre los estudios científicos y los ensayos validando las propiedades curativas del Aloe arborescens. Zago cita numerosos artículos científicos que demuestran el potencial terapéutico y antitumoral del Aloe.

Se ha publicado mucha investigación científica y hay mucha literatura sobre los beneficios sinérgicos de los 300 compuestos bioquímicos fitoterapéuticos y nutrientes esenciales del Aloe vera que ayudan a las defensas del organismo para mejorar el sistema inmunitario y proteger contra las enfermedades. Sin embargo, este es el primer libro que revela el poco conocido poder que se encuentra en los componentes de su "especie pariente" el Aloe arborecens, que contiene un 200% más de substancias medicinales que el Aloe vera y cuyas propiedades anticancerosas son casi un 100% mejores.

Zago también escribió otro libro (para enfermedades distintas del cáncer) llamado Aloe Isn't Medicine, and Yet...It Cures. (El Aloe no es una medicina, y sin embargo...cura). Para comprar los libros de Zago, visite www.truthpublishing.com. Si no quiere hacer el producto en casa sino que prefiere comprar Aloe arborescens, por favor visite el siguiente sitio Web: www.aloeproductscenter.com.

TERAPIAS BIOOXIDATIVAS

El cuerpo puede sobrevivir semanas sin comida, días sin agua, pero solo minutos sin oxígeno. Nuestros cuerpos están compuestos mayoritariamente de agua, que es en un 90% oxígeno. Todas las células del organismo necesitan un aporte incesante de oxígeno para alimentar las reacciones químicas que generan energía, eliminan los productos de desecho y mantienen la producción de los componentes estructurales de la célula. ¿Recuerda al premio Nobel Otto Warburg? Lo recibió por su investigación de los citocromos en la respiración celular. Creía firmemente que todas las enfermedades degenerativas son el resultado de la falta de oxígeno a nivel celular. A menudo es citado diciendo, *"El cáncer tiene una sola causa principal. La principal causa de cáncer es el reemplazo de la respiración normal de oxígeno de las células del cuerpo por una respiración celular anaeróbica"*.

El Dr. Warburg indicó que cualquier sustancia que prive a una célula de oxígeno es un carcinógeno. En 1966, dijo que era inútil seguir buscando carcinógenos, porque el resultado final de todos y cada uno de ellos era el mismo: la supresión de oxígeno en la célula. Añadió que la búsqueda incesante de nuevos carcinógenos era contraproducente porque ocultaba la causa principal, la falta de oxigeno, y por lo tanto, impedía un tratamiento adecuado. Una vez que el nivel de oxígeno disponible en una célula baja por debajo del 40% del nivel normal, la célula está forzada a cambiar a un método inferior de producción de energía, llamado fermentación. Entonces la célula pierde el control de la replicación porque se está autoestimulando con factores del crecimiento (tales como IGF) en respuesta a la hipoxia.

En una definición simple, podemos decir que la "oxidación" es la interacción entre el oxígeno y cualquier sustancia con la que entra en contacto. Respirar oxígeno es un proceso "oxidativo". No habría vida sin oxidación. El cuerpo utiliza la oxidación como primera línea de defensa contra bacterias, virus, hongos y parásitos. Cuando utilizamos los principios de oxidación para el amejoramiento del organismo, a eso se llama "terapia oxidativa".

Muchas de las reacciones en el organismo se equilibran a través de mecanismos "redox". "Redox significa reducción-oxidación. En cualquier momento en que una sustancia se "reduce" (es decir, gana electrones), otra tiene que "oxidarse" (es decir, pierde electrones) para que la reacción quede en equilibrio. A modo de ejemplo, la oxidación es el proceso que causa el óxido de los metales (oxidación lenta) y el fuego (oxidación rápida).

Hay dos simples substancias naturales cuyo uso clínico ha sido documentado en literatura médica desde los 1920s y que han demostrado ser efectivas en el tratamiento de algunas de las enfermedades graves más comunes, incluyendo enfermedades cardíacas, cáncer y SIDA. Son el peróxido de hidrógeno (H_2O_2) y el ozono (O_3), utilizados en un enfoque terapéutico conocido en conjunto como "terapias biooxidativas". El investigador más destacado de las terapias biooxidativas, el Dr. Charles H. Farr, fue propuesto para el premio Nóbel de Medicina en 1933 por su trabajo.

La filosofía detrás de las terapias bioxidativas es muy simple. Si el sistema de oxigenación del organismo es débil o deficiente (debido a la falta de ejercicio, una dieta deficiente, la contaminación medioambiental, el tabaco o una respiración inapropiada), entonces el organismo es incapaz de eliminar toxinas adecuadamente. Las terapias bioxidativas se utilizan para proporcionar al organismo formas activas de oxígeno (por vía oral, intravenosa o tópica) para eliminar toxinas y luchar contra la enfermedad.

Una vez en el organismo, el peróxido de hidrógeno o el ozono se descomponen en varias subespecies de oxígeno, que entran en contacto con virus y microbios anaerobios (es decir, virus y microbios que tienen la capacidad de vivir sin aire), así como con el tejido celular enfermo o deficiente. El oxigeno oxida estas células dejando intactas a las células sanas. Cuando el organismo se satura de estas formas especiales de oxígeno, alcanza un estado de pureza en el que los microorganismos patógenos son destruidos, mientras que la toxicidad subyacente es oxidada y eliminada. El resultado es un sistema inmunitario vigoroso y la mejora de la respuesta inmunitaria en general.

El ozono fue descubierto por Fridereich Schonbein en 1840. Es oxígeno en un *"ménage á trois"*, una forma activada de oxígeno con tres átomo (oxígeno es O_2 mientras que ozono es O_3.) El ozono fue utilizado originalmente en la 1ª Guerra Mundial para desinfectar heridas. La terapia de ozono acelera el metabolismo del oxígeno y estimula la liberación de átomos de oxigeno del torrente sanguíneo. Al cabo de un periodo de veinte a treinta minutos, el ozono se descompone en dos átomos de oxígeno común, mediante la cesión de un átomo de oxígeno singlete dejando un único átomo reactivo de oxígeno. Es este oxígeno singlete el que hace la mayor parte del trabajo en el paciente de cáncer.

Se ha mostrado que el ozono puede perforar la membrana de virus (HIV), hongos, bacterias y tejido celular anormal (células cancerosas) antes de matarlos y sin dañar los tejidos normales. El ozono fue el centro de una considerable investigación durante los años 30 en Alemania, donde se utilizó con éxito para tratar pacientes de trastornos inflamatorios intestinales, colitis ulcerosa, enfermedad de Crone, y diarrea crónica bacteriana.

El ozono médico se hace a partir de oxígeno puro mezclado con energía eléctrica (utilizando un generador de ozono) para formar ozono. El Ozono (O_3) tiene una molécula extra de oxígeno (singlete de oxígeno) que no quiere estar ahí, así que se separa e intenta unirse a otros compuestos como el monóxido de carbono (que es venenoso) y lo transforma en dióxido de carbono (el organismo sabe qué hacer con él). Nuestros organismos aman el oxígeno, así que ese singlete extra de oxígeno es engullido por cualquier cosa que es buena para nuestro organismo y destruye todo lo que es malo, porque los patógenos como las bacterias, los virus, los mohos, los hongos, los parásitos y el cáncer odian el ozono. Después de que se va el extra singlete, lo que queda es oxígeno molecular (O_2).

¿Y cómo ponemos ozono en el cuerpo? Un método excelente es por vía intravenosa (inyectando un fluido saturado de ozono en la sangre). Otro método efectivo es la autohemoterapia (mediante una botella de infusión) por la que se extraen de 10 a 15 ml de sangre que se saturan de ozono y se vuelven a poner en el cuerpo. Quizás la ozonoterapia más efectiva sea la sauna de ozono, con la doble aplicación de ozono e hipertermia. La inyección directa es poderosa pero no tan disponible como la sauna de ozono que casi cualquier persona puede aplicarse a si mismo o a su familia en su propia casa con resultados excelentes.

Recuerde que es la energía del ozono la que hace el trabajo. Por eso la ozonoterapia siempre ha sido considerada electroterapia. Como dijo Tesla, el oxígeno no es más que un medio de transporte para tener electricidad en el cuerpo. El ozono estimula la producción de citoquina. Las citoquinas son las "células mensajeras" tales como interferón e interleukina, que causan una reacción en cadena de cambios positivos a lo largo del sistema inmunitario. La elevada disponibilidad de oxígeno apoya a su vez las funciones metabólica y de desintoxicación de todos los órganos del cuerpo. Como ya he mencionado, a diferencia de las bacterias, hongos y virus, Dios ha diseñado milagrosamente nuestros cuerpos para que se protejan contra el oxígeno simple reactivo. Esta protección es proporcionada por la producción celular de enzimas defensivas (*superóxido dismutasa (SOD), glutatión peroxidasa (GPx), glutatión reductasa (GR) y catalasa*). Hace falta mucha energía para producir estas enzimas, pero la debilitada célula cancerígena no tiene energía para producirlas. Por eso son vulnerables al singlete de oxígeno.

Por lo tanto, el ozono no daña a las células sanas, pero tiene unas "propiedades bactericidas, fungicidas y viroestáticas muy pronunciadas y, por ello, se utiliza mucho en la desinfección de heridas así como en enfermedades inducidas por bacterias y virus." (R. Viebahn Haensler, The Use of Ozone in Medicine 3rd English Edition, página 132). El ozono es selectivamente tóxico y por ello el resultado final es que la terapia de ozono mata las bacterias, los virus, los hongos y las levaduras pero deja en paz a las células sanas.

En el número de 22 de Agosto de 1980 de la revista Science, apareció un informe escrito por varios médicos (Sweet, Kao, Hagar y Lee) titulado "El ozono inhibe selectivamente el crecimiento de las células cancerosas humanas". Dicho informe dice que: *"El crecimiento de las células cancerosas humanas de los cánceres de pulmón, mama y útero fue inhibido selectivamente en una forma dependiente de la dosis por el ozono, desde 0,3 a 0,8 partes por millón de ozono en el aire ambiental durante ocho días de cultivo. Los fibroblastos diploides del pulmón humano sirveron como células de control no cancerosas. La exposición al ozono en cantidades entre 0.3 y 0.5 partes por millón inhibió el crecimiento en un 40 y un 60% respectivamente. Las células pulmonares no cancerosas no resultaron afectadas a estos niveles. La exposición al ozono a 0,8 partes por millón inhibió el crecimiento del cáncer en más de un 90% y el crecimiento de las células de control en menos de un 50%. Evidentemente los mecanismos de defensa contra el ozono están dañados en las células cancerosas humanas".* La evidencia de la investigación de estos médicos es irrefutable.

Tanto la EPA como la FDA reconocen la capacidad del ozono de oxidar aproximadamente el 99,99% de todos los patógenos acuáticos. El ozono ha sido utilizado para mejorar la salud humana desde 1860 y es utilizado actualmente en 16 países. Su uso está extendido en Alemania, donde aproximadamente siete mil médicos han tratado más de doce millones de pacientes desde la Segunda Guerra Mundial. Sin embargo, como usted podría esperar, la FDA aún no ha permitido hacer estudios sobre el ozono y ha perseguido activamente a los médicos que lo utilizan.

Según el Dr. Hans Nieper, que utiliza ozono en Hanover, Alemania: *"Usted no creería cuántos funcionarios del la FDA y cuantos amigos y familiares suyos vienen a verme como pacientes a Hanover. Ni eso, ni tampoco creería cuantos directores de la AMA o de la ACA, o presidentes de institutos ortodoxos contra el cáncer, vienen a verme. Estos son los hechos".* También muchos famosos viajaron hasta Alemania para ser tratados por el Dr. Nieper, incluyendo al Presidente Ronald Reagan, Sir Anthony Quinn, William Holden, John Wayne, Yul Brynner y la princesa Carolina de Mónaco.

El peróxido de hidrógeno (agua oxigenada) está involucrado en todos los procesos vitales y debe estar presente para que el sistema inmunitario funcione correctamente. El calostro (que se halla en la leche materna) contiene concentraciones tremendamente grandes de H_2O_2. Las células del organismo que combaten la infección producen H_2O_2 de forma natural como primera línea de defensa contra los organismos invasores (por ejemplo parásitos, virus, bacterias y hongos). El Dr. Carlos Farr ha demostrado que el H_2O_2 estimula el sistema enzimático oxidativo en todo el organismo, lo que provoca un aumento de la tasa metabólica, lo que hace que los capilares arteriales se dilaten e incrementen el flujo sanguíneo, que elimina las toxinas, que aumenta la temperatura corporal y que mejora la distribución y consumo de oxígeno en el organismo. (Actas de la Conferencia Internacional sobre la Medicina biooxidativa, 1989-1991). El H_2O_2 también estimula la producción de glóbulos blancos, que son necesarios para combatir la infección.

En la década de 1950, el Dr. Reginald Holman llevó a cabo experimentos que consistían en utilizar H_2O_2 añadiéndolo al agua de beber de ratas que tenían tumores cancerosos. Los tumores desaparecieron por completo entre los quince y los sesenta días. En la década de 1960, médicos europeos comenzaron a prescribir H_2O_2 a sus pacientes. En poco tiempo, el uso de H_2O_2 se convirtió en una parte aceptada de la corriente principal de la medicina en

Alemania y Rusia, así como en Cuba. En un artículo para una publicación llamada Alternativas, el Dr. Kurt Donsbach escribió: *"¡(Pongan) una onza de peróxido de hidrógeno al 35% (por cada galón de agua) en un vaporizador todas las noches en la habitación de un enfisémico, y respirará más profundamente que lo ha hecho en años! Yo lo hago con mis pacientes de cáncer de pulmón"*.

¿Se ha preguntado alguna vez por qué el H_2O_2 hace espuma cuando se lo pone en una herida? La razón por la que hace espuma es porque la sangre y las células contienen una encima llamada "catalasa". Dado que un corte o un arañazo contienen tanto sangre como células dañadas, hay mucha catalasa en suspensión. Cuando la catalasa entra en contacto con el peróxido de hidrógeno, transforma el peróxido de hidrógeno (H_2O_2) en agua (H_2O) y oxígeno gaseoso (O_2). La catalasa hace esto de forma enormemente eficiente ¡más de 200.000 reacciones por segundo! Las burbujas que usted ve en la espuma son burbujas de oxígeno puro creadas por la catalasa.

Un excelente método para administrar H_2O_2 es el siguiente: Se agrega H_2O_2, muy puro y muy diluido (concentración 0,0375% o menor) a una solución de glucosa o de salino de las que se utiliza para alimentación intravenosa en los hospitales. Esta mezcla se inyecta en dosis de 50-500 ml en una vena grande, generalmente en el brazo, muy lentamente durante un periodo de una a tres horas dependiendo de la cantidad dada y el estado del paciente. El tratamiento es indoloro, con exclusión del pequeño pinchazo de la aguja. Los tratamientos se administran normalmente una vez a la semana en enfermos crónicos, pero pueden administrarse diariamente en pacientes tales como enfermos de SIDA y cáncer. Su médico determinará el número total de tratamientos necesario para tratar su enfermedad específica. Durante el último medio siglo, decenas de miles de pacientes han recibido tratamientos de H_2O_2 sin efectos secundarios graves.

Quiero enfatizar especialmente que, para uso interno, no se debe utilizar otro tipo de peróxido de hidrógeno que el 35% alimentario. El peróxido de hidrógeno que se compra en la tienda es al 3% y contiene productos químicos tóxicos. Es solo para uso externo. Los pacientes con cáncer deben abstenerse de utilizar esta forma de H_2O_2. Además, los pacientes con cáncer que utilizan H_2O_2 internamente también deben usar una enzima proteolítica de calidad (como Vitalzym) que atraviesa el recubrimiento proteínico de las células cancerosas y permite que el H_2O_2 penetre la pared celular. Si usted sigue la Dieta Budwig, debe evitar la ingestión de H_2O_2 de calidad alimentaria ya que la interacción de las grasas con el H_2O_2 puede dañar el estómago.

Oxycyclene™ es un líquido compuesto por sustancias naturales que funciona como un motor que fuerza la producción de H_2O_2 en de los glóbulos blancos, lo que resulta en la destrucción tanto del patógeno como del glóbulo blanco que lo acoge. Oxycyclene™ utiliza las propias defensas naturales del organismo para reconocer y aniquilar las células enfermas. A diferencia de las vacunas y la inmunización, apenas tiene efectos secundarios y los resultados iniciales han sido muy prometedores.

Hace casi 200 años, durante el reinado de la Reina Victoria, la gente en la India (entonces colonia británica) descubrió que pequeñas cantidades de H_2O_2 añadidas al agua potable, curaban una variedad de enfermedades, incluyendo resfriados, gripe, cólera y malaria. Este conocimiento era una amenaza para las ventas de medicamentos de las grandes farmacéuticas británicas, por lo que Gran Bretaña envió un "agente de incógnito" que se hizo pasar por médico y afirmó que tomar H_2O_2 causaba daños cerebrales por infección viral. Incluso se inventó una historia sobre un niño (que nunca existió) que supuestamente murió por daño cerebral tras tomar H_2O_2. Viniendo de un "médico", la historia inventada se aceptó como verdad, y el pueblo indio empezó a comprar las medicinas británicas.

Le suena, ¿verdad? La Mafia Médica sigue utilizando la misma técnica hoy en día. A pesar de la enorme cantidad de datos científicos que validan los sorprendentes efectos químicos y biológicos del ozono y del peróxido de hidrógeno, una gran parte de la comunidad médica sigue pasando por alto o ignora voluntariamente estos tratamientos increíblemente simples y baratos.

Una clínica que utiliza terapias biooxidativas, es el Nevada Center for Alternative and Anti-Aging Medicine del Dr. Frank Shallenberger, ubicado en Carson City, Nevada. Según el Dr. Schallenberger, tanto el peróxido de hidrógeno como el ozono realmente aumentan la eficiencia del sistema, enzimático antioxidante que neutraliza el exceso de radicales libres en el organismo. Por lo tanto, también mejora aún más la inmunidad celular. Su sitio Web es www.antiagingmedicine.com. Otra clínica excelente es Caring Medical & Rehabilitation, dirigida por el Dr. Ross Hauser, ubicada en Illinois. Su sitio Web es www.CaringMedical.com.

Por último, si decide utilizar terapia de ozono, debe contactar al Dr. Saul Pressman, a quien yo llamo *"el gurú del Ozono"*. Es el moderador del siguiente grupo de correo electrónico: ozonetherapy@yahoogroups.com. Simplemente únase al grupo y para cualquier pregunta, envíe un mensaje al Dr. Pressman. Es increíblemente receptivo y siempre está dispuesto a ayudar. También me ayudó a mí con la información incluida en esta sección del libro.

El protocolo de Bob Beck

El protocolo de Bob Beck comenzó como un tratamiento de electro-medicina para el SIDA/VIH, sin embargo, tiene un potencial increíble para ser un excelente tratamiento contra el cáncer avanzado.

En 1990, dos médicos, el Dr. William D. Lyman y el Dr. Steven Kaali, descubrieron que una pequeña corriente eléctrica podría hacer que los microbios fuesen incapaces de multiplicarse, dejándolos inertes o inofensivos. Este fue uno de los mayores descubrimientos en la historia de la medicina porque casi todas las enfermedades son causadas o empeoradas por un microbio. El descubrimiento fue una cura para casi todas las enfermedades conocidas por la humanidad.

Sin embargo, aún cuando su tecnología está muy bien documentada, la medicina ortodoxa no está interesada en su descubrimiento. La medicina ortodoxa está interesada en "tratamientos" no en "curaciones" porque "tratar" a una persona es mucho más rentable que "curarla".

El Dr. Beck, que murió en 2002, era doctor en física y tenía un bagaje de 30 años de investigación en electromedicina. Se enteró del descubrimiento Kaali y Lyman y descubrió una forma no invasiva de utilizarlo. Según el Dr. Beck:

> Leí un artículo en Science News, publicado 30 de marzo 1991. En la página 207, describía el "impactante" tratamiento para el SIDA propuesto por Albert Einstein College of Medicine en Nueva York, que accidentalmente había descubierto una manera de curar el SIDA. Así que lo investigué y hallé que se había presentado en un Joint Congres on Combination Therapies (Congreso conjunto de terapias combinadas), el 14 de Marzo de 1991 en Washington un artículo sobre una cura del SIDA.
>
> Cuando intenté encontrar una copia de este documento para ver lo que decía, me encontré con que había desaparecido o había sido eliminado de las actas. Contratamos un investigador privado quien consiguió un resumen personal de uno de los asistentes. También hice una búsqueda por ordenador y encontré que esta tecnología solo se mencionaba en una ocasión en "Outer Limits" en el número diciembre de 1992 de la revista Longevity Magazine. Afirmaba dicho artículo que Steven Kaali, doctor en medicina, del Albert Einstein College of Medicine, había encontrado una forma de inhibir el SIDA en la sangre, pero que harían falta años de pruebas antes de que el aparato electrocutador de virus, estuviera listo para su uso. En otras palabras, lo descubrieron y luego trataron de ocultarlo de

inmediato.

Pero ocurrió algo extraño. Dos años más tarde, apareció una patente. La oficina de patentes del Gobierno de Estados Unidos describió todo el proceso. Usted puede obtener la patente # 5188738 en que el mismo Dr. Kaali describe un proceso, que atenuará cualquier bacteria, virus (incluyendo el SIDA / VIH), parásito u hongo en la sangre, dejándolo incapaz de infectar una célula humana sana normal. ¡Esto fue en 1990! ¿Por qué no le han contado esto al público? Entonces, decidí que si había una cura infalible para el SIDA yo tenía que conocerla.

*Cuando investigué el trabajo del Dr. Kaali decidí seguir adelante y financiarlo. **Descubrimos que funciona siempre.** Durante dos años y medio, dimos toda la credibilidad a esta invención del Dr. Kaali, cuyo nombre está en la patente. Entonces descubrimos que esta tecnología tenía una larga historia. Seguimos la pista de estas patentes hasta 107 años atrás. **Hallamos una patente, la # 4665898, que curaba todos los cánceres, fechada en 19 de Mayo de 1987.***

*¿Por qué se ha ocultado esto? ¿Por qué su médico no le dijo nada sobre una cura contra el cáncer absolutamente probada? La respuesta es que los médicos obtienen 375.000 dólares por paciente en cirugía, quimioterapia, rayos X, hospitalización, médicos y anestesistas. Esta es la estadística oficial del Departamento de Comercio de EE.UU. Desafortunadamente, **el paciente médico curado es un cliente perdido.***

Las primeras investigaciones del Dr. Beck hubieron de hacerse fuera de los EE.UU. Su primera máquina de electro medicina se llama Blood Purifier (purificador de la sangre) o Blood Electrifier (electrizador de la sangre). El Blood Electrifier crea una pequeña corriente eléctrica alterna que destruye una enzima clave en la superficie de un microbio y evita que el microbio se multiplique. El cuerpo excreta entonces de forma segura estos microbios inutilizados.

Sin embargo, el Dr. Beck descubrió que en algunos casos el virus del SIDA/VIH volvía a aparecer. Concluyó que algunos virus se escondían en el organismo en estado latente y, por lo tanto, no circulan en la sangre. Entonces desarrolló su segunda máquina de electromedicina, The Magnetic Pulser (el Pulsador Magnético), para inutilizar esos microbios que no estaban circulando en la sangre.

El protocolo del Dr. Beck también incluye plata coloidal y agua ozonizada. Dado que este protocolo podría potencialmente destruir las bacterias "amistosas" en el tracto digestivo, debería considerar añadir algunos potentes probióticos a su dieta para ayudar a reponerlas.

Al menos una persona ha ido a la cárcel por vender el equipo del Protocolo Bob Beck y otros dos han muerto misteriosamente. Bob Beck creyó en este tratamiento, que de forma evidente elimina todo tipo de microbios del cuerpo de una persona. Es un medio potente para restaurar el sistema inmunitario de esa persona. El presintió que había una razón importante por la que su tratamiento ha tenido tanto éxito en pacientes de cáncer.

IMPORTANTE: No debe utilizarse ningún otro tratamiento alternativo u ortodoxo contra el cáncer a la vez que el protocolo de Bob Beck. Todos los tratamientos contra el cáncer tienen que ser INTERRUMPIDOS al menos dos días antes de comenzar el protocolo de Bob. El protocolo Bob Beck debe ser utilizado aparte de los demás. Nada pues de medicamentos o hierbas, etc.

Si usted decide usar el Bob Beck Protocolo, por favor visite el siguiente sitio web: www.cancertutor.com/Cancer02/BobBeck.html. Asegúrese de estudiar la lista de "sustancias prohibidas", así como de leer el artículo completo.

La cura de la uva de Brandt/Kehr

En la década de 1920, Johanna Brandt de Sudáfrica dijo que se curó el cáncer de estómago con lo que ella llamó la cura de la uva. Unos años más tarde, escribió un libro fascinante que revela los detalles de cómo librarse del cáncer. Básicamente, Brandt comió las uvas... muchas uvas... piel y semillas incluidas. Parece que las uvas contienen una sustancia llamada resveratrol.

Según un conocido investigador, el Dr. John Pezzuto de la Universidad de Illinois en Chicago, este fenol natural *"tiene varios modos de acción, inhibe el crecimiento del cáncer en una gran cantidad de etapas de diferenciación, lo cual es inusual"*. También se cree que el resveratrol activa el gen p53 que induce la apoptosis (muerte normal de las células). Además del resveratrol, las uvas (especialmente las uvas tintas Concord) contienen algunos otros nutrientes que se sabe que matan las células cancerosas como por ejemplo ácido elágico, licopeno, OPC, selenio, catequina, quercetina, ácido gálico, y vitamina B17. ¡Qué increíble arsenal para combatir el cáncer!

Dado que han cambiado muchas cosas desde que Brandt publicó su dieta de la uva en la década de 1920, he adaptado esta dieta conforme a las recomendaciones de Webster Kehr, por lo cual la he llamado *"la cura de la uva de Brandt/Kehr"*. Por ejemplo, los minerales en el suelo se han agotado en gran parte en el último medio siglo, y ahora se añade cloro y flúor al suministro de agua. Menciono estos asuntos porque probablemente todo el mosto, incluido el ecológico, puede haber sido mezclado con agua clorada. Además, la ley obliga a pasteurizar todo el mosto, destruyendo así todas las enzimas que son esenciales para la digestión del mosto. Debido a esto, la cura de la uva de Brandt/Kehr requiere una cierta cantidad de uvas enteras.

Un día típico en la dieta Brandt/Kehr consiste en doce horas de ayuno, seguido de doce horas de comer uvas. Durante el periodo de consumo, usted no debe comer absolutamente nada excepto uvas, puré de uva, y zumo de uvas frescas, que deben ser consumidos lentamente durante el periodo de doce horas y no solo a la hora de la comida. Durante este periodo, usted debe consumir entre ½ galón y un galón de "puré de uva" puro hecho pasando las uvas por un procesador de alimentos. Para evitar las náuseas y maximizar la eficacia del puré de uva, repártalo en ocho porciones iguales que se comerán poco a poco cada hora y media dentro del periodo de doce horas de consumo.

Asegúrese de beber por lo menos un galón por día de agua pura de manantial o de un pozo artesiano, repartida durante ambos periodos de doce horas y tomada junto con el puré de uva durante el periodo de consumo. Asegúrese de que su agua no ha sido tratada con cloro o con flúor. El mosto debe incluir semillas y hollejos triturados y las uvas deben ser tintas tipo Concord. No compre uvas sin semillas ni uvas blancas, ya que no contienen todos los "extras" de las uvas tintas Concord. Y compre uvas biológicas siempre que sea posible ya que las uvas son rociadas con muchos pesticidas. Si no puede obtener uvas orgánicas, asegúrese de lavar las uvas en agua mineral caliente durante al menos quince minutos y de enjuagarlas después.

Durante el ayuno de agua, las células cancerosas pasan mucha hambre. Luego, cuando finalmente consiguen comida, lo que reciben son uvas que contienen grandes concentraciones de azúcar natural. Y a las células cancerosas les encanta el azúcar. Sin embargo, esas mismas uvas también contienen los diversos nutrientes anticancerígenos que he mencionado más arriba. Así pues, en esencia, "engañamos" a las células cancerosas para que traguen una miríada entera de nutrientes anticancerosos. Es como poner veneno en un dulce y luego dárselo a un niño hambriento. Y puesto que las células cancerosas son extremadamente ineficientes en la producción de energía, requieren mucho más azúcar que las células sanas normales, ¡por lo que engullen aún más uvas! Y como hemos aprendido anteriormente, las células cancerosas consumen dieciocho veces más azúcar (y dieciocho veces más de los nutrientes anticancerosos que se encuentran en las uvas) que las células sanas normales. Por lo tanto, ¡la dieta de la cura de la uva es una de las mejores formas de matar las células cancerosas!

¿Qué suplementos se deben tomar con la cura de la uva de Brandt/Kehr?

> Extracto de semilla de uva Compruebe los ingredientes para obtener la mayor cantidad de OPC.
> Extracto de piel de uva compruebe los ingredientes par obtener más resveratrol.
> Quercetina disponible como un suplemento sin receta.
> Vitamina C 12 a 15 gramos repartidos durante el día (vaya aumentando la dosis a lo largo de dos semanas, NO empiece con de 12 a 15 gramos).
> Pimienta de cayena tan picante y tan poco cocida como sea posible.
> Niacina un gramo por día.

Tanto la pimienta de cayena como la niacina aumentan el riego sanguíneo, lo que ayuda a llevar el zumo de uva a las células cancerosas. Las células cancerosas crecen con frecuencia en las zonas donde la circulación es escasa. ¿Qué tratamientos se puede utilizar junto a la cura de uva? No use cloruro de cesio, ya que el cesio impide que la glucosa llegue a las células cancerosas y la cura de la uva Brandt/Kehr utiliza la glucosa como agente de transporte de los nutrientes anticancerígenos.

Este tratamiento tiene un ciclo de seis semanas. Las cinco primeras semanas son el tratamiento de la cura de la uva de Brandt/Kehr propiamente dicho. No coma ni beba nada excepto uvas. Punto. Durante la sexta semana, comer solo frutas y verduras **crudas**. En la sexta semana, se le permitirá comer otros alimentos. Repita el ciclo de seis semanas las veces que sea necesario para curar su cáncer.

LA DIETA BUDWIG

Un tratamiento alternativo contra el cáncer notable fue ideado por el bioquímico alemán, la Dra. Johanna Budwig, también propuesta siete veces para el Nobel. Sus contribuciones médicas más importantes tuvieron que ver con el papel de los ácidos grasos esenciales. Para producir y distribuir masivamente alimentos ricos en grasa, los fabricantes de alimentos alteran deliberadamente la composición química de los aceites lo que les da una vida útil más larga. En la década de 1950, se demostró que estas grasas alteradas químicamente, hidrogenadas, (a las que ella llama "pseudo" grasas) son grasas rígidas que se adhieren a las membranas celulares, lo que hace que funcionen mal.

La Dra. Budwig cree que estas grasas y aceites procesados, hidrogenados, cortan el campo eléctrico de las células y nos hacen susceptibles a enfermedades crónicas y terminales, ya que los fermentos benéficos, oxidasas, son destruidos por el calentamiento o hervido. Ella demostró también que la ausencia de grasas insaturadas es responsable de la producción de oxidasa, que induce el crecimiento del cáncer y causa muchos otros desórdenes crónicos. Ella llegó a la conclusión de que el cáncer no era el resultado del excesivo crecimiento celular sino de un defecto en el crecimiento de la célula, causado por la combinación de demasiadas pseudograsas y demasiado pocas grasas sanas en la membrana celular.

Pero ¿que ocurre exactamente con las grasas cuando son transformadas? En las grasas sanas hay una nube de electrones vital que permite que la grasa se una con el oxígeno. Las grasas saludables, oxigenadas, son capaces de unirse con la proteína y en el proceso se hacen solubles en agua. Esta solubilidad en agua es vital para todos los procesos de crecimiento, la restauración de daño celular, la renovación celular, las funciones nerviosa y cerebral y la producción de energía. De hecho, la base de toda nuestra producción de energía se basa en el metabolismo lipídico. La hidrogenación destruye la nube de electrones vital y como consecuencia, estas "pseudo" grasas ya no se pueden unir al oxígeno o a la proteína. Estas grasas acaban bloqueado la circulación, dañando el corazón, inhibiendo la renovación celular e impidiendo la libre circulación de la sangre y de la linfa. Quizá querrá recordar este hecho la próxima vez que compre margarina o alimentos fritos ya que ambos contienen típicamente estas grasas dañinas.

La Dra. Budwig comenzó a estudiar las grasas en la década de 1950, y rápidamente descubrió mucho más sobre el metabolismo de las grasas de lo que se conocía con anterioridad. Ella comenzó su investigación analizando las muestras de sangre de miles de pacientes gravemente enfermos, y luego las comparó con muestras de la sangre de personas sanas. Pronto descubrió que la sangre de los pacientes gravemente enfermos de cáncer era deficiente en ciertos ingredientes esenciales importantes, fosfátidos y lipoproteínas entre otros, mientras que la sangre de una persona sana siempre contenía estos ingredientes en cantidades suficientes.

Estableció la hipótesis de que la falta de estos ingredientes da como resultado la proliferación de células cancerosas. Cuando analizó la sangre de pacientes con cáncer, en lugar de encontrar hemoglobina, sana, roja y rica en oxígeno, descubrió una sustancia de color amarillo verdoso. Descubrió que cuando esos ingredientes naturales eran repuestos, los tumores cancerosos empezaban a disminuir. Los extraños elementos verdosos de la sangre eran reemplazados con glóbulos rojos sanos a medida que las lipoproteínas y fosfátidos reaparecían sorprendentemente. Entonces ella descubrió que comer una combinación de dos alimentos reemplaza las lipoproteínas y los fosfátidos y la sangre vuelve a estar sana de nuevo.

Los dos ácidos grasos esenciales (AGEs) son el ácido linoleico (LA), una grasa omega-6, y el ácido alfa-linolénico (ALA), una grasa omega-3. Una buena salud requiere una adecuada proporción de grasas omega-6 y grasas omega-3; la relación ideal es aproximadamente de 2:1. Las verduras y los frutos secos (maíz, cártamo, semilla de algodón, cacahuetes y soja) son los que tienen más grasas omega-6. LA es la principal grasa omega-6, que un humano sano convertirá en ácido gamma linoleico (GLA). Otras grasas omega-6 son el ácido linoleico conjugado (CLA), el ácido dihomo-gamma-linolénico (DGLA) y el ácido araquidónico (AA). Los peces de agua salada (como el salmón, el atún y la caballa) y ciertos frutos secos y semillas (como las semillas del lino y las nueces) son los alimentos que contienen más grasa omega-3. ALA es la grasa omega-3 más importante, que un ser humano sano convertirá en ácido eicosapentaenoico (EPA) y posteriormente en ácido docosahexaenoico (DHA) y ácido docosapentanoico (DPA).

Budwig creía que la enfermedad crónica es el resultado de la falta de EFAs que están llenos de electrones y que se unen al oxígeno y a las proteínas. Cuando son absorbidos por la célula, arrastran con ellos el oxigeno hacia el interior de la célula. Y cuanto se unen a proteínas a base de azufre, se hacen hidrosolubles. Esta es la teoría detrás de la Dieta Budwig: el uso de oxígeno en el organismo-puede ser estimulado por las lipoproteínas (proteínas ricas en azufre y ácido linoleico). En la página 85 de su libro, Oxigen Therapies (Terapias de Oxígeno), Ed McCabe habla de su punto de vista sobre EFAs: "*En los pulmones, los eritrocitos ceden dióxido de carbono y toman oxígeno. Luego son transportados a las células a través de los vasos sanguíneos, donde liberan oxígeno en el plasma. Este oxígeno liberado es "atraído" hacia las células por la "resonancia" de los... ácidos grasos. De no ser así, el oxígeno no consigue entrar en la célula. Los ácidos grasos, ricos en electrones, tienen un papel decisivo en las enzimas respiratorias que son la base de la oxidación celular*". Los EFAs combinados con las proteínas ricas en azufre (tales como las encontradas en el requesón) aumentan la oxigenación del cuerpo, ya que los electrones están protegidos naturalmente hasta que el cuerpo necesita la energía.

Por supuesto, como usted puede suponer, la Dra. Budwig fue perseguida por su trabajo. Simplemente piense en el dinero generado cada año por el sector de grasas y aceites. El proceso de hidrogenación es fundamental para dicha industria y la teoría de la Dra. Budwig está basada en que las grasas hidrogenadas contribuyen a la formación de células cancerosas. Al final, se le impidió realizar más investigaciones y publicar sus descubrimientos. En otras palabras: *"Yo tenía la respuesta al cáncer, pero los médicos norteamericanos no escucharon. Vinieron aquí y observaron mis métodos y se quedaron impresionados. Entonces querían cerrar conmigo un acuerdo especial para podérselos llevar a casa y hacer mucho dinero. Y como no quise hacer eso, me pusieron en la lista negra en todos los países".*

Varias fuentes excelentes de proteínas ricas en azufre son los frutos secos, las cebollas, las cebolletas, el ajo y especialmente el yogur y el requesón. El aceite de linaza debería ser preferiblemente virgen, prensado en frío, ecológico, líquido, refrigerado y sin refinar. Una de las mejores marcas es el aceite de linaza Barleans. **La mezcla de aceite de linaza y requesón debería formar parte de la dieta de todos los pacientes de cáncer.** Simplemente mezcle una taza de requesón biológico con dos o tres cucharadas de aceite de linaza. Asegúrese de mezclarlos bien con una batidora y déjelos reposar varios minutos. Esto convertirá los omega-3 liposolubles en omega-3 hidrosolubles. También es una buena idea moler semillas de lino frescas con un molinillo y añadirlas a la mezcla. Es importante señalar que ni los alimentos ricos en EFA ni las proteínas ricas en azufre conseguirán el objetivo por separado. Esto es así porque los aceites tienen que unirse primero a las proteínas antes de fijar el oxígeno y antes de que el cuerpo pueda asimilar la mezcla.

Es gracias al trabajo incansable de la Dra. Budwig que ahora sabemos que las grasas abundantes en electrones interactúan con las proteínas ricas en azufre y se unen al oxígeno, promoviendo el metabolismo aeróbico que restaura la salud. Según el oncólogo y antiguo cardiólogo Dr. Dan C. Roehm, *"lo que la Dra. Budwig ha demostrado ante mi incredulidad inicial, pero después a mi completa satisfacción en mi consulta, es que **EL CÁNCER ES FÁCIL DE CURAR,** el tratamiento es un cambio en la dieta y en el estilo de vida; la respuesta inmediata; la célula cancerígena es débil y vulnerable. El punto bioquímico exacto de ruptura fue identificado en 1951 y es específicamente repetible tanto in vitro (en tubo de ensayo) como in vivo (real)... **Esta dieta es de lejos la dieta más exitosa contra el cáncer del mundo".** (Towsend Letter for Doctors, julio de 1990)

Bill Henderson ha trabajado con más de mil pacientes de cáncer "terminal". La piedra angular de su protocolo de tratamiento es la dieta Budwig. Su libro, Beating Cancer Gently (Vencer suavemente al cáncer), es excelente al igual que su último libro Cancer Free (Libre de cáncer). Bill es un hombre maravilloso, dispuesto a aconsejarle por teléfono. Su protocolo incluye algunas características muy avanzadas que lo convierten en uno de los tratamientos más potentes disponibles para el cáncer. Se centra en una dieta estricta contra el cáncer, que es una de las razones por las tantas personas se han curado utilizando su tratamiento. Y como dice su nombre, es también uno de los tratamientos más "suaves". Quien elija el protocolo Budwig debería usar el protocolo de Henderson. Su libro se puede comprar en www.beating-cancer-gently.com.

CELLECT-BUDWIG

Esta sección del libro se centra en cinco tratamientos contra el cáncer (que han de usarse juntos) que forman el protocolo Cellect-Budwig. Este es uno de los tratamientos no tóxicos más potente y más eficaz contra el cáncer. El corazón y el alma de este tratamiento es Cellect, un suplemento multimineral, con adición de aminoácidos y algunos productos anticancerosos. Cellect fue diseñado por un bioquímico llamado Fred Eichhorn que tenía cáncer "terminal" de páncreas en 1976. Aún vive y es el presidente de la National Cancer Research Foundation. (www.ncrf.org).

Por sí mismo, Cellect ha demostrado excelentes resultados al tratar el cáncer. Mike Vrentas, miembro de la junta directiva Independent Cancer Research Foundation, Inc. Ha añadido la Dieta Budwig, vitamina B17 (semillas de albaricoque), y los zumos al protocolo Cellect, haciendo un tratamiento muy potente.

#1 – El polvo Cellect

Como ya he mencionado, el producto clave en este protocolo es un polvo llamado Cellect, que ha demostrado excelentes resultados con todas las formas de cáncer. Los pacientes de cáncer deberían comenzar elevando progresivamente hasta cuatro cucharadas por día. Los niños, por supuesto, deben tomar dosis más pequeñas. Los pacientes de cáncer avanzado deben elevar progresivamente la dosis hasta entre seis y ocho dosis diarias. De vez en cuando Cellect causa estreñimiento, así que asegúrese de tomar tres cápsulas de aceite de hígado de bacalao (incluido con el Cellect) con cada dosis. Las semillas de Plantago ovata y el zumo de verduras recien exprimido también ayudan a aliviar el estreñimiento.

Cellect se pueden comprar en www.cellect.org. Haga clic en "productos" y luego elija un "maxi-blend" en polvo. Le recomiendo que lo mezcle con mosto de uva tinta. El producto también se vende en cápsulas.

#2 – La dieta Budwig

La sección anterior del libro detalla la dieta Budwig, así que no empleará mucho tiempo aquí en reiterarme. Sin embargo, enfatizaré que <u>NO</u> debe tomar el Cellect y la Dieta Budwig con menos de una hora y media de intervalo entre ambas. También, asegúrese de tomar el aceite de hígado de bacalao con el Cellect y el aceite de lino con la dieta Budwig.

#3 Vitamina B17

Voy a dedicar varias páginas más adelante en este capítulo a describir la B_{17}, así que no perderé mucho tiempo aquí. El hecho es que esta vitamina es selectivamente tóxica para las células cancerosas, por lo que encaja perfectamente en este protocolo. Se recomienda comer las semillas de albaricoque en lugar de tomar la forma de la píldora de la vitamina. Según el Dr. Krebs, los pacientes de cáncer empezarían con unas pocas semillas de albaricoque al día y aumentaría progresivamente hasta alcanzar en torno a treinta semillas al día, preferiblemente con el estómago vacío y repartidas durante el día entre las comidas, tomando aproximadamente diez entre el desayuno y el almuerzo, a continuación diez más entre el almuerzo y la cena y diez más antes de acostarse.

#4 – Zumo de verdura ecológica.

Como con la dieta Budwig y la vitamina B17, en otra sección del libro explico el uso de zumos frescos de verduras, por lo que no daré muchos detalles aquí. Solo recuerde que el zumo de verduras orgánicas es fundamental por dos razones principales. En primer lugar, las verduras suelen tener muchos nutrientes anticancerígenos y muchos fitoquímicos. Además, si se sacia con zumos vegetales orgánicos y frescos, no tendrá mucho sitio para toda esa comida basura tóxica que a la mayoría le gusta comer, es decir, refrescos, donuts y chips.

No es necesario hacer un ayuno de zumo, pero los pacientes de cáncer deberían beber (a diario) aproximadamente una onza de zumo vegetal fresco por cada libra de peso corporal. Así que una persona de 200 libras debe tomar 50 onzas por día, una persona de 160 libras debe tomar 40 onzas, etc. Se recomienda beber el zumo en varias cantidades pequeñas repartidas a lo largo de todo el día, no beber todo el zumo entero de una sentada.

#5 – Luz solar (Vitamina D)

Consulte los capítulos siguientes para obtener más información sobre la vitamina D. Se recomienda exponerse al sol al menos 30 minutos al día, si es posible. NO utilice protectores solares, ya que filtran la luz que es muy útil y también causan cáncer.

Limpieza de hígado

Puedo decir con el 99% de certeza que un paciente con cáncer avanzado que sigue el protocolo Budwig Cellect necesitará estimulación hepática para eliminar las toxinas capturadas en otras partes del cuerpo. Así que, si se sigue la Terapia Gerson y el tratamiento del Dr. Kekkey, se recomienda aplicarse enemas de café ya que el café abrirá los conductos biliares y estimulará la producción de bilis en el hígado. ¿Cuantos enemas al día? Bueno, algunas personas necesitan unos cuantos y otras solo uno por día. Todo depende de lo en forma que esté su hígado. La mayoría de nosotros tenemos el hígado sobrecargado con toxinas, por lo que es muy probable que usted necesite tres o más enemas al día.

Mi amigo Mike Vrentas es el investigador alternativo contra el cáncer que desarrolló este protocolo. Su sitio web es www.CellectBudwig.com. Si se decide por este tratamiento, usted DEBE visitar el sitio web de Mike y escuchar TODOS sus CDs en los que explica este tratamiento. Él también está disponible para consultas telefónicas.

DMSO/MSM/Cloruro de Cesio ("DMCC")

El dimetilsulfóxido (DMSO) es un producto no tóxico, 100% natural que procede de la industria de la madera. El metil sulfonil metano (MSM) es básicamente DMSO con un átomo de oxígeno adicional unido al átomo de azufre, formando una molécula que tiene unidos dos átomos de oxígeno en total. MSM aparece en las frutas y vegetales frescos, la leche cruda, el zumo de hierba de trigo y el aloe vera.

Tanto el DMSO como el MSM tienen la propiedad de ser muy solubles en líquidos tanto a base de agua como a base de aceite. En este libro, utilizo el término "DMSO" para referirme a ambas sustancias, ya que según el bioquímico Dr. David Gregg, "DMSO y MSM, formados ambos en el cuerpo, deberían ser esencialmente indistinguibles en lo que a sus efectos bioquímicos se refiere".

El DMSO, como agente curativo, se introdujo en la década de 1960 por un equipo de investigación dirigido por Stanley W. Jacob, MD, de la Facultad de Medicina de la Universidad de Oregon. Se realizó un estudio con DMSO que se mezclo con hematoxylon (un tinte púrpura) y se inyectó en pacientes con cáncer. El propósito del estudio fue determinar qué células atraerían el DMSO. Aprendieron que el MSO tiene una afinidad por las células cancerosas. De hecho, algunos de los pacientes se curaron de cáncer durante el estudio, incluso aunque el DMSO estaba combinado con un tinte ("Haematoxylon Dissolved in Dimetylsulfoxide [DMSO] Used in Recurrent Neoplasmas" por E.J. Tucker, MD, y A. Carrizo, MD, Junio de 1968). El estudio mostró también que el DMSO no solo podía disolver substancias sino que también ¡podría penetrar la piel humana, arrastrando consigo las substancias!

¿Cómo funciona? Según el Dr. David Gregg, *"En cuerpo, el DMSO está en equilibrio con el MSM (la forma oxidada del DMSO), y la combinación se convierte en un sistema de transporte de oxígeno, que mejora el metabolismo aeróbico. Esto opera solo en un punto: la cadena respiratoria (en la membrana interna de la mitocondria)".* www.krysalis.net

Durante las cuatro últimas décadas, han aparecido en la literatura científica más de 10.000 artículos sobre las implicaciones biológicas del DMSO y también se han publicado 30.000 artículos sobre la química del DMSO. Los resultados de estos estudios apoyan fuertemente la idea de que el DMSO es un nuevo principio terapéutico notable. En su libro, Cáncer & Natural Medicine (Cáncer y medicina natural), John Boik cita una serie de publicaciones en las que una solución de DMSO han causado la diferenciación de numerosas formas de cáncer in vitro, es decir, que hizo que se volvieran de nuevo normales, mediante el restablecimiento del metabolismo aeróbico.

Una vez que se restablece el metabolismo aeróbico, las células anteriormente cancerosas se eliminaran finalmente por apoptosis. Recuerde, que la apoptosis es la muerte celular programada que ocurre en la mayoría de las células normales en cuestión de un par de semanas. Restablecer el metabolismo aeróbico con DMSO no reparará el daño genético, pero mantener las células cancerosas en un estado normal durante suficiente tiempo da al proceso natural asociado con las células sanas (e.d. la apoptosis) la oportunidad de matar las células cancerosas. Esto es un poco una paradoja, pero una de las maneras en que DMSO mata las células cancerosas es hacer que sanen.

Por supuesto, con un tratamiento alternativo eficaz, lo que usted puede esperar es los compinches de la Industria del Cáncer se pusieran a trabajar. Según Webster Kehr, *"La FDA tomó nota de la eficacia o DMSO en el tratamiento del dolor y lo hizo ilegal para uso médico para proteger los beneficios de las empresas de la Aspirina (en esos días la aspirina se utilizaba para tratar la artritis). Por lo tanto, debe ser vendido hoy como "disolvente". Pocas personas pueden comprender el concepto de que los organismos gubernamentales se han puesto en marcha con el único propósito de ser la "fuerza policial" de grandes empresas corruptas. Comprar el alma de los políticos es tan fácil como dar caramelos a un bebé".* www.cancertutor.com/Cancer/DMSO.html

Si bien el DMSO ha sido llamado *"el avance terapéutico más controvertido de los tiempos modernos"*, la controversia parece estar más basada en la política y el dinero que en la ciencia. Sinceramente, desearía que viviésemos en un mundo donde los médicos tratasen a los pacientes con el tratamiento adecuado en lugar de que los pacientes se tratasen a sí mismos en casa. Lamentablemente, debido a la influencia de las grandes farmacéuticas, los médicos utilizan tratamientos que han sido seleccionados únicamente sobre la base de su rentabilidad en lugar de su eficacia. Cuando usted sopesa el hecho de que el DMSO no es una droga patentable, es barato, es seguro y es efectivo y sabiendo lo que usted debería saber de la Industria del Cáncer, ¿le sorprende que haya una campaña sucia contra el DMSO?

Uno de los atributos más importantes de DMSO y MSM es que ambos actúan en sinergia con otros tratamientos, como el cloruro de cesio, que es el mineral más alcalino. Es un hecho que muchas partes del mundo que tienen altos niveles de minerales fuertemente alcalinos en sus aguas tienen una incidencia muy baja de cáncer. Los Hunzakuts del norte de Pakistán tienen un agua rica en cesio y nunca desarrollan cáncer a no ser que emigren fuera de su país. Los Hunzakuts también comen huesos de albaricoque (que contienen vitamina B_{17}) de forma regular. Discutiré la terapia de B_{17} más adelante en el libro.

Cuando el cesio es transportado al interior de la célula, es capaz de aumentar radicalmente el ph celular. Una vez dentro de la célula el cesio empieza a atraer potasio desde la sangre; entonces, esto finalmente bloquea la absorción de glucosa, detiene el proceso de fermentación y mata la célula de hambre. El cesio también neutraliza el ácido láctico producido en la respiración anaerobia impidiendo, por lo tanto, la proliferación de la célula y deteniendo el "ciclo caquéctico" a nivel celular.

Tal vez el médico más conocido de entre los que utilizan cesio para tratar el cáncer sea el Dr. H.E. Sartori. Él comenzó su programa de terapia de cesio contra el cáncer en abril de 1981 en Life Sciences Universal Medical Clinics en Rockville, Maryland, donde fueron tratados 50 pacientes "terminales" de cáncer. En otras palabras, su cáncer se había metastatizado a otros órganos, y fueron enviados a morir a casa. La Industria del Cáncer etiquetó su situación como "desesperada" y "terminal". De los 50 pacientes, 3 estaban en coma y 47 habían recibido ya la dosis máxima de los "Tres Grandes" antes de probar con el cesio.

Se dio a los pacientes cloruro de cesio, junto con vitaminas A, C, B17, zinc y selenio. La dieta consistía principalmente en cereales integrales, verduras y alimentos ricos en ácidos grasos Omega-6. Para aumentar la eficacia del tratamiento y mejorar la circulación y la oxigenación, los pacientes recibieron DMSO y el agente quelante EDTA. El estudio incluyó a diez pacientes con cáncer de mama, nueve con cáncer de colon, seis con cáncer de próstata, cuatro con cáncer de páncreas, seis con cáncer de pulmón, tres con cáncer de hígado, tres tenían linfoma, uno cáncer de pelvis y ocho cánceres de origen desconocido.

Los resultados fueron asombrosos. Aproximadamente el 50% de los pacientes con cáncer de mama, colon, próstata, páncreas y cáncer de pulmón sobreviven por lo menos tres años, a pesar de que los médicos convencionales ¡solo les dieron unas semanas de vida.! Trece (13) pacientes murieron en las dos primeras semanas de tratamiento. Los resultados de la autopsia de cada uno de estos trece pacientes, revelan reducción tumoral por la terapia de cesio. Sorprendentemente el dolor desapareció en todos los pacientes entre uno y tres días después del inicio de la terapia de cesio. El registro de estos estudios puede hallarse en el libro del Dr. Sartori, <u>Cancer Orwellian or Utopian? – Cáncer – ¿Orweliano o utópico?</u>

Teniendo en cuenta el hecho de que el cloruro de cesio típicamente se usó exclusivamente en pacientes con cáncer avanzado, la tasa de curación del 50% del Dr. Sartori es asombrosa. He aquí por qué: Todos los paciente habían recibido ya su "sentencia de muerte" por parte de médicos convencionales. Habían sido etiquetados como "terminales" y enviados a casa a morir. Probablemente tenían dañados sus órganos principales por los tratamientos tóxicos de quimioterapia o de radiación. Sin embargo, aún se salvaron la mitad de ellos. Esto es verdaderamente notable. Recuerde que la tasa de curación de pacientes con cáncer avanzado similares en la medicina convencional es próxima a **cero por ciento**.

El Dr. Keith Brewer (un físico) se interesó por el cáncer en la década de 1930. Descubrió que las células cancerosas tienen una afinidad por el cesio. Este hecho es la razón por la que se utiliza un isótopo radiactivo de cesio como marcador para rastrear el movimiento de las medicinas convencionales de quimioterapia dentro de un tumor. El Dr. Brewer razonó que si introducimos una cantidad substancial de cesio en el cuerpo, eso podría causar que una célula cancerosa absorba lo suficiente como para cambiar su pH e interrumpir el metabolismo anaerobio y el proceso de fermentación que necesita para mantenerse con vida.

Después de muchas pruebas, Brewer determinó que el cesio o el rubidio pueden elevar el pH de las células cancerosas. En última instancia se centró en cesio porque era el más alcalino de los dos. La cuestión, sin embargo, era cómo introducir en las células cancerosas bastante cesio para cambiar su pH. Brewer determinó que había una serie de vitaminas y minerales (incluyendo la vitamina B17) que aumenta en gran medida la absorción de estos elementos por las células cancerosas. Mediante la administración de estas sustancias junto con el cesio, el nivel de cesio absorbido era suficiente para matar las células cancerosas.

He aquí cómo. El cesio procedió a alcalinizar las células cancerosas, causando el restablecimiento del metabolismo aeróbico y la cesación de la replicación celular. También causó que al cabo de pocos días ocurriera la apoptosis normal. En 1981, se realizaron pruebas en 30 pacientes con cáncer, y en los 30 pacientes, los tumores cancerosos desaparecieron y el dolor cesó al cabo de unos días. Este protocolo se convirtió en la base de lo que ahora se llama "Terapia de ph elevado". www.mwt.net/~drbrewer/highpH.htm

¿Recuerda la historia de Neal Deoul? Él financió la investigación del cesio y el aloe para combatir el cáncer y el SIDA. Fue demandado y su nombre fue arrastrado por el barro en una larga batalla judicial iniciada por la Industria del Cáncer. Durante la batalla judicial, Deoul fue diagnosticado con cáncer, e inició una terapia de elevación del ph que finalmente curó su cáncer. **Excelente** noticia para los tratamientos alternativos contra el cáncer, **horrible** noticia para la Industria del Cáncer. Desde que comenzó su batalla legal a finales de los años 1990, Neal y su familia han sido horriblemente perseguidos por la Industria del Cáncer. Lea más sobre su historia aquí: www.cancer-coverup.com.

DMSO se une con el cloruro de cesio para entrar en las células cancerosas. Sin embargo, para lo que realmente se utiliza el DMSO es para llevar el cloruro de cesio a través de la piel hasta el torrente sanguíneo. El protocolo DMCC es especialmente efectivo en pacientes con cáncer cerebral debido a lo rápido que penetra la barrera hematoencefálica, pero puede ser utilizado de forma productiva con cualquier tipo de cáncer.

En caso de estudio, un paciente tenía un tumor cerebral presionando contra uno de sus nervios ópticos. Cuando mezcló el DMSO con el cloruro de cesio, él podía literalmente sentir el cesio fluyendo en las células cancerosas del tumor al cabo de pocos minutos, ya que el tumor estaba presionando su nervio óptico.

Según el Dr. Robert R. Barefoot en su libro, <u>The Calcium Factor: The Scientific Secret of Health and Youth</u>, (El Factor Calcio: El Secreto de la Ciencia de la Salud y la Juventud), *"El cloruro de cesio es una sal natural, y donde se encuentra, el cáncer no existe. Esto es porque el cesio es el mineral más cáustico que existe, y cuando entra en el cuerpo en búsqueda de los todos los puntos de acceso ácidos del cáncer, sofoca el fuego del cáncer y de esa manera, acaba con el cáncer en cuestión de días. Además, cuando el dimetilsulfóxido (DMSO) es frotado cerca de un cáncer doloroso, el dolor desaparece, y el DMSO hace que el cesio penetre en el tumor canceroso mucho más rápido, por lo cual elimina el cáncer mucho más rápido"*. Sin embargo, ya que esto puede provocar una hinchazón excesiva, en algunos casos es mejor no frotar el cesio directamente sobre el tumor.

Existen múltiples teorías sobre por qué y cómo el protocolo DMCC detiene el cáncer. La explicación más lógica es que el protocolo DMCC transporta el oxígeno a las células de modo que la hipoxia se corrige y las células restablecen el metabolismo aeróbico.

Según el Dr. David Gregg, el mecanismo anticanceroso del cesio es uno (o una combinación) de los siguientes:

1. Cambia la presión osmótica en las células cancerosas cáncer en relación con el medio circundante, causando que se hinchen y exploten. Por ello el tumor crece, lo que puede ser peligroso en algunos casos.
2. Causa una oposición en el gradiente de concentración del cesio y el potasio, que detiene la operación continua de la bomba de sodio-potasio, deteniendo el sistema de cotransporte del sodio y la glucosa que alimenta a la célula cancerosa con glucosa, haciendo que la célula muera por hambre.
3. Causa la acumulación de iones negativos en el interior de las células, cancelando el gradiente de potencial a lo largo de la membrana celular, que es necesario para energizar el sistema de cotransporte sodio-glucosa, por lo que la célula muere por hambre.
4. Causa la destrucción del "disfraz canceroso" que "engaña" al sistema inmunitario, por lo que la célula cancerosa se vuelve "visible" y es atacada/destruida por el sistema inmunitario.

Supongo que es posible que los cuatro mecanismos descritos por el Dr. Gregg desempeñen un papel en la muerte de las células cancerosas. En cualquier caso, independientemente de cual es exactamente el mecanismo anticanceroso, el caso es que el protocolo DMCC mata las células cancerosas (ya sea directa o indirectamente), detiene la metástasis del cáncer (propagación), los tumores se reducen en cuestión de semanas, y el dolor se alivia en unos pocos días, dependiendo de qué es lo que está causando el dolor. Sin embargo, por favor comprenda que cualquier nivel de hinchazón, inflamación o congestión puede ser muy peligroso, por lo que el protocolo DMCC no se recomienda para todos.

TERAPIA ENZIMÁTICO/METABÓLICA

La base principal de la terapia enzimático/metabólica para el cáncer emana del reconocimiento de que las células cancerosas son prácticamente indistinguibles de las células de la placenta en el embarazo. Esta teoría, llamada "teoría del trofoblasto" fue propuesta por el embriólogo escocés Dr. John Beard en 1900. En primer lugar observó que las células invasivas de la placenta (trofoblasto) eran sorprendentemente similares a las células cancerosas, y otras observaciones le llevaron a creer que había una íntima correlación entre estos trofoblastos y las células cancerosas.

En el desarrollo temprano del feto, los trofoblastos placentarios producen un entorno de protección (la placenta) y una fuente de alimentación (cordón umbilical), en gran parte de la misma manera como las células cancerosas forman un entorno de protección (tumor) y una fuente de alimentación (nuevo suministro de sangre). Otra observación fue que los trofoblastos placentarios parecen tener una desaceleración en la actividad alrededor de la 8ª semana de embarazo. Para Beard quedó claro que esta disminución coincide con la completitud del sistema digestivo en el feto y la activación del páncreas fetal.

La investigación médica moderna ha demostrado que estas células trofoblasto secretan una hormona llamada gonadotropina coriónica humana (hCG, siglas de su nombre en inglés), y que las cantidades de esta hormona aumentan hasta alrededor de la 8ª semana y luego comienzan a disminuir. Es esta hormona la que recubre las células del trofoblasto y las células cancerosas y las hace impermeables a nuestro sistema inmunológico. Se ha demostrado que la hCG se encuentra en todos los tipos de cáncer. Aparte de las células del trofoblasto y las cancerosas, no hay otras células humanas que producen hCG. Por lo tanto, si usted se hace una prueba para detectar hCG en la orina y obtiene un resultado positivo, entonces o usted es una mujer embarazada o tiene cáncer. Según mi investigación el análisis de orina Navarro es el más preciso.

Los trofoblastos también están rodeados por una capa de glucoproteína que incluye una molécula que les da una carga negativa. Este mismo tipo de recubrimiento con carga negativa se encuentra alrededor de la célula cancerosa, y de hecho, ésta es una de las principales razones para la clasificación de todas las células cancerosas como trofoblásticas. Además, los leucocitos (glóbulos blancos) del sistema inmunológico están cargadas negativamente, y como todos sabemos, las cargas iguales se repelen, mientras que las opuestas se atraen. Siendo esto así, tanto las células del trofoblasto como las células cancerosas son impermeables al mecanismo de defensa natural del sistema inmunitario.

Recuerde que los trofoblastos placentarios producen hCG hasta la octava semana del embarazo, cuando empiezan a disminuyen. Esto es un resultado directo del hecho de que el páncreas fetal comienza a producir enzimas. Y cuando ciertas enzimas, a saber, la tripsina y la quimotripsina y la amilasa, encuentran una célula trofoblasto, son capaces de romper su capa de proteínas cargadas negativamente. Esta es la razón por la que los mareos matutinos comienzan a partir de la octava semana de embarazo - el páncreas del feto aún no está completamente desarrollado y aún no produce amilasa, que es responsable de la digestión del glucógeno (la parte "gluco" de la capa glucoproteínica). Como resultado las glucoproteínas no pueden ser descompuestas en sus unidades más pequeñas por lo que el páncreas y los riñones están obligados a compensar y se sobrecargan. El resultado es nauseas, dolor lumbar y poca energía. Por lo tanto, la mujer embarazada puede suplementar su dieta con amilasa para minimizar las nauseas matutinas.

Curiosamente, uno de los tipos de cáncer más raros es el de duodeno, que es el área de los intestinos que tiene mayor concentración de enzimas pancreáticas. La razón de que **sí** encontramos casos de cáncer de páncreas es que las enzimas no han sido "activadas" aún en el intestino delgado. Esta es la razón también de que el cáncer de páncreas tenga una tasa de mortalidad tan alta ¡si el páncreas pierde su capacidad de producir enzimas, no existe ningún mecanismo de control contra el cáncer!

En 1911, el Dr. Beard publicó un documento titulado The Enzyme Therapy of Cancer (La terapia de enzimas contra el cáncer) que resumía su tratamiento y las pruebas científicas. Después de su muerte en 1923, la terapia de la enzima fue olvidada en gran medida, especialmente con la llegada de Marie Curie y su trabajo con radiación. El pionero en el desarrollo de la enzima, terapia enzimático-metabólica fue el Dr. William Donald Kelley (un ortodoncista de Texas). Alrededor de 1960, a la edad de 35 años, su salud comenzó a deteriorarse. En 1964, una serie de rayos X mostró los signos de avance del cáncer pancreático, incluyendo lesiones en los pulmones, la cadera y el hígado.

El cirujano dijo que Kelley estaba demasiado enfermo para operar y le dijo a la Sra. Kelley (su esposa y la madre de sus cuatro hijos) que tenía cuatro a ocho semanas de vida. Kelley estaba dispuesto a rendirse ¡pero su madre no! Ella tiró la comida basura y la carne y le dio instrucciones de comer solo frutas, verduras, frutos secos, cereales y semillas frescos y crudos. Después de varios meses, Kelley comenzó a sentirse mejor, y fue incluso capaz de volver a trabajar.

Sin embargo, después de 6 o 7 meses, dejó de mejorar y desarrolló graves problemas digestivos, probablemente por el cáncer avanzado. Entonces empezó a tomar enzimas pancreáticas para ayudar a su digestión y finalmente incrementó la dosis a 50 cápsulas enzimáticas al día. Fue en ese punto que descubrió la obra del Dr. John Beard sobre la relación entre las enzimas pancreáticas y el cáncer. Él también halló los escritos del Dr. Edward Howell, uno de los primeros defensores de la dieta vegana crudívora. Con el tiempo, Kelley se recuperó completamente de su cáncer. Teniendo en cuenta el hecho de que la Gran Medicina sigue considerando el cáncer de páncreas como incurable, esto fue muy impresionante.

Kelley formuló la teoría de que la formación del cáncer es atribuible a un exceso de hormonas femeninas que son las responsables de cambiar una célula madre en una célula trofoblasto. En pocas palabras, esto significa que el cáncer es el crecimiento de un tejido normal, pero en el lugar equivocado en el momento equivocado. Él creía que el cáncer progresa debido a la falta de enzimas pancreáticas que digieren las células cancerosas. Finalmente, Kelley trató a más de 33.000 pacientes que tenían cáncer. El Dr. Kelly había una tasa de curación del noventa y tres por ciento en pacientes que vivían al menos 18 meses después de comenzar su tratamiento. En otras palabras, aquellos que no estaban "en las últimas" tuvieron un éxito tremendo con su protocolo de tratamiento, ya que este no es necesariamente un tratamiento de acción rápida.

Por supuesto, los bloques de construcción de su protocolo de tratamiento eran las enzimas pancreáticas. También recomendó a los pacientes eliminar la leche pasteurizada, los cacahuetes, la harina y el azúcar blanco, el agua clorada, y todos los alimentos procesados. El Dr. Kelley desarrolló una línea de más de 50 fórmulas nutricionales para los diferentes tipos de cánceres, y siempre individualizó sus planes para cada individuo según su tipo metabólico. La típica dieta Kelley restringe la proteína, es cruda de un 70% a un 80%, y hace hincapié en los cereales integrales, frutas, verduras, zumos crudos, brotes, y enzimas pancreáticas. Se utilizan enemas de café para ayudar a desintoxicar el cuerpo y a eliminar las toxinas secretadas por los tumores cuando estos se disuelven.

A la Mafia Médica, en su pomposa ignorancia y su diabólica codicia, no le gustó que el Dr. Kelley curara el cáncer con enzimas baratas. Así que enviaron a un joven médico interno, el doctor Nicholas González, para investigar las afirmaciones de Kelly y desacreditarlo. González viajó a Dallas en 1981 para entrevistar e investigar al Dr. Kelley. Se sorprendió de encontrar un caso tras otro de pacientes adecuadamente diagnosticados de cáncer avanzado que estaban sanos y activos entre 10 y 15 años después de su diagnóstico. Kelley puso a su disposición todos sus registros (más de 10.000 pacientes) y alentó a Gonzalez a que tomara contacto con todos y cada uno de ellos. Finalmente, la muestra del estudio se redujo a 50 casos representativos de los 25 tipos diferentes de cáncer. Los 50 pacientes fueron diagnosticados inicialmente como terminales. ¡La media de supervivencia de este grupo era de 10 años!

Por increíbles que parecían estos resultados, el Dr. González decidió dar un paso más. Quería concentrarse en el cáncer de páncreas, ya que la tasa de supervivencia a cinco años con los tratamientos ortodoxos es prácticamente cero por ciento. Buscó y encontró 22 pacientes con cáncer de páncreas que habían sido tratados por el Dr. Kelley entre 1974 y 1982.

Los veintidós pacientes se dividieron en tres categorías:

➢ Diez pacientes consultaron con Kelley solo una vez y nunca siguieron el protocolo. Todos murieron.
➢ Siete pacientes siguieron el protocolo solo parcialmente y de forma esporádica (según entrevistas con miembros de la familia, los médicos, y registros). Todos murieron.
➢ Sin embargo, cinco pacientes siguieron el protocolo completo. Todos lograron la remisión a largo plazo (aunque uno murió de la enfermedad de Alzheimer después de 11,5 años de supervivencia). La tasa de supervivencia media de estos cinco pacientes con cáncer pancreático fue de ¡nueve años!

Por supuesto, como ocurrió con otros médicos inconformistas, el Dr. Kelley recibió su parte de la persecución de la Mafia Médica y sus secuaces. Se emitió una orden de prohibición que le impedía tratar ninguna otra cosa que no fuese una enfermedad dental. Cuando violó esta orden, fue encarcelado. Un tribunal de Texas también ilegalizó la publicación de un folleto que publicaba él mismo, titulado <u>One Answer to Cancer</u> (Una respuesta al cáncer). Esto convierte al Dr. Kelley en el primer (y único) médico al que se ha prohibido publicar por orden de un juez.

A pesar de que apeló la decisión ante el Tribunal Supremo de Estados Unidos, argumentando que sus derechos protegidos por la Primera Enmienda estaban siendo violados flagrantemente, la sentencia fue confirmada. Finalmente tuvo que trasladar su clínica a México. Como era de esperar, el protocolo de la terapia enzimático-metabólica fue puesto en 1971 en la lista negra de "métodos no probados" de la American Cancer Society, donde permanece hasta hoy. Sin embargo, One Answer to Cancer (Una respuesta al cáncer) se puede encontrar en este sitio web: www.drkelley.com/CANLIVER55.html.

El Dr. Kelley murió en 2005, pero antes de morir, escribió un libro titulado Cancer: Curing the Incurable Without Surgery, Chemotherapy or Radiation (Cáncer: Curando lo incurable sin cirugía, quimioterapia o radiación). Este libro es incluso mejor que su primer libro y está disponible en Amazon.com. Su obra está siendo continuada por el doctor Nicolás González, quien dirige una clínica en Nueva York. Su sitio web es www.dr-gonzalez.com.

ESSIAC

Mi abuela, Helen Cade, "Mamá Helen" como todos cariñosamente la llamábamos, fue visitante de la iglesia para Castle Hills Baptist Church en San Antonio Durante más de 40 años. Ella y mi mamá fueron dos de los 18 miembros fundadores de la iglesia en 1952 (la iglesia cuenta con más de 10.000 miembros). Como visitadora de la iglesia, el trabajo de Mamá Helen era viajar a los hospitales y visitar a los enfermos... moribundos... heridos. Recuerdo que viajaba con ella, y allí donde iba, le decía a todas las personas que se encontraba: "*Querido, ¿conoce a Jesús?*" Y entonces les daba una de sus "piedras mascota" en la que se leía "*Jesus Loves You*", (Jesús te ama), y les hablaba sobre la muerte y la resurrección de Jesus. ¡Qué mujer era! Solo puedo adivinar que hay literalmente miles de almas en el cielo como un resultado directo del testimonio de Jesús de Mamá Helen.

A Mamá Helen le diagnosticaron cáncer terminal en 1988. No estoy seguro de dónde supo de él, pero casi de inmediato empezó a preparar su propio té Essiac. Recuerdo que fui a su casa en San Antonio y le ayudé a hacer el té, a llenar las botellas de color ámbar, y a ponerlas en el frigorífico. Ella lo tomó fielmente, casi tan fielmente como compartió el evangelio con todo el mundo que conoció. Digo casi tan fielmente porque, siendo honesto, no sé de nada que hiciera con más fidelidad que compartir el evangelio. De todos modos, Mamá Elena vivió otros 10 años con su cáncer terminal, en gran parte, en mi opinión, como resultado de tomar té Essiac. No estoy seguro de por qué, pero había dejado de beber el té cerca de dos años antes de morir.

En 1922, una enfermera canadiense llamada Rene Caisse observó un tejido cicatrizado en el pecho de una anciana. La mujer le contó que los médicos le habían diagnosticado con cáncer de mama algunos años antes. Sin embargo, la mujer no quería el riesgo de una operación, ni tenía el dinero necesario. Providencialmente, ella conocía a un anciano curandero indio que le contó que podía curar el cáncer con una infusión. La mujer le contó a Caisse los ingredientes del te. Un año después, mientras Caisse caminaba al lado de un médico retirado, éste señaló una maleza común y dijo: *"Enfermera Caisse, si la gente utilizara esta maleza habría poco o ningún cáncer en el mundo"*. Esta maleza (acederilla) era una de las hierbas en la fórmula del curandero. El doctor había visto curarse a su caballo de cáncer al pastar repetidamente en una determinada zona del pastizal donde crecía la acederilla.

En 1924, Caisse quería probar el té en su tía que había sido diagnosticada de cáncer terminal de estómago y le habían dado menos de seis meses de vida. Caisse pidió permiso al médico, el Dr. R.O. Fisher, para probar el té en su tía, y él dio su consentimiento. Su tía bebió el té de hierbas todos los días durante dos meses y se recuperó. Sorprendentemente, vivió ¡20 años más! Caisse también probó el té con su madre que había sido diagnosticada de cáncer terminal de hígado y le habían dado menos de dos meses de vida. Sorprendentemente, su madre vivió otros ¡18 años!

El Dr. Fisher y la enfermera Caisse inmediatamente empezaron a tratar a los pacientes de cáncer con el té mágico, al que finalmente llamó "Essiac", que es "Caisse" deletreado al revés. Ella sanó a miles de víctimas de cáncer terminal con Essiac en su clínica, entre mediados de 1920 y finales de 1930. En el apogeo de su participación, Caisse vio hasta 600 pacientes por semana. La mayoría de aquellos a quienes trató vinieron con cartas de recomendación de sus médicos que certificaban que tenían formas incurables o terminales de cáncer y que la profesión médica les había dado por imposibles de tratar. Era típico de la enfermera Caisse dar a sus pacientes el tratamiento Essiac sin coste alguno.

Después de que corrió la voz por los Estados Unidos de sus impresionantes resultados, un líder en diagnósticos de Chicago presentó Caisse al Dr. John Wolfer, director de la clínica del tumor en la Northwestern University Medical School. En 1937, Wolfer organizó para Caisse un grupo de 30 pacientes con cáncer terminal, para que los tratara bajo la dirección de cinco médicos. Viajaba cada día desde Canadá pasando la frontera hasta Chicago, llevando sus botellas de bebida de hierbas recién preparada. Después de supervisar 18 meses del tratamiento Essiac, los médicos de Chicago llegaron a la conclusión de que la mezcla de hierbas *"prolongó la vida, redujo los tumores, y alivió el dolor"*. Sus tratamientos gratuitos eran tan efectivos que en 1938 sus partidarios reunieron 55 mil firmas para una petición que presentaron a la cámara legislativa de Ontario para hacer de la Infusión Essiac un tratamiento oficial contra el cáncer. Le faltaron 3 votos.

Caisse no era consciente de la gran influencia de las grandes farmacéuticas y de la Gran Medicina, que estaban (y siguen estando) más interesadas en ganar dinero que en ayudar a la gente. Essiac era barato y no tóxico. Podría reducir los enormemente lucrativos beneficios generados por las "Tres Grandes". Caisse jugó constantemente al gato y al ratón con los funcionarios federales de salud de Canadá. Exigieron ensayos clínicos, pero ella se negó obstinadamente a revelar su fórmula a menos que tuviese la garantía oficial de que Essiac no faltaría a la gente que lo necesitase, ya que su primera lealtad era con la gente que había llegado a depender de ella. Las autoridades no podían darle la seguridad que ella necesitaba por lo que nunca divulgó la fórmula.

Incluso el mayor centro de investigación del cáncer, el Memorial Sloan-Kettering Cancer Center de Nueva York, no pudo convencer a Caisse a divulgar su fórmula. Una corriente constante de médicos la visitó en Canadá, observando los expedientes y hablando con los pacientes, presionándola a vender la fórmula. Le ofrecieron grandes sumas de dinero para comercializar Essiac, pero rechazó todo salvo pequeños pagos de dinero por sus servicios. No es de extrañar, que Caisse fuese perseguida fuertemente y amenazada continuamente con ser detenida. Finalmente, por temor a enjuiciamiento, cerró la clínica en 1942 y entró en reclusión.

Rene Caisse murió en 1978, a la edad de noventa años. Antes de morir, otorgó los derechos para la comprobación, fabricación y distribución de la fórmula Essiac a dos partes: la Resperin Corporation de Toronto y a un viejo amigo de confianza, el Dr. Charles Brusch de Cambridge, Massachusetts, Director de la prestigiosa Clínica Brusch y médico personal del ex presidente John F. Kennedy. El mismo Dr. Brusch tenía cáncer del intestino grueso, que desapareció por completo después de los tratamientos Essiac. Brusch declaró en una ocasión: "Sé que Essiac tiene potencial curativo. Puede disminuir la enfermedad de la persona, puede controlarla y puede curarla. "

Rene Caisse nunca publicó su fórmula. La única persona en quien confiaba para ayudarla a hacer Essiac era su mejor amiga, María McPherson, quien conocía la fórmula de memoria. Cualquier persona con acceso a Internet puede comprobar fórmula Essiac correcta que Caisse confió a María McPherson. Solo tiene que visitar "The Rene M. Caisse Memorial Room" en www.octagonalhouse.com y cliquear en el enlace "Essiac".

Allí podrá ver la siguiente fórmula:

> ➤ 6 1 / 2 tazas de raíz de bardana (cortada en trozos del tamaño de un guisante)
>> o Durante siglos, raíz de bardana se ha considerado como un eficaz purificador de la sangre que neutraliza y elimina los venenos del cuerpo. Los estudios han demostrado actividad antitumoral en la bardana. Científicos japoneses han aislado una propiedad antimutágena en la bardana, que ellos llaman el "factor B". Un memorando de la OMS reveló que la bardana es eficaz contra el VIH.
> ➤ 1 libra de polvo de acederilla (incluyendo las raíces)
>> o Caisse aisló acederilla como la hierba principal que disuelve tumores cancerosos. La acederilla contiene el aloe emodina, una sustancia natural que muestra una actividad significativa contra la leucemia. La acederilla contiene antioxidantes, es diurético y se ha utilizado para comprobar las hemorragias. Asegúrese de incluir las raíces de la acederilla ya que son esenciales.
> ➤ 1 / 4 taza de polvo de corteza de olmo americano.
>> o El olmo americano es bien conocido por sus propiedades calmantes. Reduce las inflamaciones tales como la irritación de garganta, la diarrea y los problemas urinarios. Contiene beta-sitosterol, que ha demostrado actividad anticancerosa.
> ➤ 1 oz. de raíz de Ruibarbo de Turquía en polvo.
>> o Se ha demostrado que el "Ruibarbo de Turquía" tiene actividad antitumoral. Es diurético, antiinflamatorio y antibacteriano.

La preparación del té Essiac es tan importante como la propia fórmula. Essiac es una decocción no una infusión. Una infusión es lo que hace la gente cuando pone una bolsa de té en una taza. En términos generales, una infusión tiende a extraer las vitaminas y los aceites volátiles. Una decocción se utiliza para extraer minerales, etc. de las raíces, cortezas o semillas por ebullición durante varios minutos permitiendo después que las hierbas reposen varias horas. Hay empresarios que con frecuencia venden imitaciones de Essiac en forma de tintura (hierbas en alcohol) o en cápsulas de gelatina; ninguna de las dos es Essiac porque Essiac es una decocción.

> ➤ Utilizando una olla con tapa de acero inoxidable, hierva media taza de la mezcla de hierbas en un galón de agua pura no

clorada durante diez minutos.

➢ Apague el fuego y permita que las hierbas reposen durante 12 horas.

➢ Caliente el té al vapor, pero no hirviendo. Deje que las hierbas reposen un par de minutos.

➢ Cuele el líquido caliente en frascos esterizados. La pulpa restante se puede utilizar para cataplasmas curativas.

➢ Enfríelo en el frigorífico. Para el almacenamiento a largo plazo utilice el método de envasado al vacío del baño en agua hirviendo y guárdelo en un lugar fresco, oscuro y seco.

Con fines preventivos, se pueden tomar una o dos onzas cada día disueltas en aproximadamente media copa de agua caliente. Asegúrese de beber abundante agua (al menos medio galón) cada día para ayudar a eliminar las toxinas de su sistema. Si usted tiene cáncer, usted debe tomar Essiac tres veces al día. No coma ni beba nada (excepto agua) desde una hora antes y hasta una hora después de tomar Essiac. La infusión Essiac es compatible con otros tratamientos alternativos contra el cáncer, excepto con Cancel. No tome Protocel™ con infusión Essiac, ya que tienden a neutralizarse el uno con el otro.

Alguna de la mejor información en Internet sobre la infusión Essiac se puede encontrar en www.healthfreedom.info/Cancer_Essiac.htm. Les recomiendo que visiten su página de preguntas frecuentes. Tal vez el mejor libro escrito sobre este tema se llama The Essiac Book y se puede encontrar en www.EssiacUS.com. Si usted va a utilizar este tratamiento, realmente debería comprar el libro.

GENERADORES DE FRECUENCIA

Gran parte de esta sección es un extracto (con permiso) de Webster Kehr de www.cancertutor.com, por lo tanto, gran parte de la verborrea y las hipótesis están relacionadas con la teoría microbiana de cáncer. El término "medicina eléctrica" tiene un significado muy específico en el mundo alternativo del cáncer. Significa corrientes **de muy bajo amperaje** u ondas electromagnéticas que circulan a través del cuerpo. Hay muchos tipos de dispositivos de "*electromedicina*". Los generadores de frecuencia son dispositivos de electromedicina que pueden generar un amplio número de diferentes corrientes en el cuerpo y que son capaces de hacer que las células cancerosas vuelvan a ser normales. Permítame analizar la teoría de cómo pueden curar el cáncer los generadores de frecuencia.

El cáncer está causado por un desequilibrio entre el sistema inmunitario y el número de células cancerosas que se forman. Todos tenemos células cancerosas, pero cuando el sistema inmunitario está debilitado, las células cancerosas pueden abrumar al sistema inmune y entonces se dice que la persona "tiene cáncer". Sin embargo, aunque el desequilibrio entre el sistema inmunitario y el número de células cancerosas que se forman puede "causar cáncer", este desequilibrio ¡no es lo que causa normalmente que una célula normal se haga cancerosa! Una célula normal se hace cancerosa cuando una bacteria altamente pleomórfica desprovista de membrana, es capaz de entrar dentro de una célula normal.

Una vez dentro de la célula esta bacteria bloquea la formación de moléculas de ATP dentro de la célula. La célula entonces recurre a la fermentación para crear moléculas de ATP y entonces la célula se define como "cancerosa". Observe que el daño al DNA no causa que una célula se haga cancerosa sino que el daño en el DNA es el resultado del DNA de la bacteria interactuando con el DNA de la célula. Lo que esto significa es que si usted mata el microbio que está dentro de la célula, la célula será capaz de restaurar su metabolismo normal y volver a ser una célula normal... De hecho, esta es la manera ideal de curar cáncer porque no hay células cancerosas muertas y de hecho no hay célula cancerosa alguna (porque las células cancerosas han vuelto a ser normales).

El Dr. Royal Raymond Rife, un microbiólogo que hizo mucha de su investigación en los años 1930, entendió completamente todas estas cosas. Con este conocimiento, diseñó un generador de frecuencia (también conocido como Máquina Rife) para hacer vibrar los microbios (que están dentro de las células cancerosas) hasta matarlos. Aunque los generadores de frecuencia han existido desde los años 1930, se ha desarrollado una nueva generación de generadores de frecuencia que ha igualado y sobrepasado el trabajo original del Dr. Rife.

El tratamiento del cáncer es una competición. Es una competición entre las células cancerosas destruyendo las células no cancerosas contra la rápida eliminación de las células cancerosas para proteger sus células no-cancerosas. Cuanto más rápido se deshaga de las células cancerosas mayor es su probabilidad de supervivencia. Para entender la importancia de la electromedicina, suponga que está en un campo de batalla y se encuentran en un tiroteo con el enemigo. Si bien sus armas principales son las pistolas, las ametralladoras, los tanques, etc., le puedo asegurar que estaría muy contento de oír el rugido de los aviones amigos por encima de su cabeza. Exactamente de una manera similar, cuando los generadores de frecuencia se utilizan como tratamiento secundario contra el cáncer, su tratamiento primario puede compararse con sus armas y tanques. El sonido de las máquinas de los aviones es el silencioso trabajo de los generadores de frecuencia.

Desafortunadamente, usted no encontrará ningún fabricante o vendedor de generadores de frecuencia que anuncie que su producto trata enfermedades (incluido el cáncer), ni probablemente utilice el término "electromedicina" en su documentación, ni contestará a sus preguntas sobre el uso de su aparato para el tratamiento de ninguna enfermedad. Esto es debido a la posible persecución de la FDA y la Mafia Médica.

Esta sección contiene la información que usted NO recibirá de su proveedor debido a la posible (probable) persecución. El hecho de que a los fabricantes y a los vendedores no se les permite hacer afirmaciones médicas acerca de su equipo (aun si son exactas y plenamente documentadas) es prueba de que la FDA y la FTC han logrado su objetivo de separar la información veraz de los productos. En otras palabras, información veraz acerca de un producto y el producto en sí no pueden ser combinados en el mismo sitio web o en la literatura de marketing o ni siquiera en charlas promocionales. Esto es totalmente absurdo. Por eso es por lo que no nunca verá ninguna información como ésta presentada en un sitio web de un fabricante o de un vendedor.

Los generadores de frecuencia, cuando se usan adecuadamente, son muy eficaces en el tratamiento del cáncer. Si bien todos los pacientes de cáncer se pueden beneficiar de generadores de frecuencia, hay siete situaciones para las que los generadores de frecuencia son fundamentales:

> ➤ El paciente no puede digerir los alimentos (por lo general debido a una cirugía de estómago o colon).
> ➤ El paciente no puede extraer los nutrientes de los alimentos (por lo general debido a la quimioterapia).
> ➤ El paciente tiene un cáncer de crecimiento muy rápido.
> ➤ El cáncer se ha diseminado por todo el cuerpo.
> ➤ Tiene cáncer en los huesos o en la médula ósea.
> ➤ Su tipo de cáncer implica infecciones masivas.

Tiene una caquexia significativa (por ejemplo, problemas con el ácido láctico). Estas son situaciones donde la dieta y los suplementos pueden no ser suficientes para enfrentarse al cáncer. Lo que la electromedicina proporciona a los pacientes en estas situaciones es una fuente externa para eliminar células cancerosas de forma segura sin causar ninguna inflamación o hinchazón. Los dispositivos de frecuencia son también útiles para pacientes recientemente diagnosticados y puede ser el único tratamiento que necesiten.

Por favor observe que dado que los protocolos de electromedicina **solo** se enfocan en eliminar rápidamente las células cancerosas y no en reconstruir el sistema inmunitario con nutrición, el paciente de cáncer debería utilizar siempre un protocolo de electromedicina en conjunción con un protocolo basado en nutrición. Los pacientes que han soportado mucha quimioterapia, no solo deberían utilizar un protocolo electromagnético, sino también deberían utilizar varios alimentos o suplementos líquidos que son más fáciles de digerir que los alimentos y suplementos sólidos (tales como Aloe arborescens).

Hay una regla cardinal cuando se combina la electromedicina con medicinas o con otros tratamientos alternativos contra el cáncer. Esta regla es no utilizar el aparato de electromedicina y otra medicina u otro tratamiento contra el cáncer al mismo tiempo. Para ser más específico desde 120 minutos antes de utilizar el aparato de electromedicina y hasta 60 minutos después de que el paciente ha terminado de utilizar el aparato de electromedicina (la regla 120/60), el paciente NO debería recibir ningún otro tratamiento contra el cáncer ni tomar medicina alguna.

La razón para esta regla es la "electroporación", que es un fenómeno en el que una corriente eléctrica "abre" las células que están expuestas a la misma, de modo que literalmente todo lo que está en el torrente sanguíneo puede entrar en las células. La electroporación esencialmente abre la puerta de la célula a cualquier cosa que pase junto a ella. La electroporación puede ser buena o mala, dependiendo de qué substancias haya en su sangre.

Por ejemplo, debido a que la electroporación "abre" TODAS las células en un área del cuerpo (no solo las células cancerosas) los generadores de frecuencia no deben ser utilizados hasta cuatro días después de la quimioterapia, ya que eso mataría muchas células no cancerosas. Esta es la razón: toma aproximadamente 35 horas para que la quimioterapia actúe en el sistema (un día y medio), y otro día más para que el cuerpo se recupere del daño celular que causa en el cuerpo. Después hacen falta dos semanas para que el cuerpo se recupere del daño causado a la estructura celular y al sistema inmunitario (realmente el cuerpo no se recupera nunca totalmente de la quimioterapia).

No es necesario esperar dos semanas, pero es mejor dejar cuatro días después de la quimioterapia intravenosa antes de comenzar un programa de generación de frecuencia. Si el paciente está tomando quimioterapia oral cada semana, deje pasar uno o dos días y entonces utilice intensamente la máquina de frecuencia. Además, dado que la quimioterapia destruye literalmente el sistema inmunitario de la persona, es muy probable que existan infecciones oportunistas. Es enormemente importante controlar al paciente para ver signos iniciales de infecciones oportunistas.

Al igual que puede ser mala, la electroporación, puede ser también buena. Un ejemplo sería que la electromedicina tiene el potencial de ayudar a los pacientes avanzados de cáncer que tienen caquexia. Dado que las células cancerosas "roban" nutrientes y glucosa de las no cancerosas (y que el ácido láctico creado por las células cancerosas también puede impedir que los nutrientes lleguen a las células no cancerosas), las células no cancerosas están con frecuencia muy, muy débiles. La electromedicina tiene el potencial de crear electroporación reversible que puede abrir todas las células (no solo las cancerosas) en un área del cuerpo.

Si inundamos entonces el cuerpo con supernutrientes (tales como la cura de la uva de Brandt/Keht mezclada con Cellect y plata coloidal), las células sanas serían capaces de obtener una ración extra de supernutrientes que normalmente serían "robados" por las células cancerosas. Al mismo tiempo las células cancerosas tendrían una inyección extra de Cellect, resveratrol, ácido elágico, licopeno, selenio, catequina, quercitina, ácido gálico, vitamina B_{17} y plata coloidal, todos los cuáles matarán los microbios dentro de las células. Por esto, durante el tratamiento de electromedicina se permite a los pacientes tomar tomen plata coloidal muy pura (como MesoSilver®) y/o mosto puro. El paciente mezclará la plata coloidal y el mosto. La razón para permitir el uso de la plata coloidal y del mosto es que son sanos para las células no cancerosas y mortales para los microbios que están dentro de las células cancerosas.

Si necesita apoyo para utilizar un protocolo de generador de frecuencia, le recomiendo que visite el sitio web de la Independent Cancer Research Foundation (Fundación Independiente para la Investigación del Cáncer) (www.new-cancer-treatments.org). Los miembros de la ICRF tienen experiencia con el uso de máquinas de frecuencia y serán un gran activo si usted sigue esta línea de tratamiento. Ellos recomiendan la máquina de frecuencia GB-4000 por dos razones. Primero, fue diseñada específicamente para cumplir o mejorar las especificaciones de una Máquina Rife original. Segundo, se ha publicado un protocolo exacto, botón por botón para el uso de la GB-4000 para el tratamiento del cáncer.

Para más información sobre la máquina GB-4000 y su protocolo, por favor visite: http://cancertutor.com/Cancer03/Spec01_GB4000.pdf.

LA TERAPIA GERSON

La terapia Gerson es una terapia metabólica que utiliza una dieta especial, junto con suplementos y enemas de café. Las primeras dos ediciones de este libro no contenían detalles sobre este tratamiento contra al cáncer, pero debido a la investigación adicional de los últimos dos años, creo que la Terapia Gerson es uno de los mejores tratamientos del cáncer de que disponemos. Es sin duda a día de hoy, el tratamiento más sencillo, más reconocido, más completo y más antiguo contra el cáncer que existe. Es también muy riguroso y requiere que los pacientes se adhieran a un protocolo muy estricto para tener éxito.

El Dr. Max Gerson era un médico alemán refugiado que vino a Nueva York y predicó un evangelio de alimentación y agricultura puramente ecológica. Antes de emigrar a los Estados Unidos y mientras era médico residente en Alemania, Gerson fue capaz de curar sus propias migrañas modificando su dieta. Entre los alimentos a los que Gerson tenía una intolerancia, se hallaban muchos de los alimentos básicos de los jóvenes estudiantes de medicina alemanes (platos de pescado con salsa, salchichas picantes, alcohol, sal y comidas grasas). Después cuando comenzó su consulta privada, empezó a prescribir su dieta de la migraña a sus propios pacientes y dijo tener mucho éxito.

Uno de los pacientes de migraña, informó de que su lupus vulgaris (tuberculosis cutánea) también había desaparecido gracias a la dieta de la migraña de Gerson. Gerson empezó a utilizar este enfoque dietético para curar a otros pacientes de lupus. Incluso empezó a tener éxito tratando la tuberculosis. Un prominente cirujano pulmonar, el Dr. Ferdinard Sauerbruch, supo de los éxitos de Gerson y lo invitó a realizar un ensayo clínico de su terapia en la sala de tuberculosos que Sauerbruch tenía en Munich.

Se aplicó el régimen dietario de Gerson a 450 pacientes de tuberculosis. En aquel momento, la tuberculosis era considerada "incurable". Después del ensayo, se informó de que 446 pacientes se recuperaron por completo. Para aquellos que les gustan los porcentajes, esto es una tasa de curación del 99,1% en pacientes terminales.

La terapia dietaria de Gerson se hizo pronto bien conocida en Europa y fue adoptada por muchos como un tratamiento normal para toda clase de desórdenes del sistema inmunitario, incluida la tuberculosis. Los defensores de la terapia afirman que muchos sanatorios de tuberculosos de las montañas de Suiza fueron puestos fuera del mercado por los descubrimientos de Gerson y ahora son lugares para esquiar, y esto incluye Davos, Gstaad y otros.

En 1928, Gerson recibió una llamada de una mujer a la que habían dicho que tenía un cáncer incurable del conducto biliar. Según Gerson, ella le suplicó que la tratara con su terapia de la migraña y de la tuberculosis, aceptando que él no sabía nada sobre cáncer y no podría predecir el resultado del tratamiento. Gerson dijo que ella se recuperó totalmente por su terapia, al igual que dos amigos de ella que tenían cáncer. Por supuesto, por cada tratamiento exitoso contra el cáncer, habrá también sicarios de la Mafia Médica que intentarán difamar y criticar al profesional de la salud, y Gerson no fue una excepción.

Gerson se embarcó en un ensayo clínico de su terapia con el que intentaría silenciar a sus críticos de una vez por todas. Decidió tratar solo a pacientes que habían sido declarados "terminales" por escrito por al menos dos especialistas, de modo que no cupiera ninguna duda ni de la enfermedad ni de su prognosis. El 1 de abril de 1933, apenas seis semanas antes de la presentación de los resultados de su estudio, Adolf Hitler comenzó a arrestar judíos y a enviarlos a campos de concentración. Gerson escapó a su detención literalmente por accidente y se marchó para siempre de Alemania, dejando atrás los resultados de su estudio.

Como judío alemán, Gerson se vio obligado a huir de Alemania en 1933 con su familia, primero a Viena y luego a Ville d'Avray (cerca de París) y a Londres. Se instaló en Nueva York en 1936. Una vez en los EE.UU., Gerson comenzó a aplicar su terapia dietética a los pacientes con cáncer avanzado. En 1946, junto a cinco de sus pacientes curados de cáncer, testificó en la corte que había descubierto una cura para el cáncer. En la noche del 3 de julio de 1946, se anunció públicamente por radio que Gerson había descubierto una cura para el cáncer. No es sorprendente que esta declaración pública fue condenada por sus colegas "sacrosantos" de la New York State Medical Society.

Después de varios años de práctica médica con éxito, pero bajo un mayor escrutinio, el Dr. Max Gerson murió repentinamente el 8 de marzo de 1959, en circunstancias misteriosas. Charlotte Gerson, su hija menor y fundadora del Instituto Gerson, declaró: *"Mi padre, de 78 años, estaba en perfecto estado de salud cuando, de un día para otro, se sintió muy mal. Analizaron su sangre y encontraron un alto nivel de arsénico"*. Cuando se le preguntó si había llamado a la policía, ella respondió: *"No, teníamos nuestras sospechas, pero sabíamos por experiencia que no se haría justicia"*.

Según el Dr. Gerson, el cáncer es el resultado de dos cosas: deficiencia y toxicidad. Nuestro cuerpo simplemente no recibe suficiente nutrición en la dieta moderna y está expuesto a demasiados productos químicos y toxinas, y como resultado se desarrolla el cáncer. Gerson creía que el cáncer podría revertirse si el paciente limpia su cuerpo de estas toxinas y restablece el sistema inmunológico con una nutrición adecuada. Como resultado de esta creencia, los fundamentos subyacentes de la Terapia Gerson son la desintoxicación y el rejuvenecimiento del cuerpo, en base al principio de inundar el cuerpo con micronutrientes de alimentos vegetales ecológicos, sin grasa, los alimentos orgánicos, vegetarianos, incluyendo 13 zumos de frutas y verduras diarios. Este tratamiento utiliza un enfoque "integral", a diferencia de los tratamientos tóxicos convencionales, ya que Gerson no creía que fuese una buena idea tratar solo el área localizada de concentración de células cancerosas.

Las enzimas pancreáticas son de vital importancia para la Terapia Gerson. He aquí por qué: Antes de que el cuerpo puede degenerar en cáncer, todos los sistemas de defensa del cuerpo tienen que estar deprimidos y fuera de equilibrio. Si el páncreas está funcionando correctamente y si usted tiene suficientes enzimas pancreáticas, no puede desarrollar un cáncer. Como mencioné en el capítulo relativo a la nutrición, las enzimas pancreáticas (especialmente la tripsina y la quimotripsina) disuelven la capa de proteína protectora que cubre los tejidos malignos y posibilitan que el sistema inmunológico natural del cuerpo reconozca a las células cancerosas como extrañas. Por ello, en un cuerpo con cáncer, se deben suplementar las enzimas pancreáticas.

Correlacionado con su adhesión a las enzimas pancreáticas, la Terapia Gerson mantiene también firmemente el axioma de que el exceso de proteínas en la dieta es cancerígeno. Como ex culturista competitivo, yo solía seguir el consejo de los médicos y nutricionistas y consumía grandes cantidades de proteínas animales a diario. Por ejemplo, tenía típicamente ocho pequeñas comidas de al menos 30 gramos de proteína, compuestas principalmente de pollo, pescado y huevos. Yo creía erróneamente que la carne, el pescado, los huevos y los productos lácteos eran proteínas completas (que contienen los ocho aminoácidos esenciales no producidos en el cuerpo), y que todas las proteínas vegetales son proteínas incompletas.

Sin embargo, la investigación en el Karolinska Institute en Suecia y en el Max Planck Institute en Alemania, ha demostrado que la mayoría de las verduras, frutas, semillas, nueces y cereales son excelentes fuentes de proteínas completas. De hecho, sus proteínas son más fáciles de asimilar que las de carne, y no son tóxicas. Considerando que los investigadores de Karolinska también descubrieron que cuando la carne se calienta a 212°F (con independencia de que se haya hervido, asado, frito o al horno) la proteína en la carne se transforma en amidas tóxicas y cancerígenas. La investigación realizada en la University of California en Irvine mostró que los niños que consumen tan solo tres perritos calientes a la semana eran de 10 a 12 veces más propensos a desarrollar leucemia y tumores cerebrales. En un amplio estudio realizado en China por T. Colin Campbell, PhD., se halló que los grupos de personas que comieron la más cantidad de proteínas animales eran, de lejos, los que tenían más enfermedades coronarias y más cáncer.

Una de las razones para evitar el exceso de proteínas es que el cuerpo almacena muy poca proteína. Nuestros riñones y nuestro hígado son los responsables de eliminar la proteína, así que cuanta más proteína comemos, más duro tienen que trabajar los riñones y el hígado para excretarla. Gerson también estaba muy interesado en el tratamiento del hígado, ya que creía que el hígado es en realidad el órgano más importante en el cuerpo debido al hecho de que es el sistema de filtración para la desintoxicación. De hecho, ¡vio un paralelismo entre el deterioro del hígado y el crecimiento y la progresión del cáncer!

Debido a su preocupación por los problemas del hígado, se oponía al ayuno y en su lugar, su régimen proponía tomar un zumo recién exprimido cada hora de vigilia del día. Al beber el zumo, los pacientes reciben una inundación enorme de nutrientes, minerales, enzimas y vitaminas que empiezan por limpiar los riñones. Los nutrientes entran en los tejidos, en las células y expulsan los venenos, y todos esos venenos se liberan en el torrente sanguíneo. El hígado los filtra. Usted tiene que ayudar al hígado a deshacerse de ellos y solo hay una manera de hacerlo: abriendo los conductos biliares. Gerson llevó a cabo esta tarea con sus tan denostados y ridiculizados enemas de café. Aún hoy, medio siglo después de su muerte, sigue siendo uno de los "chivos expiatorios" de la Industria del Cáncer.

Hasta hace poco, no era consciente del hecho de que el sodio estimula el crecimiento de los tumores. Además, es un hecho comprobado que todos los alimentos procesados contienen poco potasio y demasiado sodio. Así, con el enfoque de la Terapia Gerson de una dieta rica en potasio y baja en sodio (en la misma proporción que se puede encontrar en alimentos frescos y vivos), no es de extrañar que todos los alimentos procesados estén prohibidos. Con la Terapia Gerson, la mayoría de las grasas están estrictamente prohibidas ya que estimulan el crecimiento del tumor. Sin embargo, Gerson era consciente de que los pacientes de cáncer necesitan una cierta cantidad de ácidos grasos esenciales. Se dio cuenta de la labor de la Dra. Johanna Budwig en Alemania, que demostró que el aceite de linaza, que ayuda a estimular el sistema inmune, es bien tolerado por los pacientes de cáncer. Como regla general, con la excepción del aceite de coco, nunca se debe cocinar con aceites, ya que su naturaleza química cambia (se deteriora), se forman acrilamidas y causan problemas de salud. Así que el aceite de linaza solo debe utilizarse crudo y frío.

El Instituto Gerson fue establecido en 1977 en San Diego por Charlotte Gerson, con el único fin de educar al público y a los pacientes de cáncer sobre la Terapia Gerson. ¿Es de extrañar que los corruptos del gobierno de Estados Unidos no apoyen la Terapia Gerson? De hecho, tratar y curar a los pacientes con la Terapia Gerson es ilegal en los Estados Unidos. En respuesta a esto, Charlotte abrió un hospital en Tijuana, México. Usted puede visitar el sitio web del Gerson Institute (www.Gerson.org) para obtener más información sobre la Terapia Gerson.

Un excelente libro sobre la Terapia Gerson fue escrito por el propio Max Gerson y se titula A Cancer Therapy: Results of Fifty Cases and the Cure of Advanced Cancer (Una terapia contra el cáncer: Resultados de cincuenta casos y la cura del cáncer avanzado). Está disponible en Amazon.

CANNABIS

Un artículo de 1938 de Popular Mechanics decía que hay más de 25.000 usos del cáñamo...desde alimento, pintura y combustible hasta materiales para vestido y para la construcción. Hay incluso fibras de cáñamo en sus bolsitas de té Lipton®. Varios coches hechos hoy en día contienen cáñamo. Un acre de cáñamo produce como materia prima, tanta fibra como 10 acres de árboles. Usando pulpa de cáñamo para papel, produciría un papel mucho más fuerte que dura mucho más tiempo y no amarillea al envejecer. El aceite de cáñamo (derivado de las semillas de cáñamo) ha sido reconocido como una de las substancias más versátiles y beneficiosas conocidas por el hombre.

En los primeros días de la fundación de los Estados Unidos, el cáñamo era un recurso que se cultivaba y utilizaba corrientemente. La herencia cultural americana del cáñamo incluye los siguientes hechos:

> ➢ Las primeras leyes en algunas colonias americanas exigían de hecho a los agricultores que cultivaran cáñamo y podrían ir a la cárcel por negarse a cultivarlo.
> ➢ De acuerdo con sus diarios, muchos de nuestros primeros presidentes, como George Washington y Thomas Jefferson, cultivaron cáñamo.
> ➢ Los borradores de la Declaración Americana de Independencia y de la Constitución de los EE.UU. fueron escrito en papel de cáñamo.
> ➢ Abraham Lincoln utilizaba aceite de semillas de cáñamo como

combustible para las lámparas en su casa.
> Henry Ford construyó un chasis de automóvil experimental a base de fibra de cáñamo que es 10 veces más fuerte que el acero. El primer Model-T se construyó para que funcionara con gasolina de cáñamo. (Mecánica Popular, 1941)

El cáñamo es considerado como un súper alimento (como la spirulina y la chlorella), debido a su alto contenido en ácidos grasos esenciales y su relación única entre ácidos grasos omega-3 y omega-6, especialmente el ácido gamma linolénico (GLA). El aceite de cáñamo contiene hasta un 5% de puro GLA, una concentración mucho más alta que cualquier otra planta. Durante milenios, el cáñamo ha sido usado en tes y tónicos medicinales debido a sus propiedades curativas. El cáñamo no solo alivia el dolor y ayuda a estimular el apetito de los pacientes con cáncer, también se ha demostrado que tiene propiedades curativas. El compuesto químico del cáñamo (también llamado Cannabis) que es responsable de muchos de los beneficios médicos, es el delta-tetrahidrocannabinol (THC). Hasta los años 1930, las tinturas medicinales del cáñamo con THC estaban disponibles en la mayoría de las farmacias de los EE.UU.

Aproximadamente en ese tiempo (a finales de la década de 1930), William Randolph Hearst y la Hearst Paper Manufacturing Division de Kimberly Clark poseía millones de acres de bosque maderero. La Herst Company, que suministraba la mayoría de los productos de papel de los Estados Unidos y que también era el propietario de la mayoría de los periódicos, podía perder millardos debido a la industria del cáñamo. En 1937, Dupont patentó el proceso para fabricar plásticos del petróleo y el carbón. El informe anual de Dupont instó a los accionistas a invertir en su nueva división de petroquímica. Ahora se podían hacer productos sintéticos tales como plásticos, nylon, rayón a partir del petróleo. La industrialización del cáñamo natural habría arruinado aproximadamente el 80% del negocio de Dupont.

Andrew Mellon se convirtió en Secretary of the Treasury con el presidente Hoover y en el primer inversor de Dupont. Nombró a su futuro sobrino político, Harry J. Anslinger, jefe de la oficina federal de narcóticos y drogas peligrosas (Federal Bureau of Narcotics and Dangerous Drugs). Estos gigantes financieros se reunieron en secreto. El cáñamo fue declarado "peligroso" y una amenaza a sus empresas multimillonarias. Para que sus dinastías permanecieran intactas, el cáñamo tenía que desaparecer. Tomaron una palabra desconocida del habla mexicano de la calle ("marihuana") y la metieron en la conciencia de los americanos. Una tormenta de "periodismo amarillo" se puso de moda en los años 1920 y 1930. Los diarios de Hearst mostraban historias enfatizando los horrores de la "marihuana". Los lectores fueron llevados a creer que era responsable de los accidentes de circulación, de la moralidad disipada, de innumerables actos de violencia, de la locura incurable y de asesinatos horribles. Películas tales como "Reefer Madness" y *"Marihuana: The Devil's Seed"* (Marihuana: la semilla del Diablo) fueron propaganda diseñada por estos industriales para crear un enemigo. Su propósito era obtener el apoyo público para que las leyes contra la marihuana pudiesen ser aprobadas. http://www.tpuc.org/content/marijuana-conspiracy

En la década de 1930, la gente era muy ingenua, hasta el punto de la ignorancia. Las masas eran rebaños a la espera de ser guiados por los pocos en el poder. No desafiaban la autoridad. Al igual que los rebaños de hoy, si la noticia parecía en un periódico o en la radio, la daban por cierta. Así, a pesar de que la campaña de lavado de cerebro estaba basada en mentiras totales, el cáñamo fue prohibido a finales de los años 1930. El cáñamo era una amenaza demasiado grande para la industria del papel y para la industria petrolera. Además, a las grandes farmacéuticas no les gustaban las aplicaciones medicinales no tóxicas y baratas. El cáñamo era abundante y económico y para hacer las cosas peor para la Madia Médica, no causaba nuevos problemas de salud que requirieran recetas para otros de sus venenos tóxicos.

La evidencia médica de la eficacia del THC en el tratamiento del cáncer y también en la reducción del dolor es abrumadora. Esto lo sabemos desde 1974 cuando tuvo lugar en el Medical College of Virginia, por encargo del Gobierno de los Estados Unidos y el National Institute of Health (NIH), el primer experimento que documentó los efectos antitumorales de la marihuana. El objetivo del estudio era demostrar que la marihuana daña el sistema inmunológico y causa cáncer. Sin embargo, el estudio halló que el THC, al contrario, ralentizó el crecimiento de tres tipos de cáncer en ratones (pulmón, mama y leucemia inducida por un virus). ¡Huy, huy! No podemos dejar que esta información se haga pública ¿no? Así que la DEA cerró rápidamente el estudio de Virginia y todas las investigaciones posteriores sobre los efectos anticancerígenos del cáñamo, incluso aunque la investigación demostró que el THC cura el cáncer.

En 2000, un grupo de investigadores descubrió en Madrid que el TCH del cáñamo inhibe la diseminación del cáncer cerebral, porque induce selectivamente la muerte celular programada (apoptosis) en las células del tumor cerebral sin impactar negativamente en las células sanas circundante. Ellos fueron capaces de destruir tumores cerebrales incurables en ratas mediante la inyección de THC. Pero, lamentablemente, la mayoría de los estadounidenses no saben nada sobre el descubrimiento de Madrid, prácticamente ninguno de los diarios importantes de los Estados Unidos se hizo eco de la historia. Un estudio de 2007 de la Harvard Medical School mostró que el THC del cáñamo es un tratamiento efectivo para la enfermedad de Hodgkin y el sarcoma de Kaposi. Un reciente estudio realizado en Tailandia ha demostrado que el THC también combate el cáncer de conducto biliar, que es extraño y mortal. De hecho, la International Medical Verities Association incluye el aceite de cáñamo en su protocolo del cáncer.

Rick Simpson trató con éxito su cáncer terminal con aceite de cáñamo, y desde entonces ha liderado la manera de promover el aceite de cáñamo como tratamiento viable del cáncer. Irónicamente, el 25 de noviembre de 2009, un día antes de ser coronado como el "Luchador por la libertad del Año 2009" en la Cannabis Cup en Amsterdam, Simpson fue informado de que la Real Policía Montada de Canadá había registrado su casa de nuevo. Simpson ha sido muy perseguido por su postura sobre la marihuana medicinal y por sus esfuerzos para ayudar a la gente a curarse el cáncer con aceite de cáñamo.

Amigos, definitivamente creo que estamos viviendo en la Matrix. Casi siempre, una sustancia natural creada por Dios (tales como el cáñamo, las semillas de albaricoque y la luz solar) es considerada como "peligrosa", ¡mientras que las drogas tóxicas que promueven las grandes farmacéuticas se consideran seguras! Es legal que los médicos ataquen a la gente con sus venenos pero puedes ir a la cárcel por intentar salvarte a ti mismo o a un ser querido de cáncer con el aceite de una simple maleza o la semilla de una simple fruta.

Hay dos drogas que son legales en este país (el alcohol y el tabaco) que son asesinos conocidos. Cada año en los EE.UU., el tabaco causa 435.000 muertes y el alcohol 85.000. (www.drugwarfacts.org/cms/node/30) El mismo estudio no mostró ni una sola muerte atribuible al uso de marihuana. Sin embargo, el gobierno de EE.UU. continúa con su falsa "guerra contra las drogas", que es un fracaso igual que la "guerra contra el cáncer" y la falsa "guerra contra el terrorismo". Se ha demostrado que cada vez que este corrupto gobierno declara la "guerra" a algo, el problema empeora. ¿Quién está engañando a quién?

El propio Juez de Derecho Administrativo de la DEA, Francisco Young declaró: *"En términos estrictamente médicos, la marihuana es mucho más segura que muchos de los alimentos que consumimos habitualmente. Por ejemplo, comer 10 patatas crudas puede resultar en una reacción tóxica. La marihuana en su forma natural es una de las substancias terapéuticamente activas más seguras que se conocen. Desde cualquier punto de análisis racional, la marihuana puede ser utilizada de forma segura dentro de la rutina supervisada de la atención sanitaria".*

La ciencia para el uso medicinal del cáñamo es abrumadora. Debería ser producida y distribuida a todos y cada uno de los pacientes de cáncer que la necesiten. Pero la realidad es que vivimos en un mundo corrupto dirigido por la Mafia Médica que prefiere ganar dinero mientras que los pacientes con cáncer mueren una muerte cruel antes de darles acceso a un tratamiento natural, efectivo y no tóxico como el cáñamo.

Parte de la información de esta sección fue tomada, con permiso, de un artículo titulado "The Marijuana Conspiracy" (La Conspiración de la marihuana), escrito por Doug Yurchey y publicado en el número de marzo-abril de 2009 de la revista The Dot Connector y se puede encontrar en: www.thedotconnector.org/ mag /.

HIPERTERMIA

La hipertermia es una fiebre inducida artificialmente. Hipócrates señaló que *"la enfermedad que no se cura con calor es incurable"*. En 1893, el Dr. William B. Coley observó la regresión del cáncer en 10 pacientes a los que había inyectado toxinas bacterianas (también conocidas como las toxinas de Coley) directamente en el tumor y creó una fiebre alta. El nombre moderno de las toxinas de Coley es vacuna mixta bacteriana (MBV por su nombre en inglés, Mixed Bacterial Vaccine). En un estudio alemán, pacientes avanzados de linfoma no-Hodgkin que recibieron MBV tuvieron una tasa de remisión del 93% frente al 29% del grupo de control que recibió quimioterapia. (Dr. Ralph W. Moss, The Cancer Industry La Industria del Cáncer, página 160). En 1927, Julius Wagner-Jauregg recibió el Premio Nobel de Medicina por sus trabajos con la aplicación terapéutica de la hipertermia.

La fiebre ha sido durante mucho tiempo un síntoma incomprendido y mal tratado. La mayoría de los doctores ortodoxos tratan de combatir y suprimir la fiebre, de ahí la necesidad de Advil y Tylenol. Sin embargo, el hecho es que la fiebre es un síntoma constructivo y promotor de la salud, creado por el organismo en su esfuerzo por combatir las infecciones y otras situaciones de enfermedad y restaurar la salud. Verá, la fiebre acelera el metabolismo, inhibe el crecimiento de virus o bacterias y acelera los procesos de curación.

La hipertermia es un procedimiento terapéutico utilizado para elevar la temperatura del tumor canceroso por lo menos a 108 ° F durante una hora. Se basa en un hecho científico simple y fácilmente verificables de que una temperatura de 108° F mata las células cancerosas pero no las células normales del tejido humano. En los tejidos normales, los vasos sanguíneos se abren (dilatan) cuando se aplica calor, disipando el calor y enfriando el ambiente de la célula. A diferencia de las células sanas, un tumor es un grupo apiñado de células, y la circulación es limitada y lenta. Cuando se aplica calor en el tumor, se corta el suministro de nutrientes y oxígeno a las células tumorales. Esto da como resultado un colapso del sistema vascular del tumor y la destrucción de las células cancerosas.

Todo lo que necesitamos es una manera de elevar la temperatura del cuerpo, y crear selectivamente un ambiente negativo para las células cancerosas rebeldes, las cuales pueden ser barridas por el sistema inmune. La energía de microondas es muy eficaz para calentar tumores cancerosos, porque los tumores normalmente tienen un gran contenido en agua. En 1990, el Dr. Alan J. Fenn (un ingeniero eléctrico en el Massachusetts Institute of Technology) desarrolló un concepto para calentar tumores profundos por medio de microondas adaptables. Estos se ajustan a las propiedades del tejido de un paciente para concentrar la energía de las microondas en el tumor.

Hay varios otros métodos utilizados para inducir hipertermia, como sumergir todo el cuerpo en agua caliente, ultrasonidos y saunas, entre otros. Personalmente, prefiero la sauna, ya que la piel es nuestro órgano de eliminación más grande y a veces se le llama el tercer riñón. Como regla general, por la piel se debe eliminar el 30% de los desechos tóxicos del cuerpo mediante la transpiración. Sin embargo, debido a la falta de trabajo físico y una vida excesivamente sedentaria, la piel de la mayoría de la gente de hoy ha degenerado como órgano eliminador (ya que la mayoría de la gente nunca suda).

Si queremos restaurar la salud, es de vital importancia que la actividad eliminatoria de la piel se revitalice. Tomar saunas o baños de vapor de forma regular le ayudará a restaurar y revitalizar la actividad de limpieza de la piel. La hipertermia combinada con bajas dosis de radiación es un tratamiento muy efectivo para muchas formas de cáncer. Hay pocos efectos secundarios y el cuerpo tiene la capacidad de recuperarse de la dosis de baja radiación en la mayoría de los casos.

Dr. A. Lwoff, un famoso bacteriólogo francés, ha demostrado en repetidas experimentos científicos que la fiebre es en verdad una "gran medicina", y que puede ayudar a curar muchas enfermedades "incurables". El reconocido oncólogo Dr. Josef Issels, declaró: *"la fiebre artificialmente inducida tiene el mayor potencial en el tratamiento de muchas enfermedades, incluyendo cáncer."* Tenga en cuenta que esta observación fue hecha por uno de los principales especialistas en cáncer del mundo.

La hipertermia da al cáncer de un *"golpe triple"* al:

1. eliminar las acumulaciones de productos químicos tóxicos que causan cáncer
2. mejorar la circulación, de modo que los tejidos son alimentados con oxígeno y limpiados de los desechos ácidos
3. debilitar o incluso destruir las células cancerosas que tienen una tolerancia al calor más baja que las células sanas.

En mayo de 2009, el BSD Medical Corporation (con sede en Salt Lake City) consiguió la calificación de Humanitarian Use Device (aparato de uso humanitario) para el sistema de Hipertermia BSD-2000 de la compañía para su uso en combinación con la terapia de radiación para el tratamiento de algunos pacientes con carcinoma cervical (cáncer del cuello del útero). Pero si usted intenta conseguir tratamiento de hipertermia en un hospital estadounidense, en la mayor parte de los casos experimentará frustración. Si usted quiere tener una posibilidad razonable de hipertermia añadido a su propio programa de tratamiento contra el cáncer, aún tendrá que ir a Alemania, China o algún otro país que acoja la innovación.

Tenga en cuenta que, debido a que la hipertermia solo se centra en destruir las células cancerosas de los tumores y no en la reconstrucción del sistema inmune con la nutrición, el paciente con cáncer debe usar siempre la hipertermia en combinación con un protocolo de nutrición. Hace más de 2.000 años, el famoso médico griego Parménides, afirmó: *"Denme una oportunidad para crear fiebre, y curaré cualquier enfermedad"*. Esta sabiduría tradicional, sin duda, ha aguantado bien el paso del tiempo.

VITAMINA C INTRAVENOSA

La vitamina C es esencial para la formación de colágeno, que es la proteína "cemento" que mantiene las células unidas. Piense en las células como los ladrillos de una pared. La fuerza de una pared de ladrillo no está realmente en los ladrillos, sino en el cemento entre los ladrillos. El colágeno es el cemento que mantiene las células juntas. Si el colágeno es abundante y fuerte, las células se mantienen bien unidas. Si las células están unidas, los tumores lo tienen difícil para difundirse a través de ellas. De ese modo, un colágeno fuerte puede detener la propagación del cáncer.

Las células cancerosas segregan una enzima llamada "hialuronidasa," que les ayuda a corroer el colágeno y penetrar el resto del cuerpo. Esto se describe con gran detalle en el libro <u>Hyaluronidase and Cancer</u> (trad. Hialuronidasa y Cáncer) del Dr. Ewan Cameron. Para prevenir que la enzima hialuronidasa disuelva el colágeno, el Dr. Mathias Rath aboga por un mayor consumo de los aminoácidos L-lisina y L-prolina y EGCG (una polifenolcatequina que se encuentra en el té verde) como acompañante de nutrientes con vitamina C. Los ensayos de laboratorio han demostrado la eficacia de la combinación de estas cuatro sustancias en el bloqueo de la enzima hialuronidasa.

La vitamina C es necesaria para que nuestro sistema inmunológico genere y movilice los leucocitos que combaten el cáncer. Una función inmune al más alto nivel es vital si queremos que el cuerpo esquive el cáncer. Como ya he mencionado, los tratamientos ortodoxos, como la quimioterapia y la radioterapia destruyen el sistema inmunitario. En una publicación de 1995, varios médicos presentaron pruebas de que el ácido ascórbico es preferencialmente tóxico para las células cancerosas. En otras palabras, la vitamina C destruye las células cancerosas mientras que deja en paz a las células normales.

Por lo tanto, parece que la vitamina C no solo fortalece el sistema inmunológico, sino que también mata preferentemente las células cancerosas. Esto es fascinante. La toxicidad preferencial ocurre in vitro en múltiples tipos de células tumorales. También presentaron datos que sugieren que se pueden lograr en los humanos las concentraciones de ascorbato necesarias para matar las células tumorales (Riordan, Meng, Li, Jackson, "Intravenous ascorbate as a tumor cytotoxic chemotherapeutic agent". – trad. "Ascorbato intravenoso como agente quimioterapéutico citotóxico para los tumores," Medical Hypotheses, 1995).

Y si eso no es razón suficiente para tomar vitamina C, mire esto: la vitamina C ayuda en el transporte de oxígeno y es un poderoso antioxidante. Según el Dr. David Gregg, *"Básicamente, la vitamina C es transportada por la sangre a los pulmones, donde se oxida. A continuación, se transporta a las células donde se difunde en las mitocondrias y entrega su potencial oxidativo, impulsando la cadena respiratoria, y repitiendo el ciclo a continuación"*.

El Dr. Gregg tiene la teoría de que el principal efecto de las dosis grandes de vitamina C es servir como una molécula de transporte de oxígeno en la sangre, en sustitución de la hemoglobina, que no puede proporcionar oxígeno a las células cancerosas. Se recomienda una combinación de vitamina C y vitamina E, ya que la vitamina C transporta el oxígeno en el citoplasma y la vitamina E pasa el oxígeno a través de las paredes celulares.

La teoría del Dr. K.N. Prasad es que las células normales requieren solo una cantidad exactamente controlada y mínima de antioxidantes para funcionar. Rechazan cualquier exceso. Sin embargo, entre otros defectos, las células malignas han perdido la capacidad de regular su consumo de antioxidantes como las vitaminas C y E. Los antioxidantes, por lo tanto, pueden acumularse en el tejido canceroso en cantidades que pueden conducir a la descomposición y la muerte de las células malignas (Prasad KN "Antioxidants in cancer care: when and how to use them as an adjunct standard and experimental therapies" - "Los antioxidantes en el tratamiento del cáncer: cuándo y cómo usarlos como un adyuvante en terapias estándar y experimentales". Expert Rev Anticancer Therapy, 12/2003, 903-15).

Los doctores A. Goth y Littmann en un artículo titulado "Ascorbic Acid Content in Human Cancer Tissue" (trad. "Contenido de ácido ascórbico en el cáncer de tejidos humanos" - Cancer Research, vol. 8, 1948) describe cómo el cáncer se origina con más frecuencia en los órganos con niveles de ácido ascórbico (vitamina C) por debajo de 4,5 mg % y rara vez crece en los órganos con niveles más altos. ¿Ve usted la conexión? ¿Recuerda cómo el peróxido de hidrógeno se vierte sobre las heridas para matar los gérmenes? La investigación publicada en septiembre de 2005 por el Dr. Mark Levine ha demostrado que dosis altas de vitamina C por vía intravenosa pueden aumentar los niveles de peróxido de hidrógeno (H_2O_2) dentro de las células cancerosas y erradicarlas. www.pnas.org/cgi/content/abstract/102/38/13604

La conciencia de que la vitamina C es útil en el tratamiento del cáncer se debe principalmente a la labor pionera del Dr. Linus Pauling. En 1976, él y un cirujano escocés, el doctor Ewan Cameron, informaron de que los pacientes tratados con dosis altas de vitamina C habían sobrevivido tres o cuatro veces más tiempo que los pacientes similares que no recibieron suplementos de vitamina C. El estudio se realizó durante la década de 1970 en el Vale of Leven Hospital en Loch Lomonside, en Escocia. Dr. Cameron trató a 100 pacientes con cáncer avanzado con 10.000 miligramos de vitamina C al día.

El progreso de estos pacientes se comparó con el de 1.000 pacientes (de otros médicos) que NO que habían recibido vitamina C. Los resultados fueron publicados en 1976, con Pauling como coautor, en las Proceedings of the National Academy of Sciences (trad. Actas de la Academia Nacional de Ciencias). El informe de 1976 hizo hincapié en que todos los pacientes habían recibido previamente tratamiento convencional (es decir, los "Tres Grandes"). Se informó de que los pacientes de vitamina C, vivieron 300 días más que los otros pacientes, con una mejor calidad de vida. Sus experimentos probaron de manera concluyente que la vitamina C es un tratamiento que supera a la quimioterapia en el tratamiento de pacientes terminales.

La Industria del Cáncer estaba furiosa con Pauling y Cameron. ¡De ninguna manera iban estos dos charlatanes y su terapia de vitamina a parar la máquina de hacer dinero que es la quimioterapia! Había demasiado en juego para la Industria del Cáncer. ¡Los accionistas necesitan enormes beneficios! ¡Los Consejos de Administración necesitan percibir un sueldo de 7 cifras y paracaídas de oro! ¡Los niños necesitan educación en la Ivy League! Así que, siguiendo el procedimiento de operación estándar, hubo una campaña de difamación para desacreditar al Dr. Pauling. La verdad acerca de lo que Cameron y Pauling habían descubierto tenía que ser aplastada. Pero había un gran problema: los resultados de estas pruebas ya habían sido publicados en el libro de Cameron y Pauling, Cancer and Vitamin C (trad. Cáncer y vitamina C).

Así, la Industria del Cáncer y sus compinches rápidamente se pusieron a trabajar. Se llevaron a cabo tres estudios falsos con resultados "predeterminados" que contradecían las conclusiones de Cameron y Pauling. Aquí está su pequeño y sucio secreto: ninguno de los tres estudios siguió el protocolo de selección, ni siguió el protocolo de tratamiento y además realizaron algunos interesantes trucos lingüísticos y estadísticos.

¿A alguien le extraña que, al final, la Industria del Cáncer proclamara con orgullo que Cameron y Pauling eran charlatanes y que no se podía confiar en sus investigaciones? Sin embargo, cuatro estudios totalmente independientes utilizaron el mismo protocolo de tratamiento y obtuvieron los mismos resultados que Pauling y Cameron. Los tres estudios falsos no utilizaron el mismo protocolo de tratamiento y no obtuvieron los mismos resultados.

Según Webster Kehr, *"Los estudios de la Clínica Mayo se hicieron específicamente para desacreditar el trabajo del dos veces premio Nobel Linus Pauling. Linus Pauling estaba haciendo creer a la gente que había evidencia científica para la vitamina C y había que pararlo. Es totalmente inaceptable (desde el punto de vista de las grandes farmacéuticas) para nuestro gobierno corrupto permitir cualquier evidencia científica de tratamientos alternativos del cáncer. Y porque habían pruebas científicas para la vitamina C, y porque no podían callar a un dos veces premio Nobel, tenían que existir estudios falsos diseñados para distraer la atención de la gente de los estudios válidos. Una vez terminados los estudios falsos, los medios de comunicación podrían encargarse de ocultar la verdad y de comenzar a poner en la lista negra los estudios válidos"*. www.cancertutor.com

El Dr. Abram Hoffer es comúnmente reconocido como el principal fundador del movimiento de la salud alternativa utilizando métodos de tratamiento dietarios (ortomolecular). Durante su práctica, que se extendió durante más de 40 años, trató a miles de pacientes, principalmente de cáncer y de esquizofrenia, escribió numerosos libros y artículos en periódicos. Como parte de este esfuerzo, colaboró con el Dr. Linus Pauling en su enfoque en la utilización de la vitamina C (junto con otros nutrientes) para el tratamiento del cáncer.

¿Cuánta vitamina C debe tomar usted? Los estudios han demostrado que para bombear niveles adecuados de vitamina C en las células cancerosas el mejor protocolo es la vitamina C intravenosa (IVC). Por supuesto, usted tendrá que estar bajo la supervisión de un médico ¡no intente ponerse usted mismo una inyección IV de vitamina C! La clave es ser consistente con grandes cantidades de vitamina C. Necesita ser tomada varias veces al día, todos los días.

La Riordan Clinic, una gran clínica de investigación, en Wichita, Kansas, ofrece terapia de IVC. Su sitio web es http://riordanclinic.org. Para un buen video sobre la terapia IVC, visite www.internetwks.com/cathcart/Cathcart2low.rm. El protocolo completo del Dr. Cameron está disponible en www.doctoryourself.com /cameron.html.

I.P.T. (TERAPIA DE POTENCIACIÓN DE LA INSULINA)

Aunque me opongo a la tradicional "altas dosis" de quimioterapia, el protocolo IPT recurre a la quimioterapia, aunque en dosis muy reducidas. Con el tiempo, la quimioterapia tradicional perjudica los recuentos de sangre, el sistema inmunitario y el funcionamiento de los órganos del paciente hasta tal punto que impide un tratamiento adicional y con frecuencia causa daños en los órganos que resultan en la muerte del paciente. Sin embargo, IPT elimina la decisión entre "el menos de dos males" a la que se enfrentan los pacientes cuando son diagnosticados de cáncer.

Al lanzar una dosis baja de quimioterapia (menos de un décimo de la dosis de quimioterapia estándar) a las células cancerosas, la IPT aumenta la toxicidad de la terapia para el cáncer mientras que reduce la toxicidad para el paciente. Se trata de una terapia contra el cáncer extremadamente segura, efectiva y relativamente barata que se ha usado con éxito durante más de 60 años.

Los lectores reconocen la insulina como la hormona utilizada para tratar la diabetes. Secretada por el páncreas en personas sanas, la insulina es una hormona muy potente con muchas funciones en el cuerpo humano, siendo la principal el gestionar la entrega de glucosa en el interior de las células a través de la membrana de las mismas. La insulina comunica sus mensajes a las células al unirse con determinados receptores diseminados en la superficie exterior de las membranas celulares. Cada célula en el cuerpo humano tiene entre 100 y 100.000 receptores de insulina. La insulina en realidad abre la membrana o "puerta" de la célula, permitiendo así que el azúcar y otras sustancias puedan ser transportados al interior. Es por eso que los diabéticos, que son incapaces de producir la insulina correctamente, no pueden llevar azúcar a sus células, por lo que desarrollan hiperglucemia (nivel alto de azúcar en sangre).

¿Qué tiene esto que ver con el cáncer? Es un hecho científico bien conocido que las células cancerosas tienen un apetito insaciable de glucosa. Recuerde que ¡al cáncer le encanta el azúcar! Además, recuerde que las células cancerosas son anaeróbicas. Por lo tanto, producen energía a través de la fermentación de la glucosa, una forma extremadamente ineficiente para producir energía, y también una de las razones que los pacientes con cáncer pierden tanto peso. Sus células cancerosas requieren tanta glucosa que literalmente se roban de las células normales del cuerpo, por lo que matan de hambre al paciente con cáncer.

Con IPT, la insulina actúa como un "potenciador", engañando a las células cancerosas haciéndoles creer que van a ser alimentados con azúcar (que es de lo que se alimentan) cuando en realidad, van a ser destruidas por la quimioterapia. Dado que la insulina actúa como potenciador y aumenta la eficacia de la quimioterapia, hace falta mucho menos quimioterapia que con el tratamiento tradicional. Esto significa muchos menos efectos secundarios, así como un tratamiento mucho más eficaz.

La interesante conexión entre las células cancerosas y la insulina es que los recientes descubrimientos publicados en la literatura médica científica, informan que las células cancerosas en realidad fabrican y secretan su propia insulina. Según el Dr. Stephen Ayre, uno de los expertos en el IPT:

> *Las células cancerosas obtienen su energía mediante la secreción de su propia insulina, y ellos mismos estimulan a crecer mediante la secreción de su propio factor de crecimiento tipo insulina (IGF). Estos son sus mecanismos de malignidad. La insulina y el IGF funcionan uniéndose a receptores especiales de la membrana celular y estos receptores están dieciséis veces más concentrados en las células cancerosas que en las normales. Estos receptores son la clave del IPT. Utilizando insulina en el IPT, el resultado final es que la quimioterapia de dosis baja se canaliza específicamente dentro de las células cancerosas, causando su muerte de manera más eficaz y sin los efectos secundarios de la quimioterapia. La IPT es ingeniosa;*

mata a las células cancerosas por medio del mismo procedimiento que las células cancerosas utilizan para matar a la gente. www.contemporarymedicine.net / ipt_main.htm **,,**

La cita anterior es muy importante para la comprensión del mecanismo de la terapia de IPT. IPT mata las células cancerosas... y solo las células cancerosas. Así como las células cancerosas tienen su propia secreción independiente de la insulina, también tienen su propia secreción de IGF independientes que les proporcione un estímulo para el crecimiento ilimitado. Y las células cancerosas tienen 16 veces más receptores para la insulina y el IGF en sus membranas celulares. No solo pueden unirse a la insulina en sus propios receptores específicos en las membranas celulares, pero la insulina también es capaz de unirse a los receptores de IGF y comunicar mensajes sobre el crecimiento de la célula. Si bien puede parecer muy poco deseable para una terapia contra el cáncer el promover efectivamente el crecimiento de células cancerosas, esto es, de hecho, un valioso efecto de la insulina.

Usted siempre puede darse cuenta cuando alguien está pasando por tratamientos de quimioterapia, ya que pierden el pelo y a menudo se siente muy mal y con náuseas. ¿Se ha preguntado por qué? La razón es simple. Las células de los folículos de pelo del paciente y las células que recubren el estómago y los intestinos tienen un denominador común: son células de división rápida. Las células cancerosas también lo son. Las medicinas de quimioterapia atacan indiscriminadamente a las células de crecimiento rápido. Sin embargo, en un tumor, no todas las células cancerosas están en un estadio de crecimiento rápido. De hecho, se turnan.

Así que cuando la insulina se une a los receptores de IGF en las células cancerosas, estimula el crecimiento de muchas de las células que no están en esta fase de crecimiento. Literalmente, enciende las células y las hace activas. Entonces, la quimioterapia administrada después de inyectar la insulina, ataca realmente a las células que están "activas" y por lo tanto más susceptibles a la quimioterapia. El resultado, que es algo bueno para el paciente de cáncer, es que la insulina convierte a más de estas células en susceptibles al ataque de la quimioterapia.

¿Cómo funciona? Básicamente, durante el IPT, se administra al paciente una pequeña dosis de insulina que abre la membrana celular e induce hipoglucemia (azúcar bajo en sangre), haciendo que el paciente se sienta mareado y débil. Recuerde que, como afirmó el Dr. Ayre, las células cancerosas tienen 16 veces más insulina y receptores de IGF que las células normales. Mediante la inducción de hipoglucemia, podemos provocar que las células cancerosas abran sus receptores a un ratio de 16 a 1, lo que nos permite atacar selectivamente a las células de cáncer. Normalmente se tarda una media hora en inducir hipoglucemia. Luego, las células cancerosas creen que van a ser alimentadas con azúcar y abren sus "puertas".

Sin embargo, en este punto, engañamos a las células cancerosas, ya que se inyecta por vía intravenosa una baja dosis de quimioterapia tradicional. Las células cancerosas engullen la quimioterapia, pensando que es azúcar, y son destruidas a dosis de quimioterapia más bajas que lo habitual. En un artículo publicado en la European Journal of Cancer and Clinical Oncology (Revista Europea de Cáncer y Oncología Clínica, vol. 17, 1981), el Dr. Oliver Alabaster del Cancer Research Laboratory at George Washington University (Laboratorio de Investigación del Cáncer en la Universidad George Washington), demostró que la insulina podría aumentar la eficacia de un agente de quimioterapia determinado (metotrexato) hasta **10.000 veces**, por lo que podría producir resultados significativamente mejores contra el cáncer.

Pero, ¿qué pasaría si añadimos DMSO a la ecuación de la IPT? Según el Dr. Ross Hauser, "*La mayoría de los medicamentos no pasan adecuadamente la barrera hematoencefálica. La barrera hematoencefálica retarda la entrada de muchos compuestos al cerebro, incluyendo los agentes quimioterapéuticos. Teóricamente, si hubiera una manera de aumentar el transporte de sustancias al interior del sistema nervioso central a través de la barrera, la eficacia del tratamiento sería mucho mayor*". (Treating Cancer With Insulin Potentiation Therapy - Tratamiento del cáncer con terapia de potenciación de la insulina, página 84).

En su página web www.caringmedical.com, el Dr. Hauser también dice: "*Varias sustancias pueden utilizarse para optimizar los efectos anticancerosos de la quimioterapia, además de la insulina, el dimetilsulfóxido (DMSO)*". Lo que el Dr. Hauser está diciendo es que el DMSO se une a algunos tipos de quimioterapia, y entonces la insulina abre las membranas de las células cancerosas a la quimioterapia. DMSO/IPT es una potente combinación "golpe doble" de tratamientos, especialmente para el cáncer cerebral. Si bien la combinación de DMSO con IPT no se puede hacer en casa, es posible encontrar una clínica de IPT y convencerles de que combinen el DMSO con el IPT. El Dr. Hauser, lista en su libro los tipos de fármacos de quimioterapia que se unen a DMSO. Este tratamiento sería muy potente y no tendría efectos secundarios, ya que prácticamente todo el fármaco de quimioterapia acabaría metido dentro de las células cancerosas.

IPT prácticamente no tiene efectos secundarios. Ciertamente, no hay pérdida de cabello, nada de irse a casa a temblar en la cama durante un par de días y no hay vómitos. A veces hay nauseas un par de horas después de los primeros dos tratamientos pero también esto se soporta fácilmente. ¿La IPT realmente funciona? Desde luego. La IPT es dura contra los tumores, mientras que es muy suave para el paciente, que sigue viviendo una vida normal y vital durante el tratamiento. Los tratamientos duran un poco más de una hora, por lo que la mayoría de los pacientes pueden continuar trabajando en sus ocupaciones habituales, mientras que se someten a estos tratamientos semanales. Pero ¿por qué no sabe su médico nada sobre este protocolo, que es más efectivo, más barato y menos perjudicial? La respuesta es simple: La FDA no lo ha aprobado, salvo como "procedimiento experimental."

¿Por qué su oncólogo no sabe de esto si ha estado aquí durante aproximadamente 60 años? No es porque la Gran Medicina y las grandes farmacéuticas consideren que no se ha documentado suficientemente pues existen numerosos estudios publicados en revistas profesionales. Pero recuerde, en caso de duda, solo tiene que seguir el rastro del dinero. Vamos a ponernos en este momento nuestros "sombreros matemáticos" y a averiguar qué tratamiento es el más lucrativo, la quimioterapia tradicional o la IPT. Bueno, dado que la IPT utiliza solo 1 / 10 de los carísimos medicamentos de quimioterapia, creo que hemos encontrado nuestra respuesta, ¿verdad?

Un paciente con cáncer en quimioterapia tradicional producirá cientos de miles de dólares de ingresos para la Industria del Cáncer. Este tratamiento sencillo y eficaz como el IPT reducirá fuertemente sus ganancias, ¿no? Lamentablemente, como hemos visto una y otra vez, los **beneficios** tienen prioridad sobre **los principios**. Como resultado, IPT sigue siendo ignorada como alternativa de tratamiento del cáncer mucho más eficaz que la quimioterapia tradicional.

La terapia de potenciación de la insulina ha existido como terapia desde 1930 y ha sido utilizada con éxito como tratamiento contra el cáncer desde enero de 1946. La terapia de potenciación de la insulina fue desarrollada inicialmente por el doctor en medicina Donato Perez García, Sr, para el tratamiento de enfermedades crónicas degenerativasen 1930 para el tratamiento. A lo largo de los años, su hijo (Donato Pérez García II, doctor en medicina) y su nieto (Donato Pérez García III, doctor en medicina) continuaron utilizando esta terapia con éxito en varios miles de pacientes.

El Dr. Donato Pérez García III, quien patentó el nómbre actual de este tratamiento IPTLD® (terapia de potenciación de la insulina dirigida baja dosis), dirige hoy en día una clínica en Tijuana, México. Usted puede obtener más información sobre el Dr. Pérez y su clínica visitando el sitio web www.iptldmd.com y contactar con él en drdonato3@iptldmd.com.

Otro médico de primera clase que utiliza IPT es el Dr. Richard Linchitz que dirige 'Linchitz Medical Wellness' en Long Island, Nueva York. Su sitio web es www.linchitzwellness.com. El Dr. Frank Shallenberger también utiliza terapias biooxidativas e IPT en su clínica en Nevada. Su tecnología IPT es de lo mejor y su sitio web es www.antiagingmedicine.com.

LIFE ONE

El Dr. James Howenstine es un médico formado en los Estados Unidos con más de 30 años de experiencia que utiliza un tratamiento llamado "LifeOne". Según el Dr. Howenstine, *"Todas las enfermedades inmunodeficientes se asocian con una mayor tasa de enfermedades malignas, incluyendo el linfoma, la leucemia y la enfermedad de Hodgkin. Los pacientes que están inmunosuprimidos por la medicación de quimioterapia y la radioterapia pueden desarrollar sarcoma de Kaposi, linfoma no-Hodgkin, cáncer de cuello uterino y la enfermedad de Hodgkin. Los pacientes con enfermedades autoinmunes tienen una mayor incidencia de cáncer debido al uso de medicamentos supresores inmunes. El sistema inmune está involucrado en el reconocimiento y la destrucción de las células cancerosas".* www.newswithviews.com/Howenstine/james62.htm

Life One es una combinación muy especializada de ingredientes naturales a base de hierbas en forma líquida unidas por una base liposomal especialmente diseñada al efecto. Esta base de liposomas permite que todas las ventajas de los ingredientes vegetales activos permanezcan intactas, evitando que sean destruidos en el tracto digestivo. Este portador liposomal permite a los componentes activos de hierbas ejercer totalmente su efecto sobre el sistema inmunológico, los tumores malignos y los virus. Los ingredientes activos en LifeOne incluyen las siguientes hierbas e ingredientes naturales:

➢ Chrysina: un flavonoide derivado de Flor de la pasión que tiene capacidades antioxidantes y aumenta el factor de necrosis tumoral.
➢ Coriolus versicolor: un hongo chino antiviral con efectos anticancerígenos que estimula el sistema inmunológico e inhibe la invasión de las células cancerosas
➢ Diindolimetano: un fitoquímico que se encuentran en las plantas crucíferas que tiene un efecto antiestrogénico en las células cancerosas
➢ Extracto de cúrcuma (curcumina): antioxidante que bloquea la inflamación, inhibe la resistencia a la insulina, inhibe la metástasis en el cuerpo, y tiene efectos beneficiosos sobre la reproducción del VIH.
➢ Quercetina: un flavonoide que provoca la muerte programada de las

células cancerosas (apoptosis).

> Extracto de té verde: contiene epigalocatequina que es un agente anticancerígeno y antioxidante primordial.

> Selenio metionina: una forma orgánica de selenio, que es un antioxidante, lucha contra el cáncer tiene efectos anticancerosos en el cuerpo, estimula el sistema inmunológico y ayuda a restaurar los valores de selenio, que son bajos en pacientes con de cáncer y de VIH.

> Resveratrol: un antioxidante de la uva que impide la agregación plaquetaria, y bloquea la resistencia a la insulina, inhibe la acción de los estrógenos y bloquea la replicación y el crecimiento virales.

LifeOne proporciona la munición necesaria para que el cuerpo se recupere del cáncer, del Sida y de otras enfermedades inmunodeficientes. En el primer mes de la terapia LifeOne es norma perder peso y que la presión sanguínea disminuya. La pérdida de peso se explica por la mejora en la función endocrina con caída en el nivel de producción de estrógeno (revertiendo el exceso de estrógeno que es normal en la mayoría de las personas). Con menos estrógeno disponible, se restaura la sensibilidad a la insulina y el cuerpo empieza a quemar glucosa normalmente.

Los mecanismos de acción de LifeOne implican la movilización de los linfocitos asesinos para que ataquen a las células malignas, así como para matar a muchos virus dañinos, y reparar el sistema inmunitario dañado (presente siempre en pacientes con cáncer). Esto se logra estimulando la producción de linfocitos asesinos y otros linfocitos que incrementan la producción de anticuerpos. LifeOne tiene dos patentes de EE.UU. como un producto curativo inmune. Los ensayos clínicos de LifeOne en pacientes con cáncer y el VIH se han llevado a cabo en Venezuela y México, respectivamente.

La dosis estándar recomendada de LifeOne es de dos cucharadas (una onza) tres veces al día durante de 25 a 30 días. Entonces se reduce la dosis a una cucharada (una media onza) durante 11 meses. Los pacientes con cáncer que no han sido sometidos a quimioterapia y la radiación pueden experimentar una sensación de bienestar y aumento de la energía a los cuatro o cinco días de comenzar a tomar LifeOne.

El Dr. Howenstine afirma que: *"LifeOne ha sido capaz de curar una variedad muy amplia de tipos de células cancerosas. Las pruebas in-vitro han demostrado que es eficaz en 7 de los 7 tipos de células cancerosas estudiados, incluyendo dos tipos de cáncer de mama, cáncer de colon, cáncer de próstata, cáncer de cuello uterino, cáncer de ovario y leucemia promielocítica aguda".*

A diferencia de otras terapias naturales contra el cáncer, LifeOne se ha sometido a numerosas pruebas incluidas las pruebas in vitro en varios tipos de células cancerosas. Estas pruebas demuestran la eficacia del producto frente a tipos celulares diferentes en concentraciones variables. Dra. Valerie Beas realizó esta prueba, mientras trabajaba en e en el NIH y el NCI. Las pruebas mostraron que LifeOne efectivamente mata todos los tipos de células probados, a pesar de la diversidad de los tipos de células cancerosas. Igualmente importante es que se demostró que no daña las células normales.

LifeOne también se sometió a pruebas con animales realizadas por el Dr. Joe Demers. El objeto de sus primeras pruebas fueron dos hurones que habían desarrollado tumores malignos suprarrenales. Después de que ambos se recuperaron completamente pasó a incluir perros y otros animales. Debido a su éxito, recomienda ahora LifeOne en su libro, A Holistic Approach for the Treatment of Cancer (Un enfoque holístico para el tratamiento del cáncer), como primera opción para el tratamiento del cáncer an animales. En conjunción con el trabajo del Dr. Demers con los pequeños animales, el Dr. Banner Toots probó LifeOne con caballos, con gran éxito. Las pruebas en animales siguieron durante varios años y LifeOne demostró ser conforme a los resultados de las pruebas de estos dos veterinarios, la terapia más eficaz y más segura disponible para el tratamiento de animales.

A pesar de que las pruebas in vitro mostraron que LifeOne es eficaz contra los siete líneas celulares probadas, también había que demostrar su eficacia clínica en el tratamiento de pacientes con cáncer hepático, cáncer renal, glioblastoma multiforme, carcinoma invasivo de célula ductal, oligodendroglioma, cáncer de pulmón, y el cáncer de pulmón de células pequeñas, así como de vejiga, de colon, de ovario, de páncreas, melanoma, sarcomas y tumores cerebrales.

Todas las pruebas que se han hecho con LifeOne se realizaron de forma independiente por médicos o veterinarios que no fueron pagados para realizas su investigación. Los médicos participantes realizaron la investigación porque estaban buscando activamente mejores métodos de tratamiento. ¿Puede ver usted la diferencia entre este enfoque y el soborno y la corrupción que caracteriza las pruebas de los medicamentos de las grandes farmacéuticas?

Un fuerte defensor de LifeOne es el Dr. Pablo de La Rochelle, que es un cirujano ortopédico y oncológico. El Dr. La Rochelle ha utilizado LifeOne en numerosos pacientes diagnosticados con cánceres de mama, de hígado y otos muchos, en fase cuatro. Utilizando LifeOne, fue capaz siempre de controlar el cáncer. Él siente que el mayor problema en el tratamiento de cáncer no es el cáncer, sino la falta de conocimiento por parte del médico. *"Encontrar la causa inicial de la insuficiencia del sistema inmunológico requiere una formación que simple y llanamente no se ofrece en las actuales facultades de medicina. Es un poco más complicado que recomendar una pastilla para un síntoma".*

Los pacientes que han recibido quimioterapia o radioterapia antes de comenzar LifeOne a menudo tienen una respuesta más lenta que otros, pero la lenta respuesta puede ser acelerada mediante la utilización de De Aromatase junto con LifeOne. De Aromatase es también muy beneficioso para el uso en líneas de células cancerosas sensibles al estrógeno. Es un producto natural utilizado para equilibrar el sistema hormonal tanto de hombres como de mujeres, que mejora la función del sistema endocrino (la hipófisis, el hipotálamo, las glándulas suprarrenales y la tiroides).

Los factores que dificultan una respuesta rápida a LifeOne son: elevada tasa de azúcar en la sangre, infecciones bacterianas y fúngicas no diagnosticadas o no tratadas, daños en los órganos por la quimioterapia y la radiación, mal cumplimiento de la dieta de bajo índice glicémico, insuficiencia adrenal no reconocida y una función hormonal anormal (normalmente hiperestrogenemia) con niveles inadecuados de testosterona y progesterona.

La fase inicial de la terapia LifeOne siempre provoca una reacción inflamatoria allí donde las células cancerosas están presentes, ya que estimula los linfocitos asesinos a atacar a las células cancerosas. En aproximadamente el 80% de los pacientes esto no causa síntomas. En las personas con tumores cerebrales, cuando el tumor presiona un nervio, y en situaciones en las que una masa tumoral ocluye la deglución o la respiración, esta respuesta inflamatoria debe ser inhibida. Esto es fácil de lograr con dosis fisiológicas de hidrocortisona o cortef. Esta reacción generalmente puede comenzar tan temprano como el tercer o cuarto día de uso de LifeOne.

En las personas que tienen sistemas inmunes sanos esto puede durar de 14 a 18 días. En las personas que tienen más severamente dañado el sistema inmunitario, esta reacción puede no comenzar hasta entre 10 a 14 días después de completar la terapia LifeOne. La aparición tardía de la reacción inflamatoria puede ser un indicio de la necesidad de una investigación más intensiva de los daños del sistema inmunitario. Entre los problemas inmunológicos se encuentran con frecuencia infecciones bacterianas o micóticas desconocidas o mal diagnosticadas. Debido a la posible interferencia con el correcto funcionamiento de LifeOne, el desarrollador de LifeOne cree que es normalmente recomendable posponer la desintoxicación hasta completar 12 meses de Life One.

Según el Dr. José Benavente: *"Si comparamos LifeOne Formula con TAXOL, que es el ingrediente de quimioterapia numero uno en todo el mundo, vemos que éste último deriva de un único ingrediente natural que procede de la corteza del árbol Tejo del Pacífico (Taxus brevifolia). Dicho ingrediente se reproduce después químicamente en laboratorios farmacéuticos y entonces ya no tiene nada de natural. LifeOne Formula contiene más de ocho ingredientes activos procedentes de varios lugares del mundo, los cuales actúan sinergéticamente en un sistema de entrega liposómica que produce un ataque sin igual contra el cáncer. La historia completa de LifeOne Formula puede hallarse en* www.healthpro.com.dm. *Le animo a que vaya a este sitio web y estudie detenidamente la gran cantidad de información disponible sobre este extraordinario producto. LifeOne Formula fue concebido, fabricado y patentado originalmente como un estimulador del sistema inmunitario, y la intención es que se use exclusivamente con este fin. El sistema inmunitario del cuerpo de cada persona es el arma más importante en la guerra contra el cáncer".*

Es necesario que un médico experto monitorice esta terapia. El Dr. Howenstine ha vivido en Costa Rica durante más de una década, pero no es necesario viajar a Costa Rica para visitarlo, ya que regularmente trabaja con los pacientes a través de correo electrónico y teléfono. Se le puede contactar por correo electrónico en dr.jimhow@gmail.com y por teléfono en el 011-506-2262-7504 (Nota: El 011 es el código utilizado en los Estados Unidos para hacer llamadas internacionales). Aprenda más sobre el Dr. Howenstine en www.mynaturalhealthteam.com. El Dr. Howenstine es también el autor de un excelente libro titulado A Physician's Guide To Natural Health Products That Work (trad. Guía del médico de Productos Naturales de Salud que funcionan).

En los EE.UU. y Canadá, compre LifeOne en www.lifeonesales.com. En México, el sitio Web es www.lifeone-mexico.com, y en América del Sur es el sitio Web www.healthpro.com.dm. Para comprar por teléfono en los EE.UU., el número es 1-800-416-2806. Si usted está en Canadá o en otro país, el número de teléfono es 1-985-237-9161.

ADELFA

A principios de la década de 1960, un médico turco llamado H. Zima Ozel descubrió un grupo de pobladores rurales turcos que estaban increíblemente sanos y libres de enfermedad, en comparación con otros aldeanos similares. Al investigar más a fondo, se encontró con que estos sanísimos aldeanos tomaban un remedio popular que se había utilizado en el Oriente Medio durante más de dos milenios.

Este recurso se basaba en una planta común que en la Biblia se nombra como la "Rosa del desierto", o más comúnmente para la mayoría de nosotros, la adelfa. Esta planta es altamente tóxica cuando se ingiere cruda pero la fuente de un remedio maravilloso cuando se prepara debidamente.

El término "adelfa" se refiere a dos especies de plantas, Nerium oleander (adelfa común) y Thevetia peruviana (adelfa amarilla). Ambas especies contienen sustancias químicas llamadas "glucósidos cardíacos" que tienen efectos similares al medicamento digoxina, que puede ser tóxico. Sin embargo, prácticamente todas las sustancias que una persona pone en su boca son tóxicas si se toman en dosis suficientemente altas. El azúcar es tóxico si usted come demasiado. Igual que la sal procesada.

Volvamos a nuestra lección de historia sobre las adelfas. Después de su descubrimiento, el Dr. Ozel solicitó una patente. En su solicitud de patente, se refirió a varios casos de estudio, así como a un estudio en el que incluyó a 494 pacientes. He aquí una cita de la solicitud de patente: *"Entre enero de 1981 y diciembre de 1985, a 494 pacientes con tumores malignos avanzados e inoperables se les inyectó NOI (inyecciones de adelfa). Todos los tumores malignos habían sido diagnosticados previamente en diversas instituciones médicas especializadas en Turquía y en el extranjero. Las neoplasias malignas de estos pacientes habían progresado hasta un estado en el que ya no podían beneficiarse de las actuales terapias antitumorales. Estos 494 casos incluyen ejemplos de casi todas las variedades de tumores malignos y se encuentran en diversos órganos".*

Estos 494 pacientes experimentaron una mejor calidad de vida, así como la regresión del cáncer, sin efectos secundarios reseñables. Se dijo que los mejores resultados fueron en cánceres de próstata, de pulmón y de cerebral. Incluso los sarcomas mostraron una estabilización. ¿Podría ser que la planta adelfa, si se prepara y administra correctamente, es selectivamente tóxica para las células cancerosas?

Si lo recuerda, está ampliamente aceptado que hay numerosas substancias naturales que son tóxicas para las células cancerosas, pero inofensivas para las células normales. De hecho, hay muchas sustancias naturales que encajan en esta categoría. Por ejemplo, las uvas tintas Concord tienen más de una docena de estas substancias. Uno de los objetivos de los investigadores alternativos del cáncer es encontrar sustancias que son suficientemente tóxicas como para matar las células cancerosas, pero no tan tóxicos que maten a las células normales.

Aquí es donde viene la adelfa en la ecuación. Como he mencionado, la adelfa es tóxica. Siempre debe ser manejada con guantes. Hay muchas otras advertencias de seguridad cuando se trata de la planta adelfa. Tenga la seguridad de que es, muy tóxica... para las células cancerosas y para las células normales. Pero cuando somos capaces de diluirlo en la proporción adecuada, entonces es aún tóxica para las células cancerosas, pero inofensiva para las células normales. Este nivel de dilución y toxicidad es ahora bien conocido.

Tony Isaacs ha escrito el que es, de lejos, el mejor libro electrónico sobre la adelfa, titulado Cancer's Natural Enemy (trad. El enemigo natural del Cáncer). Si usted tiene intención de utilizar este protocolo, por favor visite www.rose-laurel.com y compre este libro electrónico. Es muy barato y muy informativo. En un correo electrónico del señor Isaacs a Webster Kehr, afirmó, *"no he oído nada más que buenos informes de los que han estado utilizando sopa de adelfa o el extracto de adelfa disponible ahora en Takesun do Brasil. Cánceres desaparecidos, cánceres en remisión, reducción de tumores, etc. Y los informes de Sudáfrica, donde el gobierno ha adoptado la mezcla de adelfas con agaricus blazer murrill, pau de arco y extracto de uña de gato (80% adelfa) dicen que todos los pacientes van bien. El VIH-SIDA se detuvo y se estabilizó o incluso parece que retrocedió. Y ni un solo informe hasta la fecha de un efecto secundario grave o reacción adversa al extracto de la adelfa. Es un buen sentimiento el ser capaz de ayudar a alguien"*.

Hay un capítulo del libro electrónico titulado "El protocolo contra el cáncer y la enfermedad" que detalla un programa extremadamente efectivo para todo aquel que quiere tener las máximas posibilidades de vencer el cáncer y la enfermedad. Este capítulo incluye información sobre limpieza y desintoxicación, dieta, nutrición, suplementos anticancerosos u cómo crear un sistema inmunitario fuerte.

La verdad simple y honesta es que la adelfa funciona increíblemente bien. El remedio puede ser utilizado solo, con otros suplementos de estimulación inmunológica, e incluso con los medicamentos y los tratamientos convencionales tales como los "Tres Grandes". De los testimonios que he leído, he aprendido que la combinación de adelfas con quimioterapia o la radioterapia ¡eliminará o disminuirá en gran medida casi todos los efectos secundarios nocivos, incluyendo la pérdida de cabello!

Hay dos maneras de tomar el tratamiento del cáncer a base de adelfa. La forma preferida es tomarlo en forma de cápsulas o extracto, puesto que ya han sido mezclados para que esté a un nivel seguro para los seres humanos, pero a un nivel tóxico para las células cancerosas. Usted puede comprar cápsulas de extracto de adelfa en www.sutherlandiaopc.com. Charlene y yo tomamos un par de esas cápsulas al día como prevención.

La segunda forma de tomar este producto es hacer la "sopa de adelfa" usted mismo. ¡OJO!: Si decide hacer su propia sopa, a pesar de que el factor de dilución está ahora bien establecido, debe leer y releer Cancer's Natural Enemy (trad. El enemigo natural del cáncer) varias veces antes de comenzar a procesar una planta de adelfa ya que la adelfa es tóxica. Incluso una pequeña cantidad de la materia prima, si es ingerida, puede causar la muerte.

PROTOCEL (ENTELEV/CANCELL)

Entelev fue originalmente concebido y desarrollado por Jim Sheridan, de Michigan, químico, abogado y cristiano devoto. Él comenzó a trabajar en su fórmula en los años 1930 y siguió perfeccionándola hasta la década de 1990. Inicialmente, Sheridan llamó a su producto con el nombre científico KC49. Sin embargo, ya que creía que la idea básica de su fórmula fue un don de Dios, Sheridan finalmente rebautizó su fórmula con el nombre "Entelev", que fue tomado de la palabra griega "entelequia" que significa "esa parte del hombre conocida solo por Dios." Fue finalmente renombrado Cancell y actualmente es revendido como Protocel.

En este capítulo, voy a utilizar el término Protocel para representar la línea de productos que incluye tanto Entelev y Cancell. Incluso cuando era joven, Jim era un cristiano devoto y constantemente oró a Dios para que dirigiera sus pasos y le diera la posibilidad de usar su intelecto para el bien de toda la humanidad, e incluso tuvo muy prono aspiraciones de encontrar una cura para el cáncer. No se imaginaba que sus oraciones serían respondidas y que sus sueños se harían realidad.

Como cristiano devoto, Sheridan creyó que su fórmula era debida en parte a sus estudios avanzados de química y en parte a un sueño que él creía había venido de Dios. Se negó a recibir compensación económica alguna diciendo que Entelev era *"un regalo de Dios a todos sus hijos"*. El Sr. Sheridan pasó toda su vida investigando, mejorando la fórmula y tratado de hacerla llegar a la gente que sufre en el mundo. Cuando no pudo conseguir que le aprobaran su fórmula aprobada, regaló el producto. Tal altruismo se ve pocas veces.

¿Qué es y cómo funciona? Protocel es el neutralizador (antioxidante) de radicales libres más eficaz del mundo. Está diseñado para centrarse específicamente en las células anaerobias en el cuerpo, interfiriendo en la producción de energía ATP en todas las células del organismo, lo que a su vez disminuye el voltaje de todas las células de su cuerpo entre un 10 y un 20 %. La razón que digo que Protocel ataca las células anaerobia (por ejemplo, el cáncer) es simple. Todas las células de nuestro cuerpo tienen un voltaje o carga eléctrica específico.

Las células sanas tienen un voltaje muy alto, mientras que las células no sanas (anaeróbicas) tienen un voltaje muy bajo, debido al hecho de que producen energía a través de la fermentación. La ligera reducción del voltaje hace que las células anaerobias desciendan a un punto por debajo del mínimo que necesitan para permanecer intactas, por lo que, básicamente, las células se autodestruyen y se descomponen (lisis) en proteínas inocuas. Las células sanas del cuerpo tienen normalmente un voltaje tan alto que la pequeña reducción en el voltaje causada por Protocel no las daña.

Vamos a retroceder un poco, ¿de acuerdo? El proceso por el cual nuestras células producen y distribuyen la energía celular se llama "respiración" o "metabolismo." La mayoría de la gente piensa que la respiración consiste inhalar y expulsar aire en los pulmones, aunque en realidad cada célula viva está técnicamente implicada en la respiración, porque el término "respiración" también se refiere a una reacción química en la célula en que participa el oxígeno y que proporciona energía a la célula. Es crucial para el sistema respiratorio de cada célula de nuestro cuerpo un proceso llamado "reducción-oxidación", que también se conoce como sistema "redox".

Según Jim Sheridan, "Este sistema puede ser considerado como una escalera, en la que en cada uno de sus peldaños ocurre una reacción química diferente... los primeros peldaños de la escalera implican reacciones respiratorias simples o "primitivas". Las reacciones primitivas en la parte baja de la escalera tienen lugar sin oxígeno. Las reacciones respiratorias superiores requieren la presencia de oxígeno. En general, en la reducción baja un peldaño. Para la oxidación sube un peldaño".

La base científica para Protocel es provocar una pérdida a largo plazo de la energía en las células cancerosas. Ahora, las células cancerosas experimentan de forma constante pérdidas de energía a corto plazo. En los años 1990, yo era un culturista de competición. El trabajo con pesas provoca una pérdida de energía de las células a corto plazo, después las células se recuperan bien. Pero cuando una célula se somete a un drenaje de la energía a largo plazo, a pesar de que la célula se sobrecarga, la respiración va a continuar, pero el equilibrio del sistema de respiración se verá afectado con el tiempo.

Por ejemplo, fumar cigarrillos causa una pérdida de energía a largo plazo en las células de los pulmones. Este tipo de afección se denomina una condición crónica en la cual las células trabajan constantemente y nunca descansan.

Una pérdida a largo plazo de la energía hace que la célula se mueva lentamente por los peldaños de la escalera respiratoria. Siempre que haya un drenaje de energía, el movimiento de bajada de la célula por la escalera continúa. Sin embargo, cuando se llega a un punto, que es aproximadamente el 85% del camino hacia abajo desde la parte superior de la escalera, la célula no baja más en la escalera y se mantiene en "equilibrio". Este el punto más bajo que una célula puede bajar por la escalera y aún tener similitudes significativas con la célula original. Sheridan llamó a este punto, el "punto crítico" de la escalera respiratoria.

El punto crítico es la línea divisoria entre células diferenciadas (normal) y las células primitivas y es el punto en el cual una célula se vuelve cancerosa. Una vez que ha llegado al punto crítico, la célula quiere permanecer en ese nuevo estado de equilibrio en el punto de la escalera correspondiente al 15%. El problema de tener una célula en estado estacionario en el punto crítico es que el cuerpo realmente no reconoce la célula, por lo que no sabe cómo lidiar con ella. Si la célula estuviera todavía sana, sabría como recargarse a sí misma. Si la célula bajara aún más por la escalera, el cuerpo sabría cómo deshacerse de ella por procesos naturales. Pero la célula cancerosa está caminando en la línea, a caballo del límite entre células normales y células primitivas.

Uno de los productos químicos que reducen la respiración es el catecol. Los catecoles naturales tienen muchos diferentes potenciales de reducción de la oxidación. Protocel fue diseñado para aprovechar el hecho de que la célula cancerosa está "al límite" para, actuando como un catecol, inhibir la respiración en el punto crítico y obligar eficazmente a la célula a moverse más abajo en la escala de la respiración, por lo que es totalmente primitiva. Una vez que la célula está totalmente en estado primitivo, el cuerpo la reconoce, la ataca y la elimina de forma natural. En algunos lugares (como el cerebro) el cuerpo formará una membrana a modo de corteza alrededor de las células primitivas. Habrá un tumor pero estará muerto y encerrado. En otros lugares (cáncer de piel) el cuerpo lo digerirá de manera efectiva en un proceso llamado lisis (auto-digestión).

¿Pero un descenso en la respiración celular no dañará también las células normales? Simple y llanamente, la respuesta es "no". Recuerde que las células normales trabajan bien dentro de su potencial para producir energía mientras estén cerca de la parte superior de la escalera de la respiración. Dado que las células funcionan a tan alto nivel en el sistema redox, si el potencial de respiración se reduce de algún modo, no es un problema grave para ellas.

Según James Sheridan, "*No hace falta ninguna dieta especial... Sin embargo, no tome megadosis de vitaminas C y E, mientras toma Entelev / Cancell. La composición química de estas dos vitaminas se desplaza el punto en la escala de oxidación-reducción en el que Entelev/Cancell actúa. Dado que Entelev/Cancell fue diseñado para golpear más fuerte en el "punto crítico", cualquier cambio reducirá la eficacia de Entelev/Cancell"*. http://alternativecancer.us/how.htm #diet

Basándonos en el hecho de que el éxito de este protocolo depende de forzar a las células cancerosas a descender por la escalera de la respiración, es evidente que usted no debe utilizar este protocolo junto con productos destinados a aumentar la producción de energía celular. Los productos a evitar incluyen la coenzima Q10, selenio, ácido alfa lipoico, creatina, el IGF, spirulina, chlorella, y las superalgas.

RECUERDE: Si usted elige este tratamiento, usted DEBE seguir las directrices respecto de los suplementos, los alimentos, y otros tratamientos alternativos que pueden combinarse con Protocel. Mucha gente informa de resultados visibles de tres a cinco semanas. En unos dos meses, la mayoría de la gente ve resultados. He oído decir que Protocel en realidad no "mata" por sí misma a la célula cancerosa, sino que permite al cuerpo deshacerse de las células cancerosas a través de medios normales, como la lisis. Sin embargo, tras de una larga conversación con Tanya Harter Pierce, creo que Protocel realmente mata las células cancerosas. Independientemente del mecanismo exacto de curación del cáncer, sea paciente, ya que esto puede tomar un tiempo.

Según Webster Kehr, *"Si el tratamiento Protocel se vuelve menos eficaz con el tiempo, hay un par de razones posibles. En primer lugar, ¿hay algo que está comiendo (suplementos incluidos) o bebiendo que está interfiriendo con Protocel? Compruebe esto muy, pero muy cuidadosamente... En segundo lugar, puede haber un problema más complejo. La razón por la que Protocel puede ser menos eficaz es porque Protocel puede no ser capaz de matar a las células cancerosas resistentes a múltiples fármacos (MDR por sus siglas en inglés), especialmente si el paciente ha recibido quimioterapia. Si usted cree que ésta es la razón debe agregar inmediatamente Paw Paw a su tratamiento. El Paw Paw no solo elimina las células MDR, sino que también mejorará la eficacia de Protocel de otras maneras"*.

En 1970 el NCI comenzó a financiar al Dr. Jerry McLaughlin de la Purdue University para que encontrara substancias botánicas con potencial citotóxico (anti-canceroso). Probó e hizo un muestreo con 3500 especies vegetales y halló que las acetogeninas de la familia de las Annonaceae eran las que tenían más potencial. Halló que estas acetogeninas reducían considerablemente la producción de ATP de las mitocondrias celulares. Trabajó con varias especies de esta familia, incluidos la Asimina triloba (Paw Paw) y la Annona muricata (Graviola). Utilizando sofisticadas técnicas de modelización química descubrió y aisló más de 50 acetogeninas en la Asimina y 28 en la Graviola.

Estas acetogeninas, que básicamente son largas cadenas de átomos de carbono, reducen eficazmente el crecimiento de vasos sanguíneos que nutren las células cancerosas y también inhiben el crecimiento de células MDR. Tanto la Asimina como la Graviola se pueden utilizar para aumentar la eficacia del Protocel ya que ambas bloquean la producción de ATP, lo que reduce el voltaje de la célula hasta que, básicamente se desmorona mediante la apoptosis. Sin embargo, según el Dr. McLaughlin, la Asimina es mucho más eficaz que la Graviola. Las pruebas se realizaron bajo la dirección del Dr. McLaughlin en dos de los principales productos de Graviola, y estas pruebas mostraron que la Asimina tenía entre 24 y 50 veces la potencia citotóxica de la Graviola.

La combinación de Paw Paw o Graviola con Protocel es un poderoso cóctel anticanceroso". Con el fin de maximizar la eficacia de este cóctel, que se debe tomar cada seis horas, en la hora, veinticuatro horas al día, siete días a la semana. Como ya he mencionado anteriormente en este capítulo, se ha teorizado que la Asimina y la Graviola, (como el Protocel), no son tan eficaces si se combinan con ciertos antioxidantes. En la actualidad, esto sigue siendo tema de debate.

Para estar seguros, se recomienda que no tome vitamina C ni vitamina E con estos productos, ya que estos dos antioxidantes incrementan el ATP y por lo tanto sería negar su eficacia. En 1997, la Purdue University informó que las acetogeninas de la graviola *"no solo son eficaces para matar los tumores que han demostrado ser **resistentes** a los agentes anti-cáncer, sino que también parecen tener una afinidad especial por dichas células resistentes."*

Es importante señalar que Protocel es un nombre comercial de las fórmulas. Protocel 23 es el nombre de marca para Entelev y Protocel 50 es el nombre comercial para Cancell. El nombre Protocel se desarrolló poco antes de la muerte del Sr. Sheridan.

Tengo que dar crédito a Tanya Harter Pierce por su increíble investigación sobre Protocel. Mucha de la información en este capítulo viene directamente de su investigación, conversaciones telefónicas y correos electrónicos. No puedo decir suficientes cosas buenas sobre su libro <u>Outsmart Your Cancer (Sea más listo que su cáncer)</u>. Fue una excelente fuente de información sobre el protocolo de tratamiento Protocel. Si usted elige utilizar Protocel, entonces usted debe comprar su libro. Es de "lectura obligatoria" y está disponible en la siguiente dirección: <u>www.outsmartyourcancer.com</u>.

BICARBONATO SÓDICO
(DR. TULLIO SIMONCINI)

A pesar de que no estoy de acuerdo con la premisa fundamental de este tratamiento (es decir, que el cáncer es un hongo), tengo que incluirlo en este capítulo, puesto que ha habido multitud de pacientes con cáncer que se han curado completamente utilizando este protocolo. Parte de esta información proviene de Vicente Estoque, y estoy agradecido por su investigación.

El Dr. Tullio Simoncini es un médico romano que tiene un enfoque único para tratar el cáncer: utiliza bicarbonato de sodio, un compuesto químico con la fórmula $NaHCO3$. Por supuesto, es posible que haya olvidado hace mucho tiempo la química de la escuela secundaria, pero apuesto a que usted ha oído hablar del bicarbonato de sodio.

El bicarbonato de sodio se usa comúnmente como un antiácido para aliviar a corto plazo una molestia estomacal, para corregir la acidosis en los trastornos del riñón, para "alcalinizar" la orina durante las infecciones de la vejiga, y reducir al mínimo la cristalización del ácido úrico durante el tratamiento de la gota. Pero según Simoncini, el bicarbonato de sodio es imparablemente eficaz cuando se trata de tejidos cancerosos. El tratamiento del bicarbonato de sodio de Simoncini se basa en la teoría de que "el cáncer es un hongo", que es también el título de su libro. Si bien no estoy de acuerdo con su premisa, a saber, que el cáncer es un hongo, él ha tenido sin duda excelentes resultados con este protocolo.

Tal vez el éxito se debe al hecho de que el bicarbonato de sodio inunda las células cancerosas con una onda de choque de alcalinidad y oxígeno, invirtiendo así la hipoxia que siempre está asociada al tejido canceroso. O tal vez funciona porque la comparación entre el tejido canceroso y el tejido sano indica que el tejido canceroso siempre tiene una concentración mucho mayor de productos químicos tóxicos y pesticidas que el tejido normal, y el bicarbonato de sodio tiene la propiedad de absorber los metales pesados, las dioxinas y los furanos. Tal vez sea una combinación de los dos. *O tal vez existe un vínculo entre el cáncer y los hongos.* En cualquier caso, independientemente del mecanismo anticanceroso, no hay duda de que miles pacientes de cáncer dicen que el tratamiento con bicarbonato del Dr. Simoncini les ha salvado la vida.

A diferencia de los tratamientos tradicionales como la quimioterapia los efectos secundarios más importantes de este tratamiento son sed y debilidad.

Según el Dr. Simoncini, *"La quimioterapia, en realidad, destruye todo. Es un hecho que agota las células de la médula ósea y de la sangre, permitiendo así una mayor propagación de la infección. Intoxica el hígado de forma irreversible, impidiendo que construya nuevos elementos de defensa, y golpea sin piedad a las células nerviosas, lo que merma la capacidad reactiva del organismo y lo entrega a sus invasores. Esto es principalmente porque no está claro cómo afecta a las colonias, y al debilitar tan gravemente el organismo, dicha intervención hace que la invasión de los micetos sea más rápida y más feroz"*.

El Dr. Simoncini cree que la mejor manera para tratar de eliminar un tumor es ponerlo en contacto con el bicarbonato de sodio, lo más cerca posible, utilizando posología oral para el tracto digestivo, enemas para el recto, duchas vaginales para la vagina y el útero, inyección intravenosa para el pulmón y el cerebro, y la inhalación para las vías aéreas superiores. Los senos, los ganglios linfáticos y los nódulos subcutáneos pueden ser tratados con perfusiones locales. Los órganos internos pueden ser tratados mediante la localización de los catéteres adecuados en las arterias (del hígado, páncreas, próstata y extremidades) o en las cavidades (de la pleura o el peritoneo). Simoncini sostiene la teoría de que el bicarbonato de sodio destruye las colonias de hongos en el corazón de los tumores cancerosos.

También ha informado sobre casos de tumores cerebrales (tanto primarios como metastáticos) que dejan de crecer después del tratamiento con una solución de bicarbonato de sodio al 5%. Asimismo, informa de los éxitos conseguidos con el cáncer de próstata, el cáncer intestinal, el cáncer de estómago, el cáncer de vejiga, el cáncer de mama, el cáncer de bazo, el cáncer de hígado, el cáncer de pulmón, el cáncer orofaríngeo, la carcinomatosis peritoneal, el cáncer de páncreas, y otros tipos de cáncer.

Según el Dr. Simoncini, este protocolo puede autoaplicarse en ciertos tipos de cáncer (oral, esofágico, estomacal, y colorectal), si el cáncer está limitado al órgano y no hay metástasis a otros órganos. En los demás casos, la asistencia de un médico es obligatoria para administrar las infusiones, etc.

Existen numerosas correlaciones y similitudes entre el cáncer y las infecciones por hongos. Hay 400.000 especies de hongos, de los cuales 400 son patógenos. En 1990, Elizabeth Moore-Landecker reveló que los hongos y sus micotoxinas son capaces de causar variaciones genéticas y mutaciones. El hecho de que las micotoxinas (toxinas producidas por hongos) pueden causar cáncer no es algo al azar.

El American Cancer Society Textbook of Clinical Oncology (Manual de de oncología clínica de la Sociedad Americana contra el Cáncer) dice que *"las micotoxinas son carcinógenos genotóxicos y la exposición comienza en el útero y en la leche materna y dura toda la vida: esta situación favorece la aparición de la enfermedad".*

El Dr. Doug Kaufman ha observado muchas semejanzas entre el cáncer y los hongos. Vamos a echar un vistazo a algunos hechos fascinantes que señala:

> ➢ Tanto las células cancerosas como los hongos pueden metabolizar los nutrientes anaeróbicamente (sin oxígeno).
> ➢ Tanto las células cancerosas y como los hongos necesitan azúcar para sobrevivir y mueren en ausencia de azúcar.
> ➢ Tanto las células cancerosas como los hongos producen ácido láctico.
> ➢ Tanto las células cancerosas como los hongos pueden verse afectados por medicamentos antimicóticos

En su libro, The Germ that Causes Cancer, (trad, El germen que causa el cáncer), en total acuerdo con el Dr. Simoncini, Kaufman plantea la hipótesis de que el cáncer es una infección por hongos tan arraigada que el sistema inmunitario no la reconoce. También cree que los antibióticos, muchos de los cuales comienzan como hongos, pueden contribuir al desarrollo de cáncer. Se plantea la hipótesis de que tal vez muchos casos de cáncer diagnosticados son en realidad infecciones por hongos. Las infecciones por hongos no solo pueden ser extremadamente contagiosas, sino que también van de la mano con la leucemia (todos los oncólogos lo saben). Por ejemplo, en 1999, el Dr. Meinolf Karthaus observó a tres niños con "leucemia" entrar en remisión después de recibir un cóctel de tres fármacos antimicóticos para sus infecciones fúngicas secundarias.

Según el Dr. Simoncini, *"Mis métodos han curado a personas durante 20 años. Muchos de mis pacientes se recuperaron completamente de cáncer, incluso en los casos en los que la oncología oficial se había rendido." Entonces, ¿cuál es su tasa de curación? El Dr. Simoncini da las siguientes estadísticas: "Si los hongos son sensibles a las soluciones de bicarbonato de sodio y el tamaño del tumor es inferior a 3 cm., el porcentaje será de alrededor de 90%, en casos terminales cuando el paciente está en condiciones razonablemente buenas es de 50%".*

El Dr. Simoncini tiene un corazón que realmente ama a la gente, y su deseo es curar a todos de cáncer. Sus intenciones son muy nobles es un hombre honrado e integro. Creo que es oportuno concluir esta sección con una cita del Dr. Simoncini: *"Mi deseo profundo es poner esta terapia a disposición de toda la humanidad. Es mi firme esperanza de que pronto el papel fundamental de los hongos en el desarrollo de la enfermedad neoplásica se reconozca, para que sea posible encontrar, con la ayuda de todas las fuerzas existentes en el sistema de* salud, los medicamentos antimicóticos y los sistemas de terapia que rápidamente puedan derrotar, sin daños y sin sufrimiento, una enfermedad que trae tanta devastación a la humanidad".

Usted puede contactar al Dr. Simoncini en t.simoncini@alice.it y su sitio web es www.cancerfungus.com.

TERAPIA DE IRRADIACIÓN DE LA SANGRE CON LUZ ULTRAVIOLETA ("UVBI")

En la década de 1870 se inició una considerable investigación sobre el uso de la radiación ultravioleta (UV) para el tratamiento de enfermedades. Uno de los primeros investigadores que experimentaron con la luz ultravioleta fue Niels Ryberg Finsen, quien ganó el premio Nobel de "Fisiología de la Medicina" en 1903 por sus tratamientos con luz ultravioleta en 300 pacientes que sufrían de Lupus en Dinamarca.

Otro inconformista que experimentó con terapia de luz ultravioleta fue Kurt Naswitis, quien irradió directamente la sangre a través de una derivación en 1922. Luego, comenzando en la década de 1920 y continuando en la década de 1930, el científico de Seattle Dr. Emmet Knott trató de aprovechar las conocidas propiedades bactericidas de los rayos UV para tratar las enfermedades infecciosas de la sangre. Irradiación de la sangre con luz ultravioleta (en adelante, UVBI, por sus siglas en inglés) es un nombre científico preciso que se ha dado a lo que previamente se llamó terapia fotobiológica, fotoforesis y fotoluminescencia (entre otros nombres).

La UVBI ha sido utilizada durante muchos años para desactivar bacterias, virus, hongos, toxinas y otros organismos invasores. Esta terapia se realiza irradiando (con luz ultravioleta) una porción calculada (100-125 ml) de sangre del paciente durante de 10 a 30 minutos para, a continuación, volver a introducir la sangre de nuevo en el cuerpo. Esta sangre irradiada emite energía fotónica al resto de la sangre, lo que estimula una serie de reacciones favorables y genera un ambiente de abundante oxidación. Esto, a su vez, desactiva las toxinas, incrementa la disponibilidad de oxígeno, estimula el sistema inmunitario, disminuye la viscosidad de la sangre, inhibe la formación de coágulos en la circulación principal, y mejora la circulación sanguínea a través de la vasodilatación (es decir, el ensanchamiento de los vasos sanguíneos). La UVBI también reduce la agregación plaquetaria y estimula la formación de singletes de oxígeno, lo que crea un ambiente oxidativo que estimula la autodestrucción de las células anormales (cancerosas) mediante la apoptosis.

Fundamental para entender la acción de UVBI fue el descubrimiento en 1922 por Alexander Gurvich de que todas las células vivas regularmente emiten biofotones. Un fotón es una partícula de luz. Biofotones son las unidades físicas más pequeñas de luz que son almacenadas y utilizadas por todos los organismos biológicos (incluido usted). La energía vital del sol encuentra el camino al interior de sus células a través de los alimentos que usted come, en la forma de estos biofotones. Por las razones que se exponen a continuación, los glóbulos rojos (eritrocitos) son particularmente sensibles a la luz y responderán a la misma emitiendo biofotones que, a su vez estimularán otros glóbulos rojos para que hagan lo propio. Las bacterias y los virus son más vulnerables a las emisiones biofotónicas que las células normales.

Los primeros investigadores señalaron que la UVBI tiene un efecto dual sobre el sistema inmunológico: dosis normales estimulan a los leucocitos mientras que dosis excesivas destruyen diversos leucocitos. El primer efecto es la base de la explicación de la respuesta inmune de los efectos beneficiosos de UVBI. El segundo sugiere una razón por la UVBI parece tan eficaz contra las enfermedades autoinmunes. En los trastornos autoinmunes, parece que los linfocitos T metabólicamente activos y otras células inmunes absorben un número mucho mayor de biofotones que las células ordinarias del cuerpo y que esto las destruye, retardando o deteniendo la enfermedad. Por lo tanto, la UVBI puede, por tanto, ser tanto "immunoestimulador" como "inmunosupresor" dependiendo de que conjunto de células estemos hablando. Igualmente, una dosis inicial de UVBI puede estimular una célula pero dosis repetidas pueden finalmente inhibirla o destruirla.

La UVBI también oxigena y mejora las características de la sangre. Esto ocurre muy rápidamente después de la transfusión de la sangre tratada y puede transformar coágulos de eritrocitos en sangre que fluye libremente en cuestión de minutos. La oxigenación de la sangre puede estar relacionada con el hecho de que UVBI crea una pequeña cantidad de ozono en la sangre. Ciertas características especiales de los eritrocitos, así como su enorme número (25 billones en los adultos) les hacen especialmente efectivos como agentes de UVBI, que se considera principalmente una inmunoterapia de los eritrocitos. Es también posible que los fragmentos de las bacterias, los virus y las células destruidos por la UVBI actúen como una especie de vacuna en el plasma, mejorando la reacción inmune. La UVBI también invierte la supresión de la función desintoxicadora del hígado.

El Dr. Emmett Knott, un pionero en esta terapia, junto con sus asociados, trató de explicar exactamente cómo consigue el tratamiento UVBI su efecto terapéutico. Ellos y posteriormente otros investigadores han identificado dos posibles modos:

> el tratamiento ultravioleta de la sangre altera o destruye los virus y las bacterias en la sangre extraída de tal manera que provoca una reacción del sistema inmune a su regreso al cuerpo que, a su vez, destruye la mayoría de las otras bacterias o virus en el cuerpo; y
> el tratamiento de una fracción pequeña (5%) de la sangre se disemina por todo el volumen de la sangre al regresar al cuerpo, y las emisiones inducidas secundarias destruyen virus, bacterias y glóbulos blancos activados (leucocitos).

En la edición de noviembre 2, 2007, de Science Daily, había un artículo interesante que traía a la luz a dos científicos de la Universidad de Newcastle (Colin Self y Stephen Thompson) que habían desarrollado una tecnología anticancerosa utilizando luz UV para activar anticuerpos que atacan específicamente a los tumores.

Según el profesor Colin Self, *"Tenemos los medios para ser capaces de iluminar un área para activar el sistema inmunitario para que destruya el cáncer en dicha área. Me gustaría explicar este fenómeno como equivalente a tener una varita mágica ultra específica."* Esto podría significar que un paciente que venga para un tratamiento contra el cáncer de vejiga, recibiría una inyección de los anticuerpos ocultos. Se sentaría en la sala de espera durante una hora y volvería para recibir el tratamiento de luz. Solamente algunos minutos de terapia lumínica dirigida a la región del tumor activaría los linfocitos T causando que el propio sistema inmunitario del cuerpo ataque al tumor".
www.sciencedaily.com/releases/2007/10/071030080626.htm

En el Centro de Cáncer de la Universidad de Yale, el Dr. Richard L. Edelson ha desarrollado un método muy exitoso para combatir el linfoma cutáneo de linfocitos T utilizando una variación de la UVBI. Él llama a su versión "terapia de transinmunización". En su variación, se trata todo el suministro completo de la sangre, en lugar de solo una pequeña muestra del mismo. El tratamiento del Dr. Edelson si bien es muy exitoso es también muy caro y solo lo emplea cuando trata con él el linfoma cutáneo de linfocitos T. La buena noticia, sin embargo, es que hay sobradas razones para pensar que una muestra de sangre tratada con luz UV puede ser tan eficaz como tratar todo el suministro de sangre.

En resumen, UVBI opera de una manera un poco compleja pero frecuentemente con una sorprendentemente simple especificidad y por consiguiente virtualmente sin efectos secundarios. En enfermedades infecciosas, el efecto inmunoestimulante y los biofotones secundarios inducidos actúan en tandem. En los trastornos autoinmunes los biofotones secundarios concentrados parecen ser el modo principal por el que UVBI obtiene sus efectos, lo que sugiere que incluso en enfermedades infecciosas, juegan un papel mucho más importante que el efecto inmunoestimulador. Además, UVBI es mucho más seguro que los "Tres Grandes."

Gracias especialmente a Eugene Barnett de Advanced Light Devices por la información contenida en esta sección del libro. El Sr. Barnett es el inventor de un aparato de purificación del aire, llamado "The UVnator" que podría ser utilizado de forma sublingual para inducir los mismos efectos que los aparatos tradicionales de UVBI pero de forma no invasiva. Su correo electrónico es photonman1@gmail.com y su sitio web es www.UVenator.com.

VITAMINA B17

Cuando papá murió en el año 1996, comencé mi periplo por el cáncer. El primer tratamiento alternativo contra el cáncer que descubrí fue la vitamina B17, también conocida como laetrilo. Vi un video de un campeón de pulso llamado Jason Vale que se había curado del cáncer comiendo semillas de manzana y de albaricoque (que contienen vitamina B17) y leí un montón de buena información en su sitio Web. La lógica y la ciencia de cómo y por qué la vitamina B17 mata las células cancerosas fue fascinante para mí. La terapia de laetrilo se basa en la teoría de que el cáncer es el resultado de una deficiencia nutricional y se basa en la teoría trofoblástica del cáncer.

En la década de 1940, el Dr. Ernst T. Krebs, Sr. y su hijo (Dr. E.T. Krebs, Jr.) y otros médicos estaban involucrados en la investigación de la tesis de de la teoría trofoblástica del cáncer de Beard, y afirmaron que Beard estaba en lo cierto. En 1949, Krebs senior escribió un documento sobre las toxemias del embarazo y la función del páncreas y del trofoblasto en estos trastornos. Al año siguiente, el Dr. Krebs y su hijo publicaron el artículo The Unitarian or Trophoblastic Thesis of Cancer (trad. La tesis unitaria o trofoblástica del cáncer), en el Medical Record de Nueva York.

En los años siguientes, el equipo formado por padre e hijo investigó las coenzimas y la posibilidad de que el cáncer fuese el resultado de una deficiencia de vitaminas. A principios de la década de 1950, teorizaron que la causa del cáncer es la falta de un componente esencial en la dieta del hombre moderno, identificado como parte de la familia de los nitrilósidos que se encuentra en más de 1200 plantas comestibles. Krebs supo de la existencia del reino de los Hunza en la cordillera del Himalaya en el norte de Pakistán, de quienes decían que no padecían de cáncer.

Los doctores Krebs sabían que comían grandes cantidades de albaricoques, pero no creían que la fruta contuviera ninguna sustancia anticancerosa. ¡Hasta que se enteraron de que los Hunzakuts también se comen la almendra del hueso del albaricoque que es una de las fuentes más ricas de nitrilósidos!

Los nitrilósidos son especialmente abundantes en las semillas de albaricoques, melocotones, manzanas, mijo, brotes de judía, trigo sarraceno, y otras frutas y frutos secos, como las almendras amargas. Los doctores Krebs fueron capaces de extraer determinados glucósidos de las plantas que contenían nitrilósidos, y, finalmente, solicitaron una patente para el proceso de producir una forma de metabolito de estos glucósidos para uso clínico. Él lo llamó "Laetrilo." (LAE-vo-mandelonitrilo-beta-glucuronósido).

Pasaron varios años y varias pruebas clínicas reales en todo el mundo antes de que se propusiera un modelo razonando la utilidad del Laetrilo en la prevención y el tratamiento del cáncer y entonces recibió el nombre de "vitamina B17." Ahora, es importante recordar que una vitamina es una coenzima, lo que básicamente significa que debe estar asociada con una enzima para que la enzima funcione de manera óptima. Sabemos que las enzimas del páncreas y otras enzimas dependen de varios cofactores y coenzimas esenciales. Recordemos esta información sobre las coenzimas mientras aprendemos un poco más sobre los Hunzakuts.

Los Hunzakuts consumen de 100 a 200 veces más B_{17} en su dieta que el estadounidense promedio, principalmente debido que comen semillas de albaricoque y también mucho mijo. Curiosamente, entre los Hunza no existe el dinero. La riqueza de un hombre se mide por el número de albaricoqueros que posee. Y la comida más codiciada es el hueso de la semilla de albaricoque, una de las mayores fuentes de B_{17} del mundo. Los equipos médicos que visitan a los Hunzakuts hallan que no padecen cáncer. Uno de los primeros equipos médicos que estudiaron a los Hunza fue encabezado por el prestigioso cirujano británico Dr. Robert McCarrisont. Escribiendo en el AMA Journal en el, 7 de enero de 1922, informó de lo siguiente: *"Los Hunza no conocen el cáncer. Tienen una abundante cosecha de albaricoques que secan al sol y los usan abundantemente en su comida"*.

Pero ¿por qué no ha oído hablar de la vitamina B17? ¡Parece tan simple! Bueno, el hecho es que la Industria del Cáncer ha ocultado esta información e incluso ha hecho que sea ilegal vender B_{17}. La Gran Medicina ha organizado campañas atemorizadoras tremendamente exitosas, basadas en el hecho de que la vitamina B_{17} contiene ciertas cantidades de cianuro "que es mortal". Esto es evidentemente falso. Los estudios muestran que la vitamina B_{17} es inocua para el tejido sano.

Esta es la razón: cada molécula de B_{17} contiene una unidad de cianuro de hidrógeno, una unidad de benzaldehido y dos de glucosa (azúcar) fuertemente unidas. Para que el cianuro de hidrógeno sea peligroso es necesario en primer lugar separar la molécula para liberarlo, un truco que solo lo puede ejecutar una enzima llamada beta-glucosidasa, que está presente en todo el cuerpo humano en pequeñísimas cantidades, pero solo hay un sitio donde abunda: las células cancerosas.

Así, el cianuro de hidrógeno se libera solo en el sitio del cáncer con resultados drásticos, que se convierten en absolutamente devastadores para las células de cáncer ya que la unidad de benzaldehido se libera al mismo tiempo. Las células de cáncer reciben un golpe doble de cianuro y benzaldehido! El benzaldehido es un veneno mortal en sí mismo, pero cuando se une con el cianuro, el resultado es un veneno 100 veces más mortal que de forma aislada. ¡Las células cancerosas son literalmente borradas!

Pero ¿cuál es el peligro para el resto de las células del organismo? Otra enzima, rhodanasa, siempre presente en cantidades mucho más grandes que la enzima liberadora beta-glucosidasa en los tejidos sanos, tiene la habilidad de descomponer tanto el cianuro como el benzaldehido en tiocianato (una sustancia inocua) y salicilato (que es un analgésico parecido a la aspirina). Es interesante saber que las células cancerosas no contienen nada de rhodanasa, lo que las deja totalmente indefensas a los dos venenos mortales. Todo este proceso es conocido como toxicidad selectiva, ya que solo son atacadas y destruídas las células cancerosas. Asombroso, ¿eh?

¿Recuerda que me he referido con anterioridad a la vitamina B17 como una coenzima y que dije que esta terapia se basa, en parte, en la teoría del cáncer del trofoblasto? La teoría del trofoblasto se centra en la importancia de las enzimas pancreáticas (tripsina, quimotripsina y amilasa) para digerir la capa protectora alrededor de las células cancerosas. Aquí está la conexión entre esta teoría y la vitamina B17: En presencia de ciertos inhibidores de nuestra sangre, la tripsina se inactiva y para activarse de nuevo debe reaccionar con cianuro de hidrógeno. Teniendo en cuenta esto, la vitamina B17 actúa como coenzima para la tripsina, ya que proporciona el cianuro de hidrógeno, una molécula inofensiva, que reactiva la tripsina que es necesaria para digerir la capa protectora de las células cancerosas. Fascinante, ¿no?

Los cientos de estudios clínicos realizados por muchos médicos competentes en todo el mundo, incluidos aquellos dirigidos por el Dr. Ernesto Contreras en el Hospital Oasis of Hope en México, nos dan la completa seguridad de que la terapia con vitamina B_{17} no supone riesgo alguno para las células normales. Estas son malas noticias para la Industria del Cáncer. Las semillas de albaricoque son baratas...muy baratas... muy lejos de lo caro que es el último cóctel de medicamentos quimioterapéuticos.

La prueba más grande y más famosa nunca realizada se hizo durante cerca de cinco años en el centro para la investigación del cáncer más prestigioso de los Estados Unidos, el Memorial Sloan-Kettering Cancer Center de Nueva York. El Dr. Kanematsu Suguira, el preeminente investigador del cáncer de los Estados Unidos, dirigió el equipo de investigadores. Al concluir los ensayos, el 15 de junio de 1977, emitieron un comunicado de prensa. El comunicado de prensa decía: *"No se ha hallado que el laetrilo tenga ninguna actividad ni preventiva, ni reductora de tumores, ni antimetastática, ni curativa contra el cancer".*

Pues ya está, ¿no? Pues no. Cuando un periodista le preguntó al Dr. Sugiura: *"¿Se reafirma en su creencia de que el laetrilo detiene la propagación del cáncer?"*, contestó: *"Me reafirmo."* Entonces le preguntaron por qué el Sloan-Kettering estaba en contra del uso del laetrilo para combatir el cáncer. Sugiura respondió: *"No lo sé. Quizá a la profesión médica no le gusta porque están haciendo demasiado dinero".*

El Dr. Lloyd Schloen, un bioquímico del Sloan-Kettering, también realizó pruebas con el laetrilo pero incluyendo también enzimas proteolíticas en sus inyecciones e informó de una tasa de curación del 100% entre sus ratones albinos. Estos datos tenían que ser enterrados. El Sloan-Kettering actuó rápidamente. Realizaron sus propias pruebas que fueron diseñadas para contradecir los descubrimientos del Dr. Schloen. Cambiaron los protocolos de las pruebas y las cantidades de laetrilo para asegurarse de que fallaran. Por supuesto, que las pruebas fallaron y eso fue de lo que informaron. No podían dejar correr la voz de que se había demostrado que el laetrilo es una cura natural y efectiva contra el cáncer. Esto habría supuesto un desastre económico para la Industria del Cáncer.

El método más efectivo para el tratamiento con B_{17} ha sido seis gramos, vía intravenosa una vez al día, administrado normalmente durante tres semanas. Usted tiene que añadir zinc también ya que es el mecanismo de transporte de la B_{17} en el organismo. Bioquímicos e investigadores han descubierto que aunque se administren dosis masivas de B_{17}, si el paciente tiene una deficiencia de zinc, nada de esa B17 entrará en lo tejidos del organismo. También son importantes en la terapia con B_{17} las encimas pancreáticas, que forman la primera línea de defensa que el organismo tiene contra el cáncer. Si tiene una cantidad pequeña de estas enzimas digestivas, entonces será difícil que la B17 funcione. También se utiliza vitamina A emulsionada como suplemento adicional a la terapia con B_{17}. Y es preferible utilizar la terapia de laetrilo conjuntamente con una régimen nutricional muy estricto, con frecuencia con una dieta crudívora. Si desea tomar B_{17} como prevención, el Dr. Krebs sugirió una cantidad mínima de 50 miligramos diarios para un adulto sano normal.

Nosotros adquirimos la vitamina B17 de Medicina Alternativa: www.tjsupply.com o CytoPharma: www.cytopharma.com. Durante la última década, hemos comprado vitamina B_{17} de ambas compañías y ambas han demostrado ser proveedores fiables. Una botella de 100 pastillas (100 miligramos por pastilla) cuesta alrededor de $20.

Por último, he aquí un poco de cotilleo: el árbol de la almendra amarga, una fuente maravillosa de de nitrilósidos, fue prohibido en los Estados Unidos en 1995.

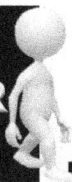

CAPÍTULO 7
CINCO PASOS Y SIETE TOXICIDADES

"Nada es más difícil de emprender, más peligroso de realizar ni de resultado más incierto que liderar la introducción de un nuevo orden de cosas, porque el innovador tiene por enemigos a todos aquellos a los que les ha ido bien bajo las condiciones anteriores y defensores tibios entre aquellos a los que les podría ir bien con las nuevas." - "El Príncipe" de Maquiavelo

*E*ste capítulo es un resumen de la metodología del Dr. Rashid Buttar para el tratamiento del cáncer, y la mayoría de la información fue proporcionada directamente por el propio Dr. Buttar. El Dr. Buttar entiende lo que ocurre en la Mafia Médica y también entiende los problemas que causan la enfermedad, tales como los metales pesados y otras toxicidades. Más importante aún, él entiende lo que hay que hacer para traer a una persona de regreso a la salud.

5 PASOS EN EL TRATAMIENTO DEL CÁNCER

Paso 1 - Limpiar
Desintoxicar el sistema biológico (a largo plazo)

Este es el paso inicial y principal de limpiar el sistema biológico. Los metales pesados junto con los contaminantes orgánicos persistentes (POP por sus siglas en inglés, "persistent organic pollutants") están aumentando en nuestros cuerpos. Como resultado de una falta crónica de buena nutrición y una sobreabundancia de dichas toxinas, empiezan a producirse cambios en el sistema fisiológico que se describen con la analogía de un volcán de diversas toxicidades que entre en erupción y causa una sobrecarga masiva del sistema inmunitario.

Finalmente, este proceso lleva a un incremento en las mutaciones de las células y con frecuencia el resultado es el cáncer, ya que las vías protectoras antioxidantes no son capaces de resistir la tasa incremental de mutaciones celulares. La apoptosis (muerte celular programada) que es responsable de la autodestrucción de células anormales o enfermas, comienza a suprimirse, permitiendo que las células cancerígenas crezcan sin control. Esto es lo que empieza a ocurrir en la imagen del cáncer.

Paso 2 – Optimizar
Reconfigurar el entorno fisiológico (restablecer)

Este paso es el más largo y el más difícil de los cinco. Este paso incluye todas las terapias diseñadas para hacer que el sistema biológico interno del paciente sea hostil al cáncer, tales como una nutrición correcta, suplementación (vitaminas, minerales, hierbas y antioxidantes), autohemoterapia, peróxido de hidrógeno, hipertermia, y oxígeno hiperbárico u otros tratamientos para aumentar la oxigenación. Esto incluye también apoyar al sistema adrenal, la optimización del sistema gastrointestinal y apoyar los aspectos mentales (espiritual, emocional y psicológico) que son tan vitales en el tratamiento del cáncer. También es crítico en esta fase recuperar la esperanza.

Paso 3 – Reparar
Reconstruir y estimular el sistema inmunitario (inmunomodulación)

Este paso se enfoca en la reconstrucción y reparación del sistema inmunitario dañado del paciente. El Dr. Buttar tiene un régimen muy preciso que utiliza análogos polipéptidos inmunomoduladores muy específicos para conseguir este objetivo. Es importante recordar que si el cáncer existe en el cuerpo, por definición el sistema inmunitario está dañado. Por lo tanto, es esencial reparar el sistema inmunitario y regularlo al alza hasta el punto en que puede encargarse del cáncer por sí mismo.

Paso 4 – Identificar
Identificación del cáncer como objetivo (AARSOTA)

Este paso se usa como un método específico de localización del cáncer por el sistema inmunitario que antes estaba dañado y no funcionaba correctamente y ahora está reparado y reiniciado. El Dr. Buttar se refiere a esta técnica con el acrónimo (en inglés) "AARSOTA" que significa "identificación de objetivo oncogénico mediante receptor de antígeno autógeno". Esencialmente, es un método por el cual el cuerpo es capaz de identificar el cáncer como extraño y permite al sistema inmunitario atacar el cáncer.

Como ejemplo: la gonadotropina coriónica humana (HCG por sus siglas en inglés) y la alfa-feto-proteína (AFP) son marcadores no específicos del cáncer, pero también son marcadores de embarazo. El feto crece dentro del cuerpo de una mujer pero es extraño. ¿Por qué el sistema inmunitario no lucha contra el feto? Porque estos marcadores (HCG y AFP) permiten al cuerpo saber que este organismo creciente no debe ser atacado. Sin embargo, las células cancerosas son capaces de imitar a un feto emitiendo los mismos marcadores. El Dr. Buttar desarrolló AARSOTA como un medio para superar este instrumento de camuflaje que el cáncer utiliza para engañar al sistema inmunitario para que lo deje en paz. El AARSOTA permite al sistema inmunitario identificar la "firma" del cáncer y empezar a atacarlo.

Paso 5 – Mantener
Mantener los cambios conseguidos con los cuatro primeros pasos

Muchas veces, los pacientes de cáncer regresan a sus viejos hábitos y no siguen aspectos importantes de su protocolo del cáncer y, como consecuencia, el cáncer regresa. Los cambios iniciados en los cuatro primeros pasos deben ser mantenidos o, de otro modo, el cáncer regresará. El quinto paso del Dr. Buttar se centra en mantener los progresos conseguidos por los primeros cuatro pasos y mantener el cáncer a raya... permanentemente.

LAS SIETE TOXICIDADES

Según el Dr. Buttar, *"Mi experiencia habiendo trabajado con varios miles de pacientes de todo el mundo me ha enseñado que la mayoría de las toxinas vienen de siete fuentes principales. Hablo con conocimiento de primera mano cuando digo que si estas siete toxicidades son eficazmente tratadas y eliminadas – siendo aquí "eficazmente" la palabra operativa clave – se elimina la mayoría del estrés oxidativo. Cuando esto ocurre, las enfermedades crónicas, por definición, simplemente no pueden existir. Es imposible que las enfermedades crónicas se establezcan en un cuerpo donde el estrés oxidativo es mínimo o no existe porque la causa (las toxicidades) ya no está presente para inducir la carga incremental de estrés oxidativo que lleva a la enfermedad crónica".*

Examinemos brevemente estas tres toxicidades.

Primera toxicidad – Metales pesados

Entre los metales pesados se incluyen entre muchos otros el mercurio, el plomo, el antimonio, el níquel, el cadmio, el estaño, el arsénico y el uranio.

Además de causar un daño oxidativo significativo, los metales pesados son "doblemente peligrosos" ya que tienen la capacidad de desplazar muchos de los minerales esenciales que nuestro cuerpo necesita para funcionar adecuadamente. Estos minerales son, entre otros, el magnesio, el cobre, el manganeso, el zinc y el selenio. Y por si fuera poco, los metales pesados (y el mercurio en particular) causa daño adicional en el sistema endocrino, que regula los niveles hormonales. Y aún peor, algunas personas incluso pueden tener un problema adicional debido a la alergia al metal en cuestión.

El Dr. Buttar es el presidente de la American Board of Clinical Metal Toxicology (Junta directiva de Toxicología clínica de los metales) así que es su responsabilidad (junto con el resto de la junta directiva) es ayudar a establecer directrices educativas para los médicos sobre los peligros de los metales pesados, a identificar la presencia de metales pesados y a eliminarlos de sus pacientes de forma segura y eficaz. También es su responsabilidad el mantenerse al día de las últimas investigaciones respecto a los metales pesados y las enfermedades crónicas. Mucha de esta investigación se publica en Toxline, un motor de búsqueda asociado al sitio Web de la Biblioteca Nacional de Medicina. Toxline está bajo los auspicios de la Agencia para el registro de enfermedades y Substancias tóxicas, que es una subdivisión de los Centros para el control de enfermedades (CDC por sus siglas en inglés).

Una simple búsqueda por "mercurio" en Toxline, muestra 358 estudios que asocian el mercurio con enfermedades coronarias, 643 asocian el mercurio con el cáncer y 1445 lo asocian con enfermedades neurodegenerativas (tales como autismo, Alzheimer, etc.). Tenga en cuenta que el mercurio es sólo uno de los muchos metales pesados conocidos que causan problemas graves de salud. El ejemplo utilizado en este criterio de búsqueda era buscar solo "mercurio". El criterio de búsqueda no era buscar todos los metales que causas procesos patológicos. Quienes se oponen a que la toxicidad crónica de metales pesados sea una preocupación válida en la medicina clínica han puesto en peligro su propia integridad, y sus motivaciones son ahora muy sospechosas. Los simples hechos gritan una verdad que cualquiera puede confirmar por si mismo, a poco que abra los ojos y ponga a un lado su visión parcial.

Elegí el mercurio para este ejemplo porque causa algunos de los peores daños en el cuerpo humano y está considerado como el segundo elemento más tóxico conocido por el hombre según la Enviromental Protection Agency (EPA) – Agencia de protección medioambiental. Sólo el uranio se considera más tóxico. Por ejemplo, cuando oímos que hay un derrame de mercurio en un instituto, los estudiantes son evacuados, se envían a toda velocidad equipos especializados en materiales peligrosos y la zona más próxima se acordona como "área de vertido peligroso". No se permite a nadie regresar hasta que la OSHA (siglas en inglés de Administración para la seguridad y la salud en el trabajo) ha despejado el edificio. Esto ocurre, por cierto, cuando se derrama mercurio inorgánico que es realmente la versión menos tóxica del metal.

Segunda toxicidad – Contaminantes orgánicos persistentes

La segunda categoría de toxinas se conoce como contaminantes orgánicos persistentes (POP por sus siglas en inglés) debido a que tienden a "persistir" en el cuerpo y son muy difíciles de eliminar. Algunos de estos POPs pueden continuar durante generaciones, transmitiéndose de la madre a los hijos y afectando a ambos sexos mientras aún están en el útero. Muchos de estos son insecticidas de las décadas de 1950 y 1960. Aunque ya no estén permitidos y no se usen, sus efectos están causando aún defectos de nacimiento en niños dos generaciones después.

En el año 2000, el Congreso de la Organización Mundial de la Salud se reunió en Sudáfrica para discutir las implicaciones de los 12 compuestos orgánicos y contaminantes más letales, afectuosamente llamados "The Dirty Dozen" (el nombre proviene de una película que se tradujo al español como "Doce del patíbulo"). Hubo un esfuerzo concertado entre los países industrializados para comenzar a eliminar estos elementos peligrosos del medio ambiente porque está claro que los "Doce del Patíbulo" han estado implicados en la aparición de numerosos procesos patológicos. Entre estos compuestos orgánicos y contaminantes mortales hallamos el DDT, los PCB, las dioxinas, el clordán, los furanos y otros insecticidas.

Incluso aunque todos los países industrializados inmediatamente dejaron de utilizar estas substancias, estos POPs han tenido ya una ventaja inicial monumental. Por ejemplo, los productos químicos tóxicos más recientes de los "Doce del patíbulo" fueron introducidos en 1957, hace más de 50 años y los más antiguos han sido utilizados desde 1913, casi hace cien años. Estos POPs están en los pesticidas, en los insecticidas, en los barnices, en las soluciones de limpieza y prácticamente en cada producto en aerosol y en cada botella que hay debajo de su fregadero o en su garaje en estos momentos. Tenga cuidado cuando utilice un producto químico por mucho que el fabricante diga que es seguro.

En 2005, el Grupo de trabajo para el medio ambiente presentó un informe firmado por Jane Houlihan and Timothy Kropp, PhD, titulado "Body Burden: The Pollution in Newborns" (Cargas corporales: La contaminacion en neonatos). Se analizó la sangre del cordón umbilical para 413 productos químicos industriales diferentes y dio positivo a 287 de esas substancias, que incluían PCB, mercurio, DDT, dioxinas, hidrocarburos fluorados, organofosfatos y muchas otras categorías de POPs. ¡Esta sangre fue obtenida en el primer día de estos bebés en este planeta! ¿Cuáles son las implicaciones totales de ésta y otras toxicidades similares que son transmitidas de la madre al bebé?

Tercera toxicidad − Oportunistas

La tercera toxicidad son las infecciones oportunistas que incluyen bacterias, virus, parásitos, hongos y muchos otros patógenos. Yo les llamo los oportunistas porque estos organismos necesitan una oportunidad antes de que puedan establecerse en el cuerpo. Se debe crear el entorno adecuado para que puedan sobrevivir y prosperar. Esta tercera clase de toxicidad depende mucho de la primera y segunda toxicidades, porque los metales pesados y los POPs suprimen el sistema inmunitario y dejan al cuerpo vulnerable a los patógenos oportunistas. Los oportunistas son la única clase de las siete toxicidades con la que la medicina moderna ha hecho un trabajo razonable tratándola con antibióticos, antivirales, antifungales, etc. Sin embargo, los profesionales médicos han fallado miserablemente a la hora de explicar por qué hay más infecciones patógenas ahora que en el pasado. Nadie ha considerado que las toxicidades primera y segunda son la causa del incremento rampante de infecciones oportunistas, al que contribuye la resistencia a las medicinas causada por el abuso de antibióticos y otros medicamentos.

Además, el problema de por qué una persona tiene una determinada infección y otra no, nunca ha sido tratado. La respuesta es la varianza en los sistemas inmunes de la gente debida a las diferencias en el tipo y cantidad de carga tóxica que cada uno lleva, la cual causa una caída de nuestro sistema inmunitario. El problema, incluso aunque estas medicinas funcionan, es que si no se trata la causa subyacente de la supresión inmunitaria, el problema (la infección) volverá. Las toxicidades primera y segunda, que son responsables de la caída inmunitaria, son ignoradas por la medicina tradicional. Estas infecciones pueden ser combatidas con medicinas durante un tiempo pero al abandonar la medicación, el problema siempre regresa. A no ser que eliminemos la causa de la inmunosupresión, estos problemas seguirán recurriendo como una pesadilla. Esta es la razón por la que afecciones como las infecciones de hongos en las mujeres y la tiña crural y el pie de atleta en los hombres son persistentes y son una indicación para mirar más allá.

Cuarta toxicidad – Toxicidad energética

Las tres primeras toxicidades son objetivamente medibles, pero las cuatro restantes son un poco más esotéricas. La toxicidad energética incluye todas las potentes ondas energéticas que pasan cada día por encima, por debajo y a través de nuestros cuerpos. En la sociedad moderna, nuestros cuerpos son bombardeados con toxicidad energética de cosas que no podemos ver, incluyendo radiación electromagnética (de líneas de tensión y microondas) y radiación ambiental (de teléfonos móviles/celulares, sistemas militares de radar y pantallas de televisión y de ordenador). Y esta cuarta toxicidad está aumentando a un ritmo alarmantemente exponencial.

El nivel de radiación ambiental de telefonía móvil/celular a que estamos expuestos es solo un ejemplo de toxicidad energética. ¿Cuáles son las posibles implicaciones que pueden tener los teléfonos móviles/celulares en cuanto a su toxicidad? El Dr. George Carlo, un abogado e investigador del Science and Public Policy Institute, realizó un estudio sobre la radiación de los teléfonos móviles/celulares en 1980, mucho antes de la explosión en el uso de móviles. El estudio fue financiado conjuntamente por el gobierno federal y un fabricante de teléfonos móviles. El objetivo era probar que la radiación de los teléfonos móviles no produce cáncer, pero desafortunadamente, sus datos probaron exactamente lo contrario.

El Dr. Carlo le explicó al Dr. Buttar (en persona) que entre 1984 y 2004, entró el primer millardo de teléfonos móviles en el mercado global. Hicieron falta 18 meses (no 20 años) para que apareciera el segundo millardo. Y menos de un año después, el tercer millardo inundó nuestras ondas. Como resultado, la radiación ambiental por teléfono móvil en el área urbana media ha aumentado en las últimas décadas en un 500,000%. En su libro: Cell Phones: Invisible Hazards in the Wireless Age (Teléfonos móviles: Peligros invisibles de la Era inalámbrica), el Dr. Carlo informó de que la tasa de mortalidad por cáncer cerebral era más elevada entre los usuarios de teléfonos inalámbricos de mano. Dado que la compañía telefónica financió el estudio, reclamaron la propiedad de los datos e impidieron su difusión. Pero el Dr. Carlo escribió varios libros sobre el tema que revelan el impacto en la salud y el impacto ambiental de esta toxicidad en concreto.

Algunos lectores pueden estar familiarizados con las noticias cada vez más frecuentes sobre la reducción en la población de las abejas melíferas en los últimos años. De hecho, la población de abejas está desapareciendo rápidamente en cuatro de los cinco continentes. La razón (de la desaparición) se ha atribuido a los parásitos, a la peste y a los insecticidas. Pero en realidad, tiene que ver con un mineral presente en la naturaleza llamado magnetita y con cómo la radiación ambiental de los teléfonos móviles afecta a este mineral. Las abejas tienen magnetita en su tracto digestivo. Los humanos lo tienen en el cerebro. Los pájaros lo tienen en el pico. La magnetita nos ayuda a orientarnos alineándonos con el campo magnético de la Tierra y nos permite encontrar nuestro camino. Esto explica la habilidad de los animales de encontrar su camino de vuelta a casa desde miles de millas de distancia y ayuda a explicar como ciertas especies encuentran el camino de vuelta a sus zonas de cría y siguen determinados patrones migratorios.

La magnetita del tracto digestivo de las abejas, cuando está alineada con el campo magnético de la Tierra, permite a las abejas encontrar su camino de vuelta a sus colmenas. Sin embargo, el increíble incremento en la radiación ambiental de los teléfonos móviles impide que la magnetita se alinee correctamente con el campo magnético de la Tierra de modo que las abejas se desorientan y nunca consiguen volver a la colmena. El resultado es que la población de abejas está disminuyendo rápidamente.

Otro ejemplo son las palomas mensajeras, que tienen magnetita en sus picos como la mayoría de los pájaros. Las carreras de palomas mensajeras a es un deporte muy antiguo y muy exclusivo que reta a estas aves en carreras hasta de 600 millas. Hasta hace muy pocos años, el número de palomas que no se perdían y terminaban la carrera era del 85%, pero hoy, sólo regresa vivo el 15%.

Imagínese el impacto catastrófico de la desaparición de las abejas melíferas. Las abejas polinizan una inmensa cantidad de nuestro suministro alimentario. Sin abejas, la mayor parte de la comida no crecería. La USDA estima que alrededor de un tercio de toda la dieta humana se deriva de plantas polinizadas por insectos y que las abejas melíferas son responsables del 80% de esta polinización. Un estudio de Cornell University en 2000 concluyó que el valor directo de la polinización de las abejas para la agricultura de los Estados Unidos es de más de 14,6 mil millones de dólares, ¡y eso fue hace una década!

Antes de pasar a la siguiente toxicidad, hay una última cosa que quiero mencionar en esta discusión sobre la cuarta toxicidad y es el uso de los hornos microondas. Solo quiero que sepa que no es una forma natural de calentar la comida. En los pacientes de cáncer cuya exposición a la toxicidad energética ha evaluado el Dr. Buttar, de los varios tipos de polución energética, tenían los valores más altos en radiación de microondas. Yo personalmente no he usado un microondas desde 2005 y ni siquiera tengo uno enchufado ni en mi casa ni en mi oficina. Espero convencerle de que tire su horno microondas. Las tostadoras y los hornos convectores, sin embargo, están bien.

Quinta toxicidad – Toxicidad Emocional/Psicológica

Tanto si lo sabe como si no, sus células tienen su propia inteligencia. También tienen memoria que es completamente independiente de su intelecto consciente. Los atletas y los bailarines saben que es la "memoria muscular". Cuando entrenan una y otra vez y llega el tiempo de competir, su cuerpo recuerda todas las acciones necesarias, automáticamente, sin tener ni siquiera que pensar. De forma similar, los terapeutas que tratan traumas y desórdenes de estrés postraumático, utilizan con frecuencia intervenciones físicas en lugar de "terapia hablada" porque es donde es ahí donde se almacenan esas memorias, en el cuerpo, como la memoria muscular.

La conexión entre la salud física y la salud mental ya ni siquiera es objeto de debate. Por ejemplo, ninguno de los pacientes que sufren de cáncer que he visto empieza a recuperarse hasta que ha confrontado sus asuntos emocionales. Solo aquellos que fueron capaces de hacer las paces consigo mismos, de liberar su ira, de perdonar y eligieron amar incondicionalmente tienen una oportunidad de ganar la batalla.

El Dr. Ryke Geerd Hamer, un oncólogo alemán cuyo hijo murió en un accidente de caza en 1978, ha hecho algún trabajo destacable en este campo. Él y su esposa se afligieron profundamente por la pérdida de su hijo. Finalmente, el propio Dr. Hamer desarrolló un cáncer de testículo y su mujer un cáncer de mama que le llevó a la muerte. Él descubrió que había una conexión psicológico/emocional en todos los cánceres y finalmente se curó a sí mismo. Decenas de miles de personas han leído sus libros y afirman que sus recuperaciones se deben a la obra de Hamer.

Las emociones negativas son una de las formas más tóxicas y peligrosas de estrés oxidativo porque son insidiosas y son ocultadas con frecuencia. Estas emociones se ulceran como un absceso, corrompiendo el bien y pudriendo el amor. Se esconden de nosotros incluso cuando creemos que ya las hemos superado y están al acecho en nuestro subconsciente creando más disenso y más dolor. ¡Sea valiente y vaya a esos sitios tenebrosos! Pueden ser el eslabón perdido en el tratamiento de su enfermedad.

Sexta toxicidad – Toxicidad alimentaria

La sexta toxicidad no tiene que ver con los productos químicos o aditivos de nuestros alimentos. Esos estarían incluidos en las primeras dos toxicidades. La sexta toxicidad implica la modificación genética de los alimentos, la manipulación y la irradiación de las substancias que consumimos y las cuestiones inmunológicas que rodean a nuestra moderna producción de alimentos. La preocupación es que estas formas de manipulación de alimentos son muy nuevas y están inexploradas y que simplemente no tenemos ni idea de cuales son las implicaciones para la fisiología humana. Las ramificaciones pueden ser desastrosas.

¿Quién quiere correr el riesgo de consumir estas cosas y esperar a ver cuáles son los efectos dentro de 20 años? La modificación genética de los alimentos manipula la esencia real de estas substancias alimenticias alterando su ADN. Cuando son ingeridas y se incorporan a nuestros cuerpos, este ADN alterado se convierte en parte de nuestra esencia. El ADN alterado tiene el potencial de dañar, o aún peor, de incorporarse a nuestro propio código genético.

El ADN del maíz, de las semillas de soja y de otros productos ya ha sido modificado genéticamente, pero la pregunta es ¿qué hará en su ADN cuando usted lo consuma?

Además, su cuerpo puede no reconocer esta sustancia genéticamente modificada como alimento, ya que ha sido alterada con respecto a su estado genético original. Cualquier cosa extraña al cuerpo es un antígeno, para el cual el cuerpo generará anticuerpos, dando potencialmente lugar a un montón de enfermedades autoinmunes. Hay demasiadas preguntas sin respuesta. La regla práctica más fácil sería evitar por completo los productos de organismos genéticamente modificados y los productos irradiados. Recuerde, si ha sido cambiado de algún modo de su estado forma original, dada por Dios, no debería estar en su cuerpo. Y esto no lleva de vuelta al mismo consejo: Si es un Don de Dios es bueno… Si lo ha hecho el hombre es una locura.

Séptima Toxicidad – Toxicidad espiritual

La séptima toxicidad del Dr. Buttar se denomina "toxicidad espiritual." Su convicción es que una persona tiene toxicidad espiritual cada vez que siente que alguien no tiene el derecho a creer algo que contradice su propia doctrina personal. Según el Dr. Buttar, sus rígidas creencias personales causan esta toxicidad.

Si bien estoy de acuerdo con el Dr. Buttar en que todas las personas tienen el derecho a creer lo que quieran, esto no significa que todas las creencias son igualmente precisas. La afirmación del Dr. Buttar es que todos los "caminos de la fe" finalmente terminan en el mismo lugar (cielo) siempre que los fieles sean sinceros. Respetuosamente tengo que disentir de la opinión de mi amigo ya que yo soy cristiano y creo que solo hay un camino hacia el paraíso, y ese es el del arrepentimiento y la fe en Jesucristo como Señor y Salvador. Quienes ponen su fe en otro "salvador" están equivocados. Lo dice el mismo Jesús en Juan 14:6: *"Yo soy el camino, la verdad y la vida. Nadie viene al Padre si no es por mí"*.

Quiero agradecer al Dr. Buttar su ayuda con este capítulo. Para aprender más sobre el Dr. Buttar y su enfoque innovador del tratamiento del cáncer, el autismo y otras enfermedades, por favor visite www.DrButtar.com.

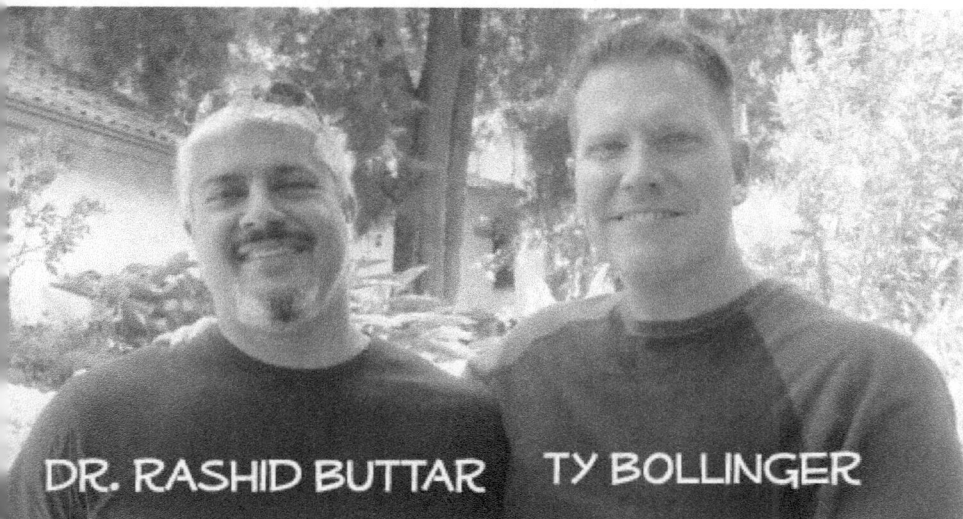

DR. RASHID BUTTAR   TY BOLLINGER

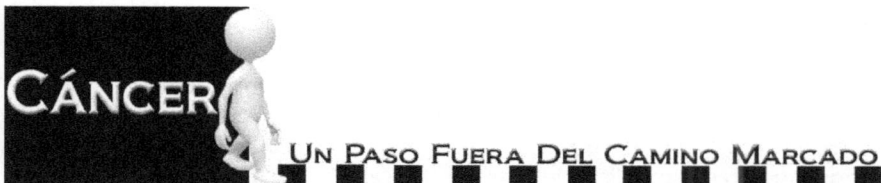

CAPÍTULO 8
TRES CÁNCERES COMUNES Y LA CAQUEXIA

"Las mamografías incrementan el riesgo de desarrollar cáncer de mama y elevan el riesgo de diseminación o metástasis de un tumor ya existente."
— Dr. Charles B. Simone

Existe una multitud de tipos diferentes de cáncer y el propósito de este libro no es el de tratar de cánceres específicos, sino el de educar al lector en los tratamientos alternativos no tóxicos contra el cáncer que funcionan en la mayoría de los cánceres avanzados. Dicho esto, he tratado en esta sección del libro tres cánceres comunes: cáncer de mama, cáncer de piel y cáncer de próstata. Este capítulo termina con una sección sobre el "ciclo caquéctico".

CÁNCER DE MAMA

Cada año, alrededor de 225,000 mujeres serán diagnosticadas de cáncer de mama y casi el 25% de estas mujeres fallecerá de esta enfermedad. EE.UU. tiene uno de los índices de cáncer de mama más alto del mundo. Hace cincuenta años, solo una mujer de cada veinte era diagnosticada de cáncer de mama. Ahora, la cifra es una de cada siete. Dado que es tan común entre las mujeres, he dedicado una sección completa de este libro al cáncer de mama.

Cada Octubre comienza el ataque mediático conocido como Mes Nacional de Concienciación sobre el Cáncer de Mama. Abundan los lacitos rosas y el mensaje que continuamente se escucha es: "¡Hágase su mamografía!". Compañías importantes como Avon y Revlon han cerrado filas con la Fundación Susan G. Komen con sede en Dallas para "La carrera por la Cura". Uno de los muchos lemas del Mes de concienciación sobre el Cáncer de Mama es *"La detección precoz es su mejor protección"*.

Entonces, yo creo que todos estamos listos para ondear nuestros lacitos rosas, ponernos nuestras zapatillas de deporte y salir a la calle, ¿verdad? ¡Un momento! Antes de que todos nos encontremos atrapados en un torbellino emocional, necesitamos ver unos hechos acerca del cáncer de mama. Antes de nada, ¿quién se beneficia del cáncer de mama? Reconozco que suena cínico, pero oiga, este libro esta completamente enfocado a atravesar la propaganda y llegar a la verdad. Y la verdad está a menudo oculta por las emociones de la enfermedad. Entonces, permítame hacerle una pregunta. ¿Sabía usted que el patrocinador principal del Mes de Concienciación sobre el Cáncer de Seno es AstraZeneca? Este miembro de la Gran Farma planeó el evento inicial en 1985.

AstraZeneca es la compañía que produce el controvertido fármaco que se receta habitualmente para el cáncer de mama, Tamoxifen. En su libro, Indicated: Cancer Research (Indicación: Investigación del Cáncer), del Dr. Tibor J. Hegedus, PhD indica: *"Tamoxifen es administrado a las mujeres con cáncer de mama para obstruir la entrada del estradiol en las células tumorales que dependen de esta hormona para estimular su crecimiento. Cuando se impide a las hormonas alcanzar sus objetivos principales, entonces son forzadas a viajar a otros órganos"*. Esto a su vez, estimula la proliferación de células en la membrana uterina y en ciertos casos, causa cáncer endometrial.

¿Recuerda la sección de lo que causa el cáncer? ¿Recuerda la cita del Dr. Stephen Ayre's sobre el Factor de Crecimiento de tipo Insulina (IGF)? Según con L.R. Wiseman, un patólogo del Royal Victoria Infirmary, *"Tamoxifen estimula la proliferación celular haciendo que las células sean sensibles a los efectos multiplicadores del IGF"*. En su artículo titulado "Tamoxifen, Lágrimas y Terror", Betty Martini escribe, *"IGF es una hormona diseñada para hacer que las cosas crezcan, los terneros y los bebés, también estimula y acelera el cáncer en mujeres sensibilizadas, es decir, en aquellas que toman Tamoxifen"*. Una de las razones para la protesta contra que Monsanto comercialice la hormona de crecimiento bovino, que se inyecta a las vacas, es el incremento exorbitante del IGF que dará lugar a un enorme incremento de cáncer causado por la leche. Una compañía química nos esta vendiendo una gasolina llamada Tamoxifen para apagar el fuego"*. www.holisticmed.com/toxic/tamoxifen.shtml.

En su libro Milk: The Deadly Poison (Trad. La leche: Veneno Mortal), Robert Cohen afirma que *"El aspecto más perturbador del rBGH desde el punto de vista de la seguridad humana, está relacionado con el Factor de Crecimiento tipo insulina (IGF), el cuál está vinculado al cáncer de mama"*. Según el Dr. Samuel Epstein, M.D., *"El IGF no es destruido por la pasteurización, sobrevive el proceso digestivo, es absorbido en la sangre y produce poderosos efectos promotores de crecimiento"*. Epstein dice que es muy probable que IGF ayude a transformar el tejido normal de la mama en células cancerosas y permita a las células malignas cancerígenas de mama humanas invadir y diseminarse a órganos distantes.

¿Entiende usted la situación? ¿Se puede usted imaginar a alguien tomando leche con rBGH y Tamoxifen? En un artículo de 1994, Betty Martini escribió *"Tamoxifen ha sido probado una y otra vez durante más de 15 años. Los científicos encargados de las pruebas admitieron que hubo fraude, que muchas contraindicaciones fueron sencillamente ignoradas, que los resultados de las pruebas fueron limitados en duración y los efectos secundarios no fueron documentados, a pesar de que hubo mujeres que enfermaron y fallecieron en dichas pruebas. Las pruebas no confirmaron su efectividad, entonces las hicieron otra vez, con su dinero de usted. Y continuarán haciendo pruebas hasta que puedan inventarse una manera de manipular los resultados para que mujeres sanas compremos el veneno para una enfermedad que no tenemos pero que nos la provocará el fármaco"*.

En abril de 1996, la Organización Mundial de la Salud declaró que Tamoxifen es un carcinógeno, pero AstraZeneca continúa vendiendo este fármaco tóxico. En mayo 16 del 2000, El New York Times informó de que el Instituto Nacional de Ciencias de Salud Ambiental presentó una lista de las sustancias que son conocidos carcinógenos. ¡Tamoxifen estaba incluido en esta lista! ¡Tomar un carcinógeno para detener la diseminación del cáncer es como jugar a la "Ruleta Rusa" con una pistola completamente cargada! La revista Science publicó un estudio de Duke University Medical Center (Centro Medico de la Universidad Duke) en 1999 demostrando que después de dos a cinco años, Tamoxifen realmente **inició** el crecimiento de cáncer de mama.

Es menos conocido que AstraZeneca tambien produce herbicidas y funguicidas. Uno de sus productos, el pesticida organoclorado Acetochlor esta implicado como factor causal en el cáncer de mama. Millones de toneladas de sustancias tóxicas son liberadas en nuestro medio ambiente cada año. No obstante, solo se ha probado la seguridad de un tres por ciento de los 80,000 productos químicos que se utilizan (Sharon Batt, "Cancer, Inc.", Sierra Magazine, Septiembre-Octubre 1999, pag. 36). Estas bombas tóxicas de tiempo se encuentran en nuestro agua, nuestro aire y nuestro suelo.

¿Por qué hay un silencio tan ensordecedor cuando se trata de la toxicidad medioambiental de los carcinógenos que se hallan en los herbicidas, pesticidas, plásticos y otros productos químicos tóxicos que se sabe que causan cáncer...especialmente cáncer de mama? ¿Sabía usted que la Sociedad Americana del Cáncer (ACS por sus siglas en inglés) fue fundada con el patrocinio de la familia Rockefeller en 1931? Miembros de la industria química y farmacéutica han ocupado puestos relevantes en el consejo de administración de la ACS. ¿Podría esto tener alguna relación con el **sorprendente silencio** en lo referente a las causas medioambientales del cáncer? Solo era una idea...

Tristemente, el cáncer del mama se ha convertido en el favorito de la corporación América. Las compañías usan el listón rosa para vender sus productos y mejorar su imagen ante los consumidores mientras ellas mejoran su cuenta de resultados. Mientras tanto, el cáncer de mama continúa aumentando cada año. Hay varios factores que contribuyen al cáncer de mama y este capítulo no es de ninguna forma exhaustivo, pero me he enfocado en las tres principales causas del cáncer de seno: 1) **las mamografías**, 2) **los antitranspirantes** y 3) **los sujetadores**. Usted encontrará esta lista bastante sorprendente pero usted lo entenderá mejor según vaya describiendo el papel que cada uno juega en el desarrollo del cáncer de mama.

PRIMERA CAUSA: MAMOGRAFÍAS

El cáncer de mama es la causa principal de muerte entre las mujeres americanas entre los 45 y los 55 años de edad. Existen campañas masivas para animar a las mujeres a realizarse mamografías anuales para "prevenir" el cáncer de mama mediante "detección precoz" Pero ¿Qué ocurriría si, en lugar de prevenir el cáncer, las mamografías realmente causaran cáncer de mama? El Dr. Charles Simone (antiguo miembro del NCI) afirma: *"Las mamografías incrementan el riesgo de desarrollar cáncer de mama y elevan el riesgo de diseminación o metástasis de un tumor ya existente"*.

Una mamografía no es otra cosa que una radiografía de su pecho, que puede supuestamente revelar crecimientos tumorales que de lo contrario son indetectables en un examen físico. Al igual que todos los rayos X, las mamografías usan dosis de radiación ionizante para crear esta imagen por lo que cada año más y más tejido mamario es expuesto cada año a una radiación que causa cáncer. Los radiólogos después analizan la imagen en busca de cualquier crecimiento anormal.

¿Es la mamografía una herramienta efectiva para detectar tumores? Muchos médicos dicen que "**no**". En un estudio sueco con 60,000 mujeres, el setenta por ciento de los tumores detectados con mamografías resultaron ser falsos positivos. Estos "falsos positivos" no solo suponen una presión emocional y financiera para las víctimas, sino que también dan lugar a muchas biopsias invasivas innecesarias. (Lidbrink, E., et al. British Medical Journal (Revista Médica Británica), Febrero 3, 1996, páginas 273-276).

Según el Dr. Russell L. Blaylock, M.D., se estima que el examen radiológico anual del seno incrementa el riesgo de cáncer de seno un 2% por año. Así que durante diez años el riesgo será incrementado un 20%. En su libro, The Politics of Cancer (La política del cáncer) el Dr. Samuel Epstein, M.D., afirma que "*La mamografía regular en mujeres jóvenes incrementa su riesgo de cáncer. Los análisis de ensayos controlados durante la década pasada han demostrado incrementos consistentes en la mortandad por cáncer de seno pocos años después de comenzar los exámenes de detección. Esto confirma la evidencia de la alta sensibilidad del seno premenopáusico y de los efectos carcinógenos acumulativos de la radiación*". (The Politics of Cancer – La política del cáncer, página 539).

En 1995, La revista médica británica, The Lancet informó de que desde que los exámenes mamográficos fueron introducidos en 1983, la incidencia de carcinoma ductal in situ (CADIS) que representa el 12% de todos casos de cáncer de seno, ha aumentado un 328%, y un 200% de este aumento es debido al uso de la mamografía. ¿Por qué entonces, la medicina convencional sigue recomendando las mamografías? Hagamos cuentas: una mamografía de $150 multiplicado por los setenta millones de mujeres en EE.UU. mayores de cuarenta años, es un sector enorme de **10 mil millones** de dólares por año. Según el Dr. James Howenstine, "*este sector mantiene a radiólogos, técnicos de rayos X, cirujanos, enfermeras, fabricantes de equipos de rayos X, hospitales, etc. y no se permitirá que desaparezca mediante la curación y prevención del cáncer de mama*".

En palabras de Mike Adams, "*Si usted fuese un genio maligno que quisiera diseñar y fabricar una máquina para causar el cáncer, le costaría superar la máquina actual de mamografía. Expone al tejido humano a una radiación de elevada potencia que, si se repite suficientes veces, prácticamente garantiza que al final se desarrollará un cáncer. De algún modo, es una especie de "máquina de suicidio lento" que tarda años (o décadas) en completar su trabajo en su cuerpo" Pero antes de que usted muera, usted habrá gastado los ahorros de su vida en "tratamientos" que le dejarán en la ruina antes de matarla. Este es, al fin y al cabo, el propósito de la Industria del Cáncer: maximizar los beneficios del cáncer. Pero al mismo tiempo, es un "arma perfecta" para generar un lucrativo negocio de repetición. Si usted es un oncólogo, la mejor manera de asegurarse de que tendrá una paciente de cáncer a los 55 años es comenzar a exponerla a radiación a los cuarenta años (o antes). Es como si una clínica de tratamiento de la diabetes ofreciera caramelos a los niños: en algún momento, después de que hayan comido suficiente azúcar refinado, volverán como clientes de repetición afectados por la diabetes. La mamografía es, analizada honestamente, puro fraude. No es más preciso a la hora de detectar el cáncer que agitar una mano*

encima del paciente. De hecho, agitar una mano encima de alguien es mucho menos dañino, así que es realmente mejor".
www.naturalnews.com/027537_mammograms_cancer_industry.html

En mi opinión, las mamografías no son otra cosas que un instrumento astuto orientado a reclutar (mediante el miedo y las tácticas para causar temor) nuevos pacientes para el mundo enormemente rentable de los "tratamientos contra el cáncer". Preste atención: siempre que usted amenace con eliminar "clientes de repetición" de la Industria del Cáncer (especialmente en el campo básico de la mamografía), tendrá una disputa feroz".

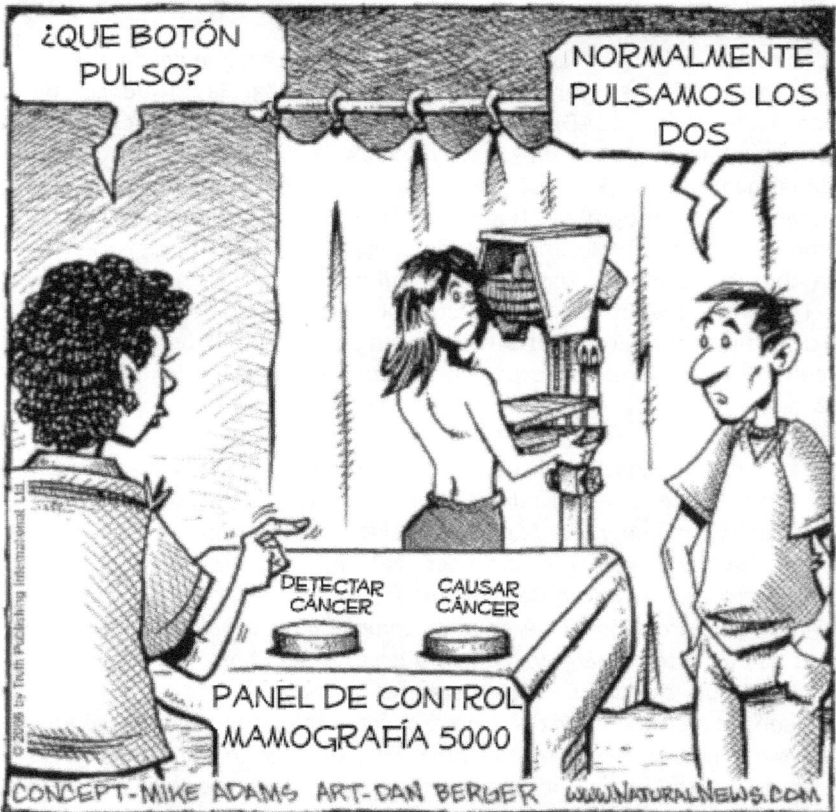

Gracias a Mike Adams y www.NaturalNews.com por el dibujo anterior.

Existe una alternativa mejor: **La termografía avanzada**. Este procedimiento no utiliza presión mecánica o radiación ionizada y puede detectar señales de cáncer en el seno incluso años antes que la mamografía o un examen físico. La termografía es capaz de detectar la posibilidad del cáncer de seno mucho antes porque puede formar una imagen de las etapas iniciales de la angiogénesis. La angiogénesis es la formación de un suministro directo de sangre a las células cancerosas, que es una etapa necesaria para que estas puedan convertirse en tumores.

El examen termográfico de detección de cáncer de seno es brillantemente simple. La termografía mide la radiación del calor infrarrojo del cuerpo de una mujer y convierte esta información en imágenes anatómicas. La circulación normal de la sangre esta bajo el control del sistema nervioso autonómico, el cual gobierna las funciones involuntarias del cuerpo. En el examen para el cáncer del seno, un termógrafo sopla aire fresco sobre el seno de una mujer. Como respuesta, el sistema nervioso autonómico reduce la cantidad de sangre que fluye en seno como una medida de regulación de temperatura. Sin embargo, el suministro de sangre y los vasos sanguíneos primitivos que las células cancerosas crean no están bajo el control autonómico y no son afectados por el aire fresco. Entonces resaltarán claramente en la imagen termográfica como un "punto caliente".

Segunda causa: Depilación y antitranspirantes

Las investigaciones indican que una de las causas principales del cáncer de seno podría ser el uso de antitranspirantes. El cuerpo humano tiene un número de áreas que usa para depurar las toxinas del cuerpo, estas son, detrás de las rodillas, detrás de los oídos, las ingles y las axilas. Las toxinas son depuradas del cuerpo en la forma de sudor (transpiración). El problema principal de los antitranspirantes es que como el nombre claramente sugiere, impiden que usted transpire, inhibiendo la depuración de las toxinas corporales por las axilas.

¿A donde se van las toxinas? Bueno pues, ese es el problema. Estas toxinas no desaparecen por arte de magia sino que el cuerpo las deposita en los nódulos linfáticos debajo de los brazos debido a que no las puede sudar. Esto causa una alta concentración de toxinas y da lugar al cáncer. Numerosos estudios clínicos que datan de décadas pasadas, han demostrado que casi todos los cánceres de seno ocurren en el cuadrante superior externo del seno. Esta observación básica se ha convertido ahora en un hecho de libro de texto. ¿Sabe que es precisamente aquí donde están situados los nódulos linfáticos?
En 2004, el Dr. Kris McGrath, un alergólogo de Chicago, realizó un estudio publicado en la Revista Europea de la Prevención del Cáncer en la cuál afirma ser el primero en encontrar una conexión entre los antitranspirantes, la

depilación axilar y el cáncer. Él estudió 400 sobrevivientes del cáncer de seno en el área de Chicago y encontró que las mujeres que *"realizaron estos hábitos axiliares más agresivamente"* tuvieron un diagnóstico de cáncer de mama veintidós años antes que las no y teorizó que las sustancias contenidas en los desodorantes, tales como el clorhidrato de aluminio, estaban penetrando en el sistema linfático a través de las erosiones causada por la depilación.
www.nbc5.com/health/2747353/detail.html

Ya hay a su disposición varias marcas de desodorantes excelentes sin aluminio. No obstante, debe asegurarse de que el desodorante que usted elija no contenga parabenos. Los parabenos son utilizados como conservantes y en las etiquetas pueden aparecer como metilparabeno, etilparabeno, propilparabeno, butilparabeno, isobutilparabeno o E216. La razón es que los investigadores han encontrado también indicios de parabenos en cada muestra de tejido extraído de veinte tumores cancerígenos de mama. Los estudios sugieren que los parabenos (que se encuentran en los desodorantes axilares y otros cosméticos) pueden filtrarse al tejido después de ser aplicados en la piel. Este hallazgo preocupa a los investigadores ya que los parabenos han demostrado ser capaces de imitar la acción de la hormona femenina estrógeno, lo que puede contribuir al crecimiento de tumores en el seno humano.

Los hombres son menos propensos a desarrollar cáncer de seno provocado por el uso de antitranspirantes, porque es más probable que el antitranspirante se quede atrapado en el vello axilar, en vez de ser aplicado directamente en la piel. Sin embargo, las mujeres que se depilan sus axilas aumentan el riesgo de cáncer pues la depilación causa erosiones poco visibles en la piel que permiten que los productos químicos penetren fácilmente en el cuerpo a través de las axilas.

TERCERA CAUSA: USAR SUJETADOR

La relación entre el sujetador y el desarrollo de cáncer de mama fue reforzada en un estudio realizado en las Islas Fiji. En 1997, el antropólogo médico Sidney Singer comparó la incidencia de cáncer de mama en dos grupos de mujeres en Fiji. La mitad de las mujeres usaron sostén y la otra mitad, no. La dieta, el medio ambiente y el estilo de vida de ambos grupos fueron los mismos. Singer descubrió que aquellas que usaron sostén tuvieron el mismo índice de cáncer de seno que las mujeres americanas. Aquellas que no usaron sostén prácticamente no sufrieron cáncer de mama.

En su libro titulado Dressed to kill: The Link Between Breast Cancer and Bras

(Vestida para matar: La relación entre el cáncer de mama y el sujetador), Sydney Singer y Soma Grismaijer presentaron algunas estadísticas alarmantes:

> ➢ Tres de cada cuatro mujeres que usan sujetador las 24 horas del día desarrollan cáncer de mama.
> ➢ Una de cada cuatro mujeres que usan sujetador más de doce horas al día pero se lo quitan para dormir desarrolla cáncer de mama.
> ➢ Una de cada ciento cincuenta y dos mujeres que usaron sujetador menos de doce horas al día desarrolla cáncer de mama.
> ➢ Una de cada ciento sesenta y ocho mujeres que raramente o nunca usaron sostén tiene cáncer de mama.

¿Por qué? Según el Dr. David Williams, M.D. *"usar un sostén durante al menos 14 horas al día tiende a aumentar la hormona prolactina, la cual reduce la circulación en el tejido del seno. Reducir la circulación puede impedir la eliminación natural de los fluidos carcinógenos que se quedan atrapados en glándulas semejantes a saquitos llamadas nódulos linfáticos. Estas glándulas constituyen la mayor masa de nódulos linfáticos de la parte superior del sistema linfático de su cuerpo".* www.shirleys-wellness-cafe.com/breastcancer.htm

Aparentemente, la naturaleza restrictiva del sostén impide al sistema linfático (nuestra red interna de vasos y nódulos que elimina los residuos de nuestro cuerpo) hacer su trabajo. Las glándulas mamarias están formadas por vasos linfáticos que van de la mama, a través de los nódulos linfáticos auxiliares bajo la axila, sobre la clavícula, hasta el conducto torácico. Así es como la mama drena sus toxinas para mantener su medio limpio. Sin embargo, si algo impide el proceso de limpieza, ocurre un desequilibrio y los subproductos del estrógeno se convierten en moléculas destructivas que inician el daño celular que da lugar al cáncer de mama.

¡La correlación entre el sostén y el cáncer de seno es cuatro veces mayor que la correlación entre fumar y el cáncer de pulmón! Los sujetadores elevadores son los más restrictivos. Si usted no puede prescindir de usar sujetador, considere usarlo lo menos posible y use un sujetador que permita un poco de movimiento del seno, sin apretarlo por debajo ni por los laterales que es donde están situados los conductos lácteos.

Ahora forme la imagen en su mente sobre los temas que acabamos de discutir; tenemos un sistema linfático comprimido causando una acumulación tóxica en las glándulas mamarias, las cuales (en algunos casos) son presentadas anualmente a una clínica para ser prensadas y bombardeadas con rayos X. Esto suena como un escenario perfecto para producir cáncer, ¿no?
La Dra. Lorraine Day, M.D. fue diagnosticada de cáncer invasor de mama y se

le realizó una lumpectomía de un pequeño tumor. Pero el tumor pronto recurrió, se volvió muy agresivo y creció rápidamente. Como médico, la Dr. Day era consciente de que los médicos están más asustados por el cáncer que los pacientes, porque los doctores saben que la quimioterapia, la radiación y la cirugía no son la respuesta para el cáncer. Ella siguió métodos alternativos para tratar el cáncer. Si le interesa tener más información, ella tiene un sitio web muy ilustrativo: www.drday.com. Ella es también una cristiana muy comprometida.

CÁNCER DE PIEL

El cáncer de piel se asocia normalmente con un grupo limitado de factores de riesgo relacionados con la radiación ultravioleta (UV). Estos factores son la exposición excesiva al sol (especialmente durante la adolescencia), el cabello rojizo o rubio, y la piel clara. Se diagnostican anualmente más de un millón y medio de cánceres de piel solo en los EE.UU. Según la Fundación del Cáncer de Piel, desde el año 2006, aproximadamente uno de cada cinco americanos y uno de cada tres caucásicos desarrollarán cáncer de la piel durante su vida. El cáncer de piel es el **más común de todos los tipos de cáncer**, y supone uno de cada tres cánceres nuevos.

Hay dos tipos principales de cáncer de piel:
1. Cáncer de piel en los lunares (melanoma maligno)
2. Cáncer de la piel no-melanoma (carcinoma de células basales y carcinoma celular escamoso)

El melanoma es la forma **más grave** de cáncer de piel. El melanoma es un tumor maligno que se origina en los melanocitos, que son las células que producen el pigmento melanina que determina el color de nuestra piel, nuestro cabello y nuestros ojos, y que está bastante concentrado en la mayoría de los lunares. Si usted tiene un melanoma que se ha metastatizado a otras partes del cuerpo, entonces usted necesita seriamente considerar un fuerte tratamiento para cáncer avanzado.

Cuando ocurre una metástasis de un melanoma, es un caso muy grave y normalmente mortal, especialmente si es tratado con los "Tres Grandes". Los tratamientos mencionados en este capítulo no son recomendables para el melanoma maligno que ya se ha metastatizado. Permítame que me repita: ¡Los tratamientos mencionados en este capítulo **no** se pueden aplicar a un melanoma maligno que se ha **metastatizado**!

Hay dos tipos de cáncer de piel no-melanoma: el carcinoma de células basales

(CCB) y el carcinoma celular escamoso (CCS). El CCB es un cáncer que se inicia en la capa basal celular profunda de la epidermis (la capa externa delgada de la piel). Es el tipo más frecuente de cáncer de la piel y es entre seis a ocho veces más común que los melanomas malignos. El CCB es un cáncer de crecimiento lento y no se disemina a otras partes del cuerpo. El CCS se inicia en las células escamosas de la epidermis y no es tan común como el CCB aunque crece mucho más rápido que el CCB especialmente cuando se localiza cerca de los ojos, oídos, boca o en el área púbica. La exposición excesiva crónica a los rayos solares es la causa de casi todos lo casos de CCB y CCS, que ocurren más frecuentemente en las partes expuestas del cuerpo (la cara, las orejas, el cuero cabelludo, los hombros y la espalda). Ocasionalmente, se desarrollan en áreas no expuestas.

El tratamiento externo del cáncer de piel con pastas y ungüentos **escaróticos** realmente busca y destruye las células cancerosas. Las pastas y ungüentos son compuestos cáusticos que son aplicados externamente en la piel sobre el cáncer de piel. Ellos efectivamente erosionan el tejido y finalmente destruyen y eliminan el tumor subyacente.

Los dos expertos más conocidos y respetados en la aplicación del procedimiento escarótico fueron los médicos americanos J. Weldon Fell y Frederic E. Mohs. El Dr. Fell fue un miembro de la facultad de la Universidad de Nueva York y después fue uno de los fundadores de la Academia de Medicina de Nueva York. A principio de los 1850's, se mudó a Londres y estableció una consulta muy exitosa en el tratamiento de cáncer, cuyo tratamiento se basaba en la terapia escarótica usando sanguinaria (Sanguinaria canadensis) y cloruro de zinc como fundamento. La sanguinaria es una de las plantas más hermosas de las arboledas del este norteamericano y era comúnmente utilizada para tratar el cáncer por los indígenas americanos.

El Dr. Frederic Mohs llamó a su propuesta "quimiocirugía" y usó una pasta adhesiva. La suya fue una propuesta más integradora que combinaba el uso de la pasta escarótica con la extirpación quirúrgica del tumor. Su contribución fue enorme debido a que puso su procedimiento sobre una base firme y científica, con una cantidad tremenda de investigación. Él escribió un texto titulado Chemosurgery: Microscopically controlled Surgery for Skin Cancer (Quimiocirugía: La cirugía controlada por microscopio para el cáncer de piel) que fue publicado por última vez en 1978. La "solidez" médica de su propuesta fue enfatizada en un informe de 1990 que afirmaba que tenía un éxito verificable y documentado del 99% en su tratamiento de cáncer de piel.

El emplasto para matar el cáncer compuesto de cloruro de zinc, sanguinaria y otras substancias fue recreado en el siglo 20 y llamado "Amazon Black Topical Salve". Se trata de una pomada para uso tópico que cuando se aplica en el cáncer de piel, mata las células cancerosas y crea una escara (una formación de pus). El cuerpo entonces expulsa la costra y deja un hueco en la piel. Durante las pocas semanas siguientes, el hueco sana, usualmente dejando un área ligeramente decolorada en el lugar donde se eliminó la lesión. Normalmente, este área sanará en un periodo de varios meses, haciendo difícil decir que un cáncer ha sido eliminado de ese lugar.

En el verano del 2008, yo tuve un par de sitios en la cara (uno en la nariz y el otro entre el ojo y el oído) que sospeché que eran CCB. No desaparecían hiciera lo que hiciera. Me apliqué *"Amazon Black Topical Salve"* en ellos durante casi una semana y se cayeron los dos. Nosotros compramos de Alpha Omega Labs. Su sitio Web es www.HerbHealers.com. **Precaución: No** use internamente.

Otro tratamiento para el cáncer de piel es el llamado "PDQ! Herbal Skin Cream que es completamente natural y contiene una mezcla registrada de hierbas y otras materias orgánicas (raíz, hojas y cortezas de árboles). Yo he hablado personalmente con un par de personas que utilizaron esto para curar su cáncer de piel por completo.

Se ha demostrado que un ingrediente de la berenjena común cura el cáncer de piel. El extracto se llama *"glucósido solasodina"* (también llamado BEC5) que se une a las células cancerosas y provoca su ruptura. El Dr. Bill Cham descubrió primero el BEC5 en una mala hierba de Australia (Solanum linnaeanum o tomatillo del diablo); después lo encontró también en la berenjena. Documentó que aproximadamente 70.000 Australianos se han curado de cáncer de piel con BEC5.

En un estudio doble ciego, controlado por placebo realizado en el Royal London Hospital, los médicos hallaron que aproximadamente el 78% de los pacientes que utilizaron una preparación tópica de BEC5 se curaron de cáncer de piel. Y la investigación de seguimiento mostró que una vez que el cáncer desapareció y no regresó. Este sorprendente éxito solo fue mejorado por el hecho de que, al contrario que la quimioterapia, el BEC5 no mata las células sanas. Solo ataca y elimina células cancerosas, lo que significa que en lugar de destruir su sistema inmunitario, el BEC5 realmente lo fortalece.

La vitamina C es otro tratamiento viable para el cáncer de piel. Cuando la vitamina C entra en contacto con el cáncer de piel, endurece el tumor y forma una costra que se cae en aproximadamente un par de semanas dependiendo del tamaño del tumor y de la intensidad con la que use la vitamina C. Usando como medida una cucharita de café, la solución se hace añadiendo ⅛ de la medida de vitamina C a una medida de agua (ratio 1:8). Si añade más vitamina

C, no se disolverá. Esto debería ser suficiente para todo el día. Si hace más solución, entonces debe guardarla en el refrigerador en un contenedor cerrado.

El tratamiento consiste en aplicar la mezcla (utilizando un algodón o un bastoncillo) en el tumor. Esto debe hacerse tres veces al día. Es conveniente cubrir el tumor tras cada tratamiento con un algodón o con una tirita, siempre que sea posible. Dado que la vitamina C (ácido ascórbico) es también un antiinfeccioso de uso tópico e intravenoso en pacientes quemados, usted curará el cáncer y combatirá la infección al mismo tiempo. Usted puede encontrar la forma recomendada de cristales de vitamina C en el sitio web Life Extension Foundation: www.lef.org/newshop/items/item00084.html.

Otro tratamiento alternativo contra el cáncer para el cáncer de piel es la plata coloidal. Puede ser adquirida de varios proveedores. Yo solía tener un generador de plata coloidal y solía hacer mi propia plata coloidal, así que estoy muy familiarizado con este producto. Vea los proveedores recomendados en la sección sobre plata coloidal.

Hay dos cosas a tener en cuenta en lo que se refiere a la plata coloidal que son 1) la pureza de la plata y 2) el tamaño de las partículas. Cuanto más pura sea la plata y menor el tamaño de las partículas, mayor es la superficie de plata que toca las células cancerosas. Cuanto mayor es la superficie, mejor.

CÁNCER DE PRÓSTATA

Aproximadamente 190.000 hombres son diagnosticados en los Estados Unidos de cáncer de próstata cada año, y la probabilidad de tener cáncer de próstata aumenta con la edad. El cáncer de próstata recibe mucha atención en la prensa, pero considere los números: Los norteamericanos tienen una probabilidad de un 16% de recibir un diagnóstico de cáncer de próstata pero solo un 3% de morir de él. Esto es debido a que la mayoría de los cánceres de próstata crecen **lentamente.** En otras palabras, los hombres que tienen la suerte de llegar a una edad avanzada tiene mucha más probabilidad de morir **con** cáncer de próstata que de morir **de** cáncer de próstata.

Según la "sabiduría" (generalmente hablando) convencional del cáncer, el cáncer de próstata se "detecta" en general mediante elevados niveles de PSA o con biopsias y se "trata" eliminando quirúrgicamente la glándula prostática o con radioterapia. Verá, el patrón de la medicina convencional es el uso de "pruebas de diagnóstico" para cazar al público desprevenido en un "tratamiento" esotérico que a menudo causa cáncer en lugar de realmente tratarlo. Esto unido al hecho de que el médico convencional promedio está "embriagado de y enganchado a" la propaganda de las grandes farmacéuticas y sigue el protocolo de "prueba" leal y ciegamente, hace que la mayoría de los pacientes con cáncer no tenga ninguna oportunidad.

En el caso del cáncer de próstata, el protocolo de "prueba" es la prueba del antígeno prostático específico (PSA). ¡La factura anual de la detección de PSA es de al menos de 3.000 millones de dólares! Si su PSA es elevado, el médico ordenará una biopsia o una operación. El problema es que una biopsia o la operación de "eliminación" pueden causar que un cáncer latente se disemine por el resto del cuerpo. La prueba de PSA se conoce como el "patrón oro" para la detección de cáncer de próstata. ¿Pero es esto realmente así? ¿Equivale un alto PSA a tener cáncer de próstata? Esta es una pregunta importante, ya que un PSA elevado lleva a la mayoría de los hombres directamente a la biopsia y después al bisturí y después directamente a la incontinencia y a la impotencia. Por supuesto, no hay que olvidar que estos procedimientos garantizarán miles de millones de dólares para su médico y para la Mafia Médica.

Según artículos recientes del New York Times y del Washington Post, la prueba de PSA es esencialmente inútil. Verá usted: la prueba de PSA solo revela la cantidad de antígeno prostático que un hombre tiene en su sangre, que es un marcador de inflamación. Sin embargo, las infecciones, la inflamación benigna de la próstata, y ciertos medicamentos sin receta (como el ibuprofeno) pueden elevar el nivel de PSA, pero ninguno de ellos es un indicador de cáncer.

Dr. Thomas Stamey de la Universidad de Stanford fue uno de los impulsores originales de la prueba de PSA. En una conferencia de 2004, sostuvo que, *"el PSA no tiene nada que ver con el cáncer de próstata. La prueba de PSA ya no es relevante. Es como si le hicieras una biopsia a un hombre porque tiene los ojos azules"*. De hecho, la prueba del PSA ha sido un estrepitoso fracaso en la detección de cáncer de próstata. Su inventor (Richard J. Ablin) ha estado hablando ¡en contra de su propio descubrimiento durante más de una década! Hace muy poco tiempo, en una edición de marzo de 2010 de The New York Times, Ablin escribió: *"La [PSA] prueba no es más eficaz que lanzar una moneda. Como he estado tratando de dejar claro desde hace muchos años, la prueba PSA no puede detectar el cáncer de próstata... La popularidad de la prueba ha conducido a un desastre de salud pública extremadamente costoso"*.
Los oncólogos convencionales rápidamente se atribuyen el mérito por la tasa de aumento de la supervivencia de los hombres diagnosticados con cáncer de próstata como resultado de la prueba del PSA y la *"detección precoz"*, pero no

se molestan en mencionar que casi todos esos hombres habrían sobrevivido de todos modos pero sin la incontinencia y la impotencia causadas por los tratamientos. El Dr. David Williams dice en el número de Junio de 2009 de la revista Alternatives que *"El hecho es que casi todo hombre que llega a los 50 años morirá con cáncer de próstata, pero muy pocos morirán de cáncer de próstata"*.

En 2009, The New England Journal of Medicine publicó los resultados de los dos estudios más grandes de la prueba de PSA (una en Europa y uno en los EE.UU.). Los resultados del estudio norteamericano muestran que durante un periodo de siete a diez años, la exploración no redujo la tasa de mortalidad de los hombres mayores de 55 años. El estudio europeo mostró una leve disminución en las tasas de mortalidad, pero también mostró que para salvar una vida había que tratar a 48 hombres. Esto significa 47 hombres que no serán capaces de funcionar sexualmente o de permanecer fuera del cuarto de baño durante más de media hora. http://content.nejm.org/cgi/content/full/NEJMoa0810696

¿Qué se puede hacer para prevenir de forma proactiva el cáncer de próstata? En primer lugar, usted debe tratar de mantenerse físicamente activo y caminar o rebotar tan frecuentemente como pueda ya que el movimiento de los músculos y órganos en el área pélvica aumenta la circulación en la glándula prostática. Otro excelente ejercicio es "pedalear en el aire" acostado sobre su espalda. Desde el punto de vista de la dieta, es necesario dejar a un lado las carnes, los lácteos y el alcohol, y comer muchas frutas y verduras. La palma enana americana y la cúrcuma son hierbas excelentes para la próstata, y el licopeno (de los tomates cocidos o de la sandía) es esencial. También, intente comer un puñado de nueces y semillas de calabaza cada día y muchos pimientos picantes (que contienen capsaicina). Por último, asegúrese de beber mucha agua.

Un excelente complemento para la próstata se llama "Super Beta Prostate ™" y está disponible en www.newvitality.com. Contiene muchos minerales esenciales (como el zinc, cobre, yodo, cromo y selenio) que mejoran la función de la próstata, y también contiene beta-sitosterol, que se ha demostrado que ayuda al funcionamiento saludable tanto de la función urinaria como de la próstata.

Otro suplemento excelente para la próstata se llama "Pro-Foods™" y está disponible en www.healthresources.net. Contiene diez nutrientes óptimos para la salud de la próstata, que incluyen: zinc, cobre, selenio, la palma enana americana, ortiga, semillas de calabaza, pygeum africanum, beta-sitosterol, trébol rojo, y licopeno.

Parte de esta información sobre la próstata fue publicada en el número de junio de 2009 de la revista Alternatives por el Dr. David Williams. En mi opinión, la prueba de PSA es el equivalente masculino de las mamografías para las mujeres, ya que da lugar muchos "falsos positivos" y en realidad causa más cáncer que el que previene. Según el Dr. Williams, el tratamiento convencional del cáncer de próstata es la *"estafa de los mil millones de dólares"*.

El ciclo caquéctico

El principal efecto devastador del cáncer en el cuerpo es la caquexia, que es básicamente el "desgaste" del cuerpo caracterizado por la pérdida de peso y debilidad. Según el Instituto Nacional del Cáncer, *"Se estima que la mitad de los pacientes de cáncer experimentan caquexia, que es la pérdida de una gran cantidad de peso junto con fatiga, debilidad y pérdida del apetito. La caquexia es un problema grave en muchos de pacientes que tienen cáncer avanzado"*.

Dr. Harold Dvorak, ex-jefe de patología en el Hospital Beth Israel en Boston, afirma que *"En cierto sentido, nadie se muere de cáncer. Mueren de otra cosa: neumonía, insuficiencia de algún órgano, etc. La caquexia acelera el proceso de infección y de acumulación de venenos metabólicos.* **Causa la muerte mucho más rápido que lo haría el tumor si la caquexia no existiera**".

Lo que causa la caquexia es la quema ineficiente de glucosa resultante de la respiración anaeróbica. Las células cancerosas fermentan la glucosa y producen ácido láctico, entonces el hígado convierte el ácido láctico en glucosa (un proceso llamado "gluconeogénesis"), lo que, además, consume enormes cantidades de energía. A continuación, las células cancerosas convierten la glucosa en ácido láctico y el ácido láctico viaja hasta el hígado. El hígado convierte el ácido láctico en glucosa, que luego viaja a las células cancerosas, y así sucesivamente. Este ciclo de caquexia consume una enorme cantidad de energía y puede hacer que el cuerpo empiece a "comerse" sus propios músculos y huesos para alimentar a las células cancerosas.

El Dr. Joseph Gold fue un científico investigador de la NASA, oficial de la Fuerza Aérea de los Estados Unidos y médico. Cuando terminó su distinguida carrera militar, se embarcó en una misión con el objetivo de responder a la pregunta: *"¿Hay alguna forma química de inhibir la gluconeogénesis y detener la caquexia?"* En 1969, el Dr. Gold oyó al bioquímico Paul Ray dar una conferencia en la que explicó que el sulfato de hidracina podría bloquear la enzima necesaria para la producción de glucosa a partir de ácido láctico. Muchos dirían que se trataba de "pura suerte" o "coincidencia", pero yo diría que se trataba de *"la Divina Providencia"*. Inmediatamente probó el sulfato de hidracina en ratones y descubrió que, como él sospechaba, inhibe la gluconeogénesis, invirtiendo así el ciclo caquéctico. ¡Voilà! Gold había descubierto una manera perfecta de matar de hambre al cáncer.

A principios de 1970, el Dr. Gold se reunió con el Instituto Nacional del Cáncer en un esfuerzo para comenzar los ensayos clínicos en el sulfato de hidracina. Durante esta reunión, les dio sus archivos de investigación, habló sobre las dosis recomendadas, y detalló una lista de aquellas cosas que no debe utilizarse durante el tratamiento, como el alcohol, pastillas para dormir y tranquilizantes. El Dr. Gold advirtió explícitamente al NCI que los pacientes podrían morir si tomaban tranquilizantes. Entonces, ¿qué pasó? El Instituto Nacional del Cáncer lo probó, no siguió el protocolo, saboteó a propósito el estudio, mató a todos los pacientes, y publicó un documento diciendo que el protocolo era *"inútil"*.

Así que, ¿cuál es el resto de la historia? En lugar de seguir el protocolo de 60 miligramos de sulfato de hidracina por dosis única, el hospital que realizó el estudio infradosificó y sobredosificó a los pacientes. En algunos casos, los pacientes estaban recibiendo solo entre uno y cinco miligramos por día. Otros que se iniciaron en la dosis correcta y mostraban mejoras fueron cambiados de forma abrupta a entre 90 y 100 miligramos por dosis única, eliminando su buenas respuestas. Además, resulta que a ninguno de los pacientes del NCI se le advirtió sobre el hecho de que los tranquilizantes estaban prohibidos.

Bajo la presión de los investigadores de la General Accountability Office (GAO), los médicos que llevaron a cabo uno de los ensayos del NCI admitieron en una carta a la revista Journal of Clinical Oncology que prácticamente todos (94%) los sujetos habían tomado tranquilizantes durante el tratamiento con sulfato de hidracina. A pesar de estas admisiones, la GAO se las arregló en su informe para declarar que los ensayos del NCI "no eran defectuosos." **Eso es absurdo.** Es algo así como afirmar que un coche que tiene quemado el motor, cuatro ruedas pinchadas, y no tiene frenos está sin embargo listo para su uso en la carretera.

Según el Dr. Gold, *"las actuaciones del Instituto Nacional del Cáncer en lo relativo al sulfato de hidracina, caracterizadas por la intimidación, la coerción, la oposición firme y, posiblemente, la falsificación de los ensayos clínicos, constituyen una de las empresas médicas más vergonzosas y más escandalosas de la historia de este país, que ha privado a muchísimas personas de su salud, su felicidad y su vida"*.

Todos los ensayos clínicos realizados y controlados correctamente conforme a las normas de conducta científica internacionalmente aceptadas, han indicado, sin excepción la eficacia y seguridad del sulfato de hidracina. El estudio más grande de sulfato de hidracina, realizado en 740 pacientes con cáncer en la Unión Soviética, halló que se produce estabilización o regresión del tumor en el 50,8% de los pacientes. http://alternativecancer.us/hydrazinesulfate.htm

Debido al hecho de que inhibe la gluconeogénesis, el sulfato de hidracina hace que los tumores dejen de crecer, detiene la propagación, y en muchas ocasiones los reduce o los hace desaparecer. Weste señala con precisión que la acción del sulfato de hidracina consiste en detener el ciclo de la caquexia en el hígado, mientras que el cloruro de cesio detiene el ciclo de la caquexia a nivel celular.

Aquí está el protocolo del Dr. Gold del sulfato de hidracina:

- ➢ Una sola cápsula de 60 miligramos cada día durante los primeros 3 días (antes o durante el desayuno)
- ➢ Una sola cápsula de 60 miligramos dos veces al día durante los próximos 3 días (antes o durante el desayuno y antes de la cena)
- ➢ Una sola cápsula de 60 miligramos tres veces al día todos los días a partir de entonces (aproximadamente cada 8 horas, comenzando con el desayuno)

Este protocolo se basa en un peso del paciente de 120 libras o más; para un paciente que pese menos de 120 libras, se ha informado de la eficacia de media dosis. En general, se informó de que el sulfato de hidracina es más eficaz cuando se administra solo (sin otros medicamentos 30 minutos antes o después de la administración de sulfato de hidracina) antes de las comidas. Si la respuesta adecuada se consigue con dos cápsulas al día, se mantiene a los pacientes en esta dosis sin incrementarla..

Se ha informado de que la máxima eficacia del sulfato de hidracina se consigue manteniendo el tratamiento diario durante 45 días, seguido de una interrupción de una o dos semanas, para luego reanudar el tratamiento. Además, se ha informado de que hay una incompatibilidad del sulfato de hidracina con el etanol, los barbitúricos y los tranquilizantes. Los pacientes que recibieron sulfato de hidracina, por lo tanto, deben evitar las bebidas alcohólicas, los tranquilizantes y los barbitúricos.

Además, el paciente debe mantener una dieta baja en carbohidratos (es decir, no comer azúcar). Recuerde, usted está tratando de matar de hambre al cáncer, ¡no de regalarle una cena buffet! Recuerde, **el cáncer se alimenta de azúcar**. Así que cuando el médico le dice al paciente de cáncer (que se está consumiendo por caquexia) que coma todo lo que pueda para subir peso, aunque sean helados o dulces, bien le podría haber dado el médico una pistola con una bala. Lo peor que puede hacer un paciente "terminal" de cáncer es comer lo que le apetezca.

¡Advertencia! El sulfato de hidracina es un IMAO (*"inhibidor de la monoaminooxidasa"*), que inhibe una enzima que descompone las monoaminas (es decir, la serotonina, la norepinefrina y la dopamina) que controlan nuestro estado de ánimo. Sin embargo, la monoaminooxidasa también metaboliza la monoamina tiramina. Al tomar un IMAO, la tiramina no se descompone, y comer alimentos con tiramina puede aumentar su presión arterial y su ritmo cardíaco y puede darle un dolor de cabeza horrible. Por lo tanto, cuando usted está tomando el sulfato de hidracina, no coma alimentos que contengan tiramina, como los alimentos curados, fermentados o en escabeche (es decir, la mayoría de los quesos, fiambres, salchichas, yogurt, vinos y cervezas).

También están prohibidos los siguientes alimentos: las habas, las lentejas, los guisantes, los extractos de levadura y la levadura de cerveza, el chucrut, los plátanos, los aguacates, los higos en lata, las pasas, las ciruelas rojas, las frambuesas, la piña, el chocolate, la cafeína, los cacahuetes, las almendras y las semillas de calabaza. Esto no es una lista exhaustiva. En general, cualquier alimento rico en proteínas que ha experimentado maduración debe ser evitado. Además, ha de evitarse cualquier remedio para el resfriado, tanto los que necesitan receta como los que no. El uso de la vitamina C debe limitarse a 250 mg / día, y la vitamina B6 debe evitarse por completo.

Importante: el sulfato de hidracina se utiliza con frecuencia con otros tratamientos alternativos para el cáncer, que vamos a discutir más adelante en el libro, cuyos tratamientos pueden o no tener determinadas restricciones de alimentos, suplementos o medicamentos. Tenga en cuenta que el sulfato de hidracina también tiene una larga lista de alimentos prohibidos. Si usted comienza a tener fuertes dolores de cabeza, lo más probable es que usted ha comido alimentos que contienen tiramina. Como siempre, usted debe consultar con su médico o nutricionista si tiene alguna pregunta.

Para comprar el sulfato de hidracina, por favor visite www.essence-of-life.com. Me consta que se anuncia para animales de compañía pero es de la más alta calidad. Y por favor recuerde que el sulfato de hidracina se debe tomar en dosis exactas, ya que es un medicamento. Una sobredosis puede hacer más daño que bien.

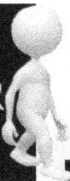

CAPÍTULO 9
LA FRECUENCIA IMPORTA

> "Una célula viva es esencialmente un aparato eléctrico."
> - Dr. Albert Szent-Gyorgyi *(Premio Nobel)*

*C*ampos electromagnéticos ("CEM") es un término amplio que incluye los campos eléctricos generados por partículas cargadas, los campos magnéticos generados por las partículas cargadas en movimiento, y los campos electromagnéticos, tales como televisión, radio, microondas y otros electrodomésticos. Numerosos expertos están convencidos de que existe una relación directa entre la exposición a campos electromagnéticos y el cáncer.

En la otra cara de la moneda, los campos electromagnéticos <u>pulsátiles</u> ("CEMP") son una condición necesaria para la salud celular óptima, y hay pruebas convincentes de que los CEMP constituyen una opción terapéutica valiosa para una amplia gama de enfermedades humanas. El médico ya no le dirá: " *Tome dos aspirinas y llámeme por la mañana*". Para estar actualizado y ser preciso, ahora el dicho debería ser: *"Reduzca su exposición a los CEM, expóngase al CEMF adecuado, y luego me llama por la mañana"*.

LOS PELIGROS DE LA
"ELECTRICIDAD SUCIA"

Hay un factor relativamente desconocido que está siendo rápidamente reconocido por el profundo e insidioso impacto en nuestra salud en general. Tiene muchas formas y diferentes nombres. Se llama "electricidad sucia" (también conocido como "CEM"). La conclusión es que usted está poniendo su propia energía vital a sabiendas o sin saberlo, frente a frecuencias alteradoras que pueden crear un ambiente propicio para la enfermedad. Se está reconociendo que los CEM son el eslabón perdido que nos ayuda a entender los niveles crecientes de tantas enfermedades hoy en día.

Todos en nuestra sociedad moderna estamos expuesto a los campos electromagnéticos que rodean a todos los aparatos eléctricos. Todas y cada una de sus trillones de células tiene su propia frecuencia óptima para la salud; los CEM tienen la capacidad de desbaratar ese equilibrio crítico. La información actual sobre los campos electromagnéticos es descaradamente obvia y ya no se puede ignorar. Destacados expertos en el campo de los CEM ya lo están describiendo como una *"crisis ambiental oculta"*. Yo lo llamo *"el elefante invisible en la habitación"*.

Pero la concienciación pública es cada vez mayor debido a la creciente exposición en los medios de comunicación de los peligros de los CEM. El Dr. David Carpenter, decano de la Escuela de Salud Pública de la Universidad Estatal de Nueva York cree probable que hasta un 30% de todos los cánceres infantiles vienen de la exposición a los CEM. Martin Halper, el Director de la EPA de los Estados de Análisis y Apoyo: *"Nunca he visto una serie de estudios epidemiológicos que remotamente se acercó al peso de la evidencia que estamos viendo con los CEM. Es evidente que aquí tenemos algo"*.

El Dr. George Carlo encabezó el equipo de investigación de la industria de telefonía inalámbrica en la década de 1990 y descubrió sin lugar a dudas que los campos electromagnéticos causados por el uso del teléfono móvil causa una distorsión electrónica submolecular que crea el ambiente para la aparición de enfermedades, cáncer incluido. La industria de la telefonía móvil invirtió 28 millones de dólares americanos en esta investigación y cuando el Dr. Carlo "descubrió el pastel" de esta investigación potencialmente fatal, la industria de la telefonía móvil lo rechazó e intentó desprestigiarlo. Entonces el Dr. Carlo compiló todas sus investigaciones en un libro titulado Cell phones-Invisible Hazards of the Wireless Age (Los teléfonos móviles-Peligros invisibles de la era inalámbrica).

Se estima que estamos expuestos ahora a un billón de veces más CEM que lo estuvieron nuestros abuelos. Estos campos de energía artificiales, especialmente los producidos por corrientes alternas que funcionan a 60 ciclos por segundo (ya Tesla nos advirtió de ello), se cree que causan trastornos del sueño, dolor crónico, síndrome de fatiga crónica, depresión, ansiedad, pérdida de memoria, tinitus, problemas respiratorios, y muchos otros problemas de salud.

Se ha establecido científicamente que existe un vínculo entre los CEM y la supresión de la melatonina, el cáncer de mama, el cáncer de próstata, el cáncer cerebral, daños a la barrera sanguínea del cerebro, la enfermedad de Alzheimer, abortos involuntarios, ALS (enfermedad de Lou Gehrig), esclerosis múltiple, la hipertensión, la diabetes, problemas de tiroides, y el asma. De hecho, estudios epidemiológicos en Suecia realizados por Maria Feychting mostraron que las personas expuestas a altos niveles de campos electromagnéticos en el hogar y en el trabajo tenían 3,7 veces el riesgo de desarrollar leucemia que los no expuestos.
http://en.scientificcommons.org/maria_feychting

A continuación hay un cuadro que muestra las lecturas de campos magnéticos (mG) medidos cerca de los electrodomésticos más comunes. Esta es la medida típica de exposición a CEM. Tenga en cuenta que el límite recomendado de exposición es de 1 (un) mG.

Sala de estar	A 6 pulgadas	1 pie	2 pies	4 pies
TV COLOR		20	8	4
ACONDICIONADOR DE AIRE		20	6	4
VENTILADOR DE TECHO		50	6	1

Cuarto de baño	A 6 pulgadas	1 pie	2 pies	4pies
SECADOR DE CABELLO	700	70	10	1
AFEITADORA ELECTRICA	700	100	10	1

Dormitorio	A 6 pulgadas	1 ft	2 ft	4 ft
RELOJ DIGITAL		8	2	1
RELOJ ANALÓGICO		30	5	3
TELEFONO BEBÉ	15	2	-	-

Lavado/menaje	A 6 pulgadas	1 ft	2 ft	4 ft
SECADORA ELECTRICA	10	3	-	-
LAVADORA	100	30	-	-
PLANCHA	20	3	-	-
CALEFACTOR PORTÁTIL	150	40	8	1
ASPIRADORA	700	200	50	10
MAQUINA DE COSER	12 a nivel del pecho	5 al nivel de la cabeza		

Oficina doméstica	A 6 pulgadas	1 pie	2 pie	4 pie
MONITOR ORDENADOR (Color)	20	6	3	-
FAX	9	2	-	-
AFILALÁPICES ELÉCTRICO	300	90	30	30

Cocina	A 6 pulgadas	1 pie	2 pies	4 pies
BATIDORA	100	20	3	-
ABRELATAS ELÉCTRICO	1500	300	30	4
CAFETERA	10	1	-	-
LAVAVAJILLAS	100	30	7	1
ROBOT DE COCINA	130	20	3	-
GARBAGE DISPOSALS	100	20	3	-
HORNOS MICROONDAS	300	200	30	20
BATIDORA	600	100	10	1
HORNO ELECTRICO	20	5	1	-
COCINA ELÉCTRICA	200	30	9	6
REFRIGERADOR	40	20	10	10
TOSTADORA	20	7	-	-

¿Que medidas prácticas podemos tomar para crear un ambiente más sano? La crisis ambiental oculta ya no es invisible. No tenemos que volver a moradas sencillas ni a vivir sin las comodidades modernas pero debemos concienciarnos mucho más de la segura amenaza para la salud que para todos nosotros, todos los días, representan los CEM. El objetivo es simplemente admitir el problema, identificar las fuentes del problema, buscar las soluciones al problema, y luego mejorar la gestión y evitar vivir en peligro.

"CEMP"

Si bien los campos electromagnéticos pueden ser peligrosos, los campos electromagnéticos pulsátiles son un conocido artículo de primera necesidad, científicamente probado y no invasivo, par un modo de vida saludable.

Los efectos positivos de las aplicaciones de los CEMP se conocen desde hace décadas y son el tema de numerosos trabajos científicos. Un CEMP funciona como un "cargador de batería de un teléfono móvil". Básicamente, en términos simples, los pulsos de baja frecuencia crean un voltaje breve e intenso alrededor de cada célula. Las mitocondrias (que están en la célula), captan parte de esta energía. Esto, a su vez, hace que las células sean más eficientes en la producción de ATP y en la entrega de oxígeno en todo el cuerpo. En otras palabras, los CEMPC, funcionan como una bujía para la producción de energía en la célula.

Los CEMP son de importancia vital para nuestra salud y bienestar. Pregunte a la Agencia Espacial Rusa. En abril de 1961, el cosmonauta soviético Yuri Gagarin hizo historia al orbitar de la Tierra en un vuelo de una hora y 48 minutos de duración. Gagarin fue el primero en la experimentar mareo espacial debido a la exposición a un campo magnético cero debido a la ausencia de los campos magnéticos de la Tierra. Yuri tenía aire, agua, comida, luz, un movimiento limitado y la mejor tecnología rusa que se podía proporcionar en aquel momento. Era una competición al más alto nivel y se puso toda la atención en alcanzar el mayor nivel de éxito posible. Este fue la primera demostración de la enorme importancia de un desconocido esencial para la vida: los CEMP. Desde aquel vuelo, los CEMP se han utilizado en cada traje espacial y en cada estación espacial.

¿Por qué el cuerpo necesita el campo magnético de la tierra? Es una fuente vital de energía para todos los seres vivos en este planeta. Valerie Hunt, Ph.D. (quien realizó investigaciones en los campos de energía en la UCLA) replicó bastante fielmente el escenario de campo magnético cero que Yuri Gagarin experimentó en su histórico vuelo. Ella tenía una jaula de metal "μ" construida para poder poner dentro sujetos para observación. El metal "μ" tiene la capacidad única de bloquear campos magnéticos de la magnitud del campo magnético de la tierra y de la contaminación electromagnética que nos rodea. Dos individuos fueron colocados en la sala, conectados con dispositivos EEG, EMG y ECG para medir los efectos en el cuerpo de la ausencia de campos magnéticos ambientales. Para su sorpresa, en pocos minutos empezaron a llorar y dijeron que se sentían como si estuvieran emocionalmente cayéndose a pedazos. Para su sorpresa, en unos minutos más, empezaron a perder la coordinación y el control de los músculos y tuvieron que sacarlos para evitar que el músculo cardíaco resultara afectado. ¡Todo esto ocurrió solo en cuestión de minutos!

Las investigaciones indican que el bajo rendimiento de la membrana celular es la causa o un cofactor dominante en la mayoría de las enfermedades crónicas y autoinmunes. Según el premio Nobel Otto Warburg, las células sanas existen con un potencial transmembrana (PTM) de entre 70 y 90 milivoltios. Debido a las constantes tensiones de la vida moderna y un ambiente tóxico, el voltaje de la célula tiende a disminuir a medida que envejecemos o cuando enfermamos. Si el voltaje baja, la célula es incapaz de mantener un medio ambiente sano. Si la carga eléctrica de una célula se reduce a 50 milivoltios, una persona puede experimentar fatiga crónica. Si el voltaje baja a entre 15 y 30 milivoltios, la célula con frecuencia puede hacerse cancerosa.

Los CEMP permiten aumentar el PTM (potencial transmembrana) críticamente bajo de las células cancerosas y por lo tanto reducir uno de los factores críticos del crecimiento tumoral. Los efectos que se observan cuando se aumenta el PTM son: mayor energía celular (ATP), aumento del consumo de oxígeno, cambios en la entrada de calcio, salida de socio fuera de la célula, entrada de potasio en la célula, cambios en la actividad enzimática y bioquímica , y cambios en el pH celular.

Según Marcel Wolfe, un educador e investigador holístico del estilo de vida, *"la investigación de los CEMP prueba que hay una reparación rutinaria neurológica, fisiológica y psicológica. Cuando la frecuencia es la adecuada, no hay absolutamente nada semejante, ni el infrarrojo lejano, ni el láser, ni el ultrasonido. La investigación de los CEMP ha demostrado en repetidas ocasiones MEJOR reparación fisiológicas en mucho menos tiempo que cualquier otro tipo de cura, al tiempo que no se observó absolutamente ninguna reacción adversa. Es importante recordar que esta energía está por debajo del umbral, lo que significa que los usuarios generalmente no sienten su aplicación. Cuando la frecuencia y la duración de la exposición son adecuadas los resultados pueden ser sorprendentes".*

Hay alrededor de 1.000 estudios clínicos y más de 7.000 trabajos de investigación validando los beneficios terapéuticos del CEMP. En un artículo de 06 de agosto 2007 de, Science Daily, titulado *"Los campos eléctricos tienen potencial como tratamiento contra el cáncer"*, se informó de que los campos eléctricos de baja intensidad pueden alterar la división de las células cancerosas y disminuir el crecimiento de los tumores cerebrales. Así que aquí está la pregunta del millón: ¿La frecuencia importa? Según Marcel Wolfe, *"La frecuencia sí importa. La frecuencia no es solo una pieza del rompecabezas de la salud es el pegamento que mantiene todo junto y el principal medio necesario de comunicación para hacer que todo suceda"*. De ahí la cita de Albert Einstein: *"La frecuencia lo es todo"*, y *"la frecuencia triunfa sobre la química"*.

EL "MRS 2000+"

Debido a nuestro actual estilo de vida, nuestros cuerpos están constantemente faltos de energía que solo pueden ser proporcionada por la exposición a los beneficiosos CEMP. Y la necesidad de fuentes saludables de energía no hará sino aumentar con el tiempo. Un equipo importante, en mi opinión, es un dispositivo CEMP. El "MRS 2000 +" (MRS significa Magnetic Resonance Stimulator Estimulador de resonancia magnética) es uno de los dispositivos más eficaces que he investigado en el ámbito de los CEMP. Es aparato de CEMP más vendido en todo el mundo, es utilizado por miles de atletas aficionados y profesionales de categoría mundial. y casi medio millo de usuarios de unidades domésticas y millones de usuarios clínicos. El MRS 2000 + existe desde mediados de los años 1990 con cientos de estudios clínicos y de casos que han sido documentados.

Lo más importante, es la experiencia CEMP más cercana a la de la naturaleza. Es decir, el campo magnético de la Tierra es de 40 µT (microteslas), y el MRS utiliza intensidades muy cerca de esta fuerza. Sin entrar en demasiados detalles, el campo magnético terrestre que ocurre naturalmente es la "resonancia Schumann" y los dos primeros armónicos más importantes son 7.83 y 14.2 Hz. El MRS 2000 + utiliza estos armónicos más millones de frecuencias en este rango, además de contener un "reloj biorrítmico" para ejecutar el programa apropiado para la hora del día. Es decir, usted recibe las frecuencias energizantes en la primera parte del día y frecuencias más relajantes por la noche. Además, el cojín de cuerpo completo es mucho más grueso, más suave y más cómodo que otras esterillas. Si bien esto no afecta a la calidad del campo, proporciona una experiencia más agradable.

Quiero dar las gracias a Marc Wolfe por sus contribuciones a la información contenida en este capítulo. El Sr. Wolfe es un educador-investigador del estilo de vida, que ha trabajado en el campo de la salud integral durante unos 20 años. Desde mediados de la década de 1980, ha estudiado el todo el espectro de tecnologías de frecuencia tales como colorterapia y luminoterapia, imanes estáticos, taquiones, generación de iones negativos, osciladores multionda, y generadores Rife. El Sr. Wolfe es un especialista en el campo de CEMP, y continúa dando conferencias para empresas, organizaciones, y ferias de salud en todo el mundo. Si usted decide comprar una MRS 2000+ o si desea más información sobre CEMP, le recomiendo encarecidamente que se ponga en contacto con él. Su número de teléfono (en Canadá) es 416-256-7981.

PARTE 3

Dieta de Desintoxicación

Nutrición

Suplementos

Y

OGM

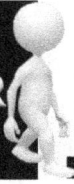

CAPÍTULO 10
ESTROPEADOS Y CORROMPIDOS

> "Existe una causa principal de la enfermedad y es la acidosis (pH ¿Sabe usted que la causa mayor de la acidosis es la putrefacción del desecho fecal que es reabsorbido en su sistema? Esto causa toxemia que significa sangre sucia...la única forma en que su sangre se convierte en tóxica es por la reabsorción de su propio desecho fecal tóxico en el intestino grueso."
> — Dr. Darrell Wolfe

*E*ste capítulo titulado "estropeados y corrompidos", será dedicado enteramente a la limpieza (desintoxicación), la cual es en realidad la parte más importante pero la más ignorada de un protocolo para el tratamiento del cáncer. Permítame decirlo de nuevo: **La limpieza es la parte más importante pero la más ignorada de un protocolo para el tratamiento y la prevención efectivos del cáncer.** Según el Dr. Darrell Wolfe, *"el 'bienestar intestinal' de una persona común me sorprende mientras camino por la mañana entre la multitud ocupada del centro de la ciudad. Como profesional de la salud durante 25 años, meneo la cabeza ante lo obvio. Para ser una sociedad tan avanzada siempre en búsqueda de grandes progresos, ¿cómo es que no podemos ver, sentir u oler lo obvio? Somos la nación de los **estropeados y corrompidos**".*

¿Qué es exactamente lo que el Dr. Wolfe quiere decir con la declaración anterior? Las estadísticas nos indican que la persona normal tiene sobrepeso y que el 25% de nosotros acarreamos cerca de veinticinco libras adicionales no solo de peso sino de desechos tóxicos. ¡Es realmente sorprendente ver cuántos hombres parecen que están embarazados! ¿Se ha preguntado usted alguna vez cómo es que el vientre de un hombre pudo aumentar tanto, especialmente cuando el resto de su cuerpo es relativamente delgado? Pues bien, con lo que realmente estamos lidiando es el intestino grueso (que es un músculo) que carece de tono muscular, se ha caído y sobresale del abdomen, lleno con material de desecho estancado. ¿Sabía usted que la persona común (aún los que no parecen embarazados) tiene alrededor de 10 libras de materia fecal pudriéndose, es decir, corrompiéndose) en su cuerpo? Tal y como el Dr. Wolfe lo ha dicho tan acertadamente, muchos de nosotros estamos **estropeados y corrompidos**.

¿QUE ES LA LIMPIEZA/DESINTOXICACIÓN?

La desintoxicación es el proceso de limpieza de toxinas del cuerpo o su neutralización o su transformación y la depuración del exceso de mucosidad y de la congestión. Una dieta deficiente, una mala digestión, un colon inerte, una función disminuida del hígado y una mala eliminación en los riñones llevan al incremento de toxicidad y la carencia de oxígeno a nivel celular.

Como he mencionado en numerosas ocasiones a lo largo del libro, la carencia de oxígeno a nivel celular crea un ambiente perfecto para que los microbios anaeróbicos como las bacterias, los parásitos, los virus y los hongos se propaguen rápidamente. Estos microbios pueden ser muchísimo más pequeños que las células de nuestro cuerpo, entonces nuestras células literalmente se infectan con estos microbios y lo que finalmente causa ya sea la muerte de nuestras células o su "transformación" en células cancerosas.

Una vez que el cuerpo (específicamente el hígado, la vesícula, los riñones y los intestinos) pierde su habilidad para procesar todas las toxinas y contaminantes con los que somos bombardeados cada día, el suministro de oxígeno del cuerpo disminuye, el sistema inmunológico empieza a colapsarse, el ph del cuerpo se vuelve más y más ácido (es decir, se produce acidosis) y tenemos el terreno perfecto para la reproducción de microbios y parásitos mortales. Estos microbios son el resultado final de que el sistema inmunológico haya perdido su capacidad de proteger sus células de los carcinógenos.

Estos virus, bacterias, parásitos y hongos actúan como el verdadero catalizador del el **cáncer** y de casi todas las enfermedades. Por medio del "secuestro" de una célula aeróbica sana, estos invasores, las bacterias y los virus empiezan a agotar el suministro de oxígeno y de energía de la célula hasta que ésta muere o se muta en una célula anaeróbica. Esta célula anaeróbica (es decir, una célula cancerígena) ahora depende de la fermentación del azúcar para producir energía. La batalla contra el cáncer se lucha realmente a nivel celular en un esfuerzo por limpiar el cuerpo de invasores microscópicos a la vez que cambiamos el terreno interno del cuerpo a uno sano. Por esto la limpieza es de vital importancia para todos nosotros.

La muerte empieza en el colon

Según con el Dr. Darrell Wolfe, "*Su cuerpo es un templo para su espíritu y sus emociones para encontrar el equilibrio en el plano físico, pero para conseguir ese equilibrio debe estar en un estado saludable. Ese estado saludable lo recibe usted a lo largo de una línea de ensamblaje impresionante llamada* **Tracto Digestivo.** *El proceso de la digestión comienza en la boca y continúa por el esófago hacia el estómago y después al intestino delgado, que tiene 22 pies de longitud y después continúa al intestino grueso que tiene entre 5 y y pies de longitud. En total estamos hablando de treinta y dos pies de tubo digestivo. Es un largo camino por recorrer para su comida. Todo tiene que ser digerido en el tiempo apropiado...el proceso de comer y digerir es una obra de arte, simple y eficaz*".

Continúa diciendo, "*La alimentación inadecuada tira por la ventana todo sentido de disciplina y reglas, causando lamentaciones y finalmente un desastre para todo su cuerpo. La mayoría de la gente es consciente de las primeras cinco pulgadas del proceso, solo consciente del sabor y la textura desde la boca a la garganta. Así que lo que tenemos es cinco pulgadas de deleite seguido por treinta pies de miseria*".

En el momento de escribir esta quinta edición, mis hijos tienen nueve, ocho, tres años y tres meses. Mis tres niños grandes corren todo el día y casi nunca se cansan. ¿Porqué piensa usted que tienen tanta energía? Si, son jóvenes, pero lo más importante es que **no están intoxicados**. Ellos no han pasado más de 40 años absorbiendo desechos tóxicos procedentes de la materia fecal estancada en su intestino grueso y que contaminan su sangre, su linfa, sus órganos y sus tejidos celulares. ¿Tiene usted realmente mal aliento? Si es así, ¡esto no ha sido causado únicamente por lo que comió en el desayuno! También puede ser el resultado de lo que comió el mes pasado...o el año pasado. Recuerde que el calor asciende y está ascendiendo a partir de su abdomen y sale por su boca. **¿Alguien tiene un caramelo de menta?** No se engañe...los caramelos de mentas, los dentífricos y los enjuagues bucales solo son medidas temporales que esconden los síntomas y nunca llegan a la causa principal que es la acumulación de su "*montón interior de estiércol tóxico*".

¿Por qué la gente se aplica desodorantes y perfumes? **Para ocultar la verdad.** La verdad es que huelen muy mal. ¿Por qué el olor corporal empeora con la edad? La respuesta es: que estamos **estropeados y corrompidos**. Nos corrompemos del interior hacia el exterior. Debería saber que muchos desodorantes y perfumes son tóxicos y nocivos para su cuerpo, incluyendo algunos de los llamados productos naturales. Como diré más adelante en el libro, muchos desodorantes pueden ser un factor que contribuye a problemas linfáticos y al cáncer de mama.

¿Por qué mucha gente evita usar el WC público? Por el hedor nauseabundo que dejan. Imagine que camina en su propia casa y se encuentra con un olor fétido y no sabe de dónde viene. Usted no descansaría hasta encontrarlo. Yo estoy seguro que usted no rociaría unos aromatizantes por la casa para enmascarar el olor. Sin embargo, aunque usted cambie su dieta y empiece a alimentarse adecuadamente, usted nunca tendrá una salud vigorosa si no limpia su "tubería de drenaje" personal. Tal vez, la declaración más importante en este capítulo completo es ésta: **usted no estaría podrido si entendiese el arte de la limpieza.** Sin embargo, la mayor parte de la gente no quiere hablar de su materia fecal putrefacta. Meten la cabeza en la arena con la esperanza de que se irá por si mismo. Un colon tóxico es un terreno propicio para el desastre.

Según el Dr. Darrell Wolfe, *"Existe una causa principal de la enfermedad y ésta es la acidosis (pH bajo). ¿Sabía usted que la causa principal de la acidosis es la putrefacción del deshecho fecal reabsorbido en su sistema? Esto causa toxemia que significa sangre sucia. Permítame plantearle una pregunta. ¿Cree usted que podría sufrir de candidiasis sistémica, fatiga crónica, dolor de cabeza, garganta irritada, enfermedades de la piel, problemas de corazón, gota, artritis, sinusitis y hasta cáncer sin estar su sangre sucia o intoxicada? La lista de enfermedades es interminable. De la única forma en que su sangre se vuelve tóxica es por la reabsorción de su propio deshecho fecal tóxico del intestino grueso".*

¿Le sorprende que a veces oímos la frase: *"la muerte comienza en el colon"*?

EL "EFECTO DOMINÓ"

Permítame hablar del "efecto dominó". ¿Cuál es la causa principal de la toxemia (sangre sucia)? **La absorción del deshecho fecal tóxico del intestino grueso (colon).** Entonces si usted puede lograr que el intestino grueso funcione adecuadamente, usted no absorberá el deshecho fecal tóxico. Este no es el caso con el 99% de la población. Cuando la sangre se sobrecarga con estas toxinas y venenos mortales, el hígado tiene que soportar la sobrecarga. Su hígado ya realiza más de 500 funciones diferentes para el cuerpo y ahora tiene que cargar con el muerto y encargarse del deshecho tóxico del intestino grueso. El hígado tiene que trabajar tiempo extra hasta que experimenta una fatiga crónica y entonces el cuerpo empieza a experimentar una gama de efectos secundarios negativos. Así que usted va a ver al médico y él le dice que usted se encuentra bien y que esto es *"normal para su edad"*.

En realidad, no es normal. Lo que ha sucedido es que el hígado ha tenido que hacer mucho más de lo que le corresponde por la situación causada por la sangre tóxica debido al deshecho fecal incrustado en el intestino grueso. Ahora el hígado tiene que pasar la carga del deshecho tóxico causada por el intestino grueso (colon) inerte a los riñones. Pero los riñones no se alegran de recibir esta carga adicional. Ellos ya han sentido la presión añadida durante los últimos años debido a que el colon ya era disfuncional antes de la difícil situación del hígado. Aún así, los riñones lo hacen lo mejor que pueden, pero conforme pasa el tiempo, comienza un dolor crónico en la espalda debido a esos venenos tóxicos indeseables. Y por causa de la sobrecarga de los riñones, se inician otro síntomas como la sudoración de las palmas, las bolsas debajo de los ojos, la micción frecuente y las infecciones en la vejiga. Los riñones ahora son los más perjudicados por este deshecho tóxico. ¿Hacia donde va después el problema? Al tanque de retención llamado vejiga.

Esto es lo que el Dr. Wolfe llama el "efecto dominó". Primero un colon tóxico, después la sangre, el hígado, los riñones, la vejiga y ahora el sistema linfático se vuelve tóxico. Así que, la pregunta del millón de dólares es la siguiente: Cómo ponemos nuestro sistema de drenaje de nuevo en orden? La respuesta es: **LIMPIEZA y DESINTOXICACIÓN.**

HAY UN ORDEN

Si usted desintoxica su sangre con un hígado atorado, ¿donde van las toxinas? Así que usted tiene que desintoxicar su hígado antes de desintoxicar la sangre. Después, si usted desintoxica su hígado pero se olvida del colon, se volverá a atascar. Debido a las dietas americanas de comida rápida, nuestros cólones están, en su mayor parte, llenos de toxinas que están forzando nuestros sistemas inmunes. Por lo tanto, lo primero debe usted limpiar el colon, después limpiar su cuerpo de parásitos, después limpiar los riñones, después el hígado y la vesicular biliar y después el resto del cuerpo y la sangre. Este es el orden a seguir más inteligente.

Tanto los médicos como los terapeutas recomiendan encarecidamente esta secuencia:

1) Limpieza de colon.

2) Limpieza de parásitos.

3) Limpieza de riñones.

4) Limpieza de hígado y vesicular biliar.

5) Limpieza de la sangre.

Primer paso: La limpieza del colon.

En las palabras de Henry Wheeler Shaw: *"Un buen conjunto de intestinos fiables es mas valioso que cualquier cantidad de cerebro"*. ¡Estoy completamente de acuerdo con Mr. Shaw! La Royal Society of Medicine (Asociación Real de Medicina) realizó un estudio de gran alcance y halló que un intestino grueso disfuncional es el principal contribuyente al 85% de todas las enfermedades. Un colon disfuncional es el principal combustible para el fuego de todas las enfermedades, incluyendo el cáncer. Y hasta que este órgano obtenga su completa atención y cooperación, usted no tan solo no prevendrá o invertirá la enfermedad, sino que seguirá enfermo y cansado de estar enfermo y cansado.

El Dr. John Harvey Kellogg, cirujano reconocido y el padre de los Corn Flakes de Kellogg's, creía que el colon era el origen de la mayoría de los problemas de salud, de ahí que creara un cereal integral para auxiliar en la función del colon. El sostuvo que el 90% de las enfermedades se debe al funcionamiento inadecuado del colon.

¿Sabía usted que el intestino grueso es llamado con frecuencia "la madre de todos los órganos"? Es el primer órgano que se desarrolla en el embrión. ¿Por qué? **Porque es el más importante**. Sin una eliminación de deshechos apropiada (sistema de drenaje), la vida dejaría de existir antes de iniciarse. Solo imagínese el desastre que tendría que encarar si el sistema de drenaje de nuestras ciudades se desbordara en nuestras calles y nuestras casas. ¿Pero no es acaso exactamente lo que ha sucedido con el "sistema de drenaje interno" de mucha gente hoy en día, ya que nos hemos convertido en respiraderos de fosas sépticas de bacterias, gases, virus, hongos y lombrices tóxicos, que viven de desechos estancados y putrefactos? Estamos **estropeados y corrompidos.**

Los americanos tienen la incidencia de cáncer colorrectal más alta de todas las naciones del mundo. Está ahora matando más americanos que nunca antes en la historia. Mucha gente piensa que es un tema sucio y algunos piensan que es embarazoso, pero el cáncer y la muerte son peor, así que hablemos de prevenirlo. Según el Servicio de Salud de EE.UU., más del 90% de los americanos tienen el colon obstruído. El dicho "usted es lo que come" es categóricamente correcto y razón más que suficiente para limpiar y desintoxicar el cuerpo. Cuando el intestino y/o el colon estan compactados, surgen problemas tales como estreñimento, hemorroides, diverticulitis, colitis ulcerosa, cáncer de colon y una plétora de otras enfermedades.

Según el Dr. Richard Schulze, *"El primer paso en el programa de salud de cualquiera debe ser estimular, limpiar y tonificar todos los órganos de eliminación y el intestino es el mejor lugar para empezar".* El Dr. Schulze afirma que la limpieza del colon (intestino) sucede en tres pasos. Primero, regularice el intestino (una evacuación por cada comida). Después, limpie el desecho tóxico, putrefacto de las bolsas, dobleces y pliegues del colon. Finalmente, asegúrese de mantener el colon limpio a través de un mantenimiento diario. www.risingstarlc.com/schulze.htm. El Dr. Schulze fácilmente admitió que después de veinte años de experiencia clínica, ha hallado que el ochenta por ciento de todas las enfermedades, ya sea artritis, acné, sensibilidad química multiple o cáncer fueron eliminadas a las dos semanas después de limpiar el intestino. Uno de los mejores productos en el mercado para limpiar el colon fué creado por el Dr. Schulze y se llama Intestinal Corrective Formula #1 and #2 (Fórmula Correctiva Intestinal #1 y #2). Usted la puede encontrar en www.herbdoc.com. Otra fórmula excelente de limpieza de colonse llama Aloe Ease y puede encontrarse en www.newvitality.com.

Mucha gente erróneamente cree que una limpieza de dos a cuatro semanas es suficiente para restaurar su salud. **Estan muy equivocados.** El mantenimiento diario del tracto digestivo es imperativo y necesario para restablecer y conservar su bienestar. El objetivo debe ser la **regeneración y mantenimiento del colon**. Si usted se ha hecho una limpieza de colon, probablemente usted se sintió fantástico durante aproximadamente un mes pero después volvió a la normalidad. ¿Qué fué lo que sucedió? **Su sistema de drenaje interno se obstruyó de nuevo, verdad**? La clave es mantener su colon limpio y no obstruírlo de nuevo.

No tan solo debemos limpiar, sino que también debemos restablecer un sistema inmunológico fuerte en el tracto digestivo con las bacterias (flora) beneficiosas adecuadas. Sin la presencia de esta flora amiga, la vida tal y como la conocemos no existiría. La mayoría de la gente ha visto destruida las bacterias beneficiosas de su tracto digestivo debido a los productos químicos nocivos, el agua corriente, la alimentación inadecuada, los antibióticos y otras toxinas. Los microorganismos que viven en el suelo (*SBOs por sus siglas en inglés*) tienen la integridad más alta de todas las bacterias beneficiosas para el restablecimiento apropiado de un tracto digestivo saludable. Y recuerde, la *"la regla de oro"* para una digestion eficaz (*es decir, un colon limpio*) es **nunca mezclar una proteína con un carbohidrato**. La carne requiere enzimas de proteína para digerirse y las patatas requieren enzimas de carbohidratos. Cuando estas enzimas se juntan se neutralizan una a la otra y su comida se pudre.

Segundo paso: La limpieza de parásitos

Mucha gente cree que los parásitos son solo un problema grave en países del Tercer Mundo, pero nada puede estar más lejos de la realidad. Los científicos han identificado más de **trescientos** tipos de parásitos prosperando en los EE.UU., incluyendo pero sin limitar los siguientes: oxiuros o lombrices intestinales, solitarias o tenias, anquilostomas o gusanos ganchudos, tiña, tricocéfalos, nematodos, gusanos del corazón. La USDA nos dice que una pulgada cúbica de carne contiene por término medio más de 1200 larvas. Se estima que más del **noventa por ciento** de los americanos sufren de parásitos y ni siquiera lo saben. ¡Cuando los síntomas aparecen, las lombrices o los parásitos probablemente han estado en su sistema durante más de una década!

Dice el Dr. Hazel Parcells, *"No se equivoque, los gusanos son los agentes más tóxicos en el cuerpo humano. Son una de las **principales causas subyacentes de la enfermedad y son la causa básica de un sistema inmunológico comprometido"*. www.frequencyrising.com

Los parásitos son organismos depredadores que viven dentro de nosotros, ayudando al desarrollo de muchas enfermedades graves incluyendo el cáncer. Los parásitos proliferan en el tracto digestivo, en el hígado, en el páncreas y en el cerebro donde se vuelven "obesos" cuando se alimentan de su dieta favorita de azúcares, alimentos procesados y alimentos basura, toxinas y el consumo excesivo de carbohidratos. El peligro de estos visitantes no invitados es que se vuelven extremadamente tóxicos y hasta mortales, a medida que expulsan sus materiales de deshecho en el cuerpo del huésped y cuando sus huevecillos se incuban y sus larvas crecen en los tejidos de todo el cuerpo. Los parásitos tienen tres fines/efectos principales dentro del huésped humano:

> ➢ Engordan saqueando su nutrición.
> ➢ Se beben su sangre.
> ➢ Lo sobrecargan con sus desperdicios, que son reabsorbidos en el torrente sanguíneo, debilitando toda la función del sistema inmunitario.

La Dra. Hulda Clark murió en 2009, pero antes de su muerte era una de las personas más entendidas en el mundo de los parásitos. Clark consiguió un doctorado en biofísica y fisiología celular y escribió tres libros superventas: The Cure for All Cancers (La cura para todos los cánceres), The Cure for All Diseases (La cura para todas las enfermedades) y The Cure for HIV and AIDS (La cura para el HIV y el SIDA).

La Dra. Hulda Clark descubrió que parecen haber dos factores de predisposición implicados en todos los casos de cáncer que se ha encontrado:

1. la presencia de un parásito (la lombriz intestinal humana) también conocida como "Fasciolopsis buski" y
2. la presencia en el cuerpo de varios solventes y toxinas (incluído el alcohol isopropílico) que, combinado con los parásitos, establece las condiciones necesarias para la aparición del cáncer.

La Dra. Clark fue conocida por un dispositivo al que llamó "The Zapper", que mata a los patógenos en el cuerpo.

Una interesante similitud entre las teorías de la Dra. Clark y otras teorías sobre el cáncer tiene que ver con las micotoxinas (toxinas producidas por hongos). Anteriormente en este libro, he mencionado al Dr. Doug Kaufman y al Dr. Tullio Simoncini, quienes sostienen la hipótesis de que el cáncer es una infección profundamente enraizada por hongos que nuestro sistema inmune no reconoce. En algunas zonas de África, la aflatoxina (la micotoxina número 1) es considerada la principal causa de cáncer de hígado debido a la ingesta de alimentos con moho. El hígado parece ser más susceptible al daño de las aflatoxinas cuando se consume alcohol isopropilico con los alimentos y la lombriz intestinal entra en escena, allanando el camino para el cáncer.

La Dra. Clark recomienda lavar todos los alimentos con agua ozonizada, ya que el ozono puede hacer cualquier toxina menos tóxica, matar a todas las formas de los hongos, y eliminar los huevos del parásito que se encuentran en las hortalizas. Solo tiene que llenar el fregadero de la cocina con agua del grifo, introducir un difusor de aire (un aireador cerámico en el extremo de un tubo de plástico que está conectado a un generador de ozono), poniendo las verduras, los cereales o las legumbres en remojo, dejar que el ozono burbujee en el agua durante diez minuto. Se ha probado yverificado que esto limpia esta situación, haciendo que la comida sea apta y segura para el consumo.

¿Cómo deshacerse de los parásitos? Clark afirma que hay tres hierbas que pueden eliminar más de cien tipos de parásitos, sin ni siquiera un dolor de cabeza y sin náuseas. Estas hierbas "milagrosas" son:
➢ Cáscara de Nogal Negro (del nogal negro)
➢ El ajenjo (del arbusto Artemisia)
➢ Clavo común (del árbol del clavo)

Estas tres hierbas deben ser utilizados **conjuntamente**. La cáscara de Nogal negro y el ajenjo matan a los adultos y las larvas de al menos 100 parásitos. El clavo mata los huevos. Solo si se utilizan conjuntamente puede usted deshacerse de los parásitos. Si usted mata solo los adultos, las larvas y los huevos pronto se convertirán en los nuevos adultos. Si usted mata solo los huevos, los millones de larvas ya presentes en el cuerpo pronto se convertirán en adultos y pondrán más huevos. **Se deben utilizar juntos como un solo tratamiento.**

Según la Dra. Clark, la muerte de todos los parásitos y sus larvas, junto con la eliminación de alcohol isopropílico y los carcinógenos resultantes del estilo de vida del paciente de cáncer da como resultado una recuperación notable que, por lo general, es apreciable en menos de una semana.

Tras un análisis detallado del protocolo de la Dra. Clark, se concluye que tal vez algunos de sus éxitos sean el resultado de la inclusión del ajenjo. La artemisinina es un extracto del arbusto de la Artemisia (también conocida como ajenjo) que se ha demostrado que inhibe la angiogénesis (la formación de nuevos vasos sanguíneos). A mediados de la década de 1990, dos investigadores de la University of Washington en Seattle (profesores Henry Lai y Narendra Singh) comenzaron a estudiar el uso de la artemisinina en pacientes humanos. Hallaron que la artemisinina ataca selectivamente las células cancerosas, mientras que las células normales de la mama y los glóbulos blancos de la sangre resultaron ilesos.

Las células cancerosas recogen y almacenan hierro, ya que necesitan más hierro para replicar el ADN cuando se dividen. Por lo tanto, las células cancerosas tienen una mayor concentración de hierro que las células normales. Según el profesor Lai, se cree que funciona, porque cuando la artemisinina se pone en contacto con el hierro, produce una cascada de daños por radicales libres. Al combinar la artemisinina con Transferrin (una molécula que potencia el hierro), los resultados fueron sorprendentes. Hubo una reducción del 98% en las células de cáncer de mama en 16 horas! ("Toxicidad selectiva de dihidroartemisinina y holotransferrin hacia las células humanas del cáncer de mama," Live Cience 70, 2001).

Se ha observado que las células leucémicas son destruídas completamente con esta combinación en solo 8 horas, probablemente debido al hecho de que se dividen rápidamente, tienen una mayor concentración de hierro y tienen porcentajes más altos de receptores de transferrina (que transporta el hierro). Al parecer, ¡cuanto más agresivo es el cáncer, mejor responde a este tratamiento!

Además de la limpieza de parásitos de la Dr. Clark (que puede ser adquirida en www.drclark.net), otra excelente limpieza de parásitos es la del Dr. Schulze en www.herbdoc.com. Usted puede tomar la limpieza de parásitos junto con su limpieza de colon o después de ella, con tal de que se haya completado antes de comenzar la limpieza del hígado. Solo asegúrese de que no pasar por alto la limpieza de parásitos. Según el Dr. Ross Andersen, *"Otros médicos prominentes están de acuerdo en que, en la historia de la humanidad, el desafío que representan los parásitos es probablemente el menos reconocido de todos los problemas endémicos. Porque no pueden ser vistos, y rara vez presentan síntomas inmediatos, siguen siendo invisibles como causa de (o como factor contribuyente a) lo que puede ser un trastorno grave".*

Paso tres: La limpieza de los riñones

¿Por qué es importante la limpieza de los riñones? Cada día, los riñones filtran la sangre y ayudan a expulsar los desechos (como el mercurio, plomo, arsénico, cobre y otras toxinas) y el exceso de agua. Los residuos y el exceso de agua se convierten en orina. La orina entonces fluye a través de los uréteres hasta la vejiga. La vejiga almacena la orina hasta que usted va al servicio. Cuando los riñones se sobrecargan con las toxinas, pueden ocurrir enfermedades de los riñones y de la vejiga ya que usted no puede deshacerse de los residuos y la orina de su cuerpo. Se forman cristales en la orina de diferentes sales, que se acumulan en las superficies internas del riñón. Con el tiempo estos cristales crecen lo suficiente para formar cálculos renales. Una limpieza de riñón es un procedimiento que se utiliza para disolver los sedimentos dentro de los riñones que puede conducir a cálculos renales.

Ahora sabemos que los minerales duros (principalmente del agua corriente) no pueden ser asimilados por nuestro organismo, por lo que empiezan a acumularse en los riñones y otros órganos, lo que contribuye a muchas enfermedades, cáncer incluído. Según el Dr. Charles Mayo (de la Clínica Mayo), *"la dureza del agua es la causa subyacente de muchas, si no todas, las enfermedades resultantes de venenos en el tracto intestinal. Estos (minerales duros) atraviesan las paredes del intestino y entran en el sistema linfático, que entrega todos sus productos a la sangre, que a su vez, los distribuye a todas las partes del cuerpo. Esta es la causa de la muchas enfermedades humanas".*

Una manera muy popular de limpiar los riñones es hacer la limpieza de sandía. Simplemente compre varias sandías grandes y cómalas durante el día. Otra limpieza de los riñones muy popular es la de infusión de semillas de apio. Simplemente vierta agua hirviendo sobre una cucharada de semillas de apio recién molidas y deje que maceren. La infusión de semillas de apio es muy potente en el caso de cálculos renales y enfermedades crónicas del riñón. Las semillas de apio tienen una acción directa sobre los riñones, aumentando la eliminación de agua y la aceleración de la eliminación de toxinas acumuladas en las articulaciones. La infusión de semillas de apio es a menudo combinado con raíz de diente de león para aumentar la eficacia de la eliminación por los riñones y el hígado. Sin embargo, si usted está embarazada, ¡no beba infusión de semillas de apio, ya que es un estimulante uterino!

Hay cientos de recetas a base de hierbas, y muchos remedios homeopáticos diferentes utilizados para la limpieza de piedras en el riñón. Una manera popular de limpieza renal es hacer una limpieza de la sandía. Solo tiene que comprar unas pocas sandías enormes y comersela a lo largo del día. Otra limpieza renal popular es el té de semillas de apio. Simplemente vierta agua hirviendo sobre la primavera una cucharada de semillas molidas de apio fresco y permitir que empinadas. Té de semillas de apio es muy potente en el caso de cálculos renales y las enfermedades crónicas del riñón. Semillas de apio tienen una acción directa sobre los riñones, aumenta la eliminación de agua y la aceleración de la eliminación de toxinas acumuladas a partir de las articulaciones. Té de semillas de apio es a menudo combinado con raíz de diente de león para aumentar la eficiencia de la eliminación por los riñones y el hígado. Sin embargo, si usted está embarazada, no beben té de semillas de apio, ya que es un estimulante uterino! Probablemente la limpieza de riñones más popular es la del Dr. Clark que se puede encontrar aquí: http://curezone.com/clark/kidney.asp. También la limpieza de riñones del Dr. Schulze puede encontrarse en www.herbdoc.com.

Paso cuatro: La limpieza de hígado y vesícula biliar

He oído decir, *"No le digas a tu chica que la amas con todo tu corazón. Dile que la amas con todo tu hígado"*. Esto parece extraño, ¿no? Pero si tenemos en cuenta que el hígado realiza más de un millar de tareas diarias y filtra cada gota de sangre que fluye a través de él, creo que se puede ver que tiene sentido. **Además, el hígado se regenera a sí mismo cada seis semanas!** En su artículo de 1994 titulado "El Hígado, laboratorio de la vida", declaró el doctor Leo Roy, *"Ninguna enfermedad, especialmente las enfermedades degenerativas como el cáncer y el SIDA, podría sobrevivir más de unas pocas semanas en la presencia de un hígado sano"*. (Inmune Perspectives, Verano 1994)

En su libro, The Liver And Cancer – El hígado y el cáncer, el Dr. Kasper Blond de Viena, Austria se refiere al hígado como la "puerta de entrada a la enfermedad." En el libro, dice, *"No hace falta otro estímulo (para el crecimiento del cáncer) que una toxina metabólica que no ha pasado el filtro del hígado o que no ha sido neutralizada debido a una insuficiencia hepática"*. Luego dice: *"El cáncer de pulmón no es causado por la nicotina, sino por toxinas digestivas que el filtro del hígado ha pasado por alto"*. ¿Se acuerda de la estrella del béisbol Mickey Mantle? Se le diagnosticaron un cáncer de pulmón a la espera de un trasplante de hígado. ¿Ve usted la conexión?

Hay muchas maneras de limpiar y mantener su hígado, pero la mejor limpieza de hígado que he visto es la limpieza de hígado y vesícula biliar de Jon Barron. La puede encontrar en www.jonbarron.org. Otra buena limpieza de hígado es la del Dr. Schulze (vea www.herbdoc.com). Beba un cuarto de zumo de manzana orgánico sin procesar cada día durante tres días. No tiene que ayunar durante este periodo, pero es recomendable que lo haga. En la tarde del tercer día, mezcle ocho onzas de aceite extra de oliva ecológico prensado en frío con el jugo de un limón y bébalo rápidamente. Luego tome un cubo, túmbese en posición fetal, acurrucado en su lado derecho durante media hora. Mantenga el cubo cerca de la cara, por si acaso vomita. A la mañana siguiente, usted deberá encontrar algunos pequeños objetos de color verde o negro en las heces. Estos son cálculos biliares.

Hay un fundamento científico detrás de la limpieza del hígado y de la vesícula biliar. El zumo de manzana es rico en ácido málico, que actúa como solvente para debilitar las adherencias entre glóbulos sólidos. El aceite de oliva ecológico estimula las contracciones de la vesícula biliar y del conducto biliar para que expulsan su contenido. El Dr. Schulze dice que nuestra dieta es demasiado dulce y que tenemos que tomar algunas hierbas y verduras amargas para estimular el flujo de la bilis. Recomienda comer algo de perejil o col rizada (o cualquier hierba o verdura amarga) justo antes de las comidas para que la bilis fluya. El zumo de remolacha, de alfalfa, de hierba de trigo son una delicia para el hígado. Y como ya he mencionado, los enemas de café también estimulan el flujo de la bilis.

Paso cinco: Limpie su sangre

El torrente sanguíneo es nuestro *"río de la vida."* No solemos pensar mucho en la sangre que corre por nuesros cuerpos hasta que he hemos sufrido una herida y este preciado líquido brota delante de nuestros ojos. Una de las primeras cosas que podemos hacer para mejorar el sistema circulatorio es limpiar los canales por los que fluye la sangre. Debido a la digestión defectuosa y el uso de aguas duras, las paredes de las arterias, venas y capilares se recubren con materiales de desecho inorgánico. Estos residuos forman una membrana que no permite que la estructura celular de las venas y de las arterias se alimente adecuadamente, por lo que estos tejidos, originalmente blandos y flexibles, se endurecen y pierden su elasticidad. Entonces, como una vieja manguera de goma, no pueden expandirse o contraerse con facilidad, y por su debilidad, o se abomban o se hace quebradizos y se rompen, como en la varicosis. El uso excesivo de pan, pasteles y azúcares refinados elimina el calcio de las arterias y de las venas, y cuando hay una deficiencia de calcio tenemos una debilidad que permite un mal funcionamiento.

Cuando el colon, los riñones y el hígado se han deteriorado en su capacidad para mantener la sangre limpia de residuos, la sangre no puede llevar a cabo sus múltiples funciones de forma adecuada. La distribución de oxígeno a las células del cuerpo se ve limitada, el sistema inmunológico está ocupado con tener que manejar algunos de los contaminantes en exceso en la sangre y el resultado final son las enfermedades degenerativas. Así, una vez más, estamos de vuelta en el punto de partida ... **el cáncer siempre se asocia con una falta de oxígeno a nivel celular.** En realidad, hay varias maneras de limpiar su sangre. Una de las más eficaces consiste en tomar enzimas digestivas entre comidas o antes de acostarse. En cuestión de minutos las enzimas entran en el torrente sanguíneo y comienzan a limpiar los restos de la sangre y estimulan las células inmunes. Pero también recomendamos que utilice un limpiador de la sangre a base de hierbas para eliminar los residuos tóxicos de la sangre de modo que se haga hostil para el cáncer y los tumores. Las grandes hierbas limpiadoras de la sangre son: el trébol rojo, la raíz de bardana, el chaparral, la fitolaca y la acedera. Estas son las hierbas que se encuentran en las famosas fórmulas de limpieza de sangre, como el té Hoxsey, el té Essiac, y la fórmula del Dr. Schulze. Literalmente, **expulsan los tumores fuera del cuerpo.**

Jon Barron pone a disposición en su sitio web una excelente limpieza de la sangre: www.jonbarron.org. Según él, la mejor manera de tomar este tipo de fórmula es como tintura herbal, que concentra las hierbas hasta 30 veces. Tome entre dos y doce goteros llenos cada día (dependiendo de su necesidad) con zumo. Tome días de descanso si es necesario, pero termine la botella entera. Y repite este tratamiento tantas veces como sea necesario.

NOTA: Gran parte de este capítulo ha sido extractado (con permiso) del artículo del Dr. Darrell Wolfe titulado *"Spoiled Rotten"* (*"Estropeados y Corrompidos"*).

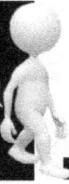

CAPÍTULO 11
LA NUTRICIÓN ES ESENCIAL

> "No se moleste en buscar en los libros de historia qué es lo que ha matado a más norteamericanos. En vez de eso, mire la mesa en la que usted come... comemos demasiado de las cosas equivocadas y no suficiente de las cosas correctas"   – Dr. Andrew Saul

"COMBÁTALO" O "ALIMÉNTELO"

*H*e dedicado varios capítulos a la nutrición y la dieta, ya que la dieta es la pieza más importante del rompecabezas del tratamiento del cáncer. Permítame reiterar: que **la dieta es la pieza más importante del rompecabezas**. Comenzar un protocolo de tratamiento alternativo contra el cáncer es como poner la madera en la chimenea (es decir, su cuerpo). Una vez que la madera se enciende y empieza a arder, el fuego va a matar las células cancerosas que han colonizado su chimenea. Sin embargo, comer una dieta pobre es como verter agua en ese mismo fuego. De hecho muchos estudios científicos han demostrado que la dieta por si sola puede causar cáncer. Por lo tanto, si quiere cambiar el curso de su cáncer, tiene que cambiar el curso de su dieta. Su dieta es realmente lo que "cura" el cáncer, ya que construye el sistema inmunitario y equilibra su "medio interno".

La verdad sea dicha, muchas personas han hecho retroceder su cáncer sin hacer otra cosa que cambiar su dieta. La dieta contra el cáncer es tan importante como el tratamiento contra el cáncer. He comparado muchos tratamientos alternativos contra el cáncer eficaces con otros no tan eficaces y es evidente que solo un pequeño "fallo" en la dieta anticáncer puede interferir con la eficacia de un determinado tratamiento. Si la dieta está alimentando a las células cancerosas, entonces son muy resistentes a la mayoría de los tratamientos. Símplemente recuerde esto: **si la dieta no está combatiendo el cáncer, entonces está alimentando el cáncer.** No hay término medio.

Es la dieta (no el tratamiento) lo que proporcionará una cura a largo plazo para el cáncer, ya que la dieta construye el sistema inmunológico y equilibra el medio interno. Ambas cosas son esenciales para tener éxito a largo plazo en la lucha contra el cáncer. A menudo las personas piensan que se han curado de cáncer cuando el tumor desaparece o cuando las células cancerosas han muerto. Entonces vuelven a su vida anterior, a su antigua dieta, a sus viejos vicios, y el cáncer regresa. Lo que hay que recordar es que alguna situación interna permitió que el cáncer creciera, y si esa situación regresa debido a una mala alimentación, entonces el cáncer también regresará.

El cuerpo humano está compuesto de los elementos más comunes que se encuentran en la tierra. En el Génesis, leemos la historia de la creación del mundo y del Jardín del Edén. Leemos en Génesis 2:7 que Dios *"formó al hombre del barro de la tierra y sopló en su nariz aliento de vida"*. ¿Qué usó Dios para crear a Adán? Dios lo hizo de los suelos más ricos de la Tierra. Estoy convencido al 100% de que todos los elementos estaban presentes en el suelo del que Dios hizo a Adán y sus frutos y cereales y verduras crecieron en ese mismo suelo. Pero después de la caída de Adán, también nuestro medio ambiente se derioró.

Dado que la capa superior del suelo de los Estados Unidos ha sido desprovista del 90% de su valor mineral, dadoque se añaden hormonas y productos químicos inútiles a nuestro suelo y a nuestros alimentos, y dado el procesado que destruye las vitaminas y las enzimas digestivas, haciéndo los alimentos más ácidos, no es una sorpresa que tengamos una epidemia de enfermedades degenerativas. En la investigación de su libro, <u>Nutrition Under Siege</u> (trad. El asedio a la nutrición), Alex Jack examinó los datos publicados por el USDA ARS Nutrient Data Laboratory y llegó a la conclusión de que una comparación de los datos *"muestra una fuerte disminución de los mineral es, las vitaminas y otros nutrientes en muchos alimentos desde el último estudio exhaustivo publicado aproximadamente hace veinte años"*, que atribuye a *"un deterioro constante en la calidad del suelo, del aire y del agua"*. Estos elementos, que ahora faltan en la dieta estadounidense promedio, son **cruciales** para el mantenimiento de la salud y de la propia vida.

Hace cien años, el cáncer era prácticamente desconocido, pero hoy parece que todo el mundo tiene un pariente que ha muerto de esta terrible enfermedad. ¿Qué ha cambiado? ¿Han cambiado nuestros cuerpos? ¿Ha cambiado nuestra genética ? ¿O hemos agotado nuestros suelos de nutrientes esenciales? ¿Hemos cambiado lo que ponemos en nuestros cuerpos? ¿Y tal vez esos alimentos que ingerimos alteran nuestro terreno interno de tal manera que nos hacen más susceptibles a la enfermedad?

En su libro titulado <u>Beating Cancer With Nutrition</u> (trad., Supere el cáncer con nutrición) el Dr. Patrick Quiles nos proporciona una gran analogía: *"Un hongo crece en la corteza de un árbol debido a las condiciones favorables de calor, humedad y oscuridad. Usted puede cortar, quemar y envenenar a un hongo todo lo que quiera, pero mientras persistan las condiciones favorables, volverá. Del mismo modo, el cáncer se desarrolla en un ser humano cuando las condiciones son adecuadas. Se ha documentado que los factores que favorecen la formación de tumores son: la acumulación de toxinas, la inmunosupresión, la malnutrición, la depresión y el exceso de glucosa en la sangre... A menos que corrijamos estos inductores del cáncer, las terapias citotóxicas están condenadas a fracasar"*. Lo que el Dr. Quillin está diciendo es que tenemos que centrarnos en las **causas** del cáncer y no en los **síntomas**.

La falta de vitaminas y minerales en el suelo, los productos químicos en nuestros alimentos, beber refrescos, cocinar en el microondas, comer comida basura, los alimentos procesados, los alimentos contaminados con pesticidas, y falsos alimentos son solo algunos de los muchos factores dietéticos que han contaminado nuestro terreno interno, principalmente alterando el equilibrio del pH, y proporcionando un terreno fértil para el crecimiento del cáncer. Nuestra dieta ácida, de comida-basura, de comida rápida, de comida sin calorías es uno de los villanos principales en el aumento del cáncer.

Como ya he dicho, no hay término medio. Los alimentos que comemos o combaten el cáncer o lo alimentan. Así que los alimentos que comemos pueden ser agrupados en dos categorías:

1. Alimentos que **alimentan** el cáncer: Ya sea alimentando las células cancerosas o impidiendo que nuestro sistema inmunitario destruya las células cancerosas. Entre estos alimentos están los siguientes:: micotoxinas (hongos tóxicos), los alimentos ácidos, las bebidas gaseosas, el azúcar, las grasas trans, el café, el glutamato monosódico, el nitrito de sodio, el aspartamo, los alimentos procesados, los alimentos con plaguicidas, la leche y el queso de leche pasteurizados, las harinas refinadas, el flúor, el cloro , etc.

2. Alimentos que **combaten** el cáncer: Bien eliminando las células cancerosas, equilibrando nuestro pH, o impidiendo que el cancer se extienda mediante el uso de nutrientes, enzimas, vitaminas y minerales. Entre estos alimentos se hallan: el agua de manantial, las manzanas y sus semillas, los albaricoques y sus semillas, la uvas tintas y sus semillas, las frambuesas, los arándanos, las fresas, el melón, las zanahorias, el brócoli, los pimientos, los tomates, los aguacates, el ajo, los limones, las limas, el aceite de coco, las semillas de lino, el aceite de lino, las nueces crudas, la clorella, la spirulina, algunas hierbas, etc.

La clave para una exitosa "dieta contra el cáncer" es comer los alimentos que combaten el cáncer y evitar comer los alimentos que alimentan el cáncer. **Fácil, ¿verdad?** ¡Pues no en los Estados Unidos del siglo 21! Hace un siglo, no teníamos muchos alimentos procesados. Las familias comían frutas y verduras frescas, pan fresco, nueces frescas, carne fresca de vacuno alimentado con pasto, huevos frescos, y todo regado con agua de manantial, rica en minerales o leche cruda de vaca. Pero hoy en día, la mamá está demasiado ocupada para cocinar. Así que, para el desayuno, todo el mundo tiene un donut o un pastelillo. Mamá y papá toman café mientras que los niños tienen un gran vaso de leche pasteurizada chocolateada. En la comida, una visita al restaurante de comida rápida para tomar una hamburguesa con queso y patatas fritas, un refresco con gas y un helado de postre. Y después, la cena consiste en una pizza, patatas chips, cerveza o refresco y una barrita de chocolate antes de ir a la cama.

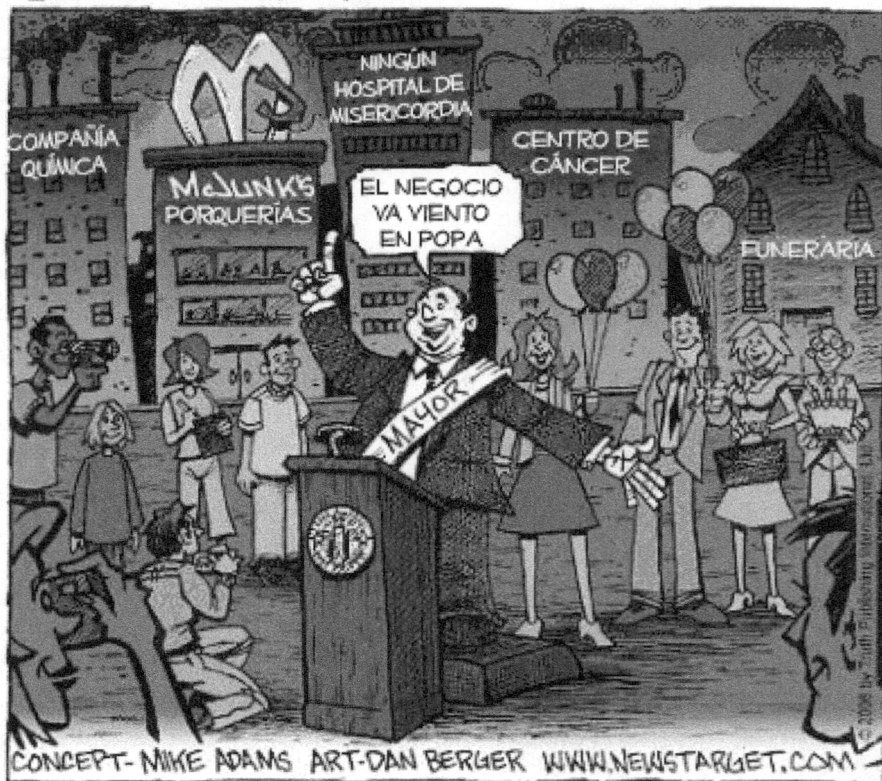

Gracias a Mike Adams y www.NaturalNews.com, por el dibujo de arriba.

¿Ve usted cuál es el problema? Desafortunadamente, la dieta típica americana está hecha en un 95% de alimentos que alimentan el combustible. Estos alimentos son muy ácidos, lo que provoca un desequilibrio en nuestro nivel de pH. Echemos un vistazo a las patatas fritas: pelamos las patatas y las cortamos en pequeños trozos para exponer su superficie, luego las congelamos, a continuación las freímos a alta temperatura en grasa trans y finalmente echamos un montón de sal. Al final, no queda ninguna fibra, ni nutrientes, ni minerales. **No queda nada más que un montón de residuos no digeribles y altamente ácidos.** No es de extrañar que algus de nosotros apenas podemos sobrevivir de un día para otro. ¡Nuestro terreno interior está en una situación horrible!

No solo son estos alimentos ácidos, sino que también son deficientes en enzimas. Puesto que las enzimas estropearían la comida rápidamente, la mejor manera de evitar que los alimentos se echen a perder y darles una mayor "vida útil" es eliminar o destruir las enzimas. Sin embargo, podría preguntarse usted, "*¿acaso no son las enzimas importantes?*" **Por supuesto que lo son.** Las enzimas juegan un papel importante en la digestión de los alimentos. Pero nuestros alimentos procesados de hoy en día no tienen estas enzimas vitales.

¡EXPRIMALO!, ¡LICÚELO!

Una manera excelente de conseguir enzimas es beber zumos de frutas y verduras recién exprimidas. Como las frutas y las verduras son licuadas en crudo, las enzimas sobreviven. La mayoría de personas ha puesto su intestino en peligro por comer durante años comida basura, por lo que tienen dificultad para absorber los nutrienes. Licuar nuestos alimentos vegetales es el equivalente de pre-digerirlos, por lo que podemos absorber más nutrientes.

El licuado en crudo pueden ser la respuesta para los que no les gusta comer verduras crudas. Sé que si usted está acostumbrado a las hamburguesas y a las patatas fritas, el pensamiento de comer una ensalada de brócoli, zanahoria, pepino, remolacha y apio, puede no ser el más apetecible, por lo que un zumo crudo es una alternativa excelente a las tres o cuatro libras de de vegetales frescos al día que se recomiendan. Licuar es simplemente la manera más práctica de conseguir sus necesidades diarias de vegetales y frutas frescas.

Nosotros licuamos con frecuencia. Nuestro zumo incluye normalmente, zanahorias, remolachas, manzanas, apio y pepino. A los niños les encanta. Yo suelo beber aproximadamente la mitad de mi zumo y luego añadir la pulpa en la otra mitad. El beneficio de esto es que se añade al jugo de fibra, que sirve como fertilizante para las bacterias benéficas del colon. Beba el zumo

inmediatamente después de licuarlo, ya que la exposición al oxígeno y a la luz hace que las enzimas comiencen a deteriorarse.

Un anticancerígeno tremendo es el zumo de hierba de trigo. Según Webster Kehr, *"Si nos fijamos en oxígeno como una bala para matar las células cancerosas, entonces debemos mirar a la hierba de trigo como un disparo de escopeta en el tratamiento del cáncer. El número de formas en que trata de cáncer es increíble. En primer lugar contiene clorofila, que tiene casi la misma estructura molecular que la hemoglobina. La clorofila aumenta la producción de hemoglobina, lo que significa que llega más oxígeno al cáncer. El selenio y el laetrilo presentes en la hierba de trigo, son ambos anticancerígenos. La clorofila y el selenio también ayudan a fortalecer el sistema inmunitario. Además, la hierba de trigo es uno de los alimentos más alcalinos que conoce la humanidad. Y la lista sigue".* Se ha demostrado que el zumo de hierba de trigo limpia el sistema linfático, restablece el equilibrio del pH, forma sangre y elimina los metales tóxicos de las células. También contiene clorofila, que tiene una estructura química similar a la hemoglobina que ayuda a transportar oxígeno en la sangre.

VEGETALES Y FITONUTRIENTES

Cuando se trata de qué alimentos ofrecen las mejores "medicinas" contra el cáncer, nada es mejor que los alimentos vegetales, debido al hecho de que contienen decenas de miles de enzimas y fitoquímicos. "Fito": significa planta; por lo tanto, los fitoquímicos son sustancias químicas procedentes de plantas, incluidos las vitaminas y los minerales. Sin embargo, las plantas contienen miles de fitoquímicos que no son ni vitaminas ni minerales.

Un fitoquímico conocido es el beta-caroteno, que da las zanahorias y a las batatas su color naranja brillante. Beta-caroteno es en realidad un miembro de una familia de fitoquímicos llamados carotenoides, que dan frutas y vegetales sus colores brillantes. Las investigaciones realizadas indican que los fitoquímicos reducen nuestro riesgo de cáncer. Es importante tener en cuenta que solo las plantas (frutas, verduras, frutos secos, semillas, cereales y leguminosas) contienen fitoquímicos.

Los alimentos vegetales, especialmente las verduras de hoja verde, contienen enzimas que permiten al cuerpo desintoxicarse (limpiarse) de manera más eficiente y eliminar las sustancias que causan cáncer. Los alimentos vegetales verdes contienen clorofila, que tiene una estructura química similar a la hemoglobina que ayuda a transportar oxígeno en la sangre. Los alimentos vegetales también contienen antioxidantes, que ayudan a proteger el cuerpo contra la oxidación. Como hemos comentado anteriormente, las células utilizan el oxígeno y la glucosa para producir ATP, nuestro suministro de energía. Sin embargo, los radicales libres son un subproducto de esta reacción química. Los radicales libres, también llamados oxidantes, causan la oxidación que daña las paredes celulares. La oxidación es como el óxido en su coche.

Los brotes son ricos en vitaminas, minerales, proteínas y enzimas y los proporcionan en una forma que es fácil de asimilar y digerir. Es interesante saber que como los brotes son alimentos vivos, seguirán creciendo lentamente, y su contenido de vitaminas en realidad aumentará después de cosecharlos. Compare esto con las verduras y las frutas, que comienzan a perder su contenido de vitaminas desde el momento en que se cosechan y que tienen que ser enviadas con frecuencia a miles de kilómetros.

Cultivar brotes es una manera muy eficaz de añadir alimentos crudos en su dieta. Si usted puede proporcionar un tarro, alguna pantalla o red, y riega los brotes dos veces al día, puede cultivar deliciosos brotes ecológicos en menos de una semana. El cultivar sus propios brotes significa tener su propio suministro de vegetales ecológicos cada día necesitando solo un par de pies cuadrados de espacio en su encimera. Y las semillas pueden multiplicar por quince su peso inicial. Excelentes opciones para cultivar brotes son la alfalfa, las almendras, el broccoli, el repollo, la alholva, los garbanzos, las lentejas, las judías mungo, los guisantes, el rábano, el trébol rojo, y las semillas de girasol. Asegúrese de refrigerar sus brotes una vez que estén completos. Lo ideal sería comerlos inmediatamente después de cosecharlos. Esos brotes siguen creciendo en su plato. ¡Esto sí que es fresco!

Francamente, los beneficios de comer regularmente alimentos vegetales frescos son poco menos que milagrosos. Según las últimas investigaciones sobre salud, no hay duda de que los vegetales pueden reducir el riesgo de cáncer e incluso, si ya tiene cáncer, de que los vegetales le ayudan a recuperarse y mantenerse sano. Hay literalmente miles de estudios que nos cuentan que los vegetales reducen el riesgo de contraer cáncer y también previenen su recurrencia.

A nosotros nos encantan las frambuesas, las fresas, las moras y los arándanos. Todos esas bayas contienen una gran variedad de fitoquímicos y antioxidantes. Las bayas son también ricas en vitaminas y minerales como el zinc, el calcio y el magnesio, minerales de los que carece la mayor parte de los estadounidenses. Todas estas bayas contienen también ácido elágico, un compuesto que previene las mutaciones celulares y es un anticancerígeno. Las pruebas clínicas demuestran que el ácido elágico impide que las células cancerosas inhiban el gen p53 que causa la apoptosis. Los arándanos contienen "epicatequina", que es la razón por la cual son tan potentes en la mejora de la función hepática, y también contienen "pterostilbeno", que protege contra el cáncer de colon.

Todos los niños disfrutan comiendo cerezas. Curiosamente, las cerezas contienen perilil-alcohol, que puede inducir la muerte de las células tumorales. En 1999, unos científicos de la Universidad Estatal de Michigan descubrieron que el material que da a las cerezas su coloración oscura es una excelente fuente de antioxidantes llamados "antocianinas." De hecho, la actividad antioxidante de las cerezas negras o picotas es mayor que la de la vitamina E, que es el antioxidante de referencia. Las cerezas también contienen componentes analgésicos (inhibidores CoX) que son tan efectivos que la FDA hizo un esfuerzo especial para tratar de amordazar a los cultivadores de cerezas, impidiendo que establecieran una conexión con estudios científicos sobre las cerezas. Por último, las cerezas contienen altos niveles de melatonina, una hormona que se pensaba que solo se produce en la glándula pineal en el cerebro. La melatonina es parte de la forma natural del cuerpo de regular el sueño y que tiene también propiedades anti-cáncerígenas.

Mis hijos adoran las manzanas, y han aprendido a comer también las semillas. Las semillas contienen nitrilósidos (vitamina B17) que se ha demostrado que mata las células cancerosas. También brotes frescos son uno de nuestos alimentos favoritos - son un alimento completo. Nosotros los comemos en bocadillos y ensaladas. Germinar cereales y verduras, incrementa su alcalinidad. También nos gusta utilizar hierbas frescas tales como la albahaca, el ciliantro, el perejil, etc.

Hay dos cosas que es importante que recuerde acerca de los alimentos vegetales: a) cómalos crudos ya que las encimas se destruyen a partir de 112 grados Farentheit y b) coma verduras y frutas ecológicas (si es posible) ya que los vegetales cultivados de forma convencional están llenos de plaguicidas tóxicos. Sin embargo, si usted no puede encontrar los productos orgánicos, no lo utilice como excusa para volver a la pizza, las patatas fritas, las hamburguesas y la cerveza. Siga adelante, compre los productos convencionales y lávelos bien con agua y jabón.

ENZIMAS ESENCIALES

En los capítulos anteriores, hemos aprendido sobre la importancia de mantener el pH de nuestro cuerpo en un estado alcalino. Ahora, vamos a revisar alguna ciencia básica de la nutrición. La química de la digestión es muy simple, siendo los tres tipos principales de alimentos las proteínas, los carbohidratos y las grasas. Digerimos estos tres tipo de alimentos descomponiéndolos en sus tres formas utilizables: las proteínas se descomponen en aminoácidos, los hidratos de carbono en glucosa, y las grasas en ácidos grasos.

La mayoría de la gente piensa que cuando come, los alimentos van a una piscina de ácido estomacal donde se descomponen, los nutrientes se absorben en el intestino delgado y entonces salen del cuerpo atravesando el colon. Esto no es exactamente correcto. **La intención de Dios era que nosotros comiésemos alimentos ricos en enzimas y que masticásemos los alimentos adecuadamente.** Si todos hiciéramos esto, la comida entraría en el estómago unida a enzimas digestivas. Estas enzimas entonces "predigerirían" la comida durante una hora, descomponiendo hasta un 75% de los alimentos que acabamos de comer. Desafortunadamente, la mayoría de nosotros no comemos una dieta adecuada, y desde luego, no masticamos la comida adecuadamente. Recuerde, que lo importante no es la cantidad de comida que comemos, sino más bien la cantidad de comida que **digerimos**.

¿Qué es una enzima? ¡Sabía que me iba a preguntar eso! Una enzima es un catalizador. Pero ¿que es un catalizador? Recuerdo a mi profesora de química en la escuela, la señora Reed, quien nos enseñó la definición de un catalizador. Solo en caso de que usted haya tenido un lapsus de memoria momentánea, un catalizador es una sustancia que hace que una reacción química tenga lugar, sin convertirse ella misma en parte de esa reacción química. Hay numerosas enzimas en el cuerpo que son responsables por los cientos de reacciones químicas que tienen lugar para de mantener el cuerpo funcionando normalmente.

Pero por sí solas, las enzimas son solo piezas del rompecabezas digestivo. Para que las enzimas realmente lleven a cabo miles de las tareas, necesitan la ayuda de las vitaminas y los minerales (cofactores). La enzima y los cofactores se orquestan en una complicada obra llamada "complejo". Es el complejo enzimático lo que produce la esencial actividad enzimática.

Según el Dr. Tim O'Shea, "*Vitaminas, minerales y enzimas se necesitan mutuamente, como las tres patas de un taburete. En el estrambótico mercado actual de los suplementos alimentarios, parece cómo que fuesemos acosados por por todas partes por gente gritando ¡vitaminas!, otros gritando ¡minerales!, y otros voceando ¡enzimas! como si cada uno por sí mismo fuese la varita mágica que puede curar cualquier cosa. Las ideas reales son la cooperación, la sinergia, y la cofactorización. Nada existe aisladamente en el cuerpo. Una enzima sin cofactores no tiene actividad enzimática. Se sabe que las enzimas hacen trabajos muy específicos. Su actividad se puede comparar con las llaves que tienen que encajar en determinadas cerraduras. Las enzimas son proteínas de cadena larga unidas en una forma muy específica por puentes de hidrógeno".*

Y continúa: *"Piense en un ovillo sujeto en una forma extraña por pequeñas tiras de Velcro. Si algo le pasa a las uniones de velcro, la enzima se desenreda, perdiendo su forma. Sin la forma, es posible que la llave ya no encaje en la cerradura. Entonces ya no es una enzima sino solo otra proteína extraña. Y ¿que es lo que causan las proteínas extrañas en nuestro cuerpo? Exacto, inflamación. Respuesta inmune. Y esto es exactamente el significado de auto-inmune. El cuerpo ahora se ataca a sí mismo porque detecta que hay un extraño a bordo. El yo se ha convertido en no-yo".* www.thedoctorwithin.com

Si las uniones se rompen, la enzima se colapsa y ya no puede hacer su trabajo específico. Dicha encima que se ha colapsado se dice que está **desnaturalizada.** Los radicales libres, el calentamiento por encima de 112 °F, la transformación, el conservado, la ingeniería genética, y el flúor son solo algunas cosas que pueden provocar que una enzima se desnaturalice. Curiosamente, las enzimas de la comida cruda digieren hasta el 75% de los alimentos sin la ayuda de las enzimas secretadas por el cuerpo.

Hay tres clases principales de enzimas: enzimas metabólicas (enzimas que trabajan en la sangre, tejidos y órganos), las enzimas de los alimentos crudos, y las enzimas digestivas. También hay tres categorías principales de enzimas digestivas: proteasas (para la digestión de las proteínas), amilasas (para la digestión de los hidratos de carbono), y lipasas (para la digestión de la grasa). Sin enzimas, no hay vida. Las frutas y verduras orgánicas crudas son impresionantes. Contienen enzimas, algunas contienen nitrilósidos, y están repletas de vitaminas y minerales. Sin embargo, como he mencionado, la cocción destruye las enzimas de las verduras. A 112 ° F, las enzimas se destruyen. **Una buena regla de oro es comer crudo:** frutas crudas, verduras cruda y leche cruda. La cocción destruye las enzimas y lo mismo ocurre con la pasteurización.

Verá, la pasteurización tiene sus raíces en la falsa teoría de los gérmenes de Louis Pasteur. Dios nos dio la leche pura en una forma natural cruda y está llena de sustancias que estimulan nuestro sistema inmunológico y nos dan muchas enzimas, vitaminas y minerales esenciales que mantienen nuestos sistemas digestivos y nuestros cuerpos trabajando a niveles optimos de salud. Pero la leche pasteurizada que compramos en la tienda es un alimento desvitalizado, deficiente en enzimas y sin valor nutritivo. Al contrario que la propaganda que escuchamos en la televisión, la leche pasteurizada es incapaz de reconstruir o mantener los huesos y los dientes, ya que **no** es una buena fuente de calcio (porque la enzima fosfatasa que se requiere para absorber el calcio se destruye durante el proceso de pasteurización).

Ciertos estudios también han demostrado que la lipasa (una enzima de la leche que ayuda a la digestión de la grasa) se destruye totalmente por la pasteurización, que también disminuye el contenido de vitaminas, destruye las vitaminas B12 y B6, mata a las bacterias beneficiosas, y está asociada con alergias, el aumento de la caries dental, el cólico infantil, los problemas de crecimiento en niños, la osteoporosis, la artritis, las enfermedades cardíacas y el cáncer. En palabras del Dr. Timothy O'Shea, la leche pasteurizada equivale a "formica líquida."

Estados Unidos es una nación obesa. El CDC señala que uno de cada tres estadounidenses es considerado obeso (es decir, pesa un 30% más de su peso normal). ¿Alguna vez se preguntó por qué? Bueno, parte de esto que somos un país de glotones y perezosos. El auto-control se considera pasado de moda. Sin embargo, parte de la razón de la obesidad en Estados Unidos es el hecho de que nuestra dieta consiste típicamente en un 90% en alimentos cocinados. Hace tiempo que los porqueros han aprendido que los cerdos engordan el doble de rápido si son alimentados con comida cocida. ¿Que es lo que destruye la cocción? Exacto...**las enzimas.**

LOS MINERALES QUE FALTAN

Hay seis grupos de nutrientes - agua, vitaminas, minerales, grasas, proteínas e hidratos de carbono - los seis grupos son necesarios para una salud óptima. A decir verdad, cuando nos fijamos en la dieta de muchas personas, los minerales pueden ser el "eslabón perdido." Mucha gente piensa que los minerales y las vitaminas son lo mismo, pero no lo son. La principal diferencia es que las vitaminas son sustancias orgánicas (es decir, que contienen el elemento carbono) y los minerales son sustancias inorgánicas.

Cuatro elementos componen el 96% del cuerpo: carbono, hidrógeno, oxígeno y nitrógeno. El 4% restante de la composición de cuerpo es mineral. Hay varias opiniones acerca de cuántos minerales son esenciales. Algunos dicen que 14, algunos dicen que 16, el debate continúa. Sin embargo, todo el mundo está de acuerdo en que todos necesitamos pequeñas cantidades de unos 25-30 minerales (14 a 16 de los cuales se consideran "esenciales") para mantener la función normal del cuerpo y la buena salud, pero debido a los hábitos malsanos de alimentación y a las pobre condición del suelo, la mayoría de nosotros tenemos una deficiencia en minerales..

Hay dos grupos de minerales: macrominerales y microminerales. Macrominerales (también conocido como "los principales minerales") son necesarios en la dieta en cantidades de 100 miligramos o más cada día. Son el potasio, el cloro, el fósforo, el calcio, el magnesio, el azufre y el sodio. Los macrominerales están presentes en prácticamente todas las células del cuerpo, mantienen la homeostasis general y son necesarios para su normal funcionamiento.

Los microminerales (también conocidos como "oligoelementos") son micronutrientes que son elementos químicos. Son, entre otros el hierro, el molibdeno, el cromo, el cobre, el manganeso, el flúor, el yodo, el zinc y el selenio. Son minerales que el cuerpo humano necesita en cantidades muy pequeñas contrariamente a lo que ocurre con los macrominerales que se requieren en grandes cantidades.

Recuerde que con los minerales, más no es necesariamente mejor. El consumo excesivo de un mineral en la dieta bien puede conducir a una enfermedad, directa o indirectamente, debido a la naturaleza competitiva entre los niveles de minerales en el cuerpo, así que asegúrese de seguir las recomendaciones sobre dosis diarias. **En esta sección, me referiré brevemente al magnesio, el calcio, el cromo y el zinc.** Sé que el yodo y el selenio también son minerales, pero les he dado su propia sección (más adelante en el libro) así que no hablaré de ellos aquí.

Magnesio

El magnesio tiene un efecto curativo increíble para una amplia gama de enfermedades, así como en su capacidad para rejuvenecer el cuerpo envejecido. El magnesio es esencial para más de 300 reacciones enzimáticas (especialmente en lo que respecta a la producción de energía celular), para la salud del sistema nervioso y el cerebro, y también para tener huesos y dientes sanos. Se ha observado que el cloruro de magnesio (un compuesto de cloro y magnesio) usado por via parenteral estimula el el sistema inmunitario. Por ejemplo, los globulos blancos destruyen hasta tres veces más microbios despues de tomar cloruro de magnesio que antes de tomarlo. También se ha observado que el cloruro de magnesio es muy efectivo contra la broquitis, el asma, el enfisema pulmonar y la neumonía.

Según los estudios epidemiológicos realizados, las regiones con suelos ricos en magnesio tienen menos cáncer que aquellos con niveles bajos de magnesio. Científicos indios han demostrado que la incidencia de tumores de mama en ratas se puede reducir un 88% por una sola aplicación de cloruro de magnesio, vitamina C, vitamina A y selenio.

El magnesio es también esencial en el área de la desintoxicación, especialmente de metales pesados. Por ejemplo, el glutatión necesita magnesio para su síntesis. Según el Dr. Russell Blaylock, niveles bajos de magnesio están asociados con un aumento drástico en la generación de radicales libres, así como la pérdida de glutatión. Esto es vital ya que el glutatión es una de las pocas moléculas antioxidantes capaces de neutralizar el mercurio. Sin el trabajo de limpieza y quelación del glutatión (magnesio), las células comienzan a descomponerse a medida que se acumulan los desechos celulares y los metales pesados que son unos medios excelentes para atraer infecciones y cáncer mortales. http://www.naturalnews.com/023279.html

CALCIO

En la edición de octubre 13, 1998, del New York Times hay un artículo titulado "El calcio toma su lugar como una superestrella de los nutrientes", que informa de un estudio aparecido en el Journal of the American Medical Association que informa de que "el aumento de calcio induce un desarollo normal de las células epiteliales y podría también prevenir el cáncer en órganos tales como las mamas, la próstata y el páncreas."

Una vez descompuesto el calcio, su absorción en el cuerpo depende totalmente de la presencia de vitamina D en el intestino, así que asegúrese de obtener un montón de luz natural. No hay ningún otro mineral capaz de realizar tantas funciones biológicas como el calcio. Este notable mineral proporciona la energía eléctrica para que el corazón lata y para todo el movimiento muscular. También es el ion calcio el responsable de alimentar cada célula, una hazaña lograda uniéndose a prenderse a siete moléculas nutrientes y una molécula de agua, tirando de ellos a través del canal de nutrientes, soltando la carga y repitiendo el proceso. Un denominador común que une a todas las personas que viven más de 100 años es que toman cantidades masivas de calcio (más de 5 gramos) de calcio al día.

Otro importante trabajo biológico del calcio es la replicación del ADN, que es la base para todas las reparaciones del cuerpo y es esencial para mantener la salud y para prevenir enfermedades degenerativas. A pesar de la importancia de ésta y cientos de otras funciones del calcio para la salud humana, ninguna es tan importante como el trabajo de controlar el pH. Se dice que el "Calcio es al ácido como el agua es al fuego". El calcio destruye rápidamente el ácido (que roba el oxigeno) en los fluídos corporales.

CROMO

La investigación de la USDA ha puesto de manifiesto que el cromo juega un papel muy importante en la amplificación de la respuesta insulínica en los diabéticos. En 1977, el primer caso publicado de una existencia de la relación entre el cromo y la diabetes, demostró que los graves síntomas de diabetes que una mujer desarrolló durante una alimentación intravenosa de larga duración se aliviaron mediante la suplementación de cromo. Según el Dr. Walter Metz, el investigador del USDA que identificó el cromo como el componente fundamental del factor de tolerancia a la glucosa (en adelante, GTF siglas de Glucose tolerance factor), "a menudo el 50% o más de los sujetos en diversos estudios mejoran tras la administración de suplementos de cromo." El cuerpo necesita el GTF para metabolizar azúcar. Los científicos han hallado que consumir alimentos con alto contenido en azúcar estimula la pérdida de cromo en la orina. Además, los carbohidratos refinados están desprovistos de cromo y otros oligoelementos imprescindibles.

Mientras que el transporte de glucosa es la principal función de la insulina, la función principal del cromo es aumentar la **eficiencia** de la insulina en la regulación de los niveles de azúcar en la sangre. Las investigaciones indican que el cromo ayuda a abrir la puerta a la membrana celular, permitiendo la entrada de glucosa. Esto ocurre cuando el cromo se convierte en GTF, el cual apoya las funciones de la insulina en el cuerpo. Según el Dr. Scott Whitaker, autor del best-seller MediSin, "*sin lugar a dudas, el uso de cromo GTF junto con aceite de hígado de bacalao y una dieta en la que se haya eliminado todos los cereales procesados y todos los azúcares refinados, eliminará la diabetes al cabo de 6 semanas*". Cualquier persona con diabetes que usa insulina debe consultar a un profesional médico sobre los suplementos de cromo, ya que la dosis de insulina puede tener que ser ajustada.

ZINC

Es un hecho comprobado que el zinc juega un papel en una amplia variedad de procesos celulares (incluyendo la división y la proliferación celulares, la función inmune, y la defensa contra los radicales libres). El zinc es el oligoelemento más abundante en las células y hay una evidencia creciente que enfatiza el importante papel del zinc tanto en la estabilidad como en la función genéticas. El zinc se encuentra en más de 300 enzimas, incluyendo la cobre / zinc superóxido dismutasa, que es una importante enzima antioxidante, y en varias proteínas implicadas en la reparación del ADN. El zinc también ayuda a proteger a los componentes celulares de la oxidación y del deterioro. La deficiencia de zinc puede conducir a la disfunción inmune y alteraciones en el crecimiento, la función cognitiva, y la función hormonal. La vitamina B17 (laetrilo) junto con el zinc, el magnesio, el selenio y las vitaminas A y B causan el fortalecimiento del mecanismo de defensa del cuerpo frente al cáncer, impidiendo el crecimiento del cáncer en el cuerpo. Además, el zinc es el sistema de transporte para la dispersión de laetrilo en el cuerpo, fortaleciendo de ese modo el sistema inmunitario contra el cáncer. Existe una relación recíproca entre el zinc y el cobre. Si los niveles sanguíneos de zinc son muy altos los niveles de cobre serán demasiado bajos. Por ejemplo, las personas que viven en zonas con "agua dulce" tienden a ser deficientes en zinc mientras que los niveles de cobre son generalmente altos debido a la lixiviación de las tuberías de cobre.

VITAMINAS VITALES

Todas las vitaminas son necesarias para muchos de los procesos naturales del cuerpo humano, y son, de hecho, esenciales para la vida. Debido a que el cuerpo no puede sintetizar las vitaminas por sí mismo, deben ser proporcionadas por la dieta o tomando suplementos. Las vitaminas pueden ser hidrosolubles (se necesita agua para absorberlas y se excretan por la orina) o liposolubles (se necesita grasa para absorberlas y son almacenadas en el tejido graso).

Hay nueve vitaminas "hidrosolubles"diferentes: la vitamina C y ocho vitaminas B la tiamina (B1), la riboflavina (B2), la niacina (B3), el ácido pantoténico (B5), la piroxidina (B6), la biotina (B7), el ácido fólico (B9) y la cianocobalamina (B12).

Hay cuatro diferentes vitaminas "liposolubles": las vitaminas A (beta caroteno), D, E y K. Cada una de estas vitaminas tiene un papel único en nuestros cuerpos. Por ejemplo, la vitamina A mjora la visión y nos ayuda a ver en la oscuridad, mientras que la vitamina K ayuda a la sangre a coagularse. Las vitaminas son vulnerables al calor, la luz y los agentes químicos, por lo que el cocinado, la preparación, el procesado y el almacenamiento deben ser adecuados para preservar las vitaminas de los alimentos.

Idealmente, deberíamos ser capaces de obtener niveles adecuados de vitaminas esenciales a través de nuestra dieta. Sin embargo, debido a las modernas técnicas de cultivo, los métodos de procesamiento de alimentos, y los efectos de cocinarlos, nuestra comida está desprovista de vitaminas en el momento en que llega a nuestros platos. Los suplementos podrían ofrecer una solución razonable a este problema. Es importante señalar, sin embargo, que la mayoría de las vitaminas requieren la presencia de otros nutrientes para ser utilizadas correctamente por el cuerpo. Por esta razón, puede ser mejor obtener las vitaminas de un suplemento alimenticio completo o una fórmula de múltiples vitaminas y minerales, en lugar de tomar suplementos de nutrientes individuales.

DIETA Y ENFERMEDAD

Uno de los principales problemas que tengo con la mayoría de los médicos es que no saben casi nada de nutrición. Algunas escuelas de medicina enseñan sobre la nutrición durante un par de semanas, pero la mayoría de los médicos nunca han tenido un curso sobre nutrición. Según el Dr. Phillip E. Binzel, *"Mi mayor problema (al principio) era entender la nutrición. En cuatro años de facultad de medicina, un año como interno y un año de residencia ni siquiera tuve una clase sobre nutrición".*

Basta con que eche un vistazo a la mayoría de los médicos y se dará cuenta de que son personas en general, muy poco sanas. El Dr. Neal Pinckney dice, *"He observado que los médicos no suelen recibir mucha formación sobre la nutrición y que algunos así llamados expertos en nutrición no están bien cualificados en la materia. Se preguntó a una amplia muestra de médicos cuanta formación en nutrición habían recibido en la facultad de medicina. El promedio fue de menos de tres horas, con muchos que tenían solamente una hora o menos. Y esto de casi 3.500 horas de formación médica. La verdad es que los médicos pueden obtener su información nutricional de los mismos periódicos y programas de televisión que nosotros, y a no ser que hayan recibido formación adicional en nutrición,* **puede que no sepan de nutrición mucho más que el resto de nosotros".**

El Dr. Patrick Quilin es un experto en la relación entre la dieta y la enfermedad. Es muy preciso cuando predica sobre la necesidad de centrarnos en la causa de la enfermedad en lugar de tratar los síntomas: *"La Sra. Jones podría estar sufriendo de cáncer de mama metastásico porque, en su caso, aún está sufriendo un odioso divorcio que ocurrió hace dos años, lo que lleva sus catecolaminas a una situación de estrés y deprime su sistema inmunitario; no se va a la cama sin antes comerse una caja de galletas azucaradas cada noche; tiene una deficiencia de aceite de pescado, zinc y vitamina E; y tiene un desequilibrio en su cuerpo entre el estrógeno y la progesterona. Su oncólogo puede quitarle los senos, darle Tamoxifen para neutralizar estrógeno y administrarle quimioterapia y radioterapia pero ninguna de estas terapia trata la causa subyacente de la enfermedad. Y a no ser que cambien estas fuerzas que generan la enfermedad, la enfermedad regresará".* www.patrickquillin.com

Nuestros cuerpos son como automóviles. Si ponemos combustible de alta calidad en nuestro automóvil, el motor funcionará suave y silenciosamente, tendrá mejores prestaciones, y durará más. Sin embargo, si empezamos a llenar nuestro tanque con diesel, queroseno, alcohol para friegas o aceite para lámparas, entonces tarde o temprano tendremos serios problemas con el motor del automóvil. Al final, nuestro automóvil hará ruidos raros, se recalentará, y acabará por no arrancar cuando giremos la llave. Un buen mecánico de automóviles diagnosticará rápidamente el problema: un mal combustible está causando problemas en el motor. Un mal mecánico de automóviles le dirá que no hay relación alguna entre los combustibles que pone en su automóvil y el rendimiento que obtiene del mismo.

Desafortunadamente, cuando se trata de diagnosticar *"los problemas de motor"* en nuestros cuerpos, muchos (no todos) los médicos son como malos mecánicos de automóvil. Ellos simplemente no ven la relación entre el combustible adecuado (nutrición) y un rendimiento óptimo (buena salud). Pero no espere que admitan su ignorancia en este tema de vital importancia. En la escuela de medicina, además de una buena dosis de lavado de cerebro, muchos médicos también recogen una gran dosis de "ego". Por supuesto, esto no es más que una generalización amplia, así que por favor no piense que estoy "golpeando" a todos los médicos . Muchos de mis buenos amigos son médicos y creo que la mayoría de los médicos tienen buen corazón y nobles intenciones. Simplemente estoy señalando lo obvio que la mayoría de los médicos carecen de un mínimo conocimiento sobre nutrición y que no es probable que lo admitan. Siendo esto así, es importante aprender tanto como sea posible acerca de este tema, ya que es probable que no obtenga mucha información coherente de su médico.

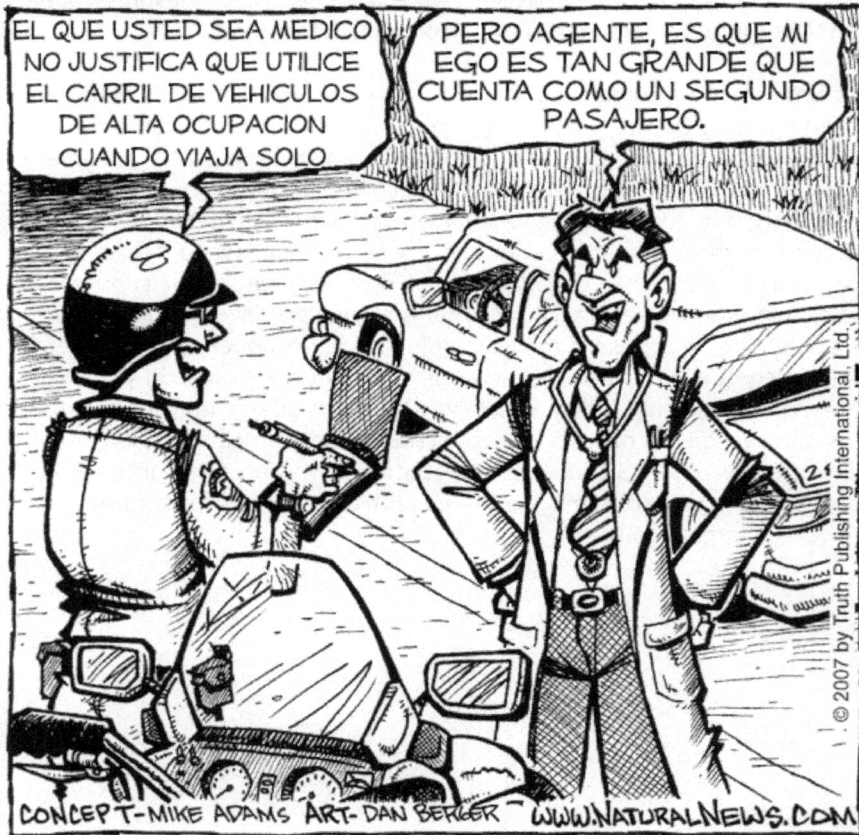

Gracias a Mike Adams y www.NaturalNews.com por el dibujo de arriba.

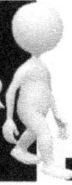

CAPÍTULO 12
ALIMENTOS FANTÁSTICOS Y SUPERSUPLEMENTOS ALIMENTARIOS

> "Permita que alimento sea su medicina y la medicina es su alimento."
> — Hippocrates

¿*H*a escuchado alguna vez decir que tomar suplementos nutricionales es inútil y solo le dará a usted una *"orina cara"*? ¡Si tuviera un niquel por cada vez que he oído esto! Cuando alguien me dice algo así de inocente, es que me mata. Una frase así revela una profunda ignorancia de la literatura médica sobre el valor de los suplementos.

La verdad es que un porcentaje de la mayoría de los suplementos se excreta por la orina, pero esto no quiere decir que sean inútiles. Lo importante **no** es si usted excreta algo de los diversos nutrientes, sino más bien lo que hacen los nutrientes a su paso por el cuerpo. Veamos, por ejemplo, el agua. Por supuesto, gran parte del agua que usted consume se excreta. ¡Si no, parecería usted Pillsbury Dough Boy! Parte se excreta por la orina, parte por el sudor y parte por el vapor de su respiración. El hecho de que la excreta no significa que usted no tiene que beber agua ¿Ha oído a alguien decir que no necesita beber agua porque la va a excretar de todos modos? Sería ridículo decirlo ¿no?

Lo cierto es que la orina más cara del mundo es la que crea el tomar multiples **medicamentos excesivamentes caros,** no el tomar vitaminas y suplementos. Con más de 40% de la población estadounidense tomando medicamentos en este momento, el contenido de medicamentos en la orina humana es tan alto que es posible encontrar pequeñas cantidades de antidepresivos y medicinas para controlar el colesterol (tales como Prozac y Lipitor) en los suministros públicos de agua. En comparación con los medicamentos recetados, los

285

suplementos son la prevención más barata, y la verdad es que son esenciales para una dieta bien equilibrada, una dieta que previene el cáncer y una dieta que es óptima desde el punto de vista de la nutrición.

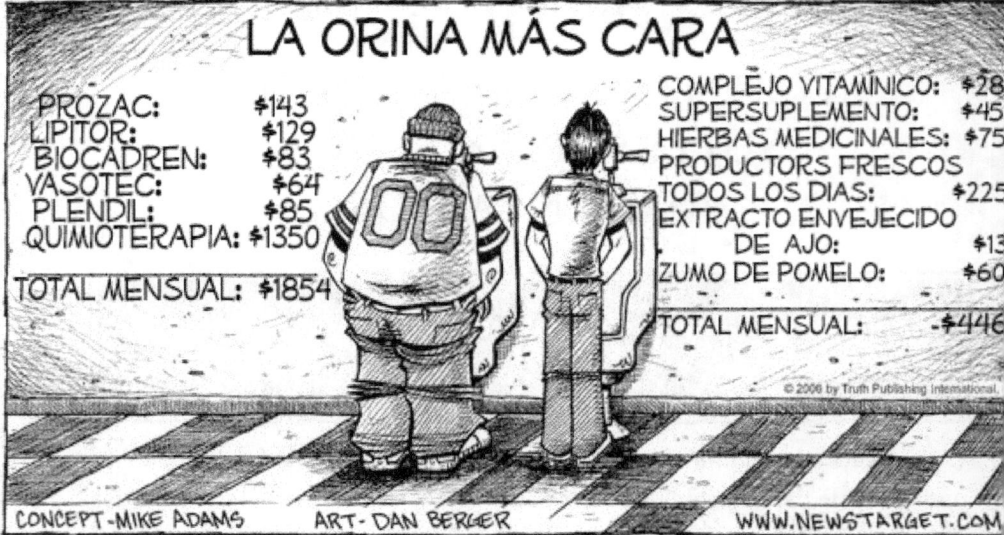

COUNTERTHINK

LA ORINA MÁS CARA

PROZAC: $143
LIPITOR: $129
BIOCADREN: $83
VASOTEC: $64
PLENDIL: $85
QUIMIOTERAPIA: $1350

TOTAL MENSUAL: $1854

COMPLEJO VITAMÍNICO: $28
SUPERSUPLEMENTO: $45
HIERBAS MEDICINALES: $75
PRODUCTORS FRESCOS
TODOS LOS DIAS: $225
EXTRACTO ENVEJECIDO
DE AJO: $13
ZUMO DE POMELO: $60

TOTAL MENSUAL: $446

© 2006 by Truth Publishing International,

CONCEPT-MIKE ADAMS   ART-DAN BERGER   WWW.NEWSTARGET.COM

Gracias a Mike Adams y www.NaturalNews.com por la ilustración de arriba.

Se cita con frecuencia a Thomas Edison diciendo: *"El médico del futuro, no tratará el cuerpo humano con medicinas sino que curará y prevendrá la enfermedad con la nutrición"*. Si en vez de utilizar el verbo en futuro hubiera añadido el condicional *"debería"*, entonces habría sido más preciso. Los médicos deberían curar y prevenir la enfermedad con nutrición. Desafortunadamente, la mayoría de los médicos todavía cree que los medicamentos son la respuesta y pasan por alto la nutrición y los suplementos adecuados.

ALGAS (CHLORELLA & SPIRULINA)

La **Chlorella** es un *"alimento completo milagroso"* que recibe su nombre de la cantidad de clorofila que posee. Es un alga unicelular y contiene realmente más clorofila por gramo que cualquier otra planta conocida. La clorofila es una de las mejores substancias alimenticias para la limpieza del intestino y de otros sistemas de eliminación, como el hígado y la sangre, y también sirve de instrumento para transportar más oxígeno al cuerpo y el cerebro. Además el "misterioso" factor de crecimiento de la Chlorella (CGF, por sus siglas en inglés) acelera la tasa de curación de cualquier tejido dañado, incluidos el tejido canceroso.

Además de amplificar la respuesta del sistema inmune a las células cancerosas, la Chlorella actúa como medida preventiva contra el cáncer al aumentar los niveles sanguíneos de la proteína albúmina. Según Earl Mindel's Supplement Bible (trad. La biblia de los suplementos de Earl Mindel), "*Numerosos estudios han documentado que un nivel bajo de albúmina es un marcador de enfermedades graves tales como el cáncer y las enfermedades coronarias. Dichos estudios señalan las pruebas de laboratorio que confirman que el aumento de los niveles de albúmina puede prevenir cambios cancerosos así como extender la vida útil de las células humanas*".

En un estudio japonés, los científicos pusieron unos ratones de laboratorio en un régimen de Chlorella durante diez días y luego les inyectaron tres tipos de cáncer. Sorprendentemente, más del 70% de los ratones a los que se inyectó Chlorella no desarrolló cáncer, mientras que el 100% de los ratones no tratados desarrolló cáncer y murió en el plazo de 20 días. En su libro Treating Cancer with Herbs trad. Tratando el cáncer con hierbas, el Dr. Michael Tierra escribe: "*Yo recomiendo Chlorella a todos los pacientes con cáncer, independientemente de cualquier otra bebida de hoja verde que utilicen... Es casi un alimento completo en sí mismo. Actúa como un poderoso nutriente y como un alimento de desintoxicación*".

La Chlorella también ayuda a equilibrar el nivel de pH de su cuerpo, ayuda a eliminar metales pesados tóxicos, y contiene una amplia gama de vitaminas, minerales y enzimas. También estimula la producción de globulos rojos e incluso elimina el mal aliento. Y es seguro para los niños. En un estudio realizado en gemelos idénticos, los que recibieron chlorella crecieron mucho más rápido, más sanos, y tenían menos enfermedades que los gemelos que no recibieron Chlorella.

La **Spirulina** es un alga azul-verde que se encuentra en lagos alcalinos de aguas cálidas. Contiene concentraciones de nutrientes como ningún otro cereal, hierba o planta. La Spirulina es en aproximadamente un 70% proteína completa, con todos los aminoácidos esenciales en perfecto equilibrio, y también proporciona una alta concentración de muchos otros nutrientes, minerales quelados, oligoelementos y enzimas. La Spirulina contiene los ácidos grasos esenciales (linoleico y alfa-linolénico), ácido gamma-linolénico y ácido araquidónico. La Spirulina es prácticamente la única fuente vegetal de vitamina B12, necesaria para producir glóbulos rojos sanos. También tiene cantidades importantes de clorofila, aunque no tan concentrada como la Chlorella, y se ha demostrado que estimula el sistema inmunológico. Tal vez lo más importante es que los estudios de laboratorio han demostrado que los polisacáridos de la Spirulina pueden reparar el material genético dañado, por lo que la Spirulina posee importantes atributos antineoplásicos (contra el cáncer).

Algunos científicos especulan con que el "maná" de los israelitas errantes, que Dios les proporcionó los cada mañana, y cuyo sabor fue descrito como de *"hojuelas hechas con miel"* podría haber sido una forma de spirulina latente desecada. Por supuesto que esto es pura especulación, pero es una teoría interesante.

La capacidad de la Spirulina para crecer en ambientes calurosos y alcalinos garantiza su estatus de salubridad, ya que ningún otro organismo pueden sobrevivir para contaminar las aguas en las que la spirulina prospera. A diferencia de la asociación estereotipada de los microorganismos con "escoria" y "gérmenes", la Spirulina es en realidad uno de los alimentos más limpios y más naturalmente estériles que se encuentran en la naturaleza. Su adaptación al calor también asegura que la Spirulina conserva su valor nutricional cuando se somete a altas temperaturas durante el procesado y el almacenamiento, a diferencia de muchos alimentos vegetales que se deterioran rápidamente a temperaturas más altas.

Si desea obtener más información sobre la Spirulina y la Chlorella, le recomiendo el e-book titulado <u>Superfoods for Optimal Health: Chlorella and Spirulina</u>"(trad. Superalimentos para una salud optima: Chlorella y Spirulina) " escrito por Mike Adams, el Guardia de la Salud. Está disponible de forma gratuita aquí: <u>www.chlorellafactor.com</u>

Nosotros compramos nuestra Chlorella y nuestra Spirulina de <u>www.iherb.com</u>.

Aloe vera (Gluconutrientes)

Todos sabemos lo que es la planta de Aloe vera, ¿verdad? Es esa planta de aspecto extraño que parece una especie de cactus sin espinas. Alrededor de mi casa **siempre** creció una enorme planta de Aloe vera. Tan pronto como alguien se quemaba con el sol, mi mamá cortaba una de esas gruesas hojas y la aplicaba en la quemadura. Al día siguiente, la quemadura había mejorado mucho ya que el áloe alivia la piel, la hidrata, la nutre y acelera la regeneración de nuevo tejido dérmico.

Pero el Aloe vera no solo es beneficioso para calmar las quemaduras solares, sino también es utilizado en el tratamiento de la quemaduras de congelación y diferentes tipos de quemaduras, incluídas las causadas por los productos químicos y por la exposición a la radiación. Se ha utilizado durante miles de años para tratar y limpiar heridas y tiene también tiene un efecto analgésico (alivia el dolor) debido a su contenido de magnesio y ácido salicílico. También abunda en vitamina C y selenio por lo que se considera que es un antioxidante.

Antes de continuar con los beneficios curativos del Aloe vera, vamos a repasar algunos términos básicos que te ayudarán a entender mejor la siguiente información:

> Un sacárido es un azúcar.
> Un glicano es una cadena de sacáridos.
> Un monosacárido es una molécula de azúcar simple (como la glucosa).
> Un disacárido es una cadena de dos moléculas de azúcar (como la lactosa, que está compuesta de glucosa y galactosa).
> Un oligosacárido es una cadena de azúcares que tiene entre tres y 20 moléculas de longitud.
> Un polisacárido es una cadena de azúcares que pueden variar de 10 a miles de moléculas de azúcar a lo largo y a lo ancho.
> Para que puedan ser absorbidos los polisacáridos, oligosacáridos y disacáridos, se les debe extraer el agua (hidrolizado) lo que los descompone en monosacáridos.
> Gluconutrientes son nutrientes compuestos de azúcar (la palabra griega "gluco" significa "dulce").

Los investigadores han identificado un pequeño grupo de ocho gluconutrientes que son fundamentales para la estructura y funcionamiento de nuestros más de 600 billones de células. Estos glicnutrientes se combinan con proteínas y grasas para crear glucoproteínas que cubren la superficie de prácticamente todas las células del cuerpo, formando así un complejo sistema de mensajería para la comunicación "célula a célula". Si las células no tienen suficiente de los ocho glúcidos esenciales, entonces no puede hacer las glucoproteínas correctas, y los mensajes de célula a célula se interrumpen. Como consecuencia, el sistema inmunitario no puede emprender efectivamente una ofensiva contra los patógenos bacterianos y virales o las células cancerosas de rápida división. El resultado es la aparición de la enfermedad.

Desgraciadamente, nuestra dieta moderna suele proporcionar solo dos de los ocho glúcidos esenciales (glucosa y galactosa). Por lo tanto, es importante que complemente su dieta con un producto que contiene los ocho (glucosa, galactosa, manosa, fucosa, xilosa, N-acetilglucosamina, N-acetylgalact-osamine, y el ácido N-acetilneuramínico). ¡Acertó! **El aloe vera contiene los ocho gluconutrientes.** Sin los gluconutrientes esenciales, el sistema inmunitario funciona a ciegas y es muy ineficiente. Algo así como jugar a ponerle la cola al burro, si conoce el juego. Despojadas de su capacidad para reconocer a las bacterias, los virus y los mohos patógenos, sus propias células permitirán a estos invasores adueñarse de su cuerpo.

En general se cree que el aloe vera fue introducido como laxante por un médico griego alrededor del 50 a. C. El Aloe vera se utiliza también en los tiempos bíblicos. Después de que Jesús fue crucificado, José de Arimatea y Nicodemo tomaron su cuerpo y lo prepararon para su entierro con 75 libras de mirra y áloe (Juan 19:39).

El uso clínico del aloe comenzó en los años 1930 con informes de tratamiento exitoso de quemaduras por rayos X y radio. En 1976, los investigadores aislaron emodina de aloe, un compuesto que mostró una actividad antileucémica significativa. Un estudio publicado en la edición de 1995 de International Inmunofarmacología mostró que los polisacáridos de Aloe vera (llamados "polymananos") mostraron una potente actividad de activación de los macrófagos. Recuerde, los macrófagos son leucocitos (glóbulos blancos) que ingieren los invasores extranjeros y son un componente esencial de nuestro sistema inmunológico. Los mananos son como el "cemento" que mantiene unidos los bloques de construcción del sistema inmunitario, ayudando a los macrófagos y otros componentes de la respuesta inmune a "reconocer" a los invasores extraños.

Aloe Inmune es un excelente producto de aloe con los ocho glúcidos esenciales en un polvo deshidratado en lugar de obtenido por congelación o atomización o en forma de jugo diluido. Aloe inmune también es más barato que muchos otros productos en el mercado hoy. Me he carteado en un par de ocasiones con Scott Siegel, cuyo padre (el Dr. Robert Siegel) desarrolló Aloe inmune. Curiosamente, el Dr. Siegel se curó de tres diferentes tipos de cáncer (próstata, colon y riñón) usando este producto. Usted puede comprar Aloe inmune en www.AloeImmune.com.

En resumen, Aloe vera es antibacteriano, antiviral y antifúngico. Este hecho es bien conocido por los herbalistas de todo el mundo. Aloe vera destruye también los tumores cancerosos, estimula el sistema inmunológico, y cura las úlceras, el Síndrome de colon irritable, la enfermedad de Crohn y la enfermedad celíaca. Es, en mi opinión, la mejor planta para tener a mano.

VINAGRE DE SIDRA

Estoy seguro que ha oído el viejo dicho anglosajón *"an apple a day keeps the doctor away"* (una manzana al día aleja al médico). Es posible que tenga mucho fundamento. La manzana es uno de los frutos más sanos de que disponemos y es el ingrediente central del vinagre de sidra (en adelante VdS). Hipócrates decía que el VdS se utiliza como tónico para la salud, y se dice que los soldados estadounidenses lo han utilizado para combatir la indigestión, la neumonía, y el escorbuto. El VdS es un tipo de vinagre hecho por la fermentación de la sidra de manzana. Durante este proceso, el azúcar del zumo de manzana es degradado por las bacterias y las levaduras en alcohol y después en vinagre. El VdS es un poderoso agente desintoxicante y purificador. El aminoácido en el vinagre es un eficaz antiséptico y antibiótico, mientras que el ácido acético puede ayudar en el tratamiento de infecciones fúngicas y bacterianas.

El VdS descompone los depósitos de grasa, de moco y de flema en el cuerpo. Al romper estas substancias, el VdS mejora mejora la salud y el funcionamiento de los órganos vitales del cuerpo (como el riñón, la vejiga y el hígado) previniendo que la orina sea demasiado alcalina. También oxigena y diluye la sangre, lo es muy importante en la prevención de la hipertensión arterial.

Hace unos años, Charlene tenía insensibilidad y hormigueo en un pie, que resultaba en dolor insoportable y dificultad para caminar. Para remediar esto, combinamos VdS con melaza residual, que contiene muchas vitaminas y minerales. Ella bebió esta mezcla tres veces al día y a la mañana siguente, el dolor había remitido y la insensibilidad casi se había ido. Dos días después ya caminaba y corría con los niños, sin dolor y feliz. Ella desde luego cree en dosis diaria de VdS con melaza residual. Podemos decir felizmente que, desde luego, ¡esto funciona!

Los mejores médicos han revelado que la combinación de ajo, VdS y miel es una "poción milagrosa". En un estudio de las víctimas de la artritis, el Dr. Angus Peters del Instituto par la investigación de la artritis de la Universidad de Edimburgo halló que una dosis diaria de VdS y miel reduce el dolor en un 90%. Además, una dosis diaria de ajo y VdS ha demostrado ser un poderoso destructor de grasa y reductor de peso, según el famoso Centro de investigación de la obesidad del Dr. Raymond Fisch en Londres. El Dr. Hen Lee Tsno escribe en el Journal of Natural Medicines (muy respetado en China) lo siguiente: *"los pacientes que recibieron esta poción milagrosa antes del desayuno mostraron una reducción notable de la presión arterial y del colesterol en menos de una semana".*

Tenga cuidado ... no todos los VdS son creados iguales. Muchos VdS comerciales han sido pasteurizados, filtrados, refinados o destilados para que el producto tenga buen aspecto. Por desgracia, este procesamiento adicional destruye gran parte de los beneficios que había inicialmente en el producto. El mejor tipo de VdS es el que se hace de manzanas ecológicas, enteras y exprimidas en frío, sin productos químicos ni conservantes añadidos. Nosotros compramos el VdS de Bragg, que es organico y crudo.

ASTRÁGALO

Probablemente usted ha oido hablar de remedios naturales para el resfriado como la Equinacea, el ajo, y el sello de oro. Pero aquí hay un remedio que puede ser incluso mejor.

Así que, ¿qué es este remedio milagroso? Es una antigua hierba china llamada "Huang Qi", que significa "líder amarillo", pero probablemente usted lo conoce por su nombre más común, "el astrágalo." El astrágalo es una planta originaria de Asia, y la parte de la planta usada medicinalmente es la raíz, que se parece a una cabeza de ajo.

Una miríada de estudios muestran que el astrágalo es un potente estimulante inmunitario. Sin embargo, una idea falsa muy extendida es que basta con la estimular el sistema inmunitario para "derrotar al cáncer". Quizás, en algunos casos aislados, bastará. Sin embargo, el principal problema con el cáncer es que no solo el sistema inmune ha sido comprometido sino **TAMBIÉN** que la respuesta inmune no está funcionando. En otras palabras, el cáncer es "invisible" al sistema inmunológico y ni siquiera aparece en el radar. Como resultado de esto, cuando tratamos el cáncer es importante tener un tratamiento que sea a la vez "inmunomodulador" (es decir, que estimule el sistema inmunitario y "adaptogénico" (es decir, que corrija la respuesta inmune y "encienda el radar del cáncer").

El astrágalo parece ser capaz de hacer ambos trabajos. En primer lugar, tiene unos efectos inmunomoduladores fenomenales. En pruebas realizadas en la Hiroshima School of Medicine en Japón, se ha demostrado que incrementa directamente la producción de infocitos B y T, de interleucina, y de anticuerpos. Pero no solo aumenta el astragalo el número de leucocitos, en especial los linfocitos T "hunter", sino que también ayuda a identificar los virus, las bacterias, las células y otras células hostiles. La Universidad de Texas ha mostrado que el astragalus es una hierba adaptogenica que permite que los virus, las bacterias e incluso las células cancerosas puedan ser localizadas en el radar del sistema inmunitario. En un estudio, el astrágalo fue capaz de restaurar la función inmunitaria ¡en el 90% de los pacientes de cáncer estudiados!

En un estudio realizado en Italia en 1994, (Morazzoni, Bombardelli), se dió a pacientes de cáncer de mama una combinación de ligustro y astrágalo. Los pacientes que recibieron esta combinación mostraron una disminución de la mortalidad del 50% al 10%. Y en otros dos estudios, los pacientes con cáncer que recibieron el astrágalo tenían una tasa de supervivencia doble que aquellos que recibieron los "Tres grandes". Hay fuerte evidencia científica de que beneficia la función hepática (con frecuencia dañada en los pacientes de cáncer). En China, el astrágalo es ampliamente usado en el tratamiento de la hepatitis. Parece ser que reduce significativamente el nivel de toxinas y aumenta los niveles de interferón mientras que tiene poco o ningún efecto sobre el ADN normal. (Zhang 1995, Fan 1996)

En resumen, este recurso extraordinario refuerza su sistema inmunológico contra el resfriado y la gripe, las bacterias, los virus, los hongos, la hepatitis e incluso contra el cáncer. A diferencia de otras hierbas potenciadoras del sistema inmunitario (como la equinácea y el sello de oro), puede tomar astrágalo todos los días sin efectos secundarios adversos.

PRODUCTOS APÍCOLAS

POLEN DE ABEJA

El polen de abeja contiene trazas de minerales y vitaminas, es muy rico en proteínas e hidratos de carbono, y contiene todos los ingredientes necesarios para una dieta equilibrada. En este alimento "perfecto" se encuentran veintidos nutrientes requridos por el cuerpo humano, incluyendo todas las vitaminas del complejo B, las vitaminas C, D, E, K y el beta caroteno (vitamina A), además de numerosos minerales, enzimas y coenzimas, ácidos grasos vegetales, carbohidratos, proteínas y 22 aminoácidos (incluyendo los ocho aminoácidos "esenciales" que el cuerpo no puede producir por sí mismo). No es necesario decir que el polen de abeja es uno de los alimentos más completos disponibles.

Según los investigadores del Instituto de Apicultura Taranov, Rusia, *"el polen de abeja es la fuente más rica de vitaminas que se encuentra en la naturaleza en un solo alimento. Incluso si el polen de abeja no tuviera ningún otro ingrediente, su contenido en rutina justificaría tomar al menos una cucharada diaria, por la sencilla razón de que fortalece los capilares. El polen es extremadamente rico en rutina y puede que tenga el contenido más alto de todas las fuentes posibles de rutina, además de proporcionar un alto contenido de los acidos nucleicos ARN y ADN".* www.shirleys-wellness-cafe.com/bee.htm

Los médicos en Europa lo prescriben a menudo como un complemento alimentario para aumentar la energía y la vitalidad. Otro hecho interesante sobre el polen de abeja es que no puede ser sintetizado en un laboratorio. Cuando los investigadores retiran un panal lleno de polen de abeja y alimentan a las abejas con "polen artificial", la abejas mueren incluso aunque todos los nutrientes del polen están presentes en el alimento sintético producido en laboratorio.

Se han hecho miles de análisis químcos del polen de abeja con el más moderno equipo de diagnóstico, pero aún hay algunos elementos presentes en el polen de abeja que el hombre, con su sabiduría finita, no puede identificar. Evidentemente las abejas añaden su propio y misterioso"extra". Estos elementos no identificables pueden muy bien ser la razón por la que polen de abeja funciona tan maravillosamente contra tantas y tan distintas afecciones de la salud.

NOTA: No dé polen de abeja a niños menores de 18 meses.

Miel pura

Este maravilloso líquido dorado no solo sabe estupendamente sino que también contiene todos los minerales esenciales para mantener la vida. La miel pura está virtualmente libre de bacterias, por lo que rara vez se estropea, y tiene también antivirales y antimicóticos. La miel cruda suministra a dos etapas de la energía. La glucosa de la miel es rápidamente absorbida por el cuerpo y da un impulso de energía inmediato. A continuación, la fructosa es absorbida más lentamente proporcionando energía sostenida. La miel cruda contiene todas las sustancias necesarias para sostener la vida (incluyendo enzimas, vitaminas, minerales y agua), y es el único alimento que contiene "pinocembrina" (un antioxidante asociado con la mejora de la función cerebral).

Es mejor que compre miel orgánica producida en su zona, ya que está producida por abejas que son del entorno en el que usted vive. Siempre es mejor cultivar o consumir alimentos de la zona que usted vive ya que contienen las propiedades estimulantes del sistema inmunitario que su cuerpo necesita para adaptarse a su entorno.

NOTA: Dado que la miel cruda contiene una presencia natural de endosporas botulínicas, no se lo dé a los bebés menores de un año, ya que su tracto intestinal no es lo suficientemente maduro como para inhibir el crecimiento de Clostridium botulinum.

PROPÓLEO

Aunque el propóleo está disfrutando de un redescubrimiento, la utilidad del propóleo puede ser seguida en el tiempo hasta la época de Hipócrates, quien lo utilizó para curar irritaciones y úlceras. El propóleo es uno de los antibióticos más poderosos que se encuentran en la naturaleza y es una mezcla muy compleja de ceras, resinas, bálsamos, aceites y una pequeña cantidad de polen. Las abejas utilizan esta sustancia para sellar sus colmenas, protegiéndolas de contaminantes externos.

Dios creó las abejas como unas de las criaturas más estériles de la Tierra, siendo la colmena de la abeja el lugar más estéril de la naturaleza. El propóleo es la sustancia responsable de neutralizar cualquier bacteria, hongo o virus que entra en la colmena. Curiosamente, en la Segunda Guerra Mundial, fue utilizado por la Unión Soviética para tratar las heridas de batalla, ya es que un potente antibiótico (sin efectos secundarios) y un estimulante del sistema inmunitario. El propóleo es a veces llamado "la penicilina de la naturaleza" y se ha demostrado que combate cepas de bacterias que se han vuelto resistentes a los antibióticos sintéticos.

A excepción de la vitamina K, el propóleo tiene todas las vitaminas conocidas. De los minerales que necesita el organismo, el propóleo contiene todos con la excepción de azufre. Hoy en día, el propóleo se utiliza en la fabricación de goma de mascar, cosméticos, cremas, pastillas para chupar y ungüentos.

JALEA REAL

La jalea real es un líquido denso, cremoso, extremadamente nutritivo de color blanco lechoso, secretado por las glándulas hipofaríngeas de las abejas nodriza. Transforma una abeja hembra normal en una "abeja reina", aumentando la duración de su vida de tres meses a más de cinco años y permitiéndola producir cada día dos veces su peso en huevos (más de 3.000

huevos). Aunque algunos de los elementos encontrados en la jalea real, están en cantidades de microgramos, aún pueden actuar superiormente con co-enzimas como catalizadores o pueden actual sinergéticamente. **Traducción:** la acción combinada de los elementos es mayor que la suma de sus acciones tomadas por separado.

La jalea real es rica en proteínas, vitaminas del complejo B, vitamina C, vitamina E, e inositol. Es un complemento de gran utilidad, para la reducción del estrés. De hecho, contiene 17 veces más ácido pantoténico (vitamina B5), que reduce el estres, que el polen seco. La jalea real contiene gammaglobulina, que se sabe que estimula el sistema inmunitario y combate las infecciones. También proporciona los siguientes minerales: calcio, cobre, hierro, fósforo, potasio, silicio y azufre.

Unos investigadores han hallado en Valhalla, Nueva York, que la jalea real contiene un compuesto complejo que estimula las glándulas y normaliza los sistemas reproductivos tanto de los hombres como de la mujeres y actúa como una hormona natural. La jalea real es también rica en ácidos nucleicos, ADN y ARN. La gelatina, otro componente importante, es uno de los precursores del colágeno, que es otro componente de la jalea real. El colágeno es un elemento anti-envejecimiento que mantiene la piel con un aspecto liso y juvenil.

Según Albert Einstein, *"Si la abeja desaparece de la superficie de la tierra, el hombre no tendría más de cuatro años de vida"*. A la luz de esta cita de Albert Einstein, el hecho de que la población de abejas disminuye con rapidez es bastante preocupante , ¿no?

CARNIVORA®

Carnívora® es el extracto 100% puro de la planta Venus atrapamoscas y fue desarrollado por el Dr. Helmut G. Keller, un oncólogo de Alemania. Como jóven médico, Keller estaba desencantado con la pésima tasa de éxito de los "Tres Grandes" y consideró abandonar la oncología. Por un extraño giro del destino, descubrió la Venus atrapamoscas cuando estaba comprando un ramo de flores para su esposa. Cuando Keller observó la Atrapamoscas (una planta carnívora), dedujo que debe de poseer un avanzado sistema inmunitario para distinguir entre intrusos nocivos y sus propias células y estaba intrigado por su habilidad para reconocer y digerir proteínas animales de insectos y arañas. El Dr. Keller tuvo el presentimiento de que esta planta come insectos podría convertirse en un avance médico. ¡Resultó que estaba en lo cierto!

En 1988, se aisló el componente activo de Carnívora®, "plumbagin". Se ha demostrado, in vivo e in vitro (en sujetos vivos y en el laboratorio) que es un poderoso estimulante inmunitario, que estimula las citoquinas y que tambien inhibe las proteinas kinasas, por lo que detiene el crecimiento celular anormal y la proliferación de células cancerosas. Se ha informado que Carnívora® es terapeuticamente activo en la reducción de tumores cancerosos sólidos y de hecho funciona para cualquier tipo de cáncer con la excepción de las anormalidades de la sangre (como la leucemia). Varios personajes famosos han sido tratados contra el cáncer con Carnívora® incluido el ex-presidente Ronald Reagan, quien viajó a Alemania para la terapia. Según el Dr. Morton Walker, *"él (Keller) está respaldado ahora por más de tres décadas de análisis de laboratorio, investigación clínica y tratamiento de aproximadamente 15.000 pacientes de cáncer. Esta planta está llena de 17 substancias diferentes que estimulan su sistema inmunitario"*. www.naturalcancerremedies.net

Carnívora® ha tenido un efecto espectacular en pacientes infectados con el virus VIH, ya que aumenta el número y actividad de los linfocitos T y otros componentes del sistema inmune. En un artículo titulado, *"La cura del cáncer, del SIDA y de otras patologías con Carnívora"*, el Dr. Morton Walker dice que la Carnívora® *"es muy eficaz en la eliminación total del VIH in vivo de la sangre humana y puede ser considerada una cura para el síndrome de inmunodeficiencia adquirida, SIDA"*. (Immune Perspectives, Summer 1994)

Además del cáncer y el VIH, Carnivora® ha tenido éxito en el tratamiento de la artritis, la enfermedad de Lyme, la hepatitis C, la enfermedad de Crohn, el lupus, el síndrome de fatiga crónica, la colitis ulcerosa, y la esclerosis múltiple. Según el Dr. Dan Kenner, *"Si solo pudiera elegir una planta para utilizarla como medicina, la respuesta sería simple: Venus atrapamoscas. ¿Por qué la Venus atrapamoscas? En una palabra, su extracto es el la sustancia de origen vegetal más versátil para el tratamiento de infecciones crónicas y enfermedades degenerativas de que tengo experiencia"*. www.dankennerresearch.com

Advertencia: No tome Carnivora® si está embarazada. Para obtener más información sobre Carnivora®, por favor visite www.carnivora.com.

UÑA DE GATO

La uña de gato es una planta originaria de la selva amazónica que tiene dos especies principales (Uncaria tomentosa y Uncaria guianensis). En los EE.UU., se ve principalmente *"Uncaria tomentosa"* y en Europa principalmente *"Uncaria guianensis"*. Comunmente llamada *"uña de gato"* en español y *"Cat´s*

Claw" en inglés, el nombre viene de las espinas de las hoja de la planta que parecen la garras de un gato. Esta hierba milagrosa, según la leyenda india, ha sido utilizada para tratar problemas digestivos, artritis, inflamación, úlceras e incluso para curar el cáncer. La parte que se utiliza en medicina es la corteza de la raíz.

Aunque era prácticamente desconocida en los EE.UU. hasta hace poco, los efectos beneficiosos de la uña de gato han sido estudiados en centros de investigación de Perú, Austria, Alemania, Inglaterra, Hungría e Italia desde la década de 1970. Estos estudios han demostrado que es una hierba inmuno-moduladora que aumenta los niveles de glóbulos blancos sanguíneos y estimula la producción de NK (natural killer), linfocitos T y macrófagos. Cuatro alcaloides en particular estimulan la fagocitosis (literalmente *"comer células"*) en la que los linfocitos atacan, envuelven y arrastran consigo la células anormales del cuerpo.

La uña de gato posee capacidades curativas y beneficios para el sistema inmune increíbles, con una plétora de aplicaciones terapéuticas. El Dr. Julian Whitaker informa de que usa uña de gato para el cáncer, por sus efectos estimulantes del sistema inmunitario, para ayudar a prevenir accidentes cerebrovastulares e infartos de miocardio, para reducir coágulos de sangre y para la diverticulitis y el síndrome de cólon irritable (IBS). Debido a sus propiedades anti-inflamatorias, la uña de gato se ha utilizado para la artritis reumatoide y la osteoartritis. Ciertos compuestos de la corteza y las raíces de la uña de gato (llamados glúcidos de ácido quinóvico) bloquean la producción del cuerpo de sustancias llamadas *"prostaglandinas"* y *"factor de necrosis tumoral"* (TNF, por sus siglas en inglés) que causan la inflamación.

La uña de gato también parece tener la capacidad de abrirse paso a través de graves trastornos intestinales, lo que ningún otro producto disponible puede conseguir. El Dr. Brent Davis se refiere a la uña de gato como "la que abre el camino" por su capacidad de limpiar todo el intestino y su eficacia al tratar trastornos del estómago y del intestino como la enfermedad de Crohn, el síndrome del intestino permeable, úlceras, gastritis, diverticulitis y otras afecciones inflamatorias del estómago y de los intestinos.

Según la Dra. Mary D. Eades, en su libro el Dr.. María D. Eades en su libro The Doctor's Complete Guide to Vitamins and Minerals, Guía completa de Vitaminas y Minerales para médicos. *"Muchas de las sustancias químicas que se encuentran en esta poderosa hierba han sido patentadas para el tratamiento de SIDA, cáncer, artritis y otras enfermedades. Sin embargo, el uso de toda la planta puede ser más potente que cualquier ingrediente aislado"*.

CAYENA

El fruto picante de la planta de cayena (Capsicum annuum) se ha utilizado como especia en la cocina desde hace siglos. Sin embargo, ¿sabía usted que, además de hacerle cosquillas en la lengua, la cayena es quizás la hierba medicinal más valiosa del reino vegetal, no solo para todo el sistema digestivo, sino también para el sistema cardiaco y circulatorio? La cayena actúa como un catalizador y aumenta la eficacia de otras hierbas; el ingrediente activo de la cayena se llama "capsaicina".

En 2004, el Dr. Sanjay K. Srivastava y sus colegas de la Facultad de Medicina de la Universidad de Pittsburgh trataron celulas pancreáticas con capsaicina y hallaron que eso interrumió la función mitocondrial e indujo apotosis (muerte celular programada) en las células cancerosas sin afectar a las células normales del páncreas. Los resultados del estudio fueron publicados en la edición del 20 de abril de 2005 de Innovations Report, el que el Dr. Srivastava afirmó: *"Nuestros resultados demuestran que la capsaicina es un potente agente contra el cáncer, induce la apoptosis en las células cancerosas y no produce daños significativos a las células pancreáticas normales, lo que indica su potencial uso terapéutico como un nuevo agente de quimioterapia para el cáncer de páncreas".* www.innovations-report.com/html/reports/studies/report-43316.html

En un artículo publicado en Reuters el 16 de marzo de 2006, titulado "La cayena mata a las células del cáncer de próstata en un estudio," el Dr. Soren Lehmann del Centro Médico Cedars-Sinai y de la Facultad de Medicina de la UCLA: *"La capsaicina tuvo un profundo efecto antiproliferativo sobre las células del cáncer de próstata en cultivo. Causó que el 80% de las células del cáncer de próstata que estaban creciendo en ratones se suicidaran en un proceso conocido como apoptosis".* Unos investigadores en Japón han mostrado también que la pimienta de cayena puede ralentizar enormemente los tumores de próstata.

Y por si las capacidades anticancerosas de la cayena de pimienta no fueran suficientes, sus efectos sobre la estructura venosa y el corazón son poco menos que milagrosos. La cayena es muy nutritiva para el corazón y se sabe que puede detener un ataque de corazón en treinta segundos. Si quiere llevar algo en su botiquín de primeros auxilios para un ataque al corazón, lleve una tintura de cayena. Incluso una botella de Tabasco Sauce® podría ser suficiente.

Según el Dr. John R. Christopher, *"En 35 años de práctica, de enseñanza y de trabajar con la gente y de enseñanza, nunca he perdido un paciente en mis visitas a domicilio, la razón es que cuando entro (si aún están respirando), les sirvo una taza de infusión de cayena (una cucharadita de cayena en un taza de agua*

caliente) y al cabo de unos minutos han vuelto a su estado normal".
www.herballegacy.com/Cayenne.html

La cayena ha sido utilizada tradicionalmente para superar la fatiga y restaurar la energía. Es un estimulante natural, sin los amenazantes efectos secundarios (palpitaciones, hiperactividad o aumento de la presión arterial) de otros agentes estimulantes. Cuando se frota en la piel, la cayena es un potente remedio para los dolores reumáticos y la artritis debido a lo que se llama "efecto contrairritante" . Un contrairritante es algo que causa irritación en el tejido en que se aplica y lo distrae de la irritación inicial (tal como el dolor articular en el caso de artritis).

Pero eso no es todo. La cayena también puede reconstruir el tejido estomacal y la acción peristáltica en los intestinos. Asiste a la eliminación y a la asimilación, ayuda al cuerpo a crear ácido clorhídrico, que es tan necesario para la buena digestión y asimilación, especialmente de las proteínas. También hay indicios de que la cayena puede ser útil en el tratamiento de la obesidad. Los resultados de un ensayo mostraron que el consumo de 10 gramos de pimienta de cayena con las comidas ayudó a reducir el apetito, mientras que los resultados de otro estudio, revelaron que aumenta el metabolismo de las grasas ingeridas por la dieta. Por último, los herbalistas han vertido durante siglos pimienta de cayena directamente sobre heridas recientes para esterilizarlas y para detener la hemorragia.

La verdad sea dicha, los impresionantes poderes curativos de la cayena son casi alucinantes. Está claro que debería ser considerada nada menos que una "hierba milagrosa" que ha probado científicamente su valía. Según el Dr. Richard Schulze, *"Si usted ha de conocer una sola planta en su vida, que sea la cayena. Es más poderosa que ninguna otra"*.

BARRITAS COCOCHIA™ Y CHOCOLATE COCOPURE™

Creo que es muy apropiado para este capítulo el incluir dos deliciosos "tentenpiés" de chocolate. Para ser honesto, el chocolate es uno de los alimentos más incomprendidos. Con demasiada frecuencia se considera un capricho poco saludable y no falta razón para ello cuando se trata de barras de chocolate con leche, caramelos de chocholate , helados de chocolate o sirope de chocolate. Sin embargo, es justo lo contrario cuando se trata de comer o beber extracto puro de cacao. Aunque no lo crea, el cacao puro está lleno de compuestos que previenen el cáncer.

¿Sabe usted que muchas de las barritas energéticas "sanas" más populares del mercado son, con toda probabilidad igual de malas para su salud como las barras de chocolate normales? Muchas barritas energéticas contienen proteina de leche pasteurizada y proteína de soja, dos alimentos que pueden causar daños significativos a sus tejidos cada vez que se consumen. Sin embargo, hay una barrita que es tan sana para usted como deliciosa: **CocoChia™ bars.**

Estas barras proporcionan cuatro poderosos "superalimentos" (cacao crudo, coco, semillas de chía y almendras) en una forma conveniente y con un sabor estupendo. Y los ingredientes son **100% orgánicos.** Las semillas completas sin procesar de chía proporcionar una fuente constante, de combustión lenta de la energía, mientras que el de coco orgánico da grasas esenciales que el cuerpo necesita. La mantequilla orgánica de almendras crudas, los probióticos microencapsulados, la proteína de arroz integral no OGM, TheraSweet ™, y el cacao orgánico redondean la lista de ingredientes saludables, proporcionando una excelente nutrición y un buen sabor, sin añadir ni azúcar ni alcohol.

CocoChia bares ™ son ricas en fibra y no tienen gluten, por lo que son una buena opción para muchas personas que tienen trastornos digestivos. También son bajos en calorías y tienen un bajo índice glicémico, por lo que son una buena opción para aquellos que buscan alcanzar y mantener su peso ideal y los que tienen problemas para regular los niveles de azúcar y de insulina en sangre. A mi familia le encanta las barritas de CocoChia ™ Raw Food. Usted puede comprar las barritas CocoChia ™ en www.livingfuel.com.

Hace algunos años, descubrí una bebida saludable de chocolate caliente, que encanta a toda mi familia: **CocoPure™ Chocolate Tea.** Cada taza de CocoPure ™ cuenta con 4.000 miligramos de cacao concentrado, pero eso no es todo. Además, los beneficios del cacao han sido fortalecidos por la adición de resveratrol, té verde y fibra soluble. Esta combinación única de nutrientes ayuda a la salud cardiovascular y la salud arterial, incrementa el flujo sanguíneo, la salud digestiva, y el sistema inmunitario. Es una bebida estupenda para antes de ir a dormir que nosotros tomamos casi cada noche.

Varios estudios sobre los nutrientes de CocoPure ™ han sido publicados, por ejemplo, en las revistas Journal of American Medical Association, American Journal of Physiology, y Heart and Circulatory Physiology. CocoPure ™ puede ser adquirido en www.newvitality.com.

COENZIMA Q10

Comúnmente conocida como coenzima Q10 (CoQ10), la "ubiquinona" es una sustancia similar a las vitaminas que se encuentra en cada célula del cuerpo, que se convierte en un potente antioxidante (" ubiquinol ") y que es vital para la producción de energía. No hay duda de que si tiene más de 30 años de edad, usted debe tomar un buen suplemento de "ubiquinol" cada día, ya que la producción de CoQ10 del cuerpo disminuye con la edad al igual que la capacidad de convertirlo en ubiquinol.

Cuando usted empieza a tomar el suplemento adecuado de CoQ10 en forma de "ubiquinol", y en la dosis adecuada de CoQ10, usted siente de inmediato la diferencia en su energía y su humor. Un buen suplemento de CoQ10 estimula la producción de energía en cada célula de su cuerpo, facilitando la producción de trifosfato de adenosina (ATP por sus siglas en inglés) en las mitocondrias. Se ha demostrado que esta emisión mejorada de energía causada por la terapia de CoQ10 es muy valiosa en el tratamiento de trastornos neurológicos como la enfermedad de Parkinson, la esclerosis múltiple, la esclerosis lateral amiotrófica (enfermedad de Lou Gehrig), la enfermedad de Alzheimer, la enfermedad de Huntington y los infartos cerebrales.

Si está tomando medicamentos con estatinas, un buen suplemento de CoQ10 es aún más importante, ya que las estatinas reducen las reservas de CoQ10 de su cuerpo. Y sin un suministro adecuado de CoQ10, el corazón no puede funcionar correctamente. El Dr. Karl Folkers de la Universidad de Texas y profesor de bioquímica, alentó a un cardiólogo, el Dr. Peter H. Langsjoen, a que usara CoQ10 para tratar la insuficiencia cardíaca congestiva, con gran éxito. Según el Dr. Langsjoen, *"La experiencia clínica con CoQ10 es nada menos que impresionante. Es razonable creer que todo el campo de la medicina debe ser reevaluado a la luz de este creciente conocimiento. Solo hemos arañado la superficie de las aplicaciones biomédicas y clínicas y en los campos asociados de la bioenergética y la química de los radicales libres de la CoQ10".* http://faculty.washington.edu/ely/coenzq10.html

En la década de 1970, el Dr. Folkers siguió el desarrollo de seis pacientes de cáncer que estaban tomando CoQ10 para la insuficiencia cardíaca congestiva. Cuatro de ellos tenían cáncer de pulmón y dos tenían cáncer de mama. Los seis experimentaros remisiones del cáncer debido a la terapia de CoQ10. Folkers convenció a uno de sus patrocinadores financieros, que habían desarrollado un carcinoma terminal de células pequeñas en el pulmón con metástasis generalizada para que se dejara tratar con CoQ10. Su oncólogo le había dado menos de un año de vida. Tras un año de utilizar CoQ10, no tenía signos de metástasis, y ¡quince años después todavía estaba vivo!. El único tratamiento que recibió fue de CoQ10. Dr. Folkers, que murió en 1998, recomendó el uso de 500 mg de CoQ al día en pacientes con neoplasias malignas.

En un estudio de la Universidad de Scranton en Pennsylvania, unos científicos encontraron que el tratamiento diario con una loción tópica de CoQ10 proporciona protección antioxidante en la piel tanto para personas jóvenes como para personas de mediana edad. Curiosamente, la etapa final del SIDA se ha asociado con una deficiencia significativa de CoQ10.

Dr. Mercola tiene un excelente suplemento de CoQ10 para la venta en su sitio web (www.mercola.com) y LifeExtension también (www.lef.org). Una forma excelente de mejorar la absorción de CoQ10 es poner las cápsulas en una taza de té caliente. Y puesto que la grasa también mejora la absorción, agregue una cucharadita de aceite de coco en el té.

Gracias al Dr. Jim Howenstine (www.mynaturalhealthteam.com) por la mayor parte de esta información en la CoQ10.

PLATA COLOIDAL

La plata coloidal es una solución extremadamente fina (submicroscópica) de partículas de plata pura suspendida en el agua por una carga eléctrica positiva en cada partícula. Las partículas quedan suspendidas a través de la solución debido a que estas partículas con carga positiva se repelen con una fuerza superior a la de la gravedad. Siendo un germicida de gran alcance, la plata es un metal excepcional debido a que no es tóxico para el cuerpo humano pero letal para más de 650 bacterias, virus, hongos y parásitos patógenos. Ingerir diariamente plata coloidal es como tener un "segundo sistema inmune."

Recuerdo que mi abuelo me decía que antes de tener refrigeradores, solían poner monedas de plata en la leche que se mantuviera fresca más tiempo. Es bien sabido que los antiguos griegos conocían el valor medicinal de la plata. Se dieron cuenta de que las familias que utilizaban utensilios de plata, rara vez enfermaban y tenían pocas infecciones. Este conocimiento se trasmitió a reyes, emperadores, sultanes, y a sus familias y los miembros de sus cortes. Comían en platos de plata, bebían en copas de plata, usaban utensilios de plata, y almacenaban la comida en recipientes de plata.

Como resultado de este uso, la plata se desgastaba y se mezclaba con sus alimentos y sus bebidas. En general, eran mucho más sanos que los campesinos que comían en platos de loza y con utensilios de hierro. Esta es la razón por la que la realeza se llamó *"de sangre azul"*, ya que su piel tenía un tinte azul-gris por la acumulación de restos diminutos de plata pura. De aquí viene también el dicho anglosajón "nacido con una cuchara de plata en la boca".

Mientras estudiaba la regeneración de miembros, médula espinal y órganos a finales de la década de 1970, el Dr. Robert O. Becker, autor de <u>El cuerpo eléctico</u>, descubrió que los iones de plata promueven el crecimiento del hueso y matan las bacterias circundantes. El número de Science Digest de marzo de 1978, informaba en un artículo titulado *"Nuestro combatiente más poderoso contra los gérmenes"* de lo siguiente: *"Gracias a una investigación reveladora, la plata emerge como un milagro de la medicina moderna. Un antibiotico mata quizá media docena de organismos patógenos diferentes, pero la plata mata en torno a 650. Las cepas resistentes no se desarrollan. Además, la plata es virtualmente no tóxica"*. El articulo terminaba con una cita del Dr. Harry Margraf, bioquímico y pionero en la investigación de la plata: *"La plata es lo mejor de que disponemos para combatir los gérmenes"*.

¿Cómo funciona? La presencia de plata coloidal cerca de un virus, hongo, bacteria o cualquier otro agente patógeno unicelular desactiva su enzima del metabolismo del oxígeno. En otras palabras, se desactiva el "pulmón químico" del patógeno para que no pueda respirar. Minutos después, el patógeno se ahoga y muere y el sistema inmunitario lo elimina del cuerpo. A diferencia de los antibióticos farmacéuticos (que destruyen las bacterias beneficiosas y las enzimas), la plata coloidal se dirige selectivamente a los patógenos y deja en paz al tejido sano.

Por vía oral, la plata coloidal se absorbe desde la boca hacia el torrente sanguíneo y es luego transportada rápidamente a las células del cuerpo. Enjuagarse brevemente con la solución bajo la lengua antes de tragarla puede dar lugar a una absorción más rápida. En tres o cuatro días, la plata puede acumularse suficientemente en los tejidos como para que comiencen los beneficios. La plata coloidal es eliminada por los riñones, el sistema linfático, y los intestinos.

Antes de 1938, la plata coloidal fue utilizada por los médicos como tratamiento antibiótico convencional y se la consideraba a la "vanguardia" del tratamiento para una variedad de dolencias. No es de extrañar, sin embargo, que las grandes farmacéuticas intervineran y consiguieran que la investigación coloidal fuese abandonada en favor de medicamentos financieramente más lucrativos.

Alguna de la mejor (y más asequible) plata coloidal puede ser comprada de

Kurt Wilson and Survival. Su sitio web es www.se1.us. Otro excelente producto de plata (pero mucho más caro) que contiene "nanopartículas" es MesoSilver ®. (www.purestcolloids.com/mesosilver.htm)

CURCUMINA (CÚRCUMA)

La cúrcuma (curry) se conoce como "la especia dorada de la vida" y se ha utilizado en la cocina india desde hace miles de años. De hecho, es imposible pensar en la comida de la India sin la cúrcuma. La **curcumina**, el ingrediente activo de la cúrcuma, tiene varias propiedades que combaten el cáncer. Un estudio reciente descubrió que la curcumina puede en realidad reparar el ADN que ha sido dañado por la radiación. Esta es una muy buena noticia, porque uno no puede evitar todas las fuentes de radiación. Según científicos de la Universidad de Chicago, la curcumina inhibe una bacteria que provoca el cáncer asociada con el cáncer gástrico y de colon. (GB Magad, Investigación contra el cáncer, nov-dic 2002).

Y otra propiedad anticancerígena de la curcumina es que es un poderoso antioxidante. Por lo tanto, puede proteger el cuerpo contra los radicales libres que dañan el ADN. Esta es también la razón por la cúrcuma (que contiene curcumina) se puede utilizar para conservar los alimentos. Pruebas realizadas en Alemania, publicada en el Diario de Farmacia y Farmacología en julio de 2003, constataron que "*todas las fracciones de la preparación de extracto de cúrcuma mostraron una pronunciada actividad antioxidante*". El extracto de cúrcuma mostró ser más potente que el ajo, que la garra del diablo y que el aceite de salmón.

En el número de 27 de enero de 2007 de la revista Journal of Clinical Immunology, los científicos del MD Anderson Cancer Center de Houston declararon que: "*La curcumina puede eliminar la iniciación, promoción y metástasis de los tumores.. Farmacológicamente, se ha hallado que la curcumina es segura. Los ensayos clínicos en humanos indican que no hay una toxicidad limitante de la dosis cuando se administra en dosis hasta de 10 g al día. Todos estos estudios sugieren que la curcumina tiene un enorme potencial en la prevención y tratamiento del cáncer*". (Aggarwal, BB y otros, Anticancer research, enero-febrero 2003). Y en el número de junio de 1998 de Molecular Medicine, investigadores de la Facultad de Medicina de Harvard publicaron su hallazgo de que la curcumina inhibe la angiogénesis (formación de nuevos vasos sanguíneos) que los tumores utilizan para nutrirse a sí mismos a medida que se extienden.

La curcumina también puede proteger las células contra los xenoestrógenos, ya que puede adaptarse al mismo receptor que el estrógeno o productos químicos que imitan al estrógeno. En un estudio sobre células humanas de cáncer de mama, la curcumina invierte el crecimiento causado por una cierta forma de estrógeno en un 98% y el crecimiento a causa del DDT en un 75%. La cúrcuma se ha considerado como "alimento de la piel" en la India y otras culturas durante miles de años, debido al hecho de que limpia la piel, ayuda a mantener la elasticidad, nutre la piel, y equilibra los efectos de la flora de la piel. Varios estudios en animales han demostrado que la cúrcuma inhibe el crecimiento de una variedad de bacterias, parásitos y hongos patógenos.

Dado que la curcumina se encuentra en la especia cúrcuma, y la cúrcuma es el principal ingrediente del curry, se puede disfrutar de los beneficios protectores de la curcumina con solo añadir curry picante a sus comidas. Si se combina la curcumina con pimienta negra, la eficacia de la curcumina se multiplica **por 1000**. Se convierte en la "quimioterapia natural" más poderosa que usted puede experimentar. En palabras de Mike Adams, *"Si usted come curry y pimienta y añade un poco de brócoli, en las próximas 48 horas, su cuerpo estará destruyendo tumores cancerosos mejor que cualquier quimioterapia conocida por la ciencia moderna!"*

EQUINÁCEA

La equinácea es una de las hierbas con efectos más beneficiosos para la salud humana. También conocida como "American Coneflower," se ha utilizado desde la antigüedad por los nativos americanos para prevenir o tratar los problemas frecuentes de salud (como el resfriado o la gripe) y también como un antídoto para las mordeduras de serpientes y picaduras venenosas.

En la década de 1930, el Dr. Gerhard Madaus (un científico alemán) llevó a cabo estudios exhaustivos sobre esta "hierba milagrosa" y descubrió que su potencia se deriva de su impresionante lista de ingredientes, que incluye las vitaminas A, C y E y un gran número de minerales nutritivos (cobre, hierro, potasio y yodo). También es rico en antioxidantes y otros elementos beneficiosos (aceites, alquilamidas, polisacáridos, fenoles y flavonoides).

La equinácea estimula y fortalece nuestro sistema inmunitario mediante la activación de los leucocitos, especialmente los macrófagos, linfocitos y células-T. También ralentiza (e incluso impide) la formación de una enzima llamada "hialuronidasa," que se encuentra en el veneno de los reptiles y que funciona disolviendo la sustancia gelatinosa de protección alrededor de las células humanas. La hialuronidasa también es utilizada por otras bacterias peligrosas para disolver el tejido conectivo y penetrar más fácil y profundamente en nuestros cuerpo, pero la equinácea previene su formación.

La equinácea es un potente antibiótico natural, que combate las infecciones, previene la inflamación, y puede también aumentar la producción de interferón (una parte importante de la respuesta del organismo a las infecciones virales). En 2007, el Dr. Craig Coleman (University of Connecticut School of Pharmacy) informó de que la combinación de equinácea y vitamina C reduce la incidencia del resfriado en un 86%, mientras que la equinácea sola redujo los resfriados en un 65%. http://news.bbc.co.uk/2/hi/6231190.stm

ÁCIDO ELÁGICO

El ácido elágico es una sustancia que se encuentra en la naturaleza en casi 50 frutas y frutos secos distintos (como frambuesas, fresas, arándanos, uvas, granadas y nueces). Pertenece a la familia de fitonutrientes llamados "taninos" y es visto como responsable de una buena parte de la actividad antioxidante de las frutas y frutos secos. Los "elagitaninos" son los productos que contienen ácido elágico en su forma natural. Para esta sección, voy a utilizar estos términos.

El Hollings Cancer Institute en la University of South Carolina realizó un estudio (doble ciego) de nueve años en 500 pacientes con cáncer de cuello uterino. El estudio, publicado en 1999, mostró que el ácido elágico detiene la mitosis (división celular) en 48 horas e induce la apoptosis (muerte celular normal) dentro de 72 en las células cancerosas de cánceres de mama, páncreas, piel, cólon, esófago y próstata. http://hcc.musc.edu/

Además de prevenir la mitosis e inducir la apoptosis, el ácido elágico también impide la unión de carcinógenos al ADN y fortalece el tejido conectivo. El ácido elágico es un potente antibacteriano, antifúngico, y hepatoprotector. Estudios médicos realizados en Europa demuestran que el ácido elágico disminuye también la incidencia de defectos de nacimiento, promueve la cicatrización de heridas y reduce las enfermedades coronarias. www.hopeforcancer.com/Ellagic.htm.

El Dr. Daniel Nixon de la Universidad médica de Carolina del Sur, estudió los elagitaninos (de frambuesas) entre 1993 y 1996 y publicó los resultados y las observaciones siguientes:

> las células de cáncer cervical (VPH) expuestos a elagitaninos de frambuesas rojas experimentaron apoptosis.
> los elagitaninos provocan un "G1 arrest", inhibiendo y deteniendo por lo tanto la mitosis (división de células cancerosas).
> los elagitaninos previenen la destrucción del gen p53 por las células cancerosas.
> Las pruebas revelan resultados similares para las células de cáncer de mama, de páncreas, de esófago, de piel, de colon, y de próstata.

Según investigadores científicos británicos, las frambuesas rojas también previenen las enfermedades del corazón, ya que contienen una forma natural de aspirina llamada "salicilato". Los herbalistas creen también que los elagitaninos son eficaces en el tratamiento de la diarrea y de las náuseas.

ACEITES Y GRASAS ESENCIALES

Los dos ácidos grasos esenciales (EFA's por sus siglas en inglés) son el ácido linoleico (LA, por sus siglas en inglés), una grasa omega-6, y el ácido alfa-linolénico (ALA, por sus siglas en inglés), una grasa omega-3. Los vegetales y los frutos secos (maíz, cártamo, semilla de algodón, cacahuete y soja) son los más ricos en grasas omega-6. LA es la principal grasa omega-6, que en un humano sano se convertirá en ácido gamma linoleico (GLA, por sus siglas en inglés). Otras grasas omega-6 son el ácido linoleico conjugado (CLA, por sus siglas en inglés), el ácido dihomo-gamma-linolénico (DGLA) y el ácido araquidónico (AA). El pescado azul (como el salmón, el atún y la caballa) y ciertas semillas y frutos secos (como las semillas de lino y las nueces) son los más ricos en grasas omega-3. ALA es la grasa grasa omega-3 más importante, la cual un ser humano sano convertirá en ácido eicosapentaenoico (EPA, por su siglas en inglés) y posteriormente en ácido docosahexaenoico (DHA) y ácido docosapentanoico (DPA).

Una buena salud requiere una proporción adecuada de grasas omega-6 y grasas omega-3, siendo la proporción ideal aproximadamente de 2 a 1. Ambas grasas esenciales son abundantes en las plantas de hoja verde que consumen los animales no estabulados, lo que les proporciona unos ratios de esos EFAs casi idénticos al indicado aquí. Por ejemplo, el aceite de semilla de cáñamo tiene un balance óptimo de grasas omega-3 y omega-6. Antes de la introducción de los cereales como alimento, el ganado crecía con la exhuberantemente verde hierba, que proporciona una dieta completa y equilibrada y promueve un crecimiento sano sin producir un exceso de grasa. A la luz de este hecho, es importante que usted se asegure de comer exclusivamente carne procedente de animales alimentados con hierba ya que su carne tiene la proporción perfecta de grasas omega-6 y omega-3 grasas, y es rica en CLA. Un gran número de estudios han demostrado que el CLA combate el cáncer en animales de laboratorio. Los animales que pastan naturalmente tienen entre 3 y 5 veces más CLA que los animales engordados con grano.

Superficialmente, el CLA se parece al ácido linoleico, pero parecen tener efectos opuestos. Mientra que una sobreabundancia de ácido linoleico, promueve el crecimiento tumoral, el CLA lo bloquea. De hecho, el CLA podría ser uno de los combatientes más potentes contra el cáncer. En un reciente estudio en el que se dió a comer a ratas una pequeña cantidad de CLA, sus tumores de mama ser redujeron en un 45%. Otros científicos añadieron una cantidad muy pequeña de CLA a células de cáncer de mama que crecían en un cultivo y al octavo día el CLA había matado el 93% de dichas células. Un grupo de investigadores fineses hallaron que las mujeres que consumían más CLA tenían 60% menos riesgo de tener cáncer de mama que las que no lo tomaban. (www.drstallone.com/cancer_article19.htm). El CLA también estimula el sistema inmunitario, mejora la sensibilidad a la insulina, mejora los niveles de lípidos en la sangre, mejora los ratios entre masa muscular y masa grasa del cuerpo y no tiene niveles de toxicidad conocidos.

Las prácticas modernas de la agricultura han llevado a una disminución constante durante el último medio siglo de la cantidad de CLA proporcionada por la dieta. Los productos lácteos actuales tienen solo un 25% del CLA que tenían en 1960. Se podría hacer un buen caso de que las epidemias de cáncer, de enfermedades coronarias, de diabetes y de obesidad que estamos experimentando se deben en gran medida al descenso de CLA en la dieta. Desafortunadamente, si va al supermercado a comprar carne de res, recibira carne de res que ha sido alimentada con **grano**. Como resultado el ratio omega-6 a omega-3 estará totalmente fuera de control y usted no conseguirá el contenido de CLA que recibiría de la carne de res alimentada con **hierba**.

En mi opinión, el aceite de coco es el aceite más sano; una de las características más impresionantes del aceite de coco es que es extremadamente rico en ácido láurico (alrededor del 50% en volumen). La única otra fuente abundante de ácido láurico es la leche materna humana. Una gran cantidad de investigación ha establecido el hecho de que el ácido láurico es utilizado por los humanos para destruir virus, y diversos microbios patógenos tales como levaduras, hongos, bacterias, parásitos y mohos.

Según Mary Enig, experta norteamericana en grasas: *"El aceite de coco tiene un papel único en la dieta como un importante alimento fisiológicamente funcional.*

Los beneficios sanitarios y nutricionales que se pueden derivar del consumo de aceite de coco han sido reconocidos en muchas partes del mundo durante siglos ... el aceite de coco proporciona una fuente de lípidos antimicrobianos para las personas con sistemas inmunes comprometidos, y es una grasa que no promueve la carcinogénesis química".
www.westonaprice.org/know-your-fats/541-new-look-at-coconut-oil.html

El aceite de coco no contiene grasas trans y cerca de 2/3 de la grasa saturada en el aceite de coco se compone de ácidos grasos de cadena media (MCFAs por sus siglas en inglés). Por el contrario, los aceites vegetales o de semillas más comunes están formados por ácidos grasos de cadena larga (LCFAs, por sus siglas en inglés), que ponen al páncreas y al hígado bajo presión, se acumulan mayoritariamente en el cuerpo como grasa y endurecen las arterias por la acumulación de colesterol. Los MCFAs del aceite de coco tienen propiedades antimicrobianas, son beneficiosos para el sistema inmunitario, son fáciles de digerir para obtener energía rápidamente y hacen perder peso. Así es... ¡comer grasa de coco le ayudará a **perder peso**!

Alrededor del 50% de los estadounidenses tienen sobrepeso. Uno de los principales beneficios del aceite de coco se encuentra en su capacidad de estimular su metabolismo. En la década de los 1930, el Dr.. Weston Price (un dentista) viajó por todo el Pacífico Sur, examinando las dietas tradicionales y examinando sus repercusiones en la salud dental y en la salud en general. Halló que aquellos que comían dietas ricas en productos del coco eran sanos y delgados, a pesar de la alta concentración de grasa en su dieta. Luego, en la década de los 1940, los agricultores averiguaron (por accidente) que cuando trataron de utilizar aceite de coco para engordar su ganado porque era más barato, no tuvieron éxito. De hecho, el aceite de coco hizo adelgazar a los animales. Desde entonces, muchos estudios de investigación en animales y humanos han demostrado que al sustituir LCFAs por MCFAs se obtiene como resultado una reducción en el peso corporal y en el porcentaje de grasa corporal. Así que, si cambia los LCFAs insaturados que se hallan en los aceites vegetales o de semillas por los MCFAs de la grasa de coco, ¡usted perderá peso!

Todos hemos escuchado la retórica acerca de lo ser poco saludables que son las grasas saturadas, pero esto es una completa tontería. La grasa saturada del aceite coco es realmente saludable. ¿Cómo empezó este rumor? Bien, está basado en algunos estudios viciados realizados hace casi 50 años. Los estudios utilizaron aceite de coco hidrogenado y el mito fue perpetuado por la industria del aceite vegetal (ayudada por la FDA) en los años 1980s. El hecho es que **todos** los aceites hidrogenados son malos, ya que han sido alterados químicamente. Pero el aceite de coco virgen es milagroso para el cuerpo humano. Éste es el único aceite de coco que nosotros consumimos. De hecho, ¡utilizamos tanto aceite de coco que compramos un galón cada vez! Según el Dr. Bruce Fife, "el aceite de coco es el aceite más sano de la tierra".

El aceite de oliva es el único aceite vegetal que puede consumirse prensado en frío y es la fuente más prominente de las grasas omega-9, tambien conocidas como ácido oleico. Los beneficios para la salud del aceite de oliva se deben tanto a su alto contenido en aceites grasos monoinsaturados como a su alto contenido en antioxidantes. Los estudios han demostrado el aceite de oliva ofrece protección contra las enfermedades coronarias mediante el control de los niveles de colesterol LDL ("el colesterol malo"), mientras que eleva los niveles de colesterol HDL ("el colesterol bueno"). No se produce ningún otro aceite que tenga un contenido tan alto en ácidos grasos monoinsaturados como el aceite de oliva. Nosotros utilizamos aceite de oliva todo el tiempo en los aderezos para ensaladas y en los potpourris de verduras.

Si usted compra aceite de oliva, es mejor que adquiera un aceite de oliva virgen de primera calidad. El aceite que proviene de la primera presión de la oliva está prensado en frío (extraido sin utilizar calor o productos químicos) y se califica como "virgen extra". Este es el mejor aceite, porque ha sido poco manipulado y por lo tanto está más cerca de su estado natural y contiene niveles más elevados de antioxidantes, vitamina E y fenoles. Sin embargo, al mismo tiempo que debe incluir el aceite de oliva como una parte sana de su dieta, usted **no** debe cocinar con aceite de oliva, ya que el calor puede dañar los ácidos grasos y crear unas toxinas llamadas acrilamidas. Si va a cocinar con aceite, utilice aceite de coco, ya que no sufre cambios químicos tóxicos cuando se calienta. Nos encanta hacer patatas fritas con aceite de coco. Charlene también hace unos tomates verdes fritos riquísimos con este aceite.

Los aguacates son una fuente excelente de grasas, especialmente ácidos grasos omega 3 y omega-9. Según el Dr. Robert Atkins, *"los aguacates no solo son nutritivos, también son un fruto que fortalece el corazón, combate el cáncer y ofrece inigualables beneficios para la salud"*. No solo son los aguacates una fuente abundante de ácido oleico omega-9, que ha demostrado ofrecer una protección significativa contra el cáncer de mama, sino que estos frutos también contienen la mayor cantidad del carotenoide luteina de todas las frutas de consumo habitual, así como cantidades medibles de otros carotenoides (zea-xantin, alfacaroteno y betacaroteno).

En un estudio de laboratorio publicado en el número de enero de 2005 de la revista Journal of Nutritional Biochemistry, un extracto de aguacate que contenía carotenoides y tocoferoles inhibió el crecimiento de las células de cáncer de próstata tanto andrógeno-dependiente como andrógenoindependiente. Sin embargo, cuando los investigadores intentaron exponer a las células cancerosas solo a la luteína, el carotenoide no previno por si solo ni el crecimiento ni la replicación de las células de cáncer.

No solo fue necesaria toda la matriz entera de carotenoides y tocoferoles del aguacate para que tuviera la capacidad de matar células cancerosas, sino que además los investigadores señalaron también que la cantidad significativa de grasa monoinsaturada del aguacate juega un papel importante. Los carotenoides son liposolubles (se disuelven en grasa), lo que significa que la grasa debe estar presente para asegurarse de que estos carotenoides bioactivos serán absorbidos en el torrente sanguíneo.

AJO

Se ha escrito más sobre los maravillosos beneficios del ajo que sobre cualquier otro alimento conocido. Su historia se remonta a 3500 años atrás. Hipócrates, el padre de la medicina, fue el primero en escribir que el ajo es una medicina excelente para la eliminación de tumores. Estudios recientes sobre el ajo han demostrado que mata los insectos, los parásitos, las bacterias patógenas y los hongos. También elimina diversos tumores, reduce los niveles de azúcar en la sangre, reduce las grasas nocivas en la sangre y previene la obstrucción de las arterias. También algunos investigadores han demostrado que la alicina (el compuesto orgánico que da al ajo su aroma y su sabor) actúa como un antioxidante muy potente.

Se ha descubierto que el disulfuro de dialilo del ajo reduce la formación de carcinógenos en el hígado. (Cancer Research, 1988; 48:23 Investigación del Cáncer, de 1988, 48:23). El Dr. Sujatha Sundaram, un investigador de la Pennsylvania State University Universidad Estatal de Pennsylvania, halló que el disulfuro de dialilo causó la reducción y la muerte de las células tumorales del cáncer de intestino al transplantarlas a ratones.

Es interesante observar la similitud entre el disulfuro de dialilo y el sulfuro de dimetilo (DMSO). Según el Dr. David Gregg *"Ambos consisten en un átomo de azufre unido a dos moléculas orgánicas. En el caso del sulfuro de dimetilo tiene unidos dos grupos metilos (CH_3), en el caso del disulfuro de dialilo, dos grupos alilos (C_3H_5)...Hay un equilibrio establecido entre el sulfuro de dimetilo (que no tiene ningún oxígeno unido), DMSO (con un oxígeno unido al azufre) y MSM (con dos oxígenos unidos al azufre). Debido a este equilibrio, este conjunto de moleculas puede actuar como un sisteme eficaz de transporte de oxígeno. Ya que el sulfuro de dialilo es una molécula muy similar y el azufre dispone de los mismos* *lugares de enlace, es de esperar que se comporte de una manera similar, y parece que es así...Esto sugeriría que una de las mayores contribuciones del sulfuro de dialilo (y por lo tanto, del ajo) es mejorar el transporte de oxígeno entre las células".* www.krysalis.net/cancer2.htm

El primer informe científico que estudió la relación entre el ajo y el cáncer se realizo en la década de 1950. Los científicos inyectaron "alicina" (un ingrediente activo del ajo) en ratones que sufrían de cáncer. Los ratones que recibieron la inyección sobrevivieron el triple de tiempo que los otros ratones. Muchos estudios han mostrado que el "sulfuro de alilo" (otro ingrediente activo del ajo) es eficaz en la prevención del cáncer y del desarrollo de tumores. Además se ha demostrado que el ajoeno, otro componente principal del ajo, induce apoptosis en células leucémicas humanas. (Dirsch VM y otros, Molecular Pharmacology, marzo de 1998)

El ajo también contiene germanio, que es un poderoso antioxidante. El germanio no solo aumenta la oxigenación, sino que ahorra oxígeno ya que produce la quelación de metales tóxicos tales como el mercurio, el plomo y el cadmio de su cuerpo. Se ha demostrado que restaura la función normal de los linfocitos (células T, células B y células NK) y que estimula la producción de anticuerpos. Comemos ajo en casi todo salsas, aderezos para ensaladas, salsas, sopas, envolturas, etc. Pero recuerde ... cocinar el ajo elimina sus propiedades anticancerosas. Se han registrado casos en los que el cáncer fue vencido solo con ajo y un buen programa de desintoxicación. Aquí hay una mezcla de gran alcance contra el cáncer: mezcle un poco de jengibre, cebolla, brécol crudo y el jugo de un ajo. Si puede soportar el sabor, es uno de los brebajes anticancerosos más potentes de que disponemos.

JENGIBRE

Aromático, penetrante y picante, el jengibre añade un sabor y una sazón especiales a las frituras y a muchos platos de frutas y verduras. Los beneficios del jengibre como alimento curativo son bien conocidos en Asia, donde se le llama con frecuencia "el medicamento universal". El jengibre es un excelente "carminativo" (una substancia que promueve la eliminación de gases del intestino) y "espasmolítico intestinal" (una substancia que relaja y calma el tracto digestivo).

La acción antivomitiva del jengibre ha demostrado ser muy útil para reducir las náuseas y los vómitos del embarazo. La eficacia del jengibre como digestivo se debe en gran parte a sus ingredientes fitonutrientes activos: "jengiroles" y "shogaoles". Estas sustancias ayudan a neutralizar los ácidos del estómago, mejorar la secreción de jugos digestivos (estimulando del apetito), y tonifican los músculos del tracto digestivo. Pero eso no es todo. Se ha demostrado que tanto los jenjiroles como los shogaoles también combaten el cáncer.

Los jenjiroles son fitonutrientes responsables del peculiar sabor del jengibre. La investigación científica ha mostrado que los jenjiroles tienen propiesades antibacterianas que inhiben el crecimiento del Helicobacter pylori, que está involucrado en el desarrollo de cáncer gástrico y de cólon, y suprimen el crecimiento de los cánceres colorectales humanos. Unos experimentod de laboratorio presentados por la Dra. REbecca Lui (y sus colegas de la Universiti of Michigan) en la 97ª Reunión Anual de la American Association for Cancer mostraron que los jengiroles matan células de cáncer de ovario induciendo apoptosis (muerte celular programada) y fagocitosis (auto-digestión).

En un estudio de 2007 publicado en el Journal of Agricultural and Food Chemistry (Diario de Química Alimentaria y Agrícola), el Dr. Chung-Yi Chen (y sus colegas de la American Chemical Society), presentaron pruebas concluyentes de que los shogaoles del jengibre inducen efectivamente apoptosis en las células cancerosas. Un estudio de la Rutgers University de ese mismo año confirmó las propiedades anticancerígenas tanto de los shogaoles como de los jenjiroles. http://pubs.acs.org/doi/abs/10.1021/jf0624594

Se ha demostrado que el jengibre reduce la viscosidad de la sangre y podría, por ello, reducir el riesgo de aterosclerosis. Es una fuente excepcional de manganeso, de magnesio, de potasio, de cobre, y de vitamina B6. El jengibre es uno de los alimentos más sanos del mundo para consumir rayado en crudo, molido en seco o como infusión. Recuerde que los fitonutrientes del jengibre son sensibles al calor, así que para una mayor efectividad, debería consumir la raiz cruda o tomar suplementos de jengibre (tales como polvo de raíz de jengibre o extracto de jengibre).

El año pasado, me carteé con un hombre llamado Bill, un antiguo paciente de cáncer en fase IV que se curó de cáncer con jengibre. Para una persona de ciento cincuenta libras (aproximadamente 68 kilos) Bill recomienda tomar entre cuatro y seis gramos diarios de polvo de raíz de jengibre. Sus palabras exactas fueron: *"Había estado usando previamente polvo de raíz de jengibre en cápsulas de 500 mg para el malestar estomacal. Pero entonces lo utilicé en lugar del antibiótico a dosis más elevadas de las indicadas en la etiqueta. Cuando el cáncer de próstata se extendió y me bloqueó el cólon, recurrí al jengibre. Hizo falta tomar hasta seis cápsulas cuatro veces al día. Tuve suerte. ¡Funcionó!"*

GINSENG

El Ginseng es tal vez la hierba China más conocida y la planta más ampliamente reconocida de las que se usan en la medicina tradicional. Sus propiedades prolongadoras de la vida fueron descritas por primera vez en un manual de medicina china alrededor del año 500 DC por Shennong. Las dos variedades de ginseng más comunes son "Panax ginseng" (más conocido como ginseng asiático, ginseng chino o ginseng coreano) y el "Panax quinquefolius" (más conocido como Ginseng americano, ginseng canadiense o ginseng norteamericano). La palabra "panax" deriva de la palabra griega "panacea" que significa "que todo lo cura" y los beneficios del ginseng se consideran así.

Ginseng se usa normalmente como adaptógeno, lo que quiere decir que normaliza el funcionamiento físico dependiendo de las necesidades del indivíduo. Por ejemplo, baja la presión sanguínea cuando está alta y la eleva cuando está baja. El ginseng tambien es eficaz combatiendo el cáncer, la diabetes, el estrés y la fatiga. Estos efectos del ginseng se atribuyen principalmente a un grupo de compuestos llamados "gingenósidos".

En un estudio realizado por el Dr. Taik-Koo Yun (y colegas) publicado en Junio de 1998 en el International Journal of Epidemiology se muestra que el consumo de ginseng causó un descenso del 67% del riesgo de cáncer de estómago y un 70% del cáncer de pulmón. En estudios en animales se ha observado que el ginseng estimula la producción de interferón e incrementa la actividad de las células NK ("natural killer"linfocitos granulares grandes) Según el informe publicado en el Chinese Medicine Journal, los gingenósidos del gingseng combaten el cáncer evitando la angiogénesis (creación de nuevos vasos sanguíneos), induciendo la apoptosis (muerte normal de las células) y evitando la metástasis (propagación) y la proliferación del cáncer. www.cmjournal.org/content/2/1/6

Otros estudios chinos indicaron que los ginsenósidos también incrementan la síntesis de proteínas y la actividad de los neurotransmisores en el cerebro, por lo que el ginseng se utiliza para restaurar la memoria y mejorar las habilidades de concentración y cognitivas. Investigaciones adicionales han mostrado efectos específicos que refuerzan el sistema nervioso central, la función hepática, la función pulmonar y el sistema circulatorio.

GLUTATIÓN

Según el Dr.. Mark Hyman, *"[El glutatión] es la molécula más importante que usted necesita para mantenerse sano y prevenir la enfermedad y, sin embargo, usted probablemente no ha oído nunca hablar de él. Es el secreto para prevenir el envejecimiento, el cáncer, las enfermedades cardiacas, la demencia, y es necesario para el tratamiento de todo, desde el autismo a la enfermedad de Alzheimer. Hay más de 89.000 artículos médicos acerca de ello pero el médico no sabe cómo hacer frente a la epidemia de la deficiencia de esta molécula fundamental que da la vida ... ¿Qué es? Estoy hablando de la madre de todos los antioxidantes, el principal desintoxicante y maestro del sistema inmunológico: el glutatión"*. http://twitter.com/markhymanmd

Técnicamente hablando, el "sistema del glutatión" consta de glutatión, glutatión peroxidasa (GPx) y glutatión reductasa (GR). Para el propósito de esta sección del libro, voy a utilizar el término "glutatión" como un término general que se refiere tanto al sistema de glutatión completo como a sus componentes, dependiendo del contexto. El glutatión es producido naturalmente en el cuerpo, concretamente en el hígado y está compuesto por tres aminoácidos: cisteína, ácido glutámico y glicina. N-acetilcisteína (NAC) es un precursor biológicamente activo para el aminoácido cisteína, que, a su vez, es un precursor de glutatión.

En palabras del Dr. Hyman, *"El glutatión es importante por una razón simple: recicla antioxidantes. Tratar con los radicales libres es como pasarse una patata caliente. Se pasa de la vitamina C a la vitamina E y de ahí al ácido lipoico y finalmente al glutatión, que enfría los radicales libres y recicla otros antioxidantes. Después de que esto ocurra, el cuerpo puede "reducir" o regenerar otra molécula de glutatión de protección y empezamos otra vez"*. El glutatión es también esencial para la síntesis y reparación del ADN, la síntesis de las proteínas y de las grasas, la regulación de las enzimas, y el transporte de aminoácidos.

La **buena noticia** es que nuestro cuerpo produce glutatión. La **mala noticia** es que el estrés, el envejecimiento, los traumatismos, las infecciones, la radiación, la contaminación, las toxinas, las drogas y la mala alimentación reducen de forma significativa su reserva de glutatión. Los estudios han demostrado que la reserva de glutatión de nuestro cuerpo comienza a disminuir en un 10% a 15% por década a partir de la edad de veinte años. Las personas que tienen bajos niveles de glutatión son susceptibles a la enfermedad crónica. Como sabemos ahora, una bajada del sistema inmunitario puede provocar la enfermedad. Mientras que usted necesita glutatión para un sistema inmune productivo, un sistema inmune debilitado obstaculiza la producción de glutatión. **Esto es un**

ciclo vicioso.

El secreto de la potencia de glutatión se encuentra en los grupos químicos de azufre que contiene. El azufre es una molécula pegajosa y maloliente que actúa como "papel matamoscas". Como resultado, todos los "chicos malos" en su cuerpo (como los metales pesados y radicales libres) se adhieren a glutatión que luego los lleva a la bilis y a las heces y después fuera del cuerpo. Los alimentos ricos en azufre (como el ajo, la cebolla y los vegetales del grupo de las crucíferas) ayudan a la producción de glutation.

El glutatión reducido (es decir, "activo") se conoce también como "GSH", mientras que el glutatión oxidado (es decir, "inactivo") se conoce como "GSSG." Los estudios han demostrado que cuando el GSH cae por debajo del 70%, su cuerpo tiene un problema grave. Siendo esto así, tiene sentido alimentar el cuerpo con precursores del GSH, ¿verdad? La "Cisteína" es uno de los tres aminoácidos que generan GSH en el hígado y se considera fundamental para este proceso, ya que la cisteína no es tan abundante como la glicina y ácido glutámico, por lo que es la disponibilidad de cisteína la que controla la producción de GSH.

El suero de leche (un subproducto del procesado del queso o del yogur) es una gran fuente de cisteína y de los aminoácidos que constituyen los elementos de construcción para la síntesis de GSH. Tenga en cuenta que la proteína de suero TIENE QUE ser bioactiva y hecha de proteínas no desnaturalizadas (es decir, naturales y no desglosadas), tales como leche cruda que no contenga pesticidas, hormonas o antibióticos. "Immunocal ®" es una proteína de suero bioactiva, no desnaturalizada, que es un producto excelente para estimular la producción de GSH. *"El agotamiento de esta pequeña molécula es una consecuencia común de una mayor formación de especies reactivas de oxígeno durante el aumento de las actividades celulares. Se ha demostrado que el concentrado de proteína de suero de leche bioactivo es un donante de cisteína eficaz y seguro para la reposición de GSH en el agotamiento de GSH en los estados de inmunodeficiencia".* (Anticancer research 20: 4785-4792, 2000)

Como habrá adivinado, todas las carnes son ricas en cisteína, pero si el animal fue inyectado con rBGH y alimentado con cereales y hierba cargados de pesticidas, las hormonas y las toxinas prácticamente neutralizarán el GSH. Sin embargo, los espárragos, el aguacate, el brócoli, la sandía, las nueces, y las verduras de hoja verde son buenas opciones para la mejora del GSH. Además de las proteínas bioactivas de suero y los alimentos ricos en azufre, el ejercicio también ayuda a aumentar los niveles de GSH. Otras sustancias que ayudan a la producción de GSH son el ácido alfa lipoico ("ALA"), las vitaminas B (especialmente ácido fólico, B_6 y B_{12}), el selenio, y el cardo mariano. Como he mencionado, Immunocal ® es un super suplemento de GSH. Max International vende un excelente suplemento de glutatión ("Max GXL ®") que está disponible en www.maxforlife.net. Además, Life Wave vende un parche transdérmico de glutatión en www.lifewave.com.

Gran parte de la información de este artículo fue obtenida de un artículo del Dr. Mark Hyman, titulado *"El glutatión: La madre de todos los antioxidantes"*, publicado aquí: www.huffingtonpost.com/dr-mark-hyman/glutathione-the-mother-of_b_530494.html.

SELLO DE ORO

El sello de oro (también conocido como "raiz naranja") es una hierba nativa del Este de América del Norte. El uso del sello de oro lo aprendieron los primeros colonizadores de Estados Unidos de los hechiceros y de las hechiceras de la tribu Cherokee. En 1798, Benjamin Smith Barton lo incluyó en sus Ensayos para una Materia Médica de los Estados Unidos, indicando que los grupos indígenas de América lo utilizan para tratar una amplia gama de afecciones, por ejemplo, infecciones oculares, diarrea, enfermedad hepática, la tos ferina, y la neumonía. Incluso fue utilizado con éxito en tratamientos contra el cáncer por muchos médicos como John Pattison, quien comenzó su carrera utilizando sanguinaria y cambió a sello de oro porque lo consideraba clínicamente superior.

El sello de oro es un potente agente antimicrobiano, antiparasitario, antiséptico y antibiótico. Muchas personas confían en el sello de oro para tratar dolencias comunes (como los resfriados y las heridas), así como las condiciones crónicas. La conjuntivitis puede ser tratada eficazmente mediante un lavado ocular con sello de oro. Además de lo anterior, el sello de oro es un tratamiento muy popular para la infección de las encías o gingivitis. Se ha hallado que hacer gárgaras con tintura de sello de oro es de gran ayuda en la curación de problemas de garganta por estreptococos. Usado externamente, sello de oro tiene mucho éxito en el tratamiento de cortes, heridas e infecciones bacterianas y micóticas de la piel.

Algunos estudios han demostrado que la combinación de sus tres principales alcaloides (berberina, hidrastina y canadina) crea una sinergia que es más potente que la suma de sus partes. Estos alcaloides son conocidos por aumentar la circulación sanguínea en el hígado y el bazo y estimular la secreción de la bilis. Todas estas propiedades del sello de oro ayudan al funcionamiento fluido y eficaz del páncreas, del tiroides, y del sistema linfático.

La hierba sello de oro contiene muchas vitaminas importantes y útiles, incluyendo la vitamina A, varias vitaminas del complejo B, vitamina C y vitamina E. También contiene zinc, potasio, calcio, hierro, manganeso, fósforo y selenio. En general, los beneficios de salud del sello de oro se incrementan en combinación con la equinácea. Dado que el sello de oro tiene propiedades estimulantes del útero, no debe utilizarse durante el embarazo.

PERÓXIDO DE HIDRÓGENO (H_2O_2)

Aunque el peróxido de hidrógeno ya se ha mencionado en la sección de terapias bio-oxidación, es suficientemente importante como para mencionarlo de nuevo. ¿Sabía usted que probablemente tuvo su primer sorbo de peróxido de hidrógeno (H_2O_2) poco después de tomar su primera bocanada de aire? ¡Así es! La leche materna, específicamente el calostro, contiene concentraciones enormemene elevadas de H_2O_2. A la luz del hecho de que sabemos que una de las funciones principales de la leche materna es activar y estimular el sistema inmunológico del bebé, el que contenga cantidades anormalmente grandes de H_2O_2 tiene mucho sentido.

Cuando el ozono se mezcla con la humedad en el aire, se forma el H_2O_2, que desciende con la lluvia y la nieve. El H_2O_2 existe en forma natural en frutas y verduras frescas, en parte procedente de la lluvia, en parte fabricado durante la fotosíntesis. La mayoría de la gente está familiarizada con la variedad farmacéutica común de peróxido de hidrógeno al 3%, que se utiliza para todo, desde la esterilización de un corte a la limpieza de las mesas de cocina. El poder de esterilización se debe a su átomo de oxígeno adicional. El H_2O_2 tiene un poder de limpieza similar en el cuerpo. Pero recuerde que la variedad farmacéutica de H_2O_2 nunca debe ser utilizada internamente, debido a las sustancias químicas que contiene como estabilizadores. Para el consumo interno, tendrá que utilizar H_2O_2 de **calidad alimentaria**.

El Dr. Charles Farr ha demostrado que el H_2O_2 estimula los sistemas enzimático-oxidativos en todo el cuerpo, lo que provoca un aumento en la tasa metabólica, hace que los capilares arteriales se dilaten, aumenta el flujo sanguíneo, elimina las toxinas, aumenta la temperatura corporal y mejora la distribución y consumo de oxígeno en el cuerpo. El H_2O_2 estimula a los linfocitos asesinos (NK por sus siglas en inglés), que atacan a las células cancerosas, cuando intentan dispersarse por todo el cuerpo. En la respuesta inmune del organismo, los linfocitos T liberan H_2O_2 para destruir las bacterias, virus y hongos invasores. Las plaquetas liberan H_2O_2 al encontrar micropartículas en la sangre. En el intestino grueso, el lactobacillus acidophilus produce H_2O_2 que previene que la omnipresente Candida albicanis se multiplique sin control. Cuando la cándida se dispersa fuera del intestino, escapa al sistema de control natural y puede afianzarse en los órganos corporales, causando lo que se conoce como síndrome de fatiga crónica.

Cualquier paciente con cáncer que utilice peróxido de hidrógeno internamente también debe utilizar una enzima proteolítica de calidad (como Vitälzym) que perforará la capa proteínica de las células cancerosas y permitirá al H_2O_2 penetrar la pared celular. Si usted sigue la Dieta Budwig, debe evitar la ingestión de H_2O_2 de calidad alimentaria ya que la interacción de las grasas con el H_2O_2 puede causarle daños en el estómago. Tomar un baño de peróxido de hidrógeno es la mejor manera de que penetre en el organismo y es un tratamiento de bajo costo. La dosis recomendada es de 8 onzas de peróxido de hidrógeno al 35% de grado alimenticio en una bañera con agua no clorada durante 30 minutos. Para un excelente libro electrónico **gratis** sobre el H_2O_2 de grado alimenticio, por favor visite: www.foodgrade-hydrogenperoxide.com.

Si siente que se está poniendo enfermo, pongase unas pocas gotas de H_2O_2 en cada oreja. El H_2O_2 a los pocos minutos el comienza a actuar matando el resfriado o la gripe. Probablemente hará burbujas, lo que es una señal de que está matando a los "malos". Espere hasta que las burbujas desaparezcan, drene la oreja y repita con la otra oreja. El peróxido de hidrógeno es una de las pocas "substancias milagrosas" aún disponibles para el público en general. ¡Y además es seguro y muy barato!

IODO

El iodo es responsable de la producción de todas las hormonas en su cuerpo. Es antibacteriano, antiparasitario, antiviral, y un potente anticancerígeno. La mayoría de los estadounidenses (más del 95%) tiene deficiencia de yodo. ¿Por qué tenemos todos una deficiencia en yodo? Durante muchos años se añadía yodo generosamente al pan, lo que prevenia la deficiencia en yodo. Cada rebanada de pan contenía 150 microgramos de iodo, lo que era la cantidad diaria recomendada. Hace cincuenta años, el estadounidense medio consumía aproximadamente un miligramo de yodo diario, del cual el 75% procedía de los productos de panadería. www.newswithviews.com/Howenstine/james37.htm

Sin embargo, en la década de 1970, la industria de alimentos decidió eliminar el yodo de los productos de panadería y reemplazarlo por bromo. Según el Dr.

Jim Howenstine " *a la glándula tiroides no puede distinguir entre el yodo y el bromo y entonces el bromo se une fácilmente a los receptores de yodo de la glándula tiroides. El bromo, al contrario que el yodo, no tiene valor alguno para la glándula tiroides e inhibe la actividad del yodo en la glándula tiroides. El bromo también puede causar dificultad para pensar y recordar, mareos, somnolencia e irritabilidad. Esta sustitución de la iodina por bromina ha tenido como resultado una deficiencia casi universal de yodo en la población estadounidense"*. www.newswithviews.com/Howenstine/james37.htm

El iodo ayuda al cuerpo a eliminar metales pesados y toxinas (tales como el plomo, el arsénico, el aluminio, el mercurio y el fluoruro). Curiosamente, el agua potable fluorada en realidad reduce la absorción de yodo. La carencia de iodo provoca cáncer de mama, de próstata, de ovarios, de útero y de tiroides. La deficiencia de yodo también puede conducir al retraso mental y la infertilidad. Así que, ¿cómo podemos corregir una deficiencia de iodo? Corregir una deficiencia de iodo tomando sal yodada no es factible, ya que necesitaría 20 f de sal yodada al día para obtener las cantidades adecuadas de iodo.

El Dr. Jay Abrahams desarrolló una preparación de iodo (llamado "Iodoral ®") para tratar la deficiencia de iodo. Mi esposa y yo tomamos este suplemento casi todos los días. El Dr. Abrahams cree que la cantidad correcta de iodo necesario para mantener una cantidad suficiente de iodo en el cuerpo es de 13 miligramos al día (1 comprimido de Iodoral ®). Sorprendentemente, esto es 100 veces más que el USRDA de yodo. Las mujeres japonesas (que comen gran cantidad de algas) tienen el mayor promedio de la ingesta de iodo (13,8 miligramos al día) de las mujeres en cualquier parte del mundo. También tienen la menor incidencia de cáncer de mama en el mundo. Además, Japón tiene una de las incidencias más bajas de deficiencia de iodo, de bocio (agrandamiento de la tiroides) y de hipotiroidismo. Islandia, otro país con alta ingesta de iodo, tiene bajos índices de bocio y de cáncer de mama.

El pescado contiene yodo, pero es posible que desee limitar su consumo debido a los altos niveles de mercurio. Sin embargo, las sardinas tienen una vida tan corta que no se contaminan con mercurio. Mi sugerencia sería comprar latas de sardinas envasadas en salsa de tomate para que pueda evitar las grasas trans utilizadas en las sardinas envasadas en aceite. Además, las algas son las que más yodo contienen de todos los vegetales marinos. Y recuerde que el selenio, la vitamina C y el magnesio mejoran la eficacia del iodo. Finalmente usted podría necesitar aún un suplemento de iodo como Iodoral ®. Si es así, eche un vistazo a www.iodoral.org.

IP6 / INOSITOL

El IP6, también conocido como "inositol hexafosfato" o "ácido fítico," está formado por inositol (una de las vitaminas del complejo B), unido a seis moléculas de fósforo y se encuentra naturalmente en las semillas, salvado, cereales integrales y legumbres. IP6 es uno de los combatientes de la naturaleza del cáncer más eficaces. IP6 selectivamente elimina el hierro de las células cancerosas, lo que efectivamente les priva de su factor de crecimiento primario. Sin embargo, IP6 no elimina el hierro de los glóbulos rojos que está estrechamente unido a la hemoglobina. A diferencia de los fármacos contra el cáncer, el IP6 no afecta a las células sanas, por lo que la toxicidad del IP6 es muy baja. (GL Deliliers, British Journal of Haematology, 117: 577-87, 2002)

¿Por qué es tan importante la quelación del hierro? Porque el hierro es necesario para que las células cancerosas produzcan nuevo ADN. Además, el exceso de hierro almacenado en los tejidos promueve la resistencia a la insulina, lo que lleva a altos niveles tanto de glucosa como de insulina, ninguno de los cuales es beneficioso para el control del cancer. El IP6 elimina además el exceso de cobre necesario para producir los nuevos suministros de sangre para el cáncer.

El IP6 también elimina los metales pesados como el mercurio, el cadmio y el plomo, sin eliminan los minerales beneficiosos, como el potasio y el magnesio. Activa las células NK, promueve la diferenciación celular (transformando células cancerosas en células normales), reduce el tamaño de los tumores y ayuda al gen supresor tumoral p53 que es a menudo defectuoso en los cánceres. Ha habido numerosos estudios que demuestran de forma concluyente que el IP6 es una molécula eficaz y no tóxica para combatir el cáncer.

Desde finales de la década de 1980, el Dr. Abulkalam Shamsuddin, un científico de la Maryland University School of Medicine, ha sido el investigador pionero en IP6. Él descubrió que cuando se combina adecuadamente con inositol, el IP6 forma en el cuerpo dos moléculas de IP3. El inositol, que es la estructura básica del IP6, tiene seis átomos de carbono que son capaces de fijar moléculas de fosfato, es decir, cuando los seis carbonos están ocupados por seis grupos fosfato, se forma el IP6. Sin embargo cuando solo tres de los grupos de carbono están unidos por fosfato, entonces se llama IP3.

Estos procesos químicos son importantes porque aunque el IP6 está consiguiendo toda la atención, es realmente el IP3 el que está haciendo todo el trabajo. El IP3 juega un papel importante dentro de las células de nuestro cuerpo. Básicamente, según estudios in vitro, funciona como un "interruptor" para el cáncer humano. Cuando los niveles de IP3 son bajos (como en las células cancerosas), las células se replican fuera de control. Eso básicamente es lo que ocurre en el cáncer. Cuando las células cancerosas están bañadas en un caldo de IP3, literalmente "se apagan." Esta acción refleja el papel central que desempeña IP3 en el control de funciones clave de las células, como la replicación y la comunicación.

Dr. Shamsuddin recomienda tomar una dosis diaria de 800 a 1.200 miligramos de IP6 junto con 200 a 300 miligramos de inositol como una medida preventiva general. En los pacientes con cáncer o con alto riesgo para el cáncer, recomienda una dosis en el rango de 4.800 a 7.200 miligramos de IP6 junto con 1.200 a 1.800 miligramos de inositol. Esto debe tomarse con el estómago vacío.

El notable producto del Dr. Shamsuddin se llama "IP6 Gold". Mi esposa Charlene y yo tomamos este suplemento a diario.

"LIVING FUEL RX ™"

Los "Super Greens" de Living Fuel contienen fuentes concentradas de vitaminas, minerales, proteínas, grasas esenciales, enzimas, coenzimas, hierbas, extractos vegetales, y fibras vegetales solubles e insolubles de alimentos y suplementos frescos y de alta calidad, en su mayor parte orgánicos, no modificados genéticamente. Super Greens es un "súper alimento" integral, crudo, cosechado de plantas salvajes, completo y fundamental. Es una mezcla de alimentos ecológicos, completamente naturales, que ha sido optimizada con los nutrientes más biodisponibles y utilizables. Este producto combina los nutrientes de más verduras y frutas que las que usted podría comer. Incluso contiene chlorela, spirulina y probióticos.

Living Fuel "Super Berry" también le proporcionará nutrición total y gran sabor, pero en lugar de obtener las verduras del "Super Greens", el "Super Berry" contiene fresas, frambuesas, zarzamoras y arándanos. Living Fuel le proporciona una nutrición de alta calidad y tiene más potasio que los plátanos, más calcio que la leche, más fibra que la avena, más bacterias beneficiosas que el yogur, más proteína que seis huevos, y más vitaminas, minerales y antioxidantes que toda su provisión diaria de frutas y verduras.

Quienes se preocupan por su salud y las personas con alergias y otras afecciones pueden consumir cualquiera de estos productos con tranquilidad ya que no contienen OGM (organismos genéticamente manipulados), ni azucar, ni trigo, ni leche, ni huevos, ni maltodextrina, ni espesantes, ni colorantes artificiales, ni han sido irradiados, ni tienen pesticidas, ni soja, ni levadura, ni suero de leche, ni frutos secos, ni conservantes, ni grasas hidrogenadas. En mi opinion, no hay otro suplemento comparable con "Super Greens" y "Super Berries" de Living Fuel. Ambos pueden realmente ser utilizados como suplemento o como sustitutivo de comida y ambos están disponibles en www.livingfuel.com.

MELATONINA

¿Sabía que si se acuesta con una luz de noche, está aumentando su riesgo de padecer cáncer? Se ha demostrado que la exposición a la luz durante la noche suprime la producción de la melatonina. Esto, a su vez, puede conducir a un mayor riesgo de cáncer.

Así que, ¿qué es exactamente la melatonina? La melatonina es una hormona que modula nuestros neurotransmisores. La produce la glándula pineal (una glándula del tamaño de un guisante que está en el cerebro) a partir del aminoácido triptófano, cuando la luces se apagan por la noche. Es la razón por la que nos da sueño cuando está oscuro. La melatonina también es producida por la retina y, en cantidades mucho mayores, por el sistema gastrointestinal. La melatonina alcanza niveles máximos durante la noche, pero también aumenta después de comer, lo que explica por qué tenemos sueño después de una comida. La melatonina es liposoluble e hidrosoluble, lo que le permite penetrar fácilmente la membrana celular, el citoplasma y el núcleo.

Según la Dra. Eileen Lynch, *"La anfifilia de la melatonina, o habilidad para tanto absorber como repeler agua junto con su habilidad para actuar como antioxidante preventivo débil, como quelante débil de iones metálicos y, en determinadas circunstancias, como captador directo de radicales libres, le permite contrarrestar el estrés oxidativo dentro del microentorno caótico del tumor"*. www.lef.org/magazine/mag2004/jan2004_report_melatonin_01.htm

Debido al hecho de que más del 75% de los cánceres presentan daño oxidativo en su DNA, la afirmación anterior del Dr. Lynch. es muy importante. Como capturador de radicales libres, la melatonica iguala a la vitamina C en su capacidad para contrarrestar los efectos oxidativos de las toxinas. No solo actúa la melatonina como un depurador de radicales libres, sino que también es una hormona ¡que destruye las células cancerosas! Según el Dr. Lynch, "La melatonina juega un papel fundamental en el sistema de defensa del huésped frente a la progresión del cáncer mediante la activación del sistema de citoquinas, que ejercen propiedades inhibidoras del crecimiento, y mediante la estimulación de la actividad citotóxica de los macrófagos y los monocitos."

Múltiples estudios han indicado los efectos citotóxicos de la melatonina, incluyendo entre otros un artículo de 2002 en Tumor Biology publicado por el Dr. K. Winczyk y sus colegas titulado "Posible participación de la RZR nucleares /receptor ROR-alfa en la acción antitumoral de la melatonina sobre el cáncer de cólon murino 38." En otro artículo del Dr. P. Lissoni y sus colegas pubicado en 1989 en el European Journal of Cancer & Clinical Oncology, se ha demostrado que la melatonina también estimula el sistema inmunitario.

En su informe de 2004 de la American Association for Cancer Research, (trad. Asociación Americana para la Investigación del Cáncer), el Dr. David E. Blask informó de que la melatonina inactiva las células del cáncer de mama, y también retarda el crecimiento del cáncer de mama en un 70%. El cáncer de mama se enciende por el ácido linoleico (grasas omega-6), sin embargo, la melatonina interactúa con el ácido linoleico. En una conferencia de prensa, el Dr. Blast declaró: *"Este mecanismo de aceleración del cáncer de mama se decelera por la melatonina. El nivel de melatonina nocturna es una señal anticancerosa relevante en los cánceres de mama humanos. El 90 por ciento de todos los cánceres de mama humanos tienen receptores específicos para esta señal"*.

El equipo de Blask expuso a ratones de laboratorio con cáncer de mama humano a la luz constante. Adivine lo que sucedió: **el crecimiento del tumor se disparó.** Dr. Blask afirma, *"Con luz constante, los tumores crecen siete veces más rápido y absorben cantidades de ácido linoleico. Durante el día, las células cancerosas están despiertas y ácido linoleico estimula su crecimiento. Por la noche, las células de cáncer se van a dormir. Cuando encendemos las luces por la noche durante mucho tiempo, suprimimos la melatonina y regresamos a la situación que ocurre durante el día"*. www.webmd.com/content/article/71/81159.htm

Investigaciones adicionales corroboran el hecho de que la melatonina puede matar a muchos tipos diferentes de células tumorales humanas, incluyendo un estudio innovador realizado en 2000 por tres médicos rusos, Riabykh, Nikolaeva y Bodrova. Un informe del Dr. R.M. Sainz y otros en el número de 2003 de Cellular Molecular Life Science indica que la melatonina es una citotoxina producida naturalmente que puede inducir la muerte de células tumorales (apoptosis). Curiosamente, el Dr. Lissoni también descubrió que la melatonina inhibe la angiogénesis, que es el desarrollo de nuevos vasos sanguíneos del tumor. (Dr. Lissoni P., et al, Neuroendocrinology Letter, 2001) Un número creciente de pruebas que vincula el incremento de luz durante la noche (LDN) con ciertos tipos de cáncer, ha llevado a los investigadores a sospechar que podría estar conectado con el aumento constante de casos de leucemia infantil. Algunos científicos que presentaron su investigación en el First International Scientific Conference on Chilhood Leukemia, dijeron que la luz durante la noche y el trabajar en turno de noche (que altera el ritmo cicardiano del cuerpo, o reloj interno) han sido asociados con un aumento del riesgo de cáncer de mama y cáncer colorectal.

Habría que preguntarse si el crecimiento rápido de la televisión y los videojuegos en los últimos 30 años ha contribuido al crecimiento de la leucemia infantil. Los niños se quedan despiertos cada vez hasta más tarde, y esta LAN puede suprimir la producción natural de melatonina que de otra manera combatiría los radicales libres que dañan el ADN y provocan cáncer. ¿Es solo una coincidencia que la leucemia infantil haya literalmente explotado al mismo tiempo que se produce la escalada de la televisión y los videojuegos?

Dice William Hrushesky del Dom Veterans Affairs Medical Center en Columbia, Carolina del Sur, que *"En comparación con otras mujeres trabajadoras, las mujeres que trabajan en el turno de noche tienen aproximadamente un 50% más de riesgo de desarrollar un cáncer de mama"*. Esto explica probablemente por qué el estudio original sobre enfermeras realizado en Harvard y dirigido por Eva S. Schernhammer, halló que las trabajadoras por turnos tienen un riesgo elevado de padecer cáncer de mama" (Science News, 17 de Enero de 2001, p. 317)

Más recientemente, Schernhammer y su colega de Harvard, Susan E. Hankinson hallaron que las mujeres que tienen concentraciones de melatonina por encima de la media tienen pocas posibilidades de desarrollar cáncer de mama. "Las que tienen altos niveles parecen tener menos riesgo de cáncer de mama", dijo dijo Schernhammer. Schernhammer y Hankinson presentaron los datos en el Journal of the National Cancer Institute (20 de julio de 2005).

Se podría hipotetizar que si la producción de melatonina se desencadena por la oscuridad, entonces aquellos que tienen la mayor producción deberían ser los ciegos, ¿no? En un estudio realizado en 1998 por los doctores Feychting y Osterlund, hallaron niveles elevados de melatonina en los ciegos y deficientes visuales, además de la correspondiente menor incidencia de cáncer, en comparación con las personas con visión normal, lo que sugiere el papel de la melatonina en la reducción del cáncer. ("Reduced cancer incidence among the blind," Epidemiology, 1998")

Varios estudios han demostrado que el ritmo circadiano está implicado en la supresión de tumores en los distintos niveles y también regula la respuesta inmunitaria. Siendo esto así, parece razonable pensas que la ruptura del ritmo cicardiano podría lleva a tener un sistema inmune debilitado y al crecimiento de tumores cancerosos. Sin embargo, la melatonina ha demostrado actuar como un "árbitro circadiano", y es capaz de regular el reloj interno del cuerpo, manteniendo el sistema inmune en su más alto nivel de vigilancia. "El sueño en sí no es importante para la melatonina," El Dr. Russel J. Reiter, un neuroendocrinólogo de la University of Texas Health Science Center de San Antonio, dice en el número de 7 de Enero de 2006 de Science News lo siguiente: "El sueño per se no es importante para la melatonina... **pero la oscuridad, sí.**"

Estudios recientes han encontrado niveles reducidos de melatonina en el líquido cefalorraquídeo de pacientes con enfermedad de Alzheimer en comparación con los sujetos de control de la misma edad. (H. Tohgi, 1992; DJ Skene, 1990). Debido al hecho de que los ritmos circadianos se interrumpen en la enfermedad de Alzheimer, es interesante especular si la restauración de la melatonina a los niveles normales en estos pacientes podría aliviar otros síntomas también. La melatonina probablemente debería ser tomada entre treinta minutos y una hora antes de dormir. Usted puede encontrar melatonina en cualquier tienda de alimentos saludables. Las cerezas son una buena fuente natural de melatonina, por lo que son un buen bocado antes de acostarse.

MMS (SOLUCIÓN MINERAL MILAGROSA)

El **dióxido de cloro** ha sido estudiado por los científicos durante muchos años y ha sido mencionado en muchas revistas científicas. Sin embargo, ha sido Jim Humble quien ha traído el dióxido de cloro a la vanguardia de la medicina alternativa.

Humble, un minero de oro y metalúrgico, estaba en una expedición a las selvas de América Central, en busca de oro, cuando un miembro de su expedición enfermó de malaria. Hasta la mina más cercana había más de dos días de distancia, atravesando un espesa jungla. Después de muchos años de experiencia, Humble llevaba siempre con él oxígeno estabilizado en estas expediciones, para potabilizar el agua local. Ante la posibilidad de una muerte rápida, se la dió al hombre enfermo y para sorpresa de todos, el hombre se recuperó a las pocas horas. Esto pareció un milagro, pero Humble quiso entender mejor lo que había sucedido.

A lo largo de varios años, Jim Humble se dió cuenta de que lo que hizo que el oxígeno estabilizado fuese tan eficaz en el tratamiento de la malaria no era realmente el oxigeno sino la presencia de pequeñas cantidades de dióxido de cloro, que se ha utilizado abundantemente como desinfectante en la industria alimentaria y de bebidas durante casi un siglo. Está sobradamente demostrado que es más eficaz y menos dañino que el cloro a la hora de matar virus, bacterias y protozoos en el agua.

Él relató sus experiencias en un libro electrónico que se puede descargar en este sitio web: www.miraclemineral.org. El libro se titula Breakthrough: The Miracle Mineral Supplement of the 21st Century. MMS funciona poniendo una pequeña cantidad de dioxido de cloro en el torrene sanguíneo. MMS es una disolución al 28% de clorito de sodio en agua destilada. Humble descubrió que el clorito de sodio se puede transformar en dióxido de cloro si se mezcla con un "activador". Es el "activador" el que convierte el clorito de sodio en dióxido de cloro. MMS se basa en este conocimiento.

Los tres activadores potenciales para el clorito de sodio son zumo de limón recién exprimido, zumo de lima recien exprimido y ácido cítrico en polvo al 10%. El ácido cítrico en polvo es el preferido para mezclar con MMS. Sin embargo, si usted no puede obtener ácido cítrico, entonces utilice zumo (recién exprimido) de limón o de lima. Ninguna otra cosa es aceptable como activador.

¿Cómo funciona? El dióxido de cloro, una vez introducido en el torrente sanguíneo, realiza una aceptación muy enérgica de cuatro electrones cada vez que se encuentra con una célula ácida (con un ph inferior a 7,35). Esto significa que las células enfermas prácticamente se volatilizan, mientras que las células sanas no se ven afectadas.

Los glóbulos rojos (que transportan oxígeno por todo el cuerpo) no pueden distinguir entre el dióxido de cloro y el oxígeno. Por lo tanto, después de ingerir el MMS, los glóbulos rojos recogen un ion dióxido de cloro y lo transportan a los parásitos, hongos o células enfermas que tienen un pH bajo. Estos "invasores" son destruidos junto con los iones de dióxido de cloro. Si no encuentra ningún invasor, el dióxido de cloro se deteriora, y por lo tanto pierde un electrón o dos. Esto puede permitir que se combine con una sustancia muy importante que el sistema inmunitario utiliza para producir ácido hipoclorhídrico, que mata a los patógenos, células asesinas e incluso células cancerosas. El sistema inmunológico necesita mucha más cantidad de ácido hipoclorhídrico durante una enfermedad. Facilitado por la solución de MMS, el dióxido de cloro lo proporciona en grandes cantidades.

Tomar MMS es simple. Ponga sus gotas de MMS en un vaso limpio, seco y vacío. Si no está en una situación crítica, de vida o muerte, comience con una gota. Si es una situación de enfermedad aguda, debería limitar su aplicación inicial a quince gotas de MMS. Me ha llamado la atención que la regla general actual es tomar tres gotas de cloruro de sodio por cada 25 libras de peso corporal.

Desde una a seis gotas de clorito de sodio, añada ¼ de cuchara de té de zumo de limón o zumo de lima recién exprimido. Desde siete a quince gotas, agregue ½ de cuchara de té de zumo de limón o zumo de lima recien exprimido. Si está utilizando ácido cítrico como activador, ponga una cucharada colmada de cristales de ácido cítrico en un vaso o jarra limpio. Entonces añada nueve cucharadas colmadas de agua purificada en la misma jarra. Cuando los cristales se hayan disuelto, tendrá usted una solución al 10%. Utilice cinco gotas de esta solución por cada gota de MMS. Haga todo lo demás igual.

Espere tres minutos después de la mezcla, agregue el zumo exprimido fresco (uva, manzana, arándano, o piña), o el agua, y bébalo inmediatamente. Si decide utilizar zumo, no lo compre de la tienda. Debe ser recién exprimido. Además, no utilice zumo de naranja, ya que impide la producción de dióxido de cloro.

Curiosamente, la American Analytical Society of Chemists declaró en 1999 que "el dióxido de cloro es el asesino de agentes patógenos más poderoso que se conoce". El dióxido de cloro es transportado por todo el cuerpo como el oxígeno y elimina los patógenos al entrar en contacto con ellos.

El protocolo de Humble ha ayudado exitosamente a más de 75.000 personas en África a librarse de la malaria, la hepatitis, el sida y el cáncer. Si desea obtener más información sobre MMS, por favor visite www.jimhumble.biz. Incluso si usted ya está familiarizado con MMS, es necesario leer (en inglés) los comentarios de Jim en el primero de varios artículos en la sección a la derecha de la pantalla, titulada "Alfabetic List 21 protocolos MMS".

SETAS MEDICINALES

Las setas han sido apreciadas como medicina y como alimento desde hace miles de años. En todo el mundo, muchas personas disfrutan de la recolecta de setas silvestres, apreciando la variedad de colores, formas y tamaños. En Japón, los vendedores ambulantes venden muchas especies de setas medicinales a los ciudadanos conscientes de su salud, quienes las utilizan para mantener la salud y promover una vida larga. Algunos japoneses viajan cientos de kilómetros para recoger setas que solo crecen en ciruelos muy ancianos. Igualmente, los chinos han apreciado muchas setas durante miles de años, especialmente como tónicos para el sistema inmunológico.

La mayoría de las setas medicinales contienen polisacáridos (moléculas complejas de azúcar) llamados "beta-glucanos" que aumentan el ADN y el ARN en la médula ósea que es donde se hacen la células inmunes (como los macrófagos y los linfocitos T). En Japón, extractos que contienen varios tipos de beta-glucano se han utilizado para ayudar con éxito al tratamiento de los pacientes de cáncer durante los últimos 20 años. Los beta-glúcanos mejoran la inmunidad a través de una variedad de mecanismos, muchos de ellos similares a los de la equinácea y el astrágalo.

Unos investigadores de Alfa-Beta Technology de Massachusetts examinaron los efectos de los beta-glucanos en la sangre humana. Cuando los dos se incubaron juntos, los beta-glucanos mejoraron el crecimiento de las células progenitoras mieloides y megacariocitos (que se convierten en células del sistema inmune) y provocó un estallido de radicales libres en los glóbulos blancos de la sangre, mejorando la actividad antibacteriana de las células. Curiosamente, la capacidad bactericida de los globulos blancos fue directamente proporcional a la dosis de beta-glucano.

En el número de julio de 1984 de Inmunopharmacology, el Dr. R. Seljelid (y colegas) informó de que los beta-glucanos estimulan la producción dentro de los fagocitos de pequeños compuestos de proteínas llamados citoquinas. Esta estimulación de citoquinas incrementa la capacidad de los macrófagos de detener el crecimiento de los tumores y de matar el tumor en su totalidad. En 1975, el Journal of the National Cancer Institute (Diario del Instituto Nacional del Cáncer=) publicó los resultados de un estudio realizado por el Dr. PW Mansell el que se examinaron los efectos contra el cáncer de los beta-glucanos en nueve pacientes con cáncer. Los pacientes (que tenían cáncer de piel, de mama o de pulmón) recibieron inyecciones de beta-glucanos directamente en los tumores. En los nueve casos, los betaglucanos iniciaron una respuesta inmune inmediata y los tumores se redujeron al cabo de cinco días.

Las **setas Reishi** se han utilizado como medicina en Asia desde hace más de 4.000 años. En chino, se llaman "Ling Zhi" (que se traduce como "hongo de la inmortalidad"). Se sabe que el Reishi mejora la salud respiratoria y cardiovascular, así como los niveles de azúcar en la sangre. Según el autor Phyllis A. Balch y otros expertos, una sustancia presente en el reishi (que se llama cantaxantina) ralentiza el crecimiento de los tumores. Como resultado de estos increíbles habilidades de lucha contra el cáncer, el gobierno japonés reconoce oficialmente reishi como tratamiento del cáncer. En los EE.UU., este hongo rojo duro se puede encontrar en la base de árboles vivos de hoja caduca (especialmente del arce) desde Mayo hasta Noviembre.

Las **setas Maitake** se conocen comúnmente como "gallina de los bosques" debido a su interesante forma. En japonés, "maitake" en realidad significa "seta danzante", ya que se dice que la gente baila de alegría cuando encuentra una. Estas setas son especialmente recomendadas para el estómago y los intestinos y se sabe que regulan el azúcar en la sangre y la presión sanguínea. La Maitake también contiene "grifolan" (un beta-glucano), que se ha demostrado que activa los macrófagos del sistema inmunitario. En China, un extracto de maitake demostró tener un efecto contra el cáncer en pacientes con cáncer de estómago, cáncer de pulmón y leucemia.

Las **setas Shiitake** se utilizan para tratar deficiencias nutricionales, para bajar la presión arterial y para aliviar dolencias del hígado. Recientemente, se halló que el shiitake secado al sol, contenía niveles de vitamina D tremendamente altos. En Japón, se han llevado también a cabo estudios clínicos con "lentinan" (un beta-glucano que se encuentra en la shiitake. Estos estudios han demostrado que el tratamiento de pacientes con cáncer avanzado con lentinan intravenosa produce una elevación de la actividad de las células asesinas del sistema inmunitario lo que lleva a una prolongación de la supervivencia (en ocasiones durante cinco o más años. La Shiitake es en los Estados Unidos una planta cultivada y no se encuentra en la naturaleza.

Un estudio de 2009 de UCLA demostró que los pacientes de cáncer de mama que comieron hongos medicinales dos veces al día previnieron el retorno del cáncer. Se concluyó que esto era debido a la actividad antiestrogénica de las setas. Así que coma setas, y añada un poco de aceite de oliva y ajo machacado...¡riquísimo!. Y recuerde que todas las setas deben ser cocinadas para obtener su valor nutricional. Las paredes celulares no pueden ser digeridas a no ser que se ablanden por el calor.

MUÉRDAGO

El muérdago es realmente una poderosa planta medicinal utilizada desde la antigüedad. Las referencias a las propiedades "cura-todo" del muérdago, se remontan a los antiguos griegos y a los druidas. Se ha utilizado durante siglos para tratar la epilepsia, la artritis y la hipertensión. Y aunque es potente para muchos usos, es especialmente mortal para los tumores de cáncer.

Hay dos tipos de muérdago:

1. muérdago americano (especie Phoradendron) es venenoso y no debe ser ingerido. Se ha observado que la muerte se produce a las diez horas de la ingestion.
2. muérdago europeo (Viscum album) se ha utilizado para tratar algunas enfermedades a lo largo de las últimas décadas. La planta también se conoce como Golden Bough o Herb de la Croix ("hierba de la cruz" en francés).

Conforme a la información anterior, creo que es obvio que hablaremos de los usos medicinales del muérdago europeo en esta sección del libro.

El enfoque moderno del muérdago como tratamiento para el cáncer comenzó alrededor de la década de 1920, y se ha generalizado poco a poco. En algunos países europeos, los productos elaborados a partir de muérdago europeo se encuentran entre los tratamientos más prescritos para pacientes con cáncer. De hecho, los médicos en Alemania tratan a más del 50% de sus pacientes de cáncer con muérdago en una forma u otra. Muchos de estos tratamientos se detallan en el informe especial, German Cancer Breakthrough (El descubrimiento alemán contra el cáncer), que es una guía de las mejores clínicas alternativas contra el cáncer de Alemania. Mi amigo y colega, Andy Scholberg, llama al muérdago "el laetrilo de Alemania."

Los extractos de muérdago se comercializan bajo varios nombres comerciales en Europa, el más conocido de los cuales es Iscador®. Una de las principales funciones de Iscador® es que estimula las partes del sistema inmune (células NK) que pueden retardar el crecimiento de células cancerosas y lo hace con efectos secundarios muy limitados. Como resultado de ello, otro beneficio registrado es un aumento considerable en la calidad de vida mientras se combate el cáncer. Así que si usted está padeciendo los "Tres grandes", el muérdago reduce los efectos adversos de la quimioterapia y la radiación.

En la edición de 01 de mayo 2001, de Alternative Therapies (Terapias alternativas), el Dr. R.G. Maticek (y colegas) publicó los resultados de un estudio de 30 años (con más de 35.000 participantes), que llegó a la conclusión de que el extracto de muérdago (Iscador®) mejora en gran medida la tasa de supervivencia para una amplia variedad de cánceres (como el cáncer de mama) mejorando del sistema inmunológico, deteniendo el crecimiento del tumor, y previniendo el cremimiento metastático del cáncer.

El tratamiento más común consiste en inyectar el extracto de muérdago bajo la piel. Por supuesto, la FDA no permite que se venda o utilice muérdago inyectable en los EE.UU., excepto para investigación. Así que si usted vive en los EE.UU., sus únicas opciones son fórmulas orales o viajar a otro país para recibir inyecciones. Así, la próxima vez que cuelgue una rama de muérdago en su puerta, usted tendrá algo más que apreciar que su poder para conseguir un beso en un día festivo.

ACEITE DE ORÉGANO

El aceite de orégano, un producto vegetal que se ha utilizado desde tiempos bíblicos, se extrae de las plantas de orégano silvestre. El aceite de orégano se ha demostrado que mata los parásitos y los virus, las bacterias y algunos tipos de hongos, además de ser antihistamínico.

El aceite de orégano se ha utilizado durante siglos para tratar infecciones y podría ser un salvador para los que sufren de colitis, que es una inflamación del sistema gastrointestinal. Se deriva de la planta de orégano silvestre (miembro de la familia de la menta), que crece naturalmente en las montañas de la región mediterránea y que debido a su potencia suele embotellarse y mezclarse con aceite de oliva o aceite de coco.

El ingrediente principal del aceite de orégano es el carvacrol, un potente antimicrobiano utilizado para conservar los alimentos y como protección contra el moho y las bacterias más comunes, lo que hace que sea el principal agente curativo del aceite. El timol es el segundo agente más activo. Es importante su acción fungicida y es el agente principal antihalitosis (contra el mal aliento) de Listerine. Los demás ingredientes proporcionan apoyo antibacteriano, previenen el daño causado por los radicales libres, actúan como bloqueantes de los alergenos e inhiben el crecimiento de las células cancerosas.

El aceite de orégano también contiene, entre otros, cobre, calcio, niacina, zinc, boro, beta-caroteno, vitaminas A, C y E, potasio y hierro. Jean Valnet, en su libro The Practice of Aromatherapy, (La práctica de la aromaterapia) describe cómo el aceite de orégano ha superado a los medicamentos antiinflamatorios a la hora de reducir el dolor y la inflamación y es, como analgésico, casi tan potente como la morfina. Tiene un significativo poder antioxidante y también estimula el flujo de bilis en el hígado, lo que ayuda en gran medida a la digestión.

El Dr. Cass Ingram escribió un libro llamado The Cure is in the Cupboard: How to Use Oregano for Better Health (trad: La cura está en el armario de la cocina: Como utilizar el orégano para mejorar la salud) sobre su encuentro salvador con el aceite de orégano. Este "superaceite", afirma, es útill para aliviar o curar más de 170 afecciones corporales distintas desde el pie de atleta hasta las lombrices, desde la diarrea al ezcema del pañal, desde una picadura de abeja a un ahogo. ¿A que le dan ganas de ir a comprar un poco de aceite de orégano ahora mismo?

Sin embargo, antes de comprar nada on-line o de ir a su herboristería, asegúrese de hacer su investigación. Sea cual sea la marca que decida comprar, asegúrese de que el aceite tiene por lo menos un 70 % de carvacrol. Es importante tener en cuenta que el aceite de orégano no es recomendable para cualquier persona alérgica al orégano, al tomillo, a la albahaca, a la menta o a la salvia. El aceite de orégano también puede reducir la asimilación de hierro en el cuerpo, por lo que debe considerar tomar un buen suplemento de hierro. Debido a este hecho, las mujeres embarazadas no deberían tomar aceite de orégano.

El conjunto de evidencias positivas del aceite de orégano como uno de las principales antibióticos va en aumento. Entre los 52 aceites vegetales probados, se consideró que el de orégano tenía actividad "farmacológica" contra patógenos comunes, tales como Candida albicans (levadura), E. coli, Salmonella enterica, y Pseudomonas aeruginosa. (Journal Applied Microbiology, trad: Diario de Microbiología aplicada, Volumen 86, junio de 1999).

Además, el aceite de orégano no debe confundirse con el orégano común que tiene en el armario de especias de la cocina, que suele ser mejorana en lugar de auténtico orégano. Mi fuente favorita de aceite de orégano (sin diluir y con un 85% de carvacrol) es de Kurt Wilson, el "Armchair Survivalist." (trad. El superviviente de la silla de ruedas). Su sitio web es www.se1.us. El aceite de orégano de Kurt es 100% puro aceite esencial. Siendo esto así, **no** se lo ponga directamente sobre la piel o en la boca. ¡Se quemará! Si esto ocurre, lávelo con un producto lácteo, como leche, yogur o helado inmediatamente. Pero no se preocupe, no le va a causar un daño permanente.

PAU D'ARCO

El lapacho es un árbol de gran copa de hoja perenne que se encuentran en las selvas de América del Sur, específicamente Paraguay, Brasil y Argentina. La parte medicinal del árbol es el revestimiento interior de la corteza (llamada "floema"), que contiene compuestos conocidos como "naphthaquinones" (también llamados Factores N). El lapacho es más conocido por su nombre portugués "pau d'arco." También es conocido por nombres tribales como "Taheebo" e "Ipe Roxo"

A lo largo de América del Sur, tribus que viven a miles de kilómetros de distancia han utilizado pau d'arco para los mismos fines medicinales desde hace miles de años, incluyendo el tratamiento de la malaria, la gripe, el lupus, problemas respiratorios, la sífilis, la colitis, y las infecciones por hongos. También se ha utilizado para aliviar el dolor (de la artritis y del reumatismo), para mata los gérmenes, para aumentar el flujo de orina, e incluso como un antídoto contra los venenos y mordeduras de serpientes. Sin embargo, fueron los informes sobre la curación de diversos tipos de cáncer los que causaron mucha de la investigación inicial a principios de los años 1960.

Los componentes químicos e ingredientes activos de pau d'arco han sido bien documentados, y los investigadores han concluido que una de las sustancias químicas más importante es el Factor-N "lapachol". La quercitina, la xloidona, y otros flavonoides también están presentes y contribuyen sin duda a su eficacia en el tratamiento de tumores e infecciones. En un estudio de 1968, el lapachol demostró actividad muy significativa contra tumores cancerígenos en ratas.

Según el Dr. Daniel B. Mowry, *"Parte de la eficacia de lapacho (pau d'arco) puede deberse a la capacidad que se ha observado que tiene para estimular la producción de glóbulos rojos en la médula ósea. El aumento de la producción de glóbulos rojos mejora la capacidad de transporte de oxígeno en la sangre. Esto, a su vez, podría tener implicaciones importantes para la salud de los tejidos de todo el cuerpo. Para el transporte de oxígeno por los globulos rojos, también hace falta hierro. Eso podría explicar el aumento de las propiedades terapéuticas del lapacho cuando se combina con la yerbamata, otra planta originaria de Sudamérica: de hecho es la costumbre nativa combinar casi siempre ambas plantas. ... A pesar de que no cabe duda de que el lapacho es muy tóxico para muchas clases de células cancerosas, virus, bacterias, hongos, parásitos y otros microrganismos, la substancia parece no tener ningún de toxicidad significativa para las células humanas"*. www.pau-d-arco.com/Dr.Mowry.html

Pau d'Arco se ha convertido en una forma estándar de tratamiento para algunos tipos de cáncer y para todo tipo de infecciones en hospitales en Brasil, Argentina y otros países de América del Sur. No es de extrañar, que el uso del pau d'arco todavía se considere "charlatanería tribal" en los EE.UU. Sin embargo, es interesante observar que las grandes farmacéuticas regularmente investigan en el pau d'arco la presencia de substancias (como el lapachol) que puedan ser la base para nuevos medicamentos. Por supuesto, cada vez que las grandes farmacéuticas tratan de aislar, copiar y patentar una sustancia natural, ésta nunca funciona tan bien como la sustancia natural. Además, ninguno de los componentes aislados de pau d'arco es ni de lejos tan eficaz como la actividad combinada de todos los componentes (es decir, de toda la hierba).

Pau d'Arco se encuentra disponible en las tiendas de herboristería en cápsulas, tabletas, soluciones alcohólicas, corteza seca y té. De muy diversas formas, el pau d'arco iguala las propiedades estimulantes para el sistema inmune que se encuentran en la equinácea y en el ginseng. Muchas de la información de esta sección fue obtenida de un libro titulado "Into the Light", escrito por el Dr. Daniel B. Mowry, y disponible en www.pau-d-arco.com/Dr.Mowry.html.

PROBIOTICOS / OBS

Se cree comúnmente que todas las bacterias son malas. Pero esto no es así. La salud óptima gastrointestinal depende del equilibrio de las bacterias beneficiosas y bacterias patógenas. Cuando la enfermedad golpea es, por lo general, porque las bacterias beneficiosas han disminuído en número (a menudo debido a los antibióticos, una dieta rica en azúcar, los esteroides, la quimioterapia u otros medicamentos). Está bien establecido que la infección y las toxinas de las bacterias patógenas, hongos y virus son una de las causas del cáncer.

Siempre que las bacterias beneficiosas prosperen, evitan la colonización de las bacterias patógenas y los hongos. De esta manera, las bacterias beneficiosas ayudan a mantenerlo a usted sano mediante la estimulación natural del sistema inmunitario. Ellas producen antibióticos naturales que inhiben el crecimiento y la actividad de las bacterias patógenas, al tiempo que aumentan la producción del cuerpo de interferón gamma (una importante molécula antiviral producida por las células T) y aumentan la producción de enzimas como las proteasas y lipasas. Sin embargo, si nuestro medio intestinal se altera, las bacterias patógenas, los hongos y los parásitos se multiplican y atacan a las bacterias beneficiosas.

Cualquiera que haya recibido una tanda de antibióticos debe leer esto: Según el Dr. Joseph Mercola, *"los antibióticos destruyen las bacterias normales que protegen el intestino, permitiendo que la levadura intestinal y los hongos crezcan sin control. Estas levaduras del interior del intestino producen también toxinas. Esto puede conducir a la supresión inmune, a tener síntomas de cualquier enfermedad autoinmune, o incluso al cáncer".* www.mercola.com

Así es. Los antibióticos no solo matan a sus enemigos (las malas bacterias), sino que también matan a sus guardaespaldas (las bacterias buenas). Cuando sus guardaespaldas están muertos usted no tiene defensa y entonces su digestión sufre y también su salud en general. Verá, hay que tener un equilibrio en torno dal 85% de bacterias beneficiosa contra un 15% de bacterias nocivas. Pero la mayoría de nosotros tiene la tasa invertida, lo que crea una situación de insalubridad crónica.

Sin embargo, los antibióticos no son el único culpable. ¿Sabía usted que el agua tratada con cloro no solo mata las bacterias nocivas en el agua potable, sino que también mata las bacterias buenas en el tracto digestivo a su paso por él? ¡No es de extrañar que estemos enfermos todo el tiempo! Así que, ¿cómo reponer las bacterias saludables y protectoras del intestino? Los probióticos y los organismos de la tierra (SBO por sus siglas en inglés, soil based organisms) son un buen comienzo.

Los **probióticos** son bacterias promotoras de la salud que, cuando se introducen eficazmente en el tracto intestinal, reponen las bacterias buenas y ayudan al cuerpo a digerir y absorber los alimentos, así como a luchar contra muchas enfermedades diferentes. La mayoría de las bacterias beneficiosas provienen de los grupos Lactobacillus o Bifidobacterium. En 1908, el profesor Elie Metchnikoff ganó un Premio Nobel por su trabajo sobre el sistema inmunológico. Más tarde descubrió la lactobacillus (una de las bacterias del yogur) y declaró, *"la muerte comienza en el colon"*.

Los SBO son bacterias beneficiosas que viven en la suciedad. Hasta el siglo XIX, cuando los alimentos procesados sustituyen a la ingestión de frutas y verduras crudas, los SBO formaban parte habitual de nuestra dieta. Alrededor de 1900, su presencia en la cadena alimentaria ha disminuido gravemente. Tanto los métodos agrícolas modernos, con su excesiva dependencia de los plaguicidas de gran alcance, fungicidas, germicidas y productos químicos y el procesamiento de alimentos mediante calor son tóxicos para los SBO.

El intestino de cada persona sana contiene aproximadamente 3 libras y media de bacterias beneficiosas que producen vitaminas y hormonas. Estas bacterias, de las cuales los SBO son una fuente vital, ayudan a su sistema digestivo a descomponen las proteínas, las grasas e los hidratos de carbono, así como a digerir los residuos. Y lo más importante es que compiten con los microorganismos indeseables, como las levaduras, hongos, bacterias y parásitos, para mantener el número de éstos bajo control.
Algunos de los beneficios de los probióticos y los SBO:

> Estimulan la actividad en el timo y el bazo, lo que mantiene nuestro

sistema inmunológico en un nivel óptimo al inducir al cuerpo a producir anticuerpos naturales.

➢ Ciertas cepas probióticas protegen contra la formación de tumores y promueven la producción de interferón (una hormona que protege contra el cáncer) tanto por los linfocitos como por la glándula del timo. (Journal of Immunotherapy, 1991, 7:4)

➢ Los SBO secretan proteínas especializadas, que estimulan el sistema inmunológico para que produzca más glóbulos blancos y anticuerpos que aumentan de forma espectacular su inmunidad.

➢ Ambos ayudan a reducir la cantidad de químicos tóxicos en el cuerpo, es decir, bacterias, patógenos y hongos que producen sus propias toxinas.

➢ Tanto los probióticos como los SBO dan lugar a una abundancia de la flora saludable en el tracto digestivo y mejoran la descomposición de los alimentos, lo que da lugar a un medio más alcalino.

Una suplementación habitual con probióticos y SBO repuebla su tracto digestivo con bacterias buenas, optimizando así su sistema inmunitario y combatiendo la enfermedad. Cualquier dieta contra el cáncer debe incluir la suplementación con ambos. El mejor probiótico disponible es, de lejos, "Healthy Trinity" de Natren. Usted puede comprarlo en www.natren.com. La mejor SBO que he encontrado se llama Primal Defense® (www.gardenoflife.com).

PROTANDIM®

A medida que envejecemos, nuestros cuerpos son abrumados por los radicales libres, y es típico que se produzca estrés oxidativo (daño celular causado por los radicales libres). La mayoría de la gente cree que la mejor manera de deshacerse de los radicales libres y reducir el estrés oxidativo es consumir más antioxidantes. Después de todo, eso es lo que todos hemos aprendido, ¿verdad? Pues bien, en realidad nuestro cuerpo posee un mecanismo muy superior para deshacerse del estrés oxidativo: **desencadenar la producción de enzimas, que combaten los radicales libres, llamadas superóxido dismutasa (en adelante, SOD), catalasa y glutatión.** Estas enzimas tienen la facultad de eliminar los radicales libres mucho más rápido que los antioxidantes.

Protandim ® es una mezcla única de fitonutrientes (ashwagandha, bacopa, curcumina, té verde, y cardo mariano) que aumenta la protección natural antioxidante del cuerpo, al inducir la producción de esas tres importantes enzimas protectoras. Según el Dr. Joe McCord, *"los antioxidantes más* comunes son muy limitados en sus capacidades y en verdad, no ofrecen beneficios fuera del ámbito de antioxidantes. *Las enzimas del cuerpo, sin embargo, pueden eliminar aproximadamente un millon de radicales libres por segundo sin agotarse. La ventaja de las enzimas sobre las vitaminas antioxidantes es casi alucinante"*. http://matthewneer.com/2010/05/protandimreview

Desde la decoloración de la ropa hasta la pintura que empieza a descascarillarse, podemos ver realmente los signos de que algo está envejeciendo. Nuestros cuerpos también tienen métodos internos para hacer la crónica de la edad: las substancias reactivas al ácido tiobarbitúrico (TBARS por sus siglas en inglés). Las TBARS son las toxinas en la sangre producidas por los radicales libres de las células y son básicamente los marcadores de laboratorio para el estrés oxidativo del cuerpo. El número de estos TBARS tiene una correlación directa con la tasa de envejecimiento; a medida que envejecemos, aumenta la cantidad de TBARS.

El Dr. McCord llevó a cabo los ensayos clínicos de Protandim ® midiendo las TBARS en hombres y mujeres de diversas edades. La cantidad de TBARS en su sangre concordaba con su edad (es decir, a mayor edad del sujeto, mayor número de TBARS en la sangre). Los sujetos tomaron una píldora Protandim ® cada día durante treinta días. Los resultados fueron notables. El estudio reveló que después de solo 30 días, los niveles de TBARS disminuyeron un promedio del 40%, lo que fue equivalente a la tasa de envejecimiento de una persona de 20 años! **www.raysahelian.com/protandim.html**

El estrés oxidativo es un factor importante para el desarrollo del cáncer, y la asociación entre la inflamación crónica y el cáncer está bien establecida. Se ha demostrado que las enzimas protectoras antioxidantes (especialmente la SOD) reducen la formación de tumores, eliminan la proliferación celular y reducen la inflamación. Las propiedades anticancerígenas del Protandim® **fueron publicadas** en un estudio de abril de 2009 por investigadores de la Universidad Estatal de Louisiana (Dr. Jianfeng Liu y sus colegas) en PLoS ONE (www.plosone.org). Protandim se comercializa a través de marketing multinivel, pero no deje que esto le asuste. Opino que es un producto muy bueno.

ENZIMAS PROTEOLÍTICAS

La química de la digestión es muy simple; los tres tipos principales de alimentos con las proteínas, los hidratos de carbono y las grasas. Pero recuerde, lo importante no es la cantidad de comida que comemos, sino más bien la cantidad de comida que digerimos. Y las enzimas son el principal componente en la digestión de alimentos. Como ya he mencionado anteriormente, también hay tres categorías principales de enzimas digestivas: proteasas (para la digestión de proteínas), amilasas (para la digestión de los hidratos de carbono), y lipasas (para la digestión de grasa). Digerimos la proteínas convirtiéndolas en aminoácidos, los hidratos de carbono transformándolos en glucosa y las grasas en ácidos grasos.

Cada día, el páncreas segrega alrededor de 1,7 litros de jugo pancreático en el intestino delgado. En este jugo están las enzimas (incluyendo lipasas, proteasas y amilasas) necesarias para la digestión y absorción de los alimentos. Las lipasas, junto con la bilis, ayudan a digerir las grasas. Las amilasas descomponen las moléculas de almidón en azúcares más absorbibles y son secretadas además de por el páncreas, por las glándulas salivales. Las proteasas secretadas por el páncreas (tripsina, quimotripsina y carboxipeptidasa) rompen las moléculas de las proteínas en aminoácidos individuales. También hay dos proteasas de origen vegetal: bromelina (a partir de tallos de piña) y papaína (de papayas verdes).

Echemos un vistazo de cerca a las proteasas producidas por nuestro páncreas, a las que a menudo nos referimos como enzimas "proteolíticas" (que digieren proteínas). Cuando un "invasor exterior" entra en nuestro sistema, son nuestros leucocitos los que se encargan de nuestra respuesta inmunitaria. Sin embargo, las células cancerosas tienen una capa de proteína que las hace "irreconocibles" para los leucocitos e impide que éstos destruyan el cáncer. En este escenario, ¿no tendría sentido disponer de algo que despojase a las células de su capa proteica? **Por supuesto que sí.** Esta idea ha tenido sentido en Europa y Asia durante casi medio siglo en el que han estado arrojando enzimas proteolíticas y fibrinolíticas (que rompen el tejido cicatricial) al cáncer con mucho éxito. Anteriormente en este libro, hemos sabido del Dr. William Kelly quien tiene un tratamiento contra el cáncer basado en enzimas que él ha utilizado eficazmente en decenas de miles de pacientes de cáncer.

Las enzimas proteolíticas destruyen las células cancerosas rompiendo la capa proteica que rodea a la célula y entonces los leucocitos atacan el resto de la célula cancerosa y la destruyen. Sin embargo, cuando comemos una dieta rica en proteínas, cocinadas en exceso y con pocas enzimas, nuestras enzimas proteolíticas propias son requeridas para digerir las proteínas. Solo tenemos una cantidad limitada de esta enzimas proteolíticas, y si esta fuente se agota para digerir la proteína de los alimentos, entonces queda poco o nada para romper la capa proteica de las células cancerosas. De ese modo, las células cancerosas comienzan a prosperar y a multiplicarse ya que nuestros leucocitos no pueden matarlas.

La verdad es que el cáncer es a menudo una enfermedad del metabolismo de las proteínas debido a que el mecanismo anticanceroso de las enzimas proteolíticas puede verse abrumado por el consumo en momentos inapropiados o en cantidades excesivas de alimentos ricos en proteínas. El cuerpo necesita cerca de 12 horas cada día en las que no se consuman proteínas para que su mecanismo enzimático de lucha contra el cáncer funcione de manera óptima.

Alrededor de la edad de 30 años, la producción de enzimas del organismo disminuye drásticamente, por lo que es esencial empezar a suplementar de inmediato si es usted mayor de 30 años. ¿Cuál es la mejor enzima? Mi esposa y yo tomamos Vitälzym todos los días. Vitälzym contiene serrapeptasa, que es una enzima producida en el intestino de los gusanos de seda para romper las paredes del capullo. Esta enzima está demostrando ser una alternativa superior a los agentes antiinflamatorios no esteriodeos (NSAID) utilizados tradicionalmente para tratar la artritis. Sin embargo, si usted es un paciente de cáncer, Wobenzym contiene más tripsina y más quimotripsina que cualquier otra enzima, por lo que ésta podría ser la mejor opción para usted. En mi opinión, no le puede ir mal ya tome Vitalzym, ya Wobenzym. Usted puede comprar Vitalzym y Wobenzym en www.iherb.com.

RESVERATROL

El resveratrol es un bioflavonoide que se encuentran en la piel de las uvas tintas que se produce naturalmente cuando la planta es atacada por patógenos tales como bacterias y hongos. Dado que la función primordial del resveratrol en la naturaleza es para proteger la fruta contra los patógenos, tiene sentido que muestre actividad antifúngica en el cuerpo humano, lo que hace también. También destruye el hongo candida albicans.

Se ha sugerido que el resveratrol subyace en el fenómeno conocido como la "paradoja francesa" (el hecho inexplicable de que los franceses, que tienen los mismos niveles de colesterol que el resto de nosotros, tengan una tasa de enfermedades cardíacas que es un tercio de la nuestra). ¿Por qué? Porque los franceses beben vino tinto con las comidas y el vino tinto contiene una gran concentración de resveratrol. La OMS ha sugerido que el resveratrol puede reducir los riesgos cardiovasculares hasta en un 40%, ya que bloquea la untuosidad de las plaquetas, previene la oxidación de las LDL, reduce los niveles de triglicéridos y (lo más importante) reduce los niveles de tensión, relajando y dilatando las arterias.

El resveratrol prácticamente no tóxico, ya que, después de la ingestión oral, es rápidamente metabolizado por el hígado, uniéndolo a una molécula de desintoxicación llamada "glucuronato", que lo hace inofensivo. Sin embargo, en el sitio del tumor, el resveratrol se descomprime por una enzima llamada "glucuronidasa" que lo desacopla del glucuronato, poniéndolo a disposición de "ir a trabajar" en las células cancerosas.

En el Journal of Alternative and Complementary Medicine (Diario de Medicina complementaria y alternativa) de abril de 2004, unos investigadores del Weill Medical College de la Universidad Cornell publicaron los resultados de los test las células de cáncer de mama y de cáncer cerebral. En estas pruebas, el resveratrol ha demostrado inducir la apoptosis (muerte celular normal) a través del gen p53, que repara el ADN. En estudios publicados en el número de marzo de 2004 en Anticancer Research (Investigación contra el cáncer), el resveratrol y la curcumina impidieron el crecimiento de células tumorales e indujeron la apoptosis en neuroblastomas (cáncer cerebral) mediante la activación de la vía del gen p53. En los estudios de los neuroblastomas en ratones, el resveratrol detuvo la proliferación celular y alteró la estructura celular de las células tumorales, lo que indujo la apoptosis. (Surgery, julio de 2004)

Además de inducir la apoptosis, el resveratrol parece matar las células cancerosas por despolarización (desmagnetización) de las membranas mitocondriales (la fuente de energía) dentro de las células tumorales, lo que causa en una disminución del potencial de la célula para funcionar. **El resveratrol es una docena de medicamentos anticáncer empaquetados en uno solo.** Es otro de los asesinos naturales del cáncer y combate el cáncer en tantas formas que los científicos no pueden encontrar una sola ruta de fomento de cáncer que el resveratrol no inhiba.

En noviembre de 2008, investigadores del Weill Medical College de la Universidad Cornell informaron de que los suplementos dietéticos con resveratrol redujeron significativamente la formación de placas en los cerebros de los animales, un componente de la enfermedad de Alzheimer y otras enfermedades neurodegenerativas. Según la Universidad de Basilea, el resveratrol aumenta la viabilidad celular pues otorga beneficios "neuro-protectores" y antioxidantes mediante la mejora de la producción y la asimilación en el cuerpo del glutatión (el "antioxidante principal").

Una de las novedades más interesantes sobre el resveratrol ha llegado en el área de la restricción calórica. Los estudios de investigación con ratas muestran que los resultados de la privación de calorías en el aumento de la longevidad: una reducción calórica del 10% al 30% puede casi duplicar su esperanza de vida. En 2007, investigadores de la Escuela de Medicina de Harvard informaron de que grandes grandes dosis diarias de resveratrol podrían contrarrestar una dieta poco saludable, alta en calorías, por lo tanto tener el mismo efecto que la reducción de calorías: una mayor duración de la vida.

No es sorprendente que el resveratrol también ha llamado la atención de varias grandes compañías farmacéuticas que ya están tratando de capturar sus beneficios en una droga sintética, patentable, y cara. Mi predicción es que **NO** lo conseguirán. Toda vez que el hombre trata de modificar lo que Dios hizo y "mejorar" su Creación, nunca funciona. Asimismo, recuerde que es probable que las frutas cargadas de pesticidas o genéticamente modificadas no produzcan cantidades significativas de resveratrol, ya que tienen poca necesidad de protegerse naturalmente de los ataques de patógenos.

En resumen, el resveratrol no solo protege contra las bacterias, hongos, levaduras y virus, sino que también combate el cáncer, enfermedades del corazón, diabetes y Alzheimer. Y si eso no es suficiente, sino que también promueve la longevidad. Biotics Research Corporation vende un producto fabuloso llamado ResveraSirt-HP ®, que contiene 250 mg de resveratrol junto con quercetina y IP6. Es el mejor producto de resveratrol que he encontrado en mi investigación. Usted puede comprar en www.bioticsresearch.com.

SELENIO

El selenio, como la mayoría de las cosas sanas, es algo que muchos de nosotros no recibimos en cantidad suficiente. El selenio es un mineral y se ha demostrado en múltiples estudios que es una herramienta eficaz para prevenir varios tipos de cáncer incluyendo el cáncer de mama, de esófago, de estómago, de próstata, de hígado, y de vejiga. Según la Life Extensión Foundation's Disease Prevention and Treatment la mayoría de los americanos reciben menos de la mitad de la dosis recomendada de 200 microgramos al día.

El selenio se utilizó inicialmente en la medicina convencional como un tratamiento para la caspa, pero nuestro entendimiento de los minerales ha aumentado espectacularmente en los últimos 20 años. Es un componente esencial de un poderoso antioxidante fabricado por el cuerpo. Este antioxidante, llamado glutatión peroxidasa, defiende específicamente contra de peróxidos, un tipo radical libre que ataca a las grasas. Al igual que otros antioxidantes, glutatión peroxidasa también reduce el riesgo de desarrollar cáncer y enfermedades del corazón y estimula la respuesta del sistema inmune a las infecciones.

La investigación muestra que el selenio, especialmente cuando se utiliza junto con las vitaminas C, E y beta-caroteno, funciona bloqueando muchas de las reacciones químicas que generan radicales libres en el cuerpo. Recuerde que los radicales libres pueden dañar el ADN celular, lo que eventualmente puede conducir a enfermedades degenerativas como el cáncer. El selenio también ayuda a prevenir que moléculas dañadas de ADN se reproduzcan y proliferen. En otras palabras, el selenio actúa para prevenir el desarrollo de tumores. Dice el Dr. James Howenstine en A Physician's Guide to Natural Health Products That Work" que (el selenio) "contribuye a la muerte de las células cancerosas y precancerosas. Su muerte parece que ocurre antes de que se repliquen, por lo tanto ayuda a detener el cáncer antes de que empiece".

La investigación del selenio en los últimos 20 años se ha centrado en gran medida en una nueva forma de selenio: methylselenocysteína (MSC). MSC es un compuesto de selenio orgánico relativamente simple, que se forma naturalmente en varias plantas como el brócoli, el ajo, los puerros salvajes, y las cebollas cultivadas en suelos ricos en selenio. MSC se convierte fácilmente a metilselenol por una enzima llamada beta-liasa, que se encuentra ampliamente distribuida en el cuerpo. Según el doctor Daniel Medina (Baylor College of Medicine Department of Molecular and Cellular Biology), el metilselenol ha demostrado ser una compuesto de selenio eficaz contra el cáncer que mata las células cancerosas a través de la apoptosis, que es la muerte celular programada. ("Se-methylselenocysteine: A new compound for chemoprevention of breast cancer", Nutrition & Cancer 2001, 40:12-17 trad. Se-metilselenocisteina: Un nuevo compuesto para la prevención química del cáncer de mama", Nutrición y Cáncer de 2001, 40:12-17). Se sabe también que el metilselenol también inhibe la angiogénesis (creación de nuevos vasos sanguíneos) en la fase inicial del tumor canceroso y constituye el compuesto de selenio más seguro y más eficaz contra el cáncer de que disponemos hoy en día.

El estudio ciego más importante sobre el selenio y el cáncer fue un ensayo de intervención doble ciego llevado a cabo por el Dr. LC Clark (y colegas) del University of Arizona Cancer Center (trad. Centro del Cáncer de la Universidad de Arizona). Cuando todos los resultados fueron tabulados, se puso de manifiesto que el grupo tratado con selenio desarrolló casi un 66% menos casos de cáncer de próstata, 50% menos de cáncer colorrectal, y cerca de 40% menos casos de cáncer de pulmón en comparación con el grupo placebo.

La ingesta de suplementos de selenio, incluso en la formula segura MSC, debería limitarse a de 200 a 400 mcg diarios para una máxima seguridad. He oído hablar de médicos alternativos contra el cáncer que usan hasta 2.000 mcg diarios, pero esto no es recomendable si no está bajo la supervisión de un médico, ya que se sabe que las dosis de selenio por encima de 850 mcg al día causan toxicidad por selenio.

Algunas de las mejores fuentes naturales de selenio son las nueces de Brasil, los brotes de ajo, el brócoli y las coles de Bruselas. Todos estos alimentos contienen selenio en forma de MSC. Aunque el ajo tiene la mayor concentración de MSC, no es probable que coma lo suficiente para producir los resultados deseados, por lo que las nueces del Brasil, los brotes de brócoli y las coles de Bruselas son sus mejores opciones.

VITAMINA D

La luz ultravioleta del sol llega en dos longitudes de onda principales: rayos ultravioleta A (UVA) y ultravioleta B (UVB). Piense en los rayos UVA como el "chico malo" y UVB como "el bueno", ya que los rayos UVA penetran la piel más produndamente y causan más daño por radicales libres, mientras que los UVB ayudan a que la piel produzca vitamina D. Técnicamente hablando, la vitamina D no es realmente una vitamina, per se, sino que es más apropiado clasificarla como una "pro-hormona." A pesar de esto, la vitamina D ha mostrado ser crucial para prevenir el cáncer. Los mecanismos por lo que la vitamina D reduce el riesgo de cáncer se conocen bien. Estos incluyen la mejora de la absorción de calcio, la inducción de la difererenciación celular, el aumento de la apoptosis (muerte celular programada), la reduccción de la metástasis y de la proliferación y la reducción de la angiogénesis (formación de nuevos vasos sanguíneos).

Entonces, ¿dónde puedo comprar el mejor suplemento de vitamina D? La verdad sea dicha, la mayoría de los suplementos de vitamina D son prácticamente inútiles. He aquí por qué: La vitamina D de la leche y del vino que encontramos en los suplementos vitamínicos, es vitamina D2 y es sintética. La vitamina D2 es también llamada "ergocalciferol." No es la forma de la vitamina D que usted necesita para prevenir el cáncer y enfermedades degenerativas. ¿Qué forma de la vitamina D que necesita es la vitamina D3 (alias colecalciferol) y es producido a partir de los rayos UVB del sol. Es por eso que frecuentemente me refiero a la luz solar como *"el más asequible de los nutrientes contra el cáncer del mundo"*. Piense en ello: usted puede conseguir un suministro de por vida **GRATIS.**

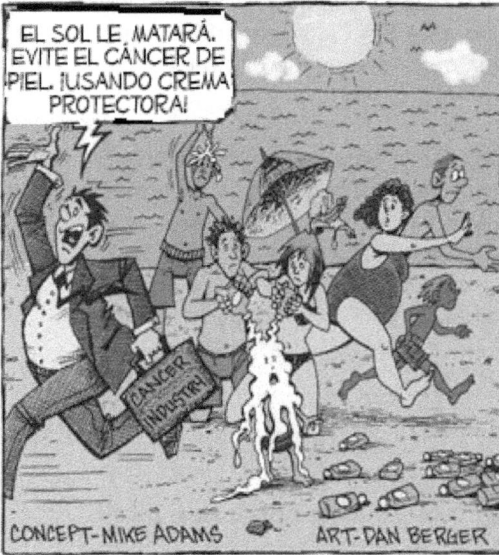

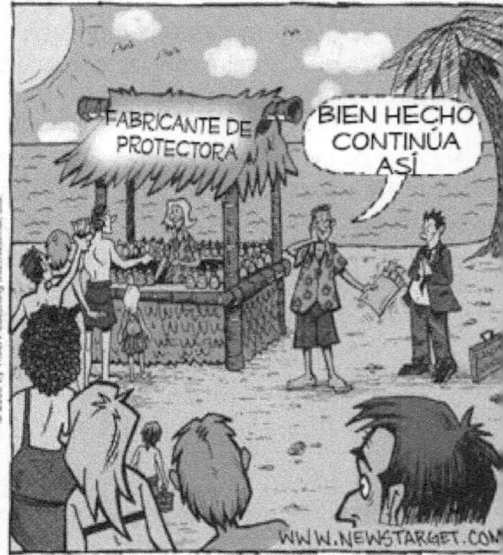

Gracias a Mike Adams y www.NaturalNews.com por el dibujo de arriba.

No caiga en el *"mito de los protectores solares"*. A pesar de lo que escuchamos de la Mafia Médica, la luz del sol es realmente buena para usted (especialmente los rayos UVB) ¡y los filtros solares filtran los UVB! El principal producto químico utilizado en los protectores solares para filtrar los rayos UVB es metoxicinamato octilo (OMC por sus siglas en inglés) que se ha demostrado que destruye las células de los ratones, incluso a dosis bajas. Además, también se demostró que es particularmente tóxico cuando se expone al sol. Y ¿adivinen qué? **El OMC está presente ¡en el 90% de las marcas de protección solar!**

Las marcas más populares de los protectores solares también contienen otros productos químicos tóxicos (como dioxybenzone y oxibenzon) que son absorbidos a través de la piel donde entran en el torrente sanguíneo, generan radicales libres, causan estragos en el sistema inmunológico, dañan el hígado y el corazón, e incluso promueven el cáncer sistémico.

El tiempo requerido en el sol es probable que 15 a 30 minutos por día. El momento óptimo para la UVB y la producción de vitamina D es de alrededor de la mitad del día cuando la relación entre los rayos UVB y los UVA es más alta y el tiempo de exposición requerido es más corto. Sin embargo, esto solo funciona cuando el sol se eleva suficientemente alto. Durante los meses de invierno, dependiendo de cuán al norte viva es, con frecuencia, imposible producir vitamina D alguna a partir de la luz del sol.

¡Sin embargo, usted **NO** desea quemarse! Si usted va a estar fuera a la luz del sol durante periodos prolongados de tiempo, necesita proteger su piel para no quemarse. El gel de aloe vera es un filtro solar natural (si tiene la piel sensible), y también ayuda a curar las quemaduras solares. Nosotros utilizamos "Natural Sunscreen with Green Tea" (protector solar natural al té verde) si vamos a estar al sol durante periodos prolongados de tiempo.

Sin embargo, cuando no se dispone de luz solar (UVB específicamente) una excelente fuente de vitamina D, que también proporcionará beneficiosos ácidos grasos omega-3 DHA y EPA (que son fundamentales en la prevención de las enfermedades del corazón, cáncer y muchas otras enfermedades) es el aceite de hígado de bacalao. El aceite de hígado de bacalao de mayor calidad y sabor más agradable que he encontrado es el de Carlson y los mejores precios se consiguen en www.iherb.com.

Usted debe ser cauto al utilizar aceite de hígado de bacalao, ya que es posible sufrir una sobredosis de vitamina D. Por esta razón, el aceite de hígado de bacalao se debe consumir solo en los meses de clima frío, a menos que pueda comprobar sus niveles de vitamina D para asegurarse de que no son demasiado altos. En un clima cálido, la mayoría de las personas obtienen suficiente vitamina D del sol, así que no tome aceite de hígado de bacalao durante los meses de verano.

Unos investigadores en Bélgica parecen ser los primeros en demostrar que la vitamina D disminuye la proteína C-reactiva (CRP por sus siglas en inglés), una medida de la inflamación en el cuerpo, en pacientes críticamente enfermos. La CRP se eleva cuando hay inflamación en el cuerpo, y la inflamación crónica es un factor de riesgo para una serie afecciones como las enfermedades coronarias, la diabetes y el cáncer.

AGUA

A pesar que concluyo el capítulo con ella, el agua es probablemente el tema más importante. Sin comida, la mayoría de los seres humanos morirá en un mes. Sin agua, estamos muertos en menos de diez días. El agua constituye más del 70% del cuerpo, alrededor del 90% de la sangre, y alrededor del 85% del cerebro. El problema con la mayoría de nosotros es que nos han engañado diciendo: "si tiene sed, beba un refresco con gas, o la última "bebida deportiva" (llena de azúcar, por cierto). Los estadounidenses beben café y refrescos y cerveza y todo lo que hemos sido condicionados a comprar, pero la mayoría de nosotros se olvida de beber suficiente agua.

Muchas personas beben agua destilada u o tratada por ósmosis reversa, pero en mi opinión, esto es agua muerta. Es cierto que la mayoría de los productos químicos tóxicos han sido eliminados, pero faltan también los minerales alcalinos y el oxígeno ... especialmente en el caso del agua destilada, ya que es "ácida". Mi familia bebe agua del grifo que ha sido filtrada con nuestro filtro de agua Big Berkey, que filtra el plomo, el arsénico, el cloro, el flúor, etc. Lo único que queda es agua pura. Solíamos beber agua embotellada, pero la lixiviación del plástico era una preocupación para nosotros, así que cambiamos a agua filtrada.

Si tiene sed, significa que sus células ya están deshidratadas. Una boca seca debe ser considerada como el último signo externo de la deshidratación. Esto se debe a que la sed no se desarrolla hasta que los fluidos del cuerpo se agotan muy por debajo de los niveles requeridos para el funcionamiento óptimo. Algunas estadísticas muestran que hasta un 90% de nosotros está en un estado crónico de deshidratación. Una forma de saber si está deshidratado es comprobar el color de la orina. Si es siempre oscura es probable que esté deshidratado.

Los médicos rara vez promueven las propiedades curativas del agua, pero el fallecido Dr. Batmanghelidj Fereydoon (también conocido como "Dr. Batman") estudió el efecto del agua sobre el cuerpo humano y halló que es uno de los mejores analgésicos además de una de las mejores terapias preventivas. Su trabajo pionero demuestra que la deshidratación crónica no intencional (UCD por sus siglas en inglés) contribuye a, e incluso produce, la aparición del dolor y de muchas enfermedades degenerativas que pueden prevenirse y tratarse incrementando el consumo de agua.

Dr. Batman nació en Irán en 1931, y ejerció la medicina en el Reino Unido antes de regresar a Irán, donde jugó un papel clave en el desarrollo de los hospitales y centros médicos. Cuando la Revolución iraní estalló en 1979, el Dr. Batman fue puesto en la infame prisión de Evin, en calidad de preso político durante treinta y un meses. Fue allí donde descubrió los poderes curativos del agua. Una noche, el Dr. Batman tuvo que tratar a un compañero de prisión con dolor incapacitante por úlcera péptica. Sin medicamentos a su disposición, el Dr. Batman le dio dos vasos de agua. Minutos después, el dolor desapareció por completo. Le indicó que bebiera dos vasos de agua cada tres horas y el dolor desapareció por completo durante los cuatro meses que le quedaban en prisión. Mientras estaba en prisión, el Dr. Batman trató con éxito **solo con** agua a más de 3.000 presos que sufrían úlcera péptica inducida por el estrés.

Mientras estuvo encarcelado, realizó una extensa investigación sobre los efectos medicinales del agua en la prevención y el alivio de muchas enfermedades degenerativas dolorosas. La prisión de Evin demostró ser un "laboratorio de estrés" ideal, y a pesar de que se le ofrecieron una reducción de la pena, el Dr. Batman decidió quedarse cuatro meses extra en la prisión para completar su investigación sobre la relación de la deshidratación y el sangrado de la úlcera péptica. El informe de sus hallazgos fue publicado como editorial en la revista Journal of Clinical Gastroenterology en junio de 1983.

A su salida de la cárcel en 1982, el Dr. Batman escapó de Irán y llegó a Estados Unidos. Escribió su libro pionero Your Body's Many Cries for Water (Las muchas maneras en que su cuerpo pide agua) en 1992, que ha sido traducido a 15 idiomas y sigue inspirando a lectores de todo el mundo. En su libro, declaró que una boca seca no es un indicador fiable de deshidratación. El organismo indica la escasez de agua produciendo dolor. La deshidratación produce realmente dolor y numerosas enfermedades degenerativas, como el asma, la artritis, la hipertensión, la angina, la diabetes del adulto, el lupus y la esclerosis múltiple.   El mensaje del Dr. Batman al mundo fue: *"Usted no está enfermo, tiene sed. No trate la sed con medicación"*. Obtenga más información en www.watercure.com.

ZEOLITAS

Las zeolitas son minerales volcánicos naturales con una única y compleja estructura cristalina. Las zeolitas, en general, han sido usadas durante casi 1000 años como un remedio tradicional en toda Asia para fomentar la salud en general. Una característica sorprendente de zeolitas es que su estructura, semejante a un panal de cavidades y canales (como jaulas), funciona a nivel celular atrapando los metales pesados y las toxinas. Como usted sabe, las toxinas envenenan nuestro aire, nuestra agua, nuestra comida, y nuestros cuerpos. Según la EPA, se utilizan comercialmente 80.000 sustancias químicas en los Estados Unidos, y 75.000 de ellas son potencialmente peligrosas para nuestra salud. El Enviromental Defence Council informa de que más de mil millones de libras de productos químicos tóxicos son emitidos al entorno cada año, incluyendo 72 millones de libras de carcinógenos conocidos.

Las zeolitas son de los pocos minerales cargados negativamente en la naturaleza. Básicamente, actúan como imanes, atraen con carga positiva metales pesados y las toxinas, los capturan y los expulsan del cuerpo. Se trata de un agente quelante extremadamente eficaz. He aquí cómo: dentro de la estructura de las zeolitas, hay ciertas "jaulas", dentro de las cuales hay iones positivos. Los iones positivos se intercambian con los metales pesados, pesticidas o herbicidas y luego la estructura de las zelolitas se une firmemente a ellos. Una asombrosa calidad de este efecto de "unión enjaulada" es que los metales pesados y las toxinas se eliminan al 100%. En otras palabras, no se "trasladan" a otro lugar del cuerpo, sino que son realmente desalojados.

Las zeolitas son eficaces contra microorganismos difíciles tales como bacilos, hongos, mildiu, estafilococos y estreptococos. Funcionan como un agente antiviral de amplio espectro, ayudan a equilibrar los niveles de pH en el cuerpo, reducen las reacciones alérgicas, chelan metales pesados, incrementan los niveles de óxígeno, mantienen a los microorganismos a raya y apoyan el funcionamiento del sistema inmunitario. Dos de los mejores productos de zeolita son Super Z LiteTM y Natural Cellular Defense (NCDTM).

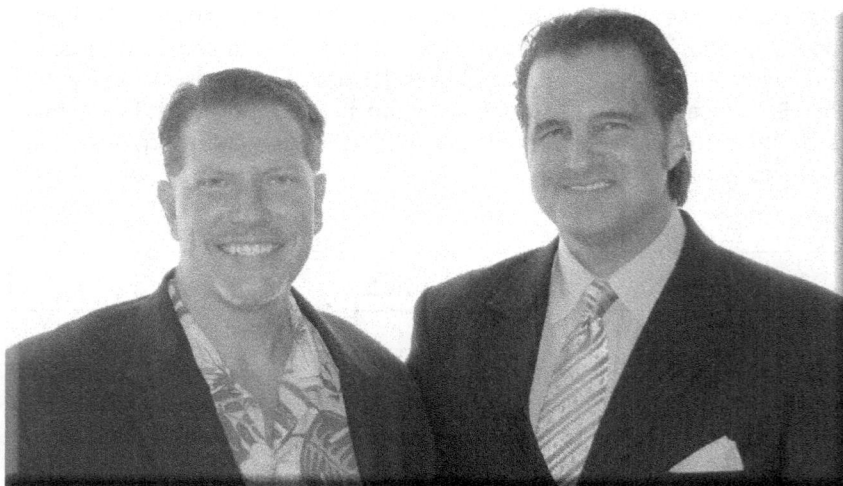

En el conjunto de "Living Fuel TV" con mi amigo bueno, KC Craichy

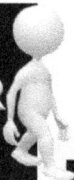

CAPÍTULO 13
"DOCE DEL PATÍBULO"

> "Cuando usted ve los arcos dorados, probablemente va de camino a las puertas perladas" (*)   - Dr. William Castelli

(*) Los arcos dorados es la marca de McDonalds, las puertas perladas hacen referencia a las puertas del cielo. (*Libro de las Revelaciones* "*Las doce puertas eran doce perlas, cada puerta hecha de una sola perla*").

*L*os dos últimos capítulos se han ocupado de las hierbas, alimentos y suplementos que usted debe consumir. Ahora hablaremos de lo que usted debería evitar. He titulado este capítulo "Doce del Patíbulo", porque da detalles de doce alimentos o toxinas que pueden plantear graves problemas de salud si se consumen o se ingieren regularmente. En realidad, algunos de ellos pueden causar problemas graves incluso aunque solo se consuman/ingieran de forma ocasional.

¿Es posible eliminar estas sustancias por completo? Probablemente no, pero al menos se dará cuenta de cuáles son las peores, ya que la alimentación y las toxinas son componentes integrales de la ecuación del cáncer. De hecho, un reciente informe de la Escuela Salud Pública de Universidad de Columbia estima **que el 95% de los cánceres son causados por la dieta y la toxicidad ambiental**.

Aquí tiene alguna más de estas alarmantes estadísticas:
> ➤ En los Estados Unidos se producen más de 80.000 productos químicos..
> ➤ Hay más de 3.000 productos químicos en nuestro suministro de alimentos.
> ➤ Se utilizan más de 10.000 disolventes químicos, emulsionantes y conservantes en la elaboración de alimentos.

> ➤ Se introducen en el mercado más de 1.000 productos químicos nuevos cada año.

Este capítulo es un verdadero "buffet" de los alimentos, toxinas y venenos de los que hay que huír como de la peste si tiene cáncer. La primera sección se titula "Alimentos Frankenstein" y la última sección se titula "Terribles toxinas".

"ALIMENTOS FRANKENSTEIN"

Esta sección se titula "Alimentos Frankenstein", porque, como se dará cuenta, todos estos alimentos se han modificado desde su estado natural o contienen ingredientes que han sido alterados. Los 5 alimentos o ingredientes alimentarios en esta sección no solo tienen poco valor nutritivo, sino que también dan a su organismo una sana (¿o es "poco sana") dosis de toxinas cancerígenas, lo que debería hacer la idea de comerlos "dificil de tragar".

1. "Grasas falsas" (grasas trans y aceites hidrogenados)

Las "Grasas trans" son grasas manufacturadas que se producen añadiendo hidrógeno a los aceites vegetales para producir una grasa sólida, por lo cual, también se les llama aceites hidrogenados o parcialmente hidrogenados. Las grasas trans se encuentran en los alimentos fritos, las margarinas, los productos de panadería, los bocadillos envasados, las galletas, la masa de pasteles y en los donuts. Incluso los "saludables" panecillos y cereales "light" pueden contener grasas trans. El problema es que las grasas trans son malas para nosotros, incluso en pequeñas cantidades. Las investigaciones han demostrado que están implicadas en el aumento de las enfemedades coronarias, de los niveles de colesterol y sí, también del **cáncer.**

Según el Dr. Brian Olshansky, profesor de Medicina Interna en la Universidad de Iowa, *"El problema con los ácidos grasos trans es que su cuerpo no sabe qué hacer con ellos. Los ácidos grasos trans pueden ayudar a conservar los alimentos para que tengan buen sabor, pero su cuerpo no puede descomponerlos y usarlos correctamente. Las grasas normales son muy flexibles y maleables, pero los ácidos grasos trans son grasas duras que pueden acumularse en el cuerpo y crear el caos. La receta química de un ácido graso trans consiste en colocar átomos de hidrógeno en el lugar equivocado. Es como hacer un plástico".*
www.psa-rising.com/eatingwell/transfats092003.htm

Con el fin de producir y distribuir masivamente alimentos con alto contenido en aceites, los fabricantes de alimentos alteran deliberadamente la composición química de los aceites, lo que les da más "vida útil". Otro problema con muchos alimentos procesados es que no solo son irradiados, sino que además están hechos con alimentos modificados genéticamente. Si nos fijamos en los chips de maíz, vemos un producto que es probable que esté hecho con maíz genéticamente modificado, procesado con grasas trans y después irradiado. Después de todo esto, los chips son empaquetados en una bolsa que dice "completamente natural". Pero no se deje engañar ... no hay nada "natural" en los chips de maíz.

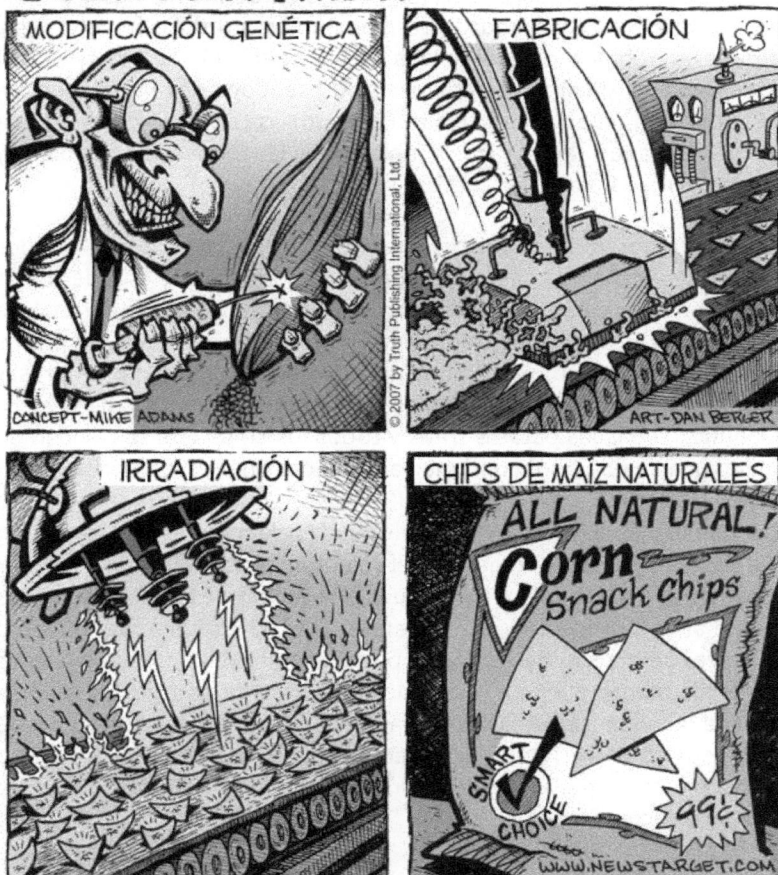

Gracias a Mike Adams y www.NaturalNews.com por la ilustración anterior.

En la década de 1950, la Dra. Johanna Budwig demostró que las grasas hidrogenadas químicamente alteradas (que ella llamó "pseudo" grasas) destruyen las membranas celulares. Demostró que estas grasas y aceites procesados e hidrogenados cortan el campo eléctrico de las células y nos hacen susceptibles a enfermedades crónicas y terminales.

En las grasas sanas hay una nube de electrones vital que permite que la grasa se una con el oxígeno. Las grasas saludables, oxigenadas, son capaces de unirse con la proteína y en el proceso hacerse solubles en agua. Esta solubilidad en agua es vital para todos los procesos de crecimiento, para la restauración de daño celular, para las funciones de renovación celular, para la función cerebral y nerviosa, para la función sensorial de los nervios y para la creación de energía. De hecho, toda la base de nuestra producción de energía se basa sobre el metabolismo de los lípidos. La hidrogenación destruye la nube de electrones vitales, y como resultado, estas pseudograsas ya no pueden unirse con el oxígeno o con las proteínas. Estas grasas terminan por bloquear la circulación, dañando el corazón, inhibiendo la renovación celular, y obstaculizando el libre flujo de la sangre y la linfa.

Tres de los alimentos más populares que contienen grasas trans son los donuts, las patatas fritas y los chips. Los donuts no son más que grandes bolas de azúcar, grasas trans y harina blanca. **No tienen ningún valor nutricional.** La mayoría de las patatas fritas y los chips se han empapado en grasas trans a tal punto que prácticamente no queda nada nutritivo en ellos. Algunas empresas han tratado de hacerlos más "saludables" eliminando la trans-grasas, pero todos los donuts, todas las patatas fritas y todos los chips que se cocinan en aceite (no importa de que tipo) contienen acrilamidas que son cancerígenas.

El producto químico acrilamida, que se utiliza industrialmene en la fabricación de algunos plásticos, se forma también del calentamiento de los almidones. Y resulta que tres de los alimentos que tienen niveles de acrilamidas especialmente altos son los donuts, las patatas fritas y los chips. La EPA solo permite un nivel de acrilamidas en agua potable de hasta 0,12 microgramos por ración. Es alarmante que una ración de seis onzas de patatas fritas en su restaurante de comida rápida contendra entre 50 y 70 microgramos de acrylamidas. Esto es entre ¡400 y 600 veces el límite de la EPA! He oído a muchos médicos decir que una patata frita es peor para su salud que un cigarrillo. Estoy de acuerdo.

A la luz del hecho de que se ha demostrado que causan tantos problemas de salud, ¿por qué los fabricantes de alimentos siguen utilizando las grasas trans? La respuesta es clara y simple: el **dinero**. Las grasas trans prolongan enormemente la vida util de los alimentos procesados.

2. Azúcar, sirope y refrescos

Decidí combinar estos tres elementos, ya que suelen ir "de la mano" en nuestra sociedad de "tragones", a pesar de lo que usted oye de la industria azucarera y sus esfuerzos para prevenir la distribución de información que asocia de forma precisa los azúcares refinados a enfermedades crónicas. El azúcar, el sirope de maíz rico en fructosa y los refrescos están todos en la lista del "no" si quiere obtener una salud óptima.

Recuerde que las células cancerosas crecen por la respiración anaeróbica. En otras palabras, fermentan azúcar. Si alguna vez ha hecho vino, usted sabrá que la fermentación requiere azúcar. Hay muchas terapias de nutrición contra el cáncer, pero ninguna permite los alimentos ricos en hidratos de carbono y ninguna permite el azúcar, porque el azúcar **alimenta a las células cancerosas.**

A lo largo de mi vida, el sirope de maíz rico en fructosa (en adelante SMRF) ha tomado las estanterías de alimentación al asalto. Está presente en casi todo lo que comemos hoy en día, incluyendo el pan, los refrescos, la harina de avena, la salsa barbacoa, la salsa de tomate, la jalea, la mermelada, el yogur, la leche chocolateada, las tartas, y los cereales, por nombrar algunos ejemplos. Pero ¿no es el SMRF una alternativa saludable al azucar?. Bueno..en una palabra: "no". Recuerdo haber visto hace algunos meses anuncios sobre el SMRF: el mensaje central era que el SMRF está hecho de maíz, que no tiene ingredientes artificiales, que tiene las mismas calorías que el azúcar y que es bueno comerlo. Los anuncios no tienen precio en su total tergiversación de los hechos y en su total falta de respeto por la inteligencia de los espectadores.

La verdad es que el SMRF no existen en ningún sitio en la naturaleza. Es un producto manufacturado creado utilizando enzimas (dos naturales y una sintética) para incrementar el contenido en fructosa en aproximadamente un 90 %. Este super SMRF, se mezcla después con un jarabe compuesto en un 100% por glucosa de jarabe de maíz para después añadirlo a nuestros alimentos. Cuando se ingiere el SMRF, éste se desplaza directamente al hígado que convierte el líquido azucarado en grasa. Según USDA, el SMRF agota el cromo del organismo, que es importante para ayudar a que la glucosa de la sangre pase a las células. Este agotamiento del cromo en combinación con un páncreas sobrecargado causa con frecuencia diabetes.

Pero ¿no está hecho el SMRF de maíz? Sí, es absolutamente cierto que el SMRF está hecho de maíz, pero eso no significa nada. El biodiesel también se hace a partir del maíz, ¡pero usted no bebe biodiésel! La conclusión es que solo porque usted comienza con una substancia natural y segura, eso no hace que todos los derivados de esa substancia sean automáticamente seguros.

Pensemos esto por un momento. ¿Con qué alimentan los granjeros a las vacas cuando quieren engordarlas para el mercado? Con maíz, ¡por supuesto! Por lo tanto, si usted quiere parecer una vaca, todo lo que tiene que hacer es comer mucho maíz y subproductos del maíz, incluyendo SMRF.

Y para empeorar las cosas, dos estudios distintos uno publicado en el Diario de Salud Ambiental (Journal of Enviromental Healt) y el otro realizado por el Instituto de Política Agrícola y Comercial (Institute for Agriculture and Trade Policy, en adelante IATP), revelaron recientemente el hecho de que el SMRF también puede contener mercurio. "Pero ¿por qué mi médico no me advirtió acerca del SMRF? Recuerde, que no fue hace mucho tiempo cuando los médicos estaban siendo pagados por las compañías de cigarrillos para efectivamente recomendar los cigarrillos. Así realmente no es una sorpresa que haya algunos médicos que no tengan ni idea de los peligros del SMRF, a pesar del hecho de que es básicamete de sentido común para cualquiera que tenga medio cerebro y haya empleado poco más que unos minutos en estudiar el tema.

Una lata de refresco tiene casi 13 cucharaditas de azúcar, la mayoría del cual es fructosa de SMRF. Otra razón para evitar los refrescos carbonatados es que tiene un ph alrededor de 2.0, lo que contribuirá a tener un medio muy ácido. Según el Dr. James Howenstine, en su libro A Physician's Guide to Natural Health Products That Work (Guía del médico de Productos Naturales de Salud que funcionan): *"En un interesante experimento, se observó que el azúcar de un refresco fue capaz de dañar la capacidad de los leucocitos 'para ingerir y matar bacterias gonocócicas durante siete horas ... Las bebidas gaseosas también contienen grandes cantidades de fósforo que, cuando se excreta, extrae el calcio de los huesos. Los grandes usuarios de refrescos tendrán osteoporosis además de arterias dañadas"*.

En 1951, el Dr. Clive McCay, un nutricionista de la Marina del Naval Medical Research Institut (Instituto de investigación médica de la Marina), halló que los dientes humanos se ablandaron y comenzaron a disolverse poco tiempo después de sumergirlos en un vaso de Coca Cola. Afirmó que la acidez de las bebidas de cola es más o menos la misma que la del vinagre, solo que se disimula por el contenido en azucar. Quizá es por eso por lo que los refrescos también son conocidos como **"soft drinks"** (literalmente "bebidas blandas"): ¡porque te ablandan los dientes y los huesos !

Y si usted piensa que los refrescos bajos en calorías son mejores, piénse otra vez. Los refrescos bajos en calorías tienen generalmente tienen un pH inferior al de los refrescos normales, y también contienen edulcorantes artificiales nocivos como el aspartamo. Si desea endulzar los alimentos, le recomiendo que use stevia, una hierba que es 300 veces más dulce que el azúcar. Entre sus usos medicinales se encuentran la regulación del azúcar en la sangre, la prevención de la hipertensión, el tratamiento de los trastornos de la piel, y la prevención de la caries dental. Otros estudios muestran que es un agente natural antibacteriano y antiviral. Así, además de hacer su comida deliciosa, la stevia es realmente buena para usted.

Para el paciente con cáncer, el azúcar es un rotundo "no, no." Si usted odia el cáncer, entonces mátelo de hambre. Si usted toma refrescos, trate de tomar agua en su lugar. Eliminar de la dieta el azúcar, el SMRF, y los refrescos carbonatados es una de las maneras más fáciles de mejorar inmediatamente su salud.

3. Excitotoxinas (MSG & Aspartame)

¿Qué es un excitotoxina? Son sustancias, por lo general aminoácidos, que reaccionan con receptores especializados (neuronas) del cerebro de tal manera que causan la destrucción de ciertos tipos de células cerebrales. Los seres humanos carecen de una barrera sangre-cerebro en el hipotálamo, lo que permite a las excitotoxinas entrar en el cerebro y causar daños. En pocas palabras, como se describe en el libro del Dr. Russell Blaylock, Excitotoxins: The Taste That Kills, Excitotoxinas: El sabor que mata, son exactamente como su nombre indica: **¡toxinas que excitan las células de su cerebro hasta matarlas!**

Ninguna cepa de ratas o ratones es naturalmente obesa, por lo que los científicos tienen que crearla. Ellos hacen animales mórbidamente obesos inyectándoles glutamato monosódico (MSG) en el momento que nacen. El MSG triplica la cantidad de insulina que el páncreas produce, causando obesidad a las ratas. MSG causa una lesión en el hipotálamo que se correlaciona con el desarrollo anormal, lo que incluye la obesidad, baja estatura y problemas de la reproducción sexual. Se ha observado que el MSG mata también las células del cerebro y causa náuseas, vómitos, migrañas, depresión, y problemas cardíacos. Por desgracia, el MSG se oculta a menudo bajo otros nombres, por lo que usted puede no ser capaz de detectarlo en una lista de ingredientes.

Algunos sinónimos de MSG son "proteína texturada glutamato" o "extracto de levadura de ácido glutámico" o "nutriente de gelatina de levadura" o "proteína vegetal hidrolizada". Ocultan el MSG bajo muchos nombres diferentes con el fin de engañar a los que se ponen al día. Las compañías de alimentos descubrieron que el MSG podría aumentar el sabor y el aroma y mejorar la aceptabilidad de los productos comerciales alimentarios, por lo que dudo que alguna vez dejen de usar este aditivo matacerebros en nuestro suministro de alimentos. Vaya rápidamente a su cocina y mire la despensa y el frigorífico. Se dará cuenta de que el MSG está en todo: en las sopas, en los chips, en los productos Hamburger Helper, en las salsas, en los aderezos para ensaladas, en el aceite de maíz, en el caldo, y así sucesivamente.

El **aspartamo** también es una excitotoxina, y se ha demostrado que erosiona la inteligencia y afectar la memoria a corto plazo. Lo creas o no, ¡el aspartamo estuvo en su momento en la lista de productos químicos de guerra biológica que el Pentágono presentó al Congreso! Se hace a partir de dos aminoácidos y metanol (alcohol de madera). Aunque los estudios de laboratorio mostraron que es extremadamente tóxico para el cerebro, el gobierno ocultó este hecho, y fue oficialmente aprobado como un aditivo alimentario para su uso en bebidas no alcohólicas en 1983. La FDA ignoró las quejas de dolores de cabeza, mareos, náuseas, vómitos, convulsiones, convulsiones, visión borrosa, y una multitud de otras reacciones negativas al aspartamo.

Hace unos años, vimos un documental sobre el aspartamo llamado "Sweet Misery." (Dulce sufrimiento). Fue increíble ... y preocupante. Usted puede ver el trailer y también ver los primeros cinco minutos de la película aquí: http://aspartamekills.com. Más adelante en el libro, hay un capítulo entero dedicado a exponer los fraudes en torno al aspartamo.

4. rBGH / Nitrato de sodio

En 1994, Monsanto y la FDA introdujeron la hormona recombinante del crecimiento bovino (rBHG por sus siglas en inglés) en el mercado. Esta es una droga poderosa de ingeniería genética que, cuando se inyecta en las vacas lecheras, las fuerza a producir hasta un 25% más de leche. Sin embargo, cuando se le intecta rBGH a una, la producción de leche no se estimula directamente. La presencia de la rBGH en la sangre de la vaca estimula la producción de otra hormona, llamada Factor de crecimiento semejante a la insulina (IGF por sus siglas en inglés). Es el IGF el que estimula la producción de leche.

IGF es una hormona natural de las vacas y de los humanos. Numerosos estudios han demostrado que el IGF de las vacas es químicamente idéntico al IGF de los seres humanos. El uso de rBGH incrementa los niveles de IGF en la leche de la vaca, y el IGF **no** se destruye por la pasteurización. Dado que el IGF está activo en los seres humanos y hace que las células se dividan, un aumento de la IGF en la leche lleva a plantearse la pregunta obvia de si esto no causará crecimientos y divisiones celulares inadecuadas, dando lugar al crecimiento de tumores.

Desde la aparición de la rBGH en el mercado en 1994, **todos los países**

industrializados del mundo (a excepción de los EE.UU.) lo han prohibido. Lo cierto es que la rBGH nunca fue probada adecuadamente antes de que la FDA permitiera su comercialización. Una prueba estándar para un nuevo producto o medicamentos producido bioquímicamente para su uso en animales, requiere 24 meses de pruebas con varios cientos de ratas. Sin embargo, la rBGH se probó durante solo 90 días en 30 ratas. Este estudio en ratas a corto plazo fue presentado a la FDA pero nunca fue publicado. La FDA se negó a permitir que alguien de fuera de ese organismo revisara los datos en bruto de este estudio truncado, afirmando que de hacerlo "dañaría irreparablemente" Monsanto.

En febrero de 1997, dos veteranos periodistas de Fox TV en Tampa, Florida, fueron despedidos por negarse a bajar el tono de una investigación que informaba de que la rBGH puede provocar el cáncer en los seres humanos que beben leche de vacas tratadas con rBGH. Monsanto presionó a Fox TV para diluir la serie, ofreciendo pagar a los dos reporteros si salían de la cadena y guardaban silencio sobre su informe, pero se negaron y fueron despedidos. El 2 de abril de 1998, presentaron su propia demanda contra el canal de televisión. Después de un juicio de cinco semanas y seis horas de deliberación, que finalizó el 18 de agosto de 2000, un jurado del Tribunal estatal de Florida determinó por unanimidad que Fox "actuó deliberadamente para falsear o distorsionar la información de los demandantes sobre la rBGH." El jurado les otorgó $425.000 en daños y perjuicios. **¿Por qué se empeño tanto Monsanto en mantener callados a los periodistas?**

He aquí por qué. En 1998, unos científicos canadienses lograron por primera vez adquirir la totalidad de los estudios de Monsanto. Se sorprendieron al descubrir que la FDA ni siquiera había mirado los datos originales de Monsanto en los que la agencia había basado la aprobación. Al revisar los datos, los científicos descubrieron que los estudios "secretos" de Monsanto demostraron que la rBGH ¡causaba cáncer de próstata y de tiroides en ratas de laboratorio!

En agosto de 2008, Eli Lilly acordó la compra de la rBGH en Monsanto. Esto pareció ser una decisión peculiar en su momento. ¿Por qué iba la división veterinaria de Eli Lilly (Elanco) a pagar $ 300 millones por un medicamento que otras empresas no tocaría ni con un palo de diez pies? Entonces empecé a conectar los puntos. En la universidad, leí una historia acerca de un propietario de un taller mecánico que fue arrestado por "manipular" cientos de coches. ¡Qué manera de aumentar el negocio! Eli Lilly estaba haciendo el "equivalente en drogas" de manipular los coches y después cobrar por arreglarlos!

Verá usted, Eli Lilly también vende medicamentos contra el cáncer. Así, mientras que Eli Lilly está promoviendo un medicamento (rBGH) que causa el cáncer, también está planeando "venir al rescate" con otras drogas para "tratar" el cáncer que la rBGH ha creado. Llámelo... el perfecto doble juego en los negocios. Pero eso no es todo ... aún mejor para Eli Lilly. Las vacas tratadas con rBGH tienen mayor incidencia de mastitis (infección de la ubre). Lo ha adivinado. Eli Lilly está más que feliz vendiendo antibióticos para tratar la infección. Entretanto, Eli Lilly se ríe en su camino hacia el banco.

El **Nitrato de sodio** ($NaNO_3$) y su pariente el **nitrito de sodio** ($NaNO_2$) son conservantes que se encuentran en gran cantidad de carnes procesadas. Cosas como el salami, el salchichón, las salchichas, la mortadela, el jamón, la panceta (incluso la panceta de pavo), los piensos para ganado (otra razón más para comer solo carne de vacuno alimentado con pasto), y el Spam (marca registrada de carne cocida de cerdo con especias) tienen todos nitrato de sodio entre sus ingredientes. Es el ingrediente que da a estas carnes el color "rojizo-rosado" en lugar de su natural gris podrido. Hace que la carne parezca "fresca" aunque haya estado durante meses en los estantes.

Casi todas las carnes procesadas se hacen con nitrito de sodio, a pesar del hecho de que es un precursor de los productos químicos cancerígenos llamados **nitrosaminas**. Una enorme cantidad de evidencia indica que las nitrosaminas son carcinógenos humanos. Por ejemplo, las nitrosaminas específicas del tabaco son uno de los principales grupos de agentes carcinógenos químicos en los productos del tabaco. Solo recuerde que, cuando usted come mortadela o chorizo o panceta, también está comiendo nitrito de sodio, que forma nitrosaminas, que provoca el crecimiento de células cancerosas. En los años 1970, el USDA intentó prohibir el nitrito de sodio, pero no lo consiguió debido a los esfuerzos de lobbying de la industria de procesamiento de carne.

¿Quiere usted estadísticas? La Universidad de Hawaii realizó un estudio que duró siete años en casi 200.000 personas. Los resultados de la investigación indicaron que las personas que consumen carnes procesadas (como lo perritos calientes y las salchichas) tenían un 67% más de riesgo de cáncer de páncreas que los que consumen poca o ninguna carne. (www.naturalnews.com/007024.html) Ahora bien, no estoy diciendo que los productos cárnicos son malos, ya he hablado antes de la carne de vacuno alimentado con pasto. Pero todas las carnes procesadas y carnes de vacas tratadas con rBGH ... **son terribles**! Una de las razones es el nitrito de sodio. Y esto es solo la punta del iceberg.

5. Soja

Según la mayoría de los profesionales de la salud, las semillas de soja son el alimento más versátil, más natural, más cardiotónico y más saludable de la tierra. La soja es el mayor cultivo comercial en los EE.UU., y se dice que tiene una gran cantidad de beneficios para la salud. Pero según el Dr. William Wong, "La soja es veneno, ¡y punto!" En su artículo titulado "Soja: la semilla venenosa", el Dr. Wong describe varias razones por las que la soja es un veneno. La soja contiene dos isoflavonas (sustancias similares al estrógeno) que son básicamente insecticidas integrados de la soja. Y se pregunta: "Si matan a los insectos, ¿son buenos para los seres humanos?" Buen razonamiento.

Según la nutricionista María Enig, Ph.D., *"La razón por la que hay tanta soja en los Estados Unidos es porque ellos (la industria de la soja) comenzaron a plantar soja para extraer aceite de ella y el aceite de soja se convirtió en una industria muy grande. Una vez que tenían tanto aceite como pudieron en el suministro de alimentación, tenían mucho residuo de proteína de soja, y como no se lo podían dar a los animales, salvo en pequeñas cantidades, tenían que encontrar otro mercado".* Y eso fue exactamente lo que encontraron, otro mercado: **el desprevenido público norteamericano.** Después de decenas de millones de dólares gastados en publicidad, una campaña de propaganda que hace que Hitler parezca un novato y un intenso lobbying en la FDA, aproximadamente el 75% de los consumidores norteamericanos piensan que los productos de soja con sanos.

Si usted está pensando que las afirmaciones sobre lo sana que es la soja suenan demasiado bien para ser verdad, es posible que esté en lo cierto. La soja contiene **fitina**, que elimina los minerales esenciales como el hierro, zinc y magnesio antes de que puedan ser absorbidos. La soja también contiene **inhibidores de la tripsina** recuerde que la tripsina es esencial en el reconocimiento y la digestión tanto de las proteínas como de las células cancerosas. Además de esto, la soja también contiene hemaglutinina, una sustancia que causa que los globulos rojos se apelotonen. Estas células agrupadas son incapaces de absorber adecuadamente el oxígeno para su distribución a los tejidos del cuerpo.

Según el Dr. Tim O'Shea, *"Otra toxina que se encuentra en algunos productos de soja procesada es el aluminio, que se dice que es 10 veces mayor en las fórmulas de soja para lactantes que en las fórmulas a base de leche y 100 veces mayor que en la leche sin procesar. Los niveles son aún mayores cuando los productos de soja son hidrogenados. El aluminio, una de las causas de la enfermedad de Alzheimer, también pueden dañar los riñones de reciente formación de un bebé que bebe la fórmula de soja. Peor aún, el aluminio puede dañar directamente el cerebro del niño debido a que la barrera sangre-cerebro no se ha formado todavía. La soja procesada también puede contener un carcinógeno conocido* como lisinoalanina. *Es un subproducto de un proceso de elaboración llamado baño alcalino, que se hace para intentar eliminar los inhibidores enzimáticos. Aunque las semillas se enjuaguen en profundidad, los subproductos de la lisinoalalnina pueden permanecer por la interacción de las semillas de soja con la solución alcalina"*. www.camaweb.org/library/nutrition/soy_con.php

El fondo de la cuestión es el siguiente: la soja no es una proteína completa, no es un alimento natural, contiene varias substancias dañinas e incluso cancerígenas y la mayoría de la soja en los Estados Unidos ha sido modificada genéticamente. Según el Dr. Wong, *"Todas las opiniones que contradicen los hechos indicados arriba han sido pagadas por los gigantes del negocio agrícola Monsanto y Archer Daniels Midland. Una vez que el conocimiento público de su manipulación y la de la FDA sea suficientemente amplio espero que hayan enormes demandas colectivas en contra de estos tipos. ¡Merecerían montones de ellas!"*. Véase el capítulo 20 para obtener más información acerca de los peligros de la soja.

"TOXINAS TERRIBLES"

Las toxinas que figuran en esta sección están en todas partes, así que ¡tenga cuidado! Realmente, podría dedicarse un libro entero a las toxinas en el medio ambiente y en los alimentos. Un estudio publicado en el British Medical Journal de 21 de febrero de 2004, estima que **el 75% de los cánceres son causados por factores ambientales y por el estilo de vida, incluida la exposición a productos químicos.**

6. Asbesto

Más de treinta millones de toneladas de asbesto en sus diversas formas, han sido extraídos el siglo pasado. El asbesto (también conocido como amianto) es uno de los peligros ambientales más generalizados en el mundo, presente en más de 3.000 productos manufacturados. Fue utilizado ampliamente desde la décadas de 1950 a 1970. El asbesto es en realidad una familia de minerales que pueden hilarse en fibras y despues tejerse en forma de tela. Debido a este hecho, no se quema, por lo que se ha utilizado mucho en la industria del aislamiento como retardante de fuego. Los problemas surgen cuando el material envejece y se desmorona, se libera al aire y después es inhalado en nuestros pulmones. El asbesto no se quema ni tampoco se disuelve una vez dentro del cuerpo. Las fibras quedan atrapadas en los pulmones y otros órganos y entonces irritan los tejidos y causan lesiones y finalmente cicatrices.

Hay tres enfermedades que son provocadas por la inhalación de fibras de asbesto: asbestosis, mesotelioma y cáncer de pulmón.

La **asbestosis** se produce al inhalar fibras de amianto que se quedan atrapadas en los pulmones. En respuesta, el cuerpo trata de disolver las fibras mediante la producción de un ácido. Aunque no destruye las fibras, el ácido sirve para cicatrizar el tejido pulmonar. Finalmente, la cicatrización puede ser tan severa que los pulmones se vuelven incapaces de funcionar. El **mesotelioma** es un cáncer del tejido exterior de los pulmones. Este cáncer está relacionado exclusivamente con el amianto. El tiempo desde la exposición a la manifestación de estas enfermedades es de 15 a 40 años.

Las principales fuentes de asbesto son el aislamiento de suelos, techos, tubos de calefacción y tuberías de agua desde los 1950s hasta los 1970s. A pesar de que el uso de asbesto en edificios de oficinas se abandonó hace más de 30 años, millones de trabajadores de oficina trabajan todavía en edificios antiguos que tienen aislamientos de asbesto. Se estima que más del 50% de los rascacielos en Estados Unidos todavía contienen asbesto. Las dos "torres gemelas" que fueron derribadas (al estilo clásico de una "demolición controlada") el 11/9/01 estaban llenas de asbesto.

Ha habido preocupaciones acerca de un posible encubrimiento del asbesto por parte de la EPA y el gobierno federal durante la limpieza del World Trade Center. De hecho, los Estados Unidos es uno de los pocos países que aún no han establecido la prohibición del asbesto y el asbesto sigue siendo un ingrediente en miles de productos. Así es, sorprendentemente, a pesar de los riesgos conocidos para la salud, **el asbesto aún <u>no</u> ha sido prohibido en los EE.UU.**. La Consumer Product Safety Commission (CPSC) abandonó sus intentos de prohibir los productos de asbesto en 1979, pasando la responsabilidad a la EPA. En 1989, la EPA intentó establecer ella misma una prohibición, pero en 1991, la 5th Circuit Court of Appeals la revocó. Insidioso y mortal, el amianto se ha abierto camino a través de las "grietas" del sistema de protección de los consumidores durante casi 30 años.

Como resultado, el asbesto sigue estando alojado profundamente en el tejido del comercio americano, y casi nadie le presta atención. A pesar de que los expertos en salud esperan que el asbesto cueste otras 250.000 vidas en los EE.UU. durante las próximas décadas, sigue siendo utilizado como ingrediente en multitud de productos de uso cotidiano que van desde las pastillas de freno a las tejas. Las importaciones de productos que contienen asbesto siguen también en aumento. En resumen, prácticamente cada hombre, cada mujer y cada niño ha estado expuesto al asbesto, debido a su omnipresencia. Solo el tiempo dirá los efectos nocivos para la salud que se derivan de este peligroso cancerígeno.

7. Flúor

A principios de 2010, hubo una gran erupción volcánica en Islandia. En la actualidad, los animales en el sur de Islandia se arriesgan a un envenenamiento por fluoruro si inhalan o ingieren las cenizas de la erupción. El envenenamiento por fluoruro puede llevar a hemorragias internas, daño en los huesos a largo plazo, y la pérdida de dientes. Según BBC News (19 de abril de 2010): *"El flúor de las cenizas crea ácido en el estómago de los animales, lo que corroe los intestinos y causa hemorragias. También se une con el calcio en el torrente sanguíneo y después de una fuerte exposición en un periodo de días hace que los huesos se vuelvan frágiles, hasta el punto de causar el desmoronamiento de los dientes"*.

La mayoría de la gente nunca encuentra la conexión entre el trágico envenenamiento de estos animales debido a un evento natural, y el envenenamiento intencional de los seres humanos a través de la exposición excesiva al flúor cada día. La práctica de añadir flúor a su agua del grifo se inició en la década de 1940, pero contrariamente a la opinión popular, el flúor no detiene la caries dental en absoluto. Los estudios científicos prueban realmente que el flúor es neurotóxico y causa defectos de nacimiento, cáncer y osteoporosis. El flúor también daña los sistemas inmunológico, digestivo y respiratorio, así como los riñones, el hígado, el cerebro y la tiroides.

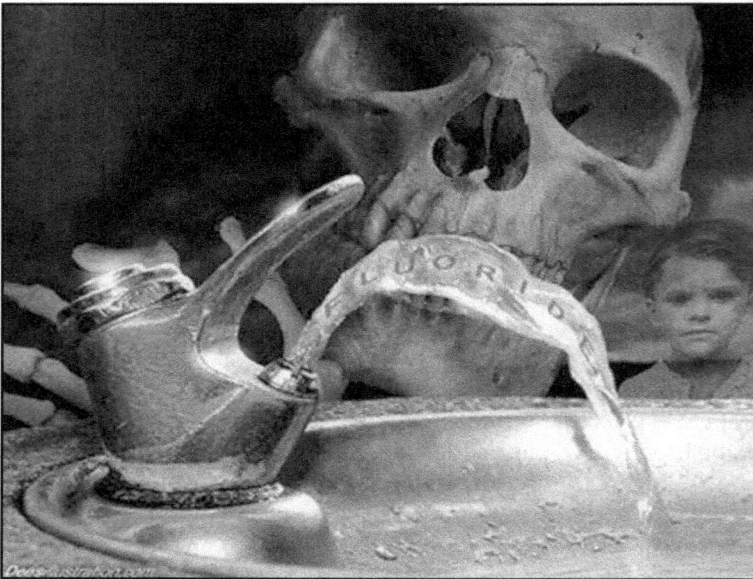

Gracias a David Dees por la fotografía de arriba.

Un número de 1936 del Journal of the American Dental Association afirmó que el flúor en la concentración de 1 ppm (parte por millón) es tan tóxico como el arsénico o el plomo. Hay más de 500 estudios revisados por pares que documentan los efectos adversos del flúor que van desde el cáncer hasta daños cerebrales. Y, sin embargo, municipios en toda la geografía de EE.UU compran este producto y después lo vierten en el suministro público de agua. Dr. Carlos G. Heyd, ex presidente de la AMA, declara: *"Me horroriza la perspectiva de utilizar el agua como vehículo para medicinas. El flúor es un veneno corrosivo que producirá efectos graves a largo plazo. Cualquier intento de utilizar el agua de esta manera es deplorable"*. www.apfn.org/apfn/poison.htm

No hay evidencia científica de que el flúor en el agua sea un aditivo beneficioso, y sí hay una abrumadora evidencia científica que demuestra, sin lugar a dudas, que el flúor es perjudicial. ¡En realidad, hace que los dientes se pudran y se desmoronen! La conclusión es que todas las agencias federales de salud han conocido estos hechos durante años, pero han sido controladas por los intereses políticos de los fabricantes de armas nucleares, de aluminio y de fosfato para que mantuvieran el secreto.. Véase el capítulo 16 para obtener más información acerca de los peligros del fluoruro.

8. Mercurio

¿Sabía usted que la mayoría de los peces que comemos contiene mercurio? ¿Por qué? Cada año se liberan a la atmósfera miles de toneladas de mercurio debido a la contaminación y a los residuos. Con el tiempo, se acumula en los vapores, los océanos, el agua y el suelo. También se acumula en la cadena alimentaria, por lo que cada pez absorbe el mercurio de otros peces y organismos que come. Cuanto más grande es el pez, más mercurio absorbe. El tiburón, el pez espada, la caballa, la lubina, el pez vela, el mero, la ostra, el salmón y el atún son los que contienen los niveles más altos de metilmercurio. Según el Dr. Joseph Mercola, *"la intoxicación por metilo de mercurio puede provocar parestesia, depresión, y visión borrosa. En los fetos y los bebés en desarrollo también puede tener efectos negativos sobre la capacidad de atención, el lenguaje, las habilidades visual-espaciales, la memoria y la coordinación. Se estima que casi 60.000 niños nacen cada año con riesgo de tener problemas neurológicos debido la exposición al metilo de mercurio en el útero"*. www.mercola.com/2003/jun/28/mercury_fish.htm

La Agencia de Protección Ambiental (EPA) ha emitido advertencias de salud sobre consumo de pescado debido a la contaminación por mercurio. La calculadora de mercurio de www.gotmercury.org puede ayudarle a decidir cuánto pescado y marisco y qué tipo es seguro para usted y su familia. Solo tiene que introducir su peso, el tipo y la cantidad de pescados y mariscos, y pulsar el botón de la calculadora. La calculadora le dirá si su consumo supera el límite de seguridad de la EPA para el mercurio.

¿Qué pasa con los empastes de mercurio en la boca? Los empastes dentales de amalgama de mercurio contienen aproximadamente un 50% de mercurio. Inicialmente, la Asociación Dental Americana (ADA) negó que el mercurio de esos empastes emita vapores, que después el cuerpo absorbe. Pero, en los últimos años, ante numerosos estudios que demuestran lo contrario, la ADA ha reconocido que los empastes de mercurio emiten vapores de mercurio, que es extremadamente tóxico.

¿Sabía usted que el mercurio metálico usado por los dentistas para la fabricación de amalgamas dentales se envía al consultorio dental etiquetado como **"material peligroso"**? ¿Sabía usted que cuando se quitan los empastes de mercurio, son tratados como residuos peligrosos y deben ser eliminados de acuerdo con las regulaciones federales de OSHA? En los últimos años, Charlene y yo hemos pedido que nos eliminen todos los empastes de mercurio. Le recomiendo que haga lo mismo. Como el mercurio, otros metales pesados (como el arsénico, plomo, aluminio y cadmio) que son frecuentes en muchas áreas de nuestro medio ambiente, pueden acumularse en los tejidos blandos del cuerpo y puede causar una multitud de enfermedades degenerativas, entre ellas el cáncer. Estos metales pesados se encuentran en nuestra agua potable, en el pescado, en las vacunas, en los pesticidas, en los desodorantes, en los materiales de construcción, y en las amalgamas dentales, por nombrar solo unas pocas fuentes. Véase el capítulo 18 para obtener más información acerca de los peligros del mercurio.

9. Micotoxinas (toxinas de hongos)

Las micotoxinas son sustancias tóxicas producidas por ciertos hongos que se encuentran principalmente en los cultivos de cereales y frutos secos. Son, básicamente, "venenos de hongos", que causan una amplia gama de problemas de salud en los seres humanos. El maíz está comúnmente contaminado con fumonisín y otras toxinas de hongos como la aflatoxina (ambos conocidos por sus efectos cancerígenos). Un estudio de 1993 demostró que hay 24 tipos diferentes de hongos que se encuentran en los cacahuetes, incluyendo la aflatoxina. (Costantini, A. "Etiología y prevención de la aterosclerosis", Fungalbionics Serie 1998-1999). Los champiñones también continenen micotosinas.

No estoy recomendando que eliminan totalmente los cacahuetes, ya que son una muy buena fuente de fibra, vitamina E, potasio, ácido fólico, zinc y magnesio. El cacahuete (maní) también continenen resveratrol (la sustancia que se encuentra en las uvas tintas), flavonoides y antioxidantes, cuyos beneficios para la salud está cada vez más demostrado que ayudan a prevenir una amplia variedad de enfermedades. La clave para consumir cacahuetes sanos (maní) es asegurarse de que son ecológicos y criados en una región donde el terreno es seco y no se ha informado de que hayan problemas con la aflatoxina como, por ejemplo, Nuevo México. A mi familia le encanta la manteca de cacahuete, así que compramos Maranatha Peanut Butter, que es biológica y utiliza cacahuetes Valendia del árido suelo de Nuevo México, por lo que están libres de aflatoxinas, de plaguicidas y de productos químicos.

Se ha demostrado que las setas reishi, shiitake y maitake tienen propiedades anticarcinógenas, así que tampoco estoy en contra de los hongos. El componente activo contra el cáncer en estas setas es un polisacárido llamado beta-glucano, una molécula de azúcar de gran tamaño, formada por muchas pequeñas moléculas de azucar encadenadas y unidas a aminoácidos. Estos azúcares complejos estimulan o modulan el sistema inmunológico mediante la activación de células inmunes como los macrófagos y los linfocitos T, así como incrementando los niveles de inmunoglobulina (las inmunoglobulinas son un tipo específico de anticuerpos) para producir una respuesta mayor a las células extrañas, ya sean bacterias, virus o células tumorales.

Para ser honesto, todo lo que es animal o vegetal puede enmohecerse. Tanto los cereales como los frutos secos, las frutas, las plantas de té y café, las hiebas y los vegetales, todos se enmohecen. Mientras que los seres vivos están vivos, el ataque de los mohos puede ser mantenido a raya, pero tan pronto como se mueren, el enmohecimiento comienza. En primer lugar, se enmohece y luego comienza la acción bacteriana; esto es lo que hace las cosas biodegradables. Sin el moho y la descomposición, las calles de Fort Worth aún estarían llenas de estiércol de caballo de la época del caballo y del carro y nuestros lagos estarían demasiado llenos de peces muertos para poder nadar en ellos. No hay ninguna manera de eliminar por completo las micotoxinas de la dieta. Sin embargo, a la luz del trabajo pionero del Dr. Tullio Simoncini relativo a la posible relación de los hongos con el cáncer, le recomiendo que **minimice** la cantidad de micotoxinas que ingiere. Eso es desde luego, una buena idea. Y aquí hay una buena noticia para los cocineros: si hornear su propio pan, puede extender el periodo en que su pan estará libre de moho, añadiendo un poco de vitamina C a la masa. También hará que el pan crezca más alto. Y puede hacer usted lo mismo cuando cocine arroz.

10. Organoclorados (Subproductos del Cloro)

El gas de cloro fue un arma utilizada en las dos guerras mundiales y es una neurotoxina tan venenosa que fue prohibido por los códigos de guerra internacional. Nuestros pulmones no pueden detenerlo, va más rápido que el oxígeno, es inmediatamente absorbida en el torrente sanguíneo cuando se inhala, y si la concentración es adecuada, la muerte es instantánea. Como el biólogo molecular Joe Thornton, explica, "No hay usos del cloro que consideremos seguros..." Sin embargo, la cloración, considerada uno de los mayores avances de todos los tiempos en la salud pública y la higiene y, es aceptada casi universalmente como el método preferido para la purificación de los suministros de agua.

La mayoría del agua potable en los EE.UU. proviene de una fuente de agua superficial, es decir, un lago o río. Estos lagos y ríos son generalmente ricos en materia orgánica invisible, producida por la descomposición de hojas y algas. Durante la desinfección, el cloro se combina al azar con esta materia orgánica para formar miles de productos químicos de nueva creación denominados "organoclorados." Los compuestos organoclorados no se encuentran naturalmente en ninguna parte del mundo, pero una vez que se forman mediante la combinación de cloro con materiales orgánicos, son extremadamente tóxicos y muy estable. La mayoría de ellos no se descomponen durante cientos de años.

Los organoclorados son lipofílicos (se almacenan en nuestras células grasas) y se absorben fácilmente en nuestros cuerpos donde se acumulan. Según el biólogo molecular Joe Thornton, "La cloración casi siempre aumenta la toxicidad." Un número creciente de estudios han vinculado el agua potable clorada con el cáncer en los seres humanos. El estudio de cáncer más apreciado es una recopilación de 10 estudios epidemiológicos independientes sobre el agua potable tratada con cloro y el cáncer que se conoce como el estudio Morris. Ese estudio halló que los subproductos del agua clorada son responsables de un 9% de todos los cánceres de vejiga y un 15% de los cánceres de recto en los EE.UU. Esto se traduce en 10.000 muertes adicionales por año solo para estos dos órganos.

Según el Consejo de Calidad Ambiental de EE.UU., "*el riesgo de cáncer entre las personas que beben agua con cloro es 93% mayor que entre aquellos cuya agua no contiene cloro*". Se ha demostrado también que una exposición prolongada produce defectos de nacimiento, problemas del sistema inmunitario y desórdenes reproductivos.

Aunque la desinfección del agua representa solo un pequeño porcentaje de la producción global de organoclorados, el efecto sobre la salud humana es proporcionalmente mayor dado que la exposición al agua potable clorada es grande y contínua. Está canalizada directamente a nuestras casas. Sin embargo, los compuestos organoclorados en el agua potable son solo la punta del iceberg! El organoclorado más tóxico es la dioxina. La EPA considera a las dioxinas 300.000 veces más cancerígenas que el DDT. **Ningún nivel de dioxina se considera seguro.**

Un borrador de un informe hecho público para ser comentado en septiembre de 1994 por la EPA de los EE.UU. describe claramente las dioxinas como una amenaza grave de salud pública. Las dioxinas se forman como resultado de procesos de combustión como la incineración de residuos industriales o municipales, la quema de combustibles (como madera, carbón o petróleo), y las industrias productores de papel y plastico. En 1997, la International Agency for Research on Cancer Agencia Internacional de Investigación sobre el Cáncer (parte de la Worl Health Organization Organización Mundial de la Salud) anunció que la dioxina es ahora considerada un carcinógeno del Grupo 1, lo que significa "carcinógeno humano conocido".

Además de cáncer, las dioxinas pueden causar trastornos reproductivos y de desarrollo, daño al hígado, cloracné, erupciones en la piel, decoloración de la piel, etc. Las principales fuentes de dioxinas son las grasas animales. Puesto que las dioxinas son solubles en grasas, se bioacumulan, subiendo en la cadena alimentaria. El estadounidense medio recibirá el 93% de su exposición a las dioxinas de los productos cárnicos y lácteos. En los peces, estas toxinas se bioacumulan en la cadena alimentaria de modo que los niveles de dioxinas en los peces son 100.000 los del medio ambiente circundante. Las principales fuentes de dioxinas son la industria de producción de papel, la industria de producción de plástico, y los incineradores que queman residuos clorados.

Investigaciones científicas recientes han demostrado claramente una asociación entre los compuestos organoclorados y el cáncer de mama. Los análisis de la grasa del pecho de las mujeres con cáncer de mama encontraron que el DDT, su derivado el DDE, PCBs y otros contaminantes organoclorados se concentran realmente en el tejido canceroso mismo, en contraste con el tejido circundante no canceroso.

Los organoclorados son no solo a menudo claramente tóxicos, sino que también poseen actividad estrogénica. En otras palabras, que imitan el estrógeno. Los productos químicos que funcionan como estrógenos son llamados xenoestrógenos (literalmente "estrógenos extraños") y causan estragos de diversas maneras. El contacto más temprano y más peligroso para una mujer, puede estar ya en el seno materno. Los xenoestrogenos han sido asociados con el cáncer de mama así como con el creciente número de anormalidades reproductivas en los varones, incluyendo el cáncer de próstata y el de testículo.

11. Contaminantes plásticos

Cuando usted come o bebe cosas que se almacenan en plástico, se lo prueba, lo lleva puesto, se sienta en elllas, etc., el plástico se mete dentro de usted. De hecho, el plástico se introduce en la comida y la comida se mete en usted. Así que, como literalmente somos lo que comemos, bebemos y respiramos, nos estamos convirtiendo en **"gente de plástico"**.

Las botellas de agua se hacen de distintos tipos de plástico, como el policarbonato (PC), polietileno tereftalato (PET), polipropileno (PP), polietileno de alta densidad (HDPE), polietileno de baja densidad-lene (LDPE), cloruro de polivinilo (PVC o vinilo), y otros. El bisfenol A (BPA) es un monómero utilizado en la síntesis de plásticos PC, resinas epoxi, y compuestos y como estabilizador de calor en el PVC.

La lista de productos que contienen BPA es larga, ya que está profundamente incrustada en los productos de la sociedad moderna. El plástico PC a base de BPA se utiliza como recubrimiento de dientes de los niños para prevenir las caries, como revestimiento de latas de metal para evitar que el metal entre en contacto con el contenido de los alimentos, como plástico en los envases de alimentos, en las estanterías de la nevera, en los biberones, en las botellas de agua, en los recipientes retornables para zumos, leche y agua, en la vajilla para usar en microondas y en los cubiertos desechables.

A medida que el plástico envejece, el BPA se desprende. Los experimentos con ratas demuestran que la exposición a bajos niveles de BPA durante el crecimiento fetal causa cáncer de mama en los adultos, así como resistencia a la insulina. En un estudio prospectivo pequeño, investigadores japoneses informaron de que los niveles de BPA son mayores en mujeres con un historial de varios abortos espontáneos.

BPA es solo uno de una larga lista de contaminantes plásticos, una lista que es tan larga que necesitaría su propio libro para tener un estudio exhaustivo. La conclusión es que el BPA (y otros contaminantes de plástico) son extremadamente tóxicos y están por todas partes! Esto quiere decir que la mayor parte de su vida tendrá al alcance de la mano BPA u otra forma de plástico tóxico. www.ourstolenfuture.org

Los ftalatos son los plastificadores utilizados para hacer que los productos de plástico sean más flexibles y también para alargar la vida de los perfumes. Cerca de cuatro millones de toneladas de ftalatos se producen en todo el mundo cada año. Los ftalatos son sustancias reconocidas como tóxicos en la legislación ambiental, pero las empresas son libres de usar una cantidad ilimitada en los cosméticos.

Algunos ftalatos comunes y los productos que los contienen:
> **ftalato de di-etilo** (DEP): Cepillos de dientes, recambios de automóviles, herramientas, juguetes, envases de alimentos, insecticidas, repelentes de mosquitos, la aspirina, el esmalte de uñas, perfumes, lacas para el cabello
> **ftalato de di-n-butilo** (DBP): Celulosa plásticos, solventes para tintes, disolventes para los cosméticos, esmalte de uñas, envoltorio para alimentos, perfumes, emolientes para la piel, spray para el cabello, repelentes de insectos
> **bencil butil ftalato** (BBP): plastificantes en adhesivos, suelos de PVC, acabados de madera, eyectores de tampones biodegradables

Ese olor a coche nuevo, que es especialmente fuerte después de que el coche ha estado al sol durante algunas horas, es el olor de los ftalatos que se subliman desde un salpicadero de plástico caliente. Después, cuando por la noche se enfrían los ftalatos se condensan para formar una capa grasa en la parte interior del parabrisas. En virtud de la Superfund Law, un derrame al medio ambiente de tan solo 10 libras de DBP debe ser comunicado a las autoridades medioambientales. Sin embargo, la industria cosmética pone miles de toneladas de DBP en el esmalte de uñas de cada año, sin requisitos de pruebas de seguridad o de información a nadie.

Usted se preguntará ¿por qué? La razón es que varias decisiones de los tribunales en aplicación de la Ley de Control de substancias tóxicas (TSCA) tienen prácticamente paralizada a la EPA. La EPA debe demostrar un "riesgo razonable de daño" para la salud humana antes de que pueda retirar un producto químico del mercado. Sin embargo, no pueden demostrar un riesgo razonable de lesión sin antes llevar a cabo estudios de seguridad, que están expresamente prohibidos hasta que se ha demostrado que se está produciendo una exposición "sustancial" o "significativa". Por lo tanto, es un bucle sin fin, ya que la FDA no puede demostrar casi nunca que se está produciendo una exposición "sustancial" o "significatica porque los datos son enormemente difíciles de obtener. En pocas palabras, la EPA no puede regular un producto químico hasta que haga una declaración de riesgo basada en datos cuya recogida está prácticamente prohibida por la ley. ¿No es esto absurdo?

Las mujeres que están embarazadas, amamantando o planeando quedarse embarazadas deben buscar y evitar todos los productos de cuidado personal que tengan la palabra ftalato en la etiqueta. Las principales fuentes de ftalatos son el plástico de embalar, las botellas de plástico, los recipientes de plástico para almacenar alimentos, el esmalte de uñas y los cosméticos. Los ftalatos han demostrado tener cualidades estrogénicas, tienen efectos tóxicos en los testículos y causan defectos de nacimiento. También pueden causar cáncer, dañar el sistema endocrino, y son particularmente peligrosos para los niños.

¿Ha oído hablar del benceno? Casi 300.000 personas al año están expuestas al benceno en el lugar de trabajo. El benceno es un hidrocarburo aromático y un compuesto orgánico volátil (COV) que se produce por la combustión de productos naturales. Es un componente de los productos derivados del carbón y el petróleo y se encuentran en la gasolina y otros combustibles. La mayoría del benceno se produce para su uso como un componente básico en la fabricación de varios productos, tales como ciertos productos químicos medicinales e industriales, los plásticos, el caucho, las resinas, las fibras sintéticas y los tintes.

La investigación ha demostrado que el benceno es extremadamente cancerígeno y una de las principales causas de la leucemia en los EE.UU.. En general, la exposición al benceno proviene de humo de tabaco, la gasolina y el escape de los automóviles. El benceno también se usa como disolvente en ceras, pinturas, resinas y tintas.

Sin embargo, hay otra fuente de benceno, que es muy preocupante: los refrescos carbonatados. Cuando dos conservantes comúnmente añadidos a los refrescos (ácido ascórbico y benzoato de sodio) reaccionan entre sí producen..., sí, lo adivinó: **benceno**. Cuanto más caliente esté el refresco, más benceno se produce. La FDA y los fabricantes de refrescos sabían de este "secretito sucio" desde 1990, pero no advirtieron al público. Así que durante casi dos décadas, la gente ha estado bebiendo refrescos sin darse cuenta que contienen un carcinógeno humano conocido. En 2007, hubo una demanda y varios fabricantes de refrescos (como Coca Cola, PepsiCo, y Sunny Delight Beverages) llegaron a un acuerdo por el que se comprometieron a reducir la cantidad de benceno en sus bebidas. Sin embargo, numerosos fabricantes de bebidas siguen utilizando el ácido ascórbico (vitamina C) y el benzoato sódico en muchas bebidas que se venden en todo el mundo. La población expuesta es enorme, probablemente hablemos de miles de millones.

En una nota relacionada, muchas marcas de vajilla de plástico está hecha del plástico melamina, ya que es duro y maleable y mantiene bien su forma. ¿Sabía usted que hasta el 90% de la fórmula infantil vendida en los EE.UU. puede estar contaminada con trazas de melamina? Según pruebas recientes (cuyos resultados fueron ocultados al público por la FDA), los productos de leche en polvo para lactantes de Nestlé, Mead Johnson y Enfamil estaban todos contaminados con melamina.

La verdad sobre la melamina solo se hizo pública después de la Associated Press presentó una petición de una Ley de libertad de la Información (FOIA), exigiendo los resultados del examen de la FDA. Por supuesto, la FDA afirma que los bajos niveles de melamina son perfectamente seguros para los bebés sin límite de cantidad. ¡Claro que lo son! Supongo que el BPA es seguro, también? ¿Qué pasa con el aspartame, glutamato monosódico, fluoruro, nitrito de sodio, y todos y cada uno de los venenos? Si usted cree a la FDA, todos estos venenos tóxicos son seguros para el consumo. Sin embargo, en este punto en el libro, espero que ya se de cuenta de que la FDA (y la Mafia Médica) no es más que una pandilla legalizada de criminales no condenados, que participan en tácticas de intimidación, censura y opresión que puede ser descritas adecuadamente como "terrorismo" sanitario.

12. Los "cidas" (Pesticidas, Herbicidas, Fungicidas, Insecticidas)

¿Sigue pensando que la fruta que come es segura? Piense otra vez. Un estudio reciente del Reino Unido indica que los residuos de plaguicidas en algunas frutas comunes son inusualmente altos. Algunas manzanas, peras, frambuesas y uvas contenía residuos de plaguicidas que excedieron los límites legales. Las cerezas, las lechugas y las calabazas contenían todas niveles potencialmente peligrosos de residuos de plaguicidas tóxicos. Y los productos no eran solo de un área procedían de todo el mundo desde Brasil hasta España y Canadá.

Así que recuerde que cuando usted toma una de esas frutas deliciosas en el supermercado puede que sin querer esté alimentando a su hijos con plaguicidas. Entre las frutas verduras rociadas (con pesticidas) se incluyen las fresas, el melón, los pimientos, los melocotones, las nectarinas, el apio, las patatas, las zanahorias y las uvas importadas. Le recomiendo que cuando se trate de estas frutas y verduras, las compre siempre ecológicas. Si usted no puede encontrar los productos ecológicos, pruebe lo siguiente: mezcle veinte gotas de extracto de semilla de pomelo, una cucharada de bicarbonato de sodio, una taza de vinagre y una taza de agua en una botella con pulverizador. Rocíe el producto, deje que repose durante unos diez minutos y luego enjuague bien. Este proceso debería eliminar una buena cantidad de residuos de plaguicidas. Los arándanos, los pomelos, los plátanos, el brócoli, el mango, la coliflor, el aguacate, los espárragos, las cebollas, las uvas de California, los cítricos, la piña y los melones normalmente no contienen una gran cantidad de pesticidas.

Según la EPA, se sabe que el 60% de los herbicidas, el 90% de los fungicidas y el 30% de los insecticidas son cancerígenos. Resulta alarmante que se hayan detectado residuos de plaguicidas en más de la mitad de los alimentos de América. La mayoría de los pesticidas contienen toxinas múltiples, y no hay ninguna clase de pesticida que no sea potencialmente cancerígeno. La evidencia más convincente de que los plaguicidas causan cáncer proviene de estudios epidemiológicos. El pesticida para césped común 2,4-D ("Weed-B-Gone") se ha demostrado que aumenta el riesgo de cáncer linfático en los agricultores en seis veces la tasa normal, según un informe del National Cancer Institute (Sinclair, W. 18 "Los estudios muestran por qué los plaguicidas son más peligrosos de lo que se creía").

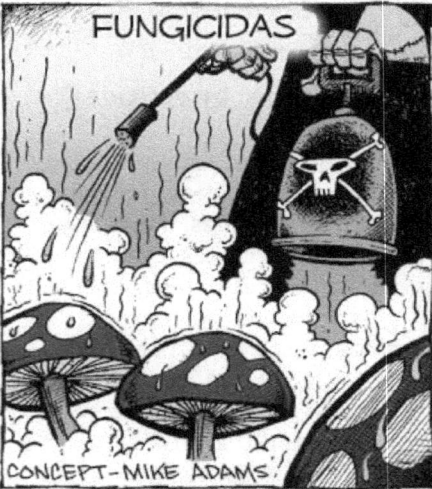

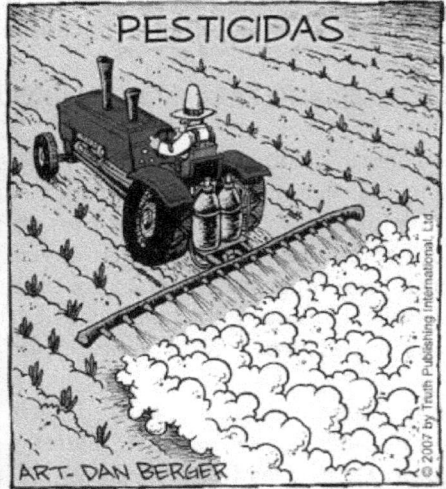

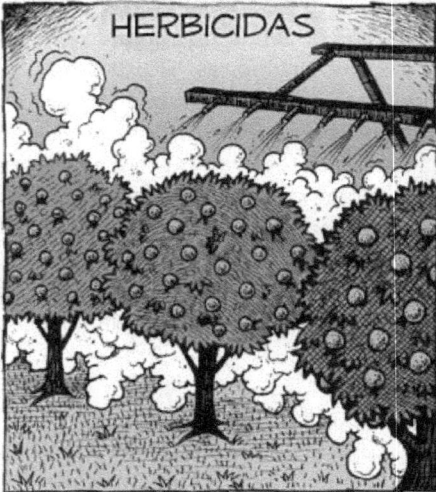

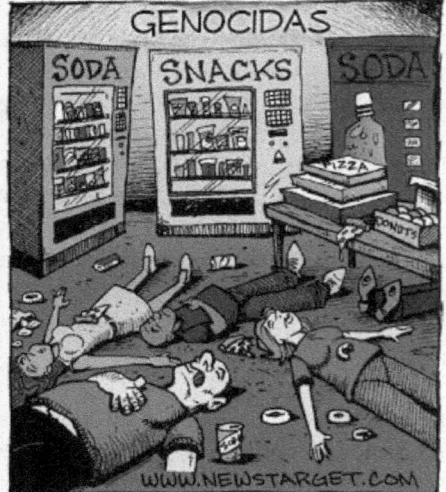

Gracias a Mike Adams y www.NaturalNews.com, por la ilustración de arriba.

Los científicos creen que el uso de productos químicos para el césped (como Weeds-B-Gone) han sido un factor significativo en el incremento del 50% en el linfoma no-Hodgkin en los últimos 20 años en la población estadounidense (Organización Mundial de la Salud, 2,4-D Aspectos Ambientales. Ginebra, Suiza, 1989). El pesticida 2,4-D también se ha relacionado con el linfoma maligno en los perros. Las mascotas están expuestas a dosis más altas de los plaguicidas, ya que están más cerca del suelo donde las concentraciones son más altas. Los estudios demuestran que el riesgo de linfomas se duplicó en los perros cuyos propietarios tratan el césped cuatro veces al año.

En 1983, el Instituto Nacional del Cáncer estudió a 3.827 fumigadores de Florida, que habían estado fumigando durante 20 años. Hallaron que estos fumigadores tenían un riesgo tres veces mayor de desarrollar cáncer de pulmón y dos veces mayor de desarrollar cáncer de cerebro. No hubo aumento en el riesgo para los aplicadores de plaguicidas que había rociado durante solo cinco años (Diario del Instituto Nacional del Cáncer, julio de 1983).

Hablando de los plaguicidas, el DEET **(N,N-Dietil-meta-toluamida)** es un producto químico que fue patentado por el Ejército de los EE.UU. en 1946 y sigue siendo ampliamente reconocido como un eficaz repelente de mosquitos. De hecho, los repelentes de insectos más comerciales están hechos de diferentes concentraciones de DEET. En la actualidad, el DEET se utiliza en hasta 230 productos diferentes. Sin embargo, no todo está bien con el DEET. Cuando se combina con otras sustancias químicas o medicamentos, el DEET puede tener efectos tóxicos sobre el cerebro y el cuerpo. Se ha demostrado que el DEET causa convulsiones, daños neurológicos, pérdida de memoria, dolores de cabeza, debilidad, fatiga muscular y dolor en las articulaciones, temblores y dificultad para respirar. Los niños son más susceptibles a los cambios sutiles del cerebro causados por productos químicos tóxicos en su entorno porque su piel los absorbe con mayor facilidad. ¡Así que nunca debe utilizar cualquier producto que contenga DEET en bebés!

Desde finales de 1970, ha habido varios informes que relacionan los plaguicidas con la leucemia infantil. Un estudio realizado en 1987 por el Instituto Nacional del Cáncer demostró que los niños que viven en casas tratadas con plaguicidas tenían un riesgo casi cuatro veces mayor de desarrollar leucemia. Si los niños vivían en hogares donde los pesticidas se pulverizan en los céspedes y jardines, el riesgo de desarrollar leucemia era 6.5 veces mayor (Dr. John Peters, Diario USC, del Instituto Nacional del Cáncer, julio de 1987).

¿Alguna vez ha oído hablar de atrazina? Atracina es un poderoso herbicida aplicado a más de 70% de los campos de maíz de Estados Unidos. De forma habitual aparecen en Estados Unidos trazas de este producto químico en fuentes y pozos e incluso en la lluvia y en nuestro suministro alimentario se encuentran con frecuencia residuos de este compuesto. ¿Y cuál es el problema? Bien, este producto químico tóxico, que fue prohibido recientemente por la Unión Europea, es un posible carcinógeno y perturbador endocrino que se ha relacionado con recuentos bajos de espermatozoides entre los agricultores. Como cuestión de hecho, Tyrone Hayes, un herpetólogo de la Universidad de California en Berkeley, mientras hacía investigaba por encargo de Syngenta (el fabricante de atrazina), encontró que incluso en concentraciones tan bajas como 0,1 partes por billón, atrazina puede castrar químicamente a una rana macho, haciendo que sus gónadas empiecen a producir huevos, convirtiendo, en efecto, machos en hermafroditas. No sé usted, pero yo no quiero que mi hijo sea expuesto a atrazina.

En un artículo publicado en junio 2006 el New York Times titulado "The Way We Live Now", el autor Michael Pollen comenta:, "*Atrazina está a menudo presente en las vías fluviales de América en concentraciones muy superiores a 0,1 partes por billón. Pero los reguladores estadounidenses generalmente no prohiben un plaguicida hasta que los cadáveres, o los casos de cáncer, comienzan a acumularse, es decir, hasta que los científicos pueden demostrar la relación entre la molécula de sospecha y la enfermedad en seres humanos o la catástrofe ecológica. Así que atrazine es, al menos en el sistema alimentario estadounidense, considerado inocente hasta que se pruebe su culpabilidad una norma de prueba muy difícil de lograr, ya que espera los resultados de las pruebas químicas en los seres humanos que, con razón, nosotros no realizamos. No sé ustedes, pero como padre de un adolescente, en cierto modo me gusta la idea de mantener una molécula así fuera de la dieta de mi hijo ...*"

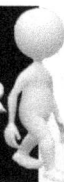

CAPÍTULO 14
DIGA "NO" A LOS ORGANISMOS GENÉTICAMENTE MANIPULADOS

> "Si controlas el petróleo puedes controlar continentes enteros. Si controlas los alimentos, controlas a la gente."   - Henry Kissinger

UNA FALSA SENSACIÓN DE SEGURIDAD

*L*a mayoría de los consumidores estadounidenses creen erróneamente que la FDA aprueba los alimentos genéticamente modificados tras estudios rigurosos, en profundidad y a largo plazo. Nada podría estar más lejos de la verdad. Es imprescindible entender las graves consecuencias de ingerir esta, perdón por la expresión, "comida" de laboratorio. La Ingeniería genética o la modificación de los alimentos implica el proceso de laboratorio de insertar artificialmente genes en el ADN de cultivos destinados a alimentar a seres humanos o animales. El resultado es lo que se llama un organismo genéticamente modificado (OGM). Los OGM pueden ser diseñados con genes de bacterias, virus, insectos, animales, e incluso seres humanos. La razón principal para la modificación de estas plantas es básicamente para que puedan beber veneno. Se les inserta genes extraños para que puedan sobrevivir a la que sería, en condiciones normales una dosis letal de herbicidas, fungicidas e insecticidas venenosos.

La única "prueba" de seguridad que se requiere al productor de OGM es presentar un informe de propia autoría sobre la seguridad del nuevo OGM. Esta estafa fue ideada por Michael Taylor, un ex abogado de la FDA que estableció la política de "no realizar pruebas" razonando que los OGM son "sustancialmente equivalentes a comida" y se ha demostrado ya que la comida es segura. (primo segundo de Tipper Gore) es conocido por saltar del gobierno estadounidense a Monsanto y al revés y fue elegido por Obama para ser el Deputy Commisioner para alimentos en la FDA. (también conocido como el "zar de la seguridad alimentaria") en julio de 2009. Mientras que estaba en Monsanto, la responsabilidad principal de Taylor era obtener la aprobación reglamentaria de una hormona bovina genéticamente manipulada (y cancerígena) del crecimiento. Así es, en el ámbito de la seguridad alimentaria de los Estados Unidos, ahora tenemos a la "zorra" guardando el "gallinero".

¿Sabe usted?, se nos ha dado una falsa sensación de seguridad acerca de la seguridad de nuestro suministro de alimentos. La ignorancia es la clave en esta campaña de engaño, ya que solo alrededor del 25% de los estadounidenses siquiera sabe si alguna vez ha comido alimentos transgénicos en su vida! Los cinco principales alimentos transgénicos son la soja, maíz, algodón, canola y remolacha azucarera. Sus derivados se encuentran en más del 75% de los alimentos en el supermercado. El hecho es que los transgénicos se han relacionado con reacciones tóxicas y alérgicas, la enfermedad, la esterilidad y la muerte del ganado, y daños a prácticamente todos los órganos estudiados en animales de laboratorio. Los alimentos OGM han sido prohibidos por los fabricantes de alimentos en Europa y casi todos los demás países en el mundo, mientras que los transgénicos están presentes en la gran mayoría de alimentos procesados en EE.UU. y Canadá.

Según Jeffrey M. Smith, reconocido autor y director de cine, *"los alimentos modificados genéticamente son especialmente peligrosos para las madres embarazadas y niños. Después de alimentar a ratas hembras con soja transgénica, la mayoría de sus hijos murieron, en comparación con las muertes del 10% entre los controles alimentados con soja natural. Los bebés alimentados con transgénicos eran más pequeños, y posiblemente infértiles. Los testículos de ratas macho alimentadas con soja OGM cambiaron del color normal rosa a azul oscuro. Los ratones alimentados con soja OGM también tenían alterado el esperma joven. Los embriones de los ratones cuyos progenitores fueron alimentados con soja trasgénica tenían alteraciones en el ADN. Los ratones alimentados con maíz transgénico tuvieron menos crías y más pequeñas. En Haryana, la India, la mayoría de los búfalos que comieron semillas de algodón transgénico tuvieron complicaciones reproductivas, tales como partos prematuros, abortos e infertilidad; muchas crías murieron. Alrededor de dos docenas de agricultores de EE.UU dijeron que miles de cerdos se volvieron estériles a causa de ciertas variedades de maíz transgénico. Algunos tuvieron falsos embarazos; otros parieron bolsas de agua. Las vacas y los toros también se hicieron infértiles. En los EE.UU., la incidencia de bebés con bajo peso al nacer, la infertilidad y la mortalidad infantil están en aumento".*
www.ResponsibleTechnology.org

El Dr. Joseph Mercola afirma, *"Creo firmemente que una de las pistas más obvias sobre el peligro de los alimentos transgénicos es que casi cada especie de animal a la que se ofrece un OGM frente a un alimento no-OGM y evita los OGM. A veces lo hace hasta el punto de morir de hambre pues tiene un sentido intuitivo del peligro de este alimento".* http://articles.mercola.com

Monsanto es la corporación responsable en gran medida de la introducción de OGM venenosos en nuestro suministro de alimentos. Sí, durante los últimos 15 años, la misma Monsanto que nos dio el agente naranja, las dioxinas y rBGH ha estado metiendo los cultivos OGM en el ignorante público americano. Actualmente, las semillas mutadas de Monsanto constituyen el 90% de las cosechas de soja de los EEUU, el 85% de las cosechas de maíz y el trigo es el próximo en su agenda.

Maíz contaminado

Los chips de maíz (y chips de tortilla) son muy populares, sobre todo en mi estado natal de Texas. ¿Tal vez usted mismo ha comido algunos esta semana? Bueno, vamos a ver cómo se siente la próxima vez que los compre una vez que lea esta información. El maíz transgénico (y el algodón) está diseñado para producir un pesticida incorporado llamado "Bt-toxina", que es producido a partir de las bacterias del suelo "Bacillus thuringiensis." Cuando un insecto muerde la planta, el veneno se abre en su estómago y lo mata. El maíz transgénico también está implicado en la muerte de vacas en Alemania, y de caballos, búfalos y pollos en las Filipinas. Piense en ello: si los genes Bt también se transfieren, comiendo chips de maiz podría transformar sus bacterias intestinales en una "fábrica viviente de pesticidas." Los chips de maíz están un poco menos "deliciosos" ¿no?

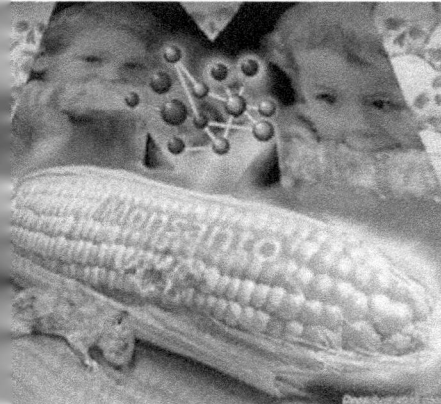

Monsanto está en el proceso de lanzar su más reciente experimento de "comida Frankenstein", una nueva versión de maíz OGM, con ocho características genéticas anormales, llamado "Genuity SmartStax". Así es, SmartStax tiene nada menos que ocho "transgenes" (es decir, genes mutados) combinados o "apilados" juntos seis para la resistencia a insectos y dos para la tolerancia a herbicidas. Para darle una perspectiva correcta, los actuales cultivos transgénicos solo tienen un máximo de tres nuevas características.

El maíz SmartStax contiene un potpurrí de transgenes que dicen que controla las plagas tanto encima como debajo del suelo. Genuity, una subsidiaria de Monsanto, utiliza en las semillas una mezcla de fungicidas con clotianidina (un insecticida). Clotianidina es un insecticida sistémico que puede llegar a todas las partes de la planta de maíz incluídos los estambres y el polen que buscan las abejas. La selección de clotianidina para el tratamiento de las semillas es más bien "arrogante", ya que se ha relacionado con la reducción de la población de abejas. (Chemical & Engineering News, 5/26/08) Si los OGM están acabando con los polinizadores de la tierra (como las abejas), es que son mucho más desastrosos que simplemente por la amenaza que suponen para los seres humanos y otros mamíferos.

El Comité de Investigación e Información sobre Ingeniería Genética (CRIIGEN) y las universidades de Caen y Rouen estudiaron tres tipos de maíz transgénico de Monsanto. Los datos, dice Gilles-Enric Séralini, un biólogo molecular de la Universidad de Caen *"ponen claramente de relieve los efectos adversos en los riñones y el hígado, los órganos desintoxicación, así como los diferentes niveles de daños al corazón, las glándulas suprarrenales, el bazo y el sistema hematopoyético"*. www.biolsci.org/v05p0706.htm # headingA11

Pero ahora Monsanto está introduciendo OGM de maíz con ocho transgenes! Esto no es cosa de risa. Si usted vive en Estados Unidos, su salud y la salud de sus hijos y nietos están en juego. Parece más a una escena de una película de terror que algo que está sucediendo en la norteamérica actual.

SOJA ESTERILIZANTE

En un estudio ruso reciente (realizado conjuntamente por el Instituto de Ecología y Evolución de la Academia Rusa de las Ciencias y la Asociación Nacional para la Seguridad genética), los investigadores hallaron que la soja trasgénica causó esterilidad en la tercera generación de hámsteres. Los hámsteres fueron alimentados con la soja transgénica por un periodo de dos años, tiempo durante el cual los investigadores evaluaron a tres generaciones de hámsteres. Durante el estudio, la segunda generación de hámsteres alimentados con soja OGM, tuvo una tasa de mortalidad infantil cinco veces superior a los "hámsteres no alimentados con OGM" Pero entonces un problema aún mayor se puso de manifiesto, ya que casi todos los hámsteres de la tercera generación (más del 90%) eran estériles! Es inquietante que este estudio ruso utilizó la misma soja OGM que se produce en más del 90% de la superficie dedicada al cultivo de soja en los EE.UU.

En 2005, la Dra. Irina Ermakova (también de la Academia Nacional de Ciencias de Rusia) informó que más del 50% de los bebés de las ratas madre que fueron alimentados con soja transgénica murieron en tres semanas. Quería llevar a cabo más estudios para analizar los órganos que había recogido del estudio, pero nunca tuvo la oportunidad. Según Jeffrey Smith (autor del los exitosos libros, Seeds of deception – trad. Las semillas del engaño and Genetic Roulette – trad La ruleta genética): "Ella me dijo cuando estabamos sentados en el Parlamento de la UE después de dar una presentación allí, que su jefe había sido presionado por su jefe. Así que le dijeron que no hiciera ningún estudio más de alimentos transgénicos en animales, sus documentos fueron quemados encima de su escritorio, las muestras fueron robadas de su laboratorio, y uno de sus colegas trató de consolarla diciendo, 'Bueno, tal vez la soja transgénica va a resolver el problema de la sobrepoblación en la tierra.' Ella no estaba impresionada". http://articles.mercola.com

En el único estudio humano de "alimentación" publicado sobre OGM, siete voluntarios comieron los llamados "Roundup Ready" de soja (es decir, la soja que tienen insertados en su DNA genes resistentes a los herbicidas para que pueda sobrevivir a una dosis letal del herbicida RoundUp). En tres de los siete voluntarios, el gen insertado en la soja fue transferido al ADN de las bacterias intestinales, y continuó operando mucho después de que dejaron de comer la soja OGM! Imagine su aparato digestivo convertido en una "fábrica de Roundup" así como otras señales genéticas distorsionadas, de forma gradual y progresiva, pudriendo su salud. Una de las principales funciones del hígado es la desintoxicación. Los ratones y las ratas alimentadas con soja transgénica tuvieron profundos cambios en el hígado. En algunos casos, los higados se hicieron más pequeños y se atrofiaron parcialmente. Algunos se hicieron significativamente más pesados y se inflamaron..

"Tecnología Terminator"

Desde principios de 1980, el gobierno de EE.UU. y las empresas como Monsanto han estado trabajando en silencio para perfeccionar una técnica de OGM por la que los agricultores se verían obligados a recurrir en cada cosecha a su proveedor de semillas para obtener nuevas semillas. Las semillas solo producirían una cosecha. Después las semillas de la cosecha "cometerían suicidio" y no podrían utilizarse más.

Esto se conoce como "tecnología Terminator" (también conocido como Tecnología de Restricción del Uso Genético o TRUG). Esta es una grave violación de los derechos de los agricultores a guardar y reutilizar sus propias semillas. Y a través del movimiento de polen, en la primera generación, los genes Terminator podrían producir una "contaminación cruzada" de los cultivos de los agricultores. Los genes escapados de las plantas OGM están causando la contaminación cruzada y representan una amenaza para la biodiversidad agrícola y los medios de subsistencia de los agricultores. No es sorprendente, Monsanto adquirió Delta & Pine Land (DPL), la mayor compañía mundial de semillas de algodón, que posee tres patentes norteamericanas de la "tecnología terminator" en el USDA.

Los TRUGs son también una amenaza para la seguridad alimentaria en América del Norte, Europa Occidental, Japón y en cualquier lugar en que Monsanto y sus socios del cártel de elite del sector agrícola OGM entra en un mercado. Rafael Alegría de Vía Campesina (organización que representa a más de 10 millones de campesinos en todo el mundo) afirma: *"Terminator es un asalto directo a los agricultores y las culturas indígenas y la soberanía alimentaria. Es una amenaza para el bienestar de toda la población rural, de los más pobres".*

TRUG son la respuesta a los sueños de las grandes empresas agrícolas de controlar la producción mundial de alimentos. Ya no será necesario contratar costosos detectives para espiar a los agricultores para ver si reutilizan las semillas de Monsanto u otras semillas patentadas. Las semillas Terminator de maíz o de soja o de algodón podrían ser modificadas genéticamente para que "se suiciden" después de una cosecha. En las palabras de Henry Kissinger, "Controla los alimentos y controlarás a la gente."

Esta tecnología podría potencialmente eliminar la comida del planeta en una sola temporada. El alimento puede utilizarse como arma. El juez Scalia, del Tribunal Supremo de los Estados Unidos, ha comentado que la contaminación cruzada no "es el fin del mundo". Puede que tenga razón, pero puede ser el fin de los Estados Unidos.

¿QUÉ PODEMOS HACER?

La mayor parte de los norteamericanos no comería OGMs si estuvieran etiquetados como tal pero, a diferencia de la mayoría de los países industrializados, en los Estados Unidos no es obligatorio indicarlo en la etiqueta. Puede darle las gracias de esto a la FDA, ya que ellos no han hecho obligatorio el etiquetar los alimentos OGM como tales (dado que "están, en general, reconocidos como seguros). Sin embargo, las empresas pueden etiquetar voluntariamente sus productos como no-GMO. Una compañía que está haciendo esto es Whole Foods.

La solución es educar a su familia, educar a los amigos, y es crucial en especial, educar a los agricultores. La forma más fácil de evitar terminar con los alimentos transgénicos en su cesta de la compra es hacer algo de planificación previa utilizando la guía de la compra no-OGM, disponible en www.NonGMOshoppingGuide.com. Doy las gracias a Jeffrey Smith, el luchador más acérrimo contra los OGM y el que, al desarrollar esta guía, más los ha puesto al descubierto.

Como regla general, debe evitar los productos elaborados con cualquiera de los cultivos que son transgénicos, tales como:

> MAÍZ: harina de maíz, harina, aceite, almidón, fécula, gluten, y el sirope de maíz.
> SOJA: harina de soja, lecitina, aislado de proteína e isoflavonas.
> CANOLA: aceite de canola (también conocido como aceite de colza).
> ALGODÓN: aceite de semilla de algodón.
> AZÚCAR: evite cualquier cosa que no figuran como 100% caña de azúcar, jugo de caña evaporado, o azúcar biológico..

No está permitido que los productos orgánicos certificados contengan OGM. Por tanto, al comprar productos etiquetados "100% orgánico", "orgánico" o "hecho con ingredientes orgánicos", puede estar seguro de que estos productos son completamente no-OGM.

Puede encontrar un montón de información adicional sobre OGM en el sitio web www.responsibletechnology.org.

PARTE 4

HECHOS

FALSEDADES

Y

FRAUDES

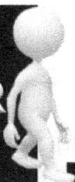

CAPÍTULO 15
ASPARTAMO

FRAUDE:
El aspartamo le ayuda a perder peso y no tiene efectos secundarios negativos.

HECHOS:
El aspartamo es una neurotoxina, ha sido relacionado con el cáncer cerebral, ataques epilépticos generalizados y otros desórdenes del sistema nervioso central.

¿Le apetece un refresco bajo en calorías? Los refrescos bajos en calorías son inocuos, ¿no? Los refrescos bajos en calorías le ayudarán a perder peso ¿verdad? **Está equivocado.** Una epidemia mundial está rugiendo. La causa es un edulcorante químico venenoso llamado aspartamo (comercializado como NutraSweet®, Equal® y AminoSweet®), que es el aditivo de alimentos más controvertido que jamás se haya autorizado. Este aditivo, que se nos ha hecho creer que es completamente inocuo, es en realidad un fármaco que reacciona con otros fármacos, altera la química cerebral y causa múltiples enfermedades crónicas, incluyendo el cáncer.

La verdad del asunto es que la FDA siempre ha sabido que el aspartamo es un carcinógeno. El difunto Dr. Adrian Gross (toxicólogo de la FDA) le dijo al Congreso que, sin lugar a dudas, el aspartamo puede provocar tumores y cáncer cerebrales y que viola la enmienda Delaney que prohíbe añadir cualquier ingrediente a los alimentos que se sabe que causará cáncer. Como el Dr. James Bowen le dijo a la FDA, los productores del aspartamo han dañado una generación de niños y deberían ser procesados criminalmente por genocidio por el envenenamiento masivo de los EE.UU. y de cientos de países en el mundo.

Yo mencioné el aspartamo brevemente un par de veces al principio del libro, pero por ser extremadamente tóxico, por ser un ingrediente en tantísimos alimentos y bebidas, y por la sórdida historia de cómo obtuvo la autorización de la FDA, le he dedicado un capítulo completo del libro. Como ya mencioné, el aspartamo es una excitotoxina, que simplemente significa que estimula las células cerebrales hasta matarlas. El doctor Dr. Russell Blaylock afirma que *"Los ingredientes (del aspartamo) estimulan las neuronas del cerebro hasta la muerte causando daños cerebrales de diferente grado"*. Excitotoxins: The Taste that Kills (Excitotoxinas: El sabor que mata), 1994.

¿Entonces qué contiene el aspartamo? El aspartamo está hecho de tres componentes, 50% fenilalanina, 40% ácido aspártico y 10% metanol (alcohol de madera). El metanol se distribuye por todo el cuerpo incluyendo los tejidos muscular, graso y nervioso. Y esto es importante: Cuando la temperatura del aspartamo sobrepasa los 86° F (30° Celsius), el metanol se descompone en formaldehído (líquido embalsamador) y ácido fórmico. ¿Cuál es la temperatura normal de cuerpo? Si lo recuerdo correctamente, es en torno a los 98.6°F (37° C), ¿no? Entonces, cuando usted ingiere aspartamo, se calienta por encima de los 86° y el metanol se convierte en formaldehído, que entra en las células y se une a las proteínas y al ADN.

El metanol es tóxico. Se ha observado que una exposición crónica, de bajo nivel al metanol causa dolores de cabeza, mareos, nausea, zumbido en los oídos, alteración gastrointestinal, debilidad, vértigo, escalofríos, lapsos mentales, entumecimiento y dolores punzantes, trastornos de comportamiento, neuritis, visión nublada, visión de túnel, visión borrosa, conjuntivitis, insomnio, pérdidas de visión, depresión, problemas cardíacos (incluyendo enfermedades del músculo cardíaco) e inflamación pancreática. [Kavet, Robert, Kathleen M. Nauss, 1990. "The Toxicity of Inhaled Methanol Vapors (La toxicidad de inhalar vapores de metanol)", Critical Reviews in Toxicology, Volumen, 21, ejemplar 1, páginas 21-50].

Pero ¿no es cierto que muchas frutas y vegetales contienen algo de metanol? Sí, pero también contienen una gran cantidad de etanol, que actúa como neutralizador y contrarresta el metanol, previniendo así la conversión del metanol en formaldehído. En el aspartamo, no existe tal neutralizador. El límite máximo "seguro" de metanol por día, según lo determina la EPA, es de 7.8 mg. Un litro de refresco bajo en calorías contiene 56 miligramos. Y por si esto no bastase, recuerde que el aspartamo es 50% fenilalanina, una sustancia que hasta veinte millones de personas (en los Estados Unidos) no la pueden asimilar, y esta incapacidad es genéticamente heredada por los hijos. La inhabilidad de asimilar la fenilalanina puede llevar al retraso mental en niños. Esto significa que el aspartamo causa un aumento **del riesgo de retraso**

mental en millones de niños.

Y la fenilalanina contenida en el aspartamo elimina la serotonina, por lo tanto, provoca todo tipo de problemas psiquiátricos y de conducta. Los hospitales psiquiátricos se encuentran llenos de pacientes que no son nada menos que víctimas del aspartamo. Si no fuera por la fenilalanina en el aspartamo, que interfiere con la absorción de la Levodopa (L-DOPA) en el cerebro, Michael J. Fox, un ex-portavoz de la Pepsi Light, seguramente no hubiese sido diagnosticado con la Enfermedad de Parkinson a la edad de 30 años. Probablemente aún estaría haciendo películas y aún estaría sano si no fuera por su consumo de Pepsi Light.

El aspartamo fue descubierto accidentalmente en 1965 por James Schlatter, un químico de la compañía G.D. Searle (Searle), quién lamió de sus dedos un poco de un fármaco nuevo contra las úlceras y descubrió el sabor dulce del aspartamo. ¡Eureka! Vender este químico como un aditivo alimenticio a cientos de millones de personas sanas cada día significaría muchos más dólares que las ventas limitadas a un grupo más pequeño de pacientes con úlceras. Entonces, en 1967, Searle empezó las pruebas de seguridad de aspartamo que eran necesarias para solicitar la aprobación de la FDA para aditivos alimenticios. Los estudios iniciales de la sustancia demostraron que producía perforaciones microscópicas y tumores en los cerebros de las ratas de laboratorio, ataques epilépticos en monos y que, en los animales, se transformaba en sustancias peligrosas, entre otras, formaldehído.

En 1969, Searle contrató al Dr. Harold Waisman, un bioquímico de la Universidad de Wisconsin, para conducir pruebas de seguridad del aspartamo en siete monos infantes, quienes fueron alimentados con aspartamo mezclado con leche. Después de 300 días, cinco de los monos tuvieron convulsiones tónico clonicas y uno murió. (¿Recuerda a la velocista Florence Griffith, bebedor habitual de Coca Cola Light y que falleció de una convulsión tonico-clónica?). El Dr. Waisman falleció antes de que todos sus estudios fueran concluidos. En la primavera de 1971, el Dr. John Olney (un neurólogo) informó a Searle que sus estudios demostraron que el aspartamo causó perforaciones en los cerebros de las ratas de edad temprana. Más tarde en ese mismo año, uno de los investigadores de Searle confirmó los hallazgos del Dr. Olney en un estudio similar. ¡Pero a Searle no le importó...ellos estaban tras la fuente de dinero!

En 1973, la compañía G. D. Searle solicitó la aprobación de la FDA y presentó más de 100 estudios que ellos afirmaban que demostraban la seguridad del aspartamo. Uno de los primeros científicos de la FDA en evaluar la información sobre la seguridad del aspartamo afirmó que *"la información proporcionada (por Searle) era inadecuada para permitir una evaluación de la posible toxicidad del aspartamo"*. Según el difunto Dr. Adrian Gross, Searle *"...hicieron un gran esfuerzo para camuflar estos defectos del estudio. Tal como lo digo filtren y solo presenten a la FDA lo que ellos desearon que la FDA conociera, y ellos hicieron otras cosas terribles. En éste caso, los animales desarrollarían tumores mientras eran parte del estudio. Bueno, ellos removerían esos tumores de los animales"*. No obstante, en julio 26 de 1974, la FDA aprobó el aspartamo para uso limitado en alimentos secos, poniendo a disposición del público por primera vez la información que respaldaba su decisión. La información fue posteriormente evaluada por un investigador cerebral reconocido John Olney de la Universidad de Washington en St. Louis, quien documentó la primera objeción contra la aprobación del aspartamo.

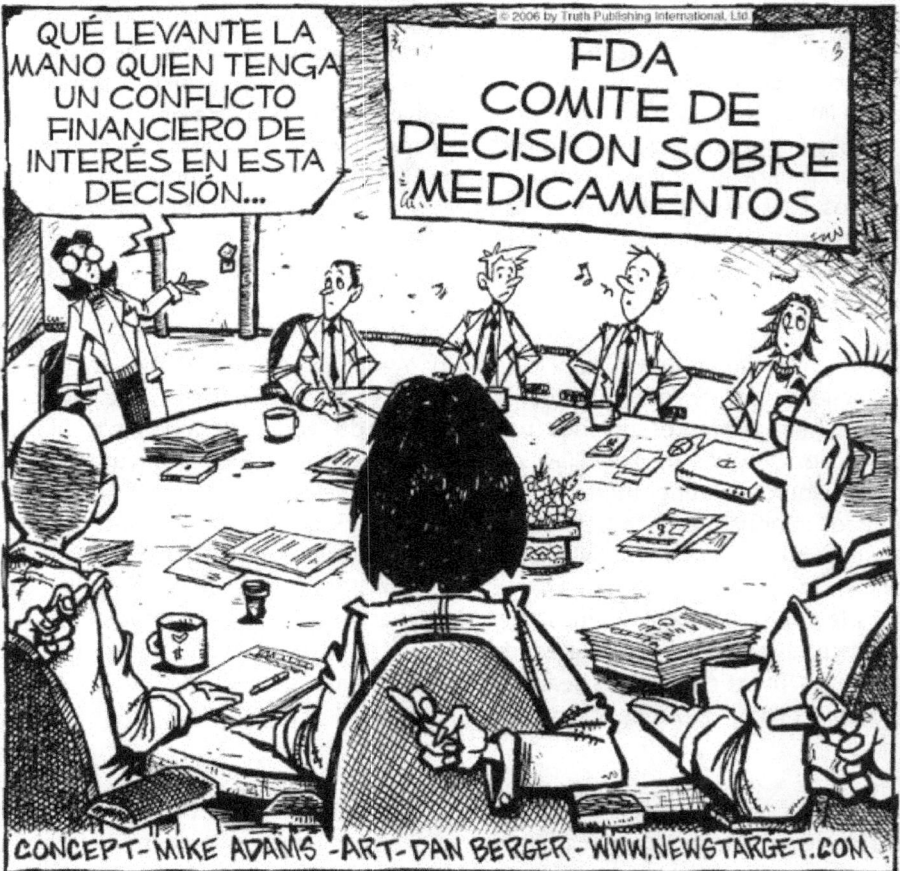

Gracias a Mike Adams y a www.NaturalNews.com por la ilustración anterior.

Dos años después, en 1976, provocado por la objeción de Olney, la FDA inició una investigación de las prácticas del laboratorio de G.D. Searle. La investigación halló que los procedimientos de los estudios experimentales de Searle eran de pésima calidad, llenos de inexactitudes y de datos de pruebas "manipulados". Los investigadores informaron que ellos "nunca habían visto nada tan mal hecho como las pruebas de Searle". Después en 1977, una comisión operativa gubernamental descubrió que Searle había falsificado datos presentando pruebas de sangre inexactas. En otro estudio, un análisis más detenido reveló que se habían desarrollado tumores uterinos en muchos de los animales de laboratorio, y Searle reconoció que estos tumores estaban relacionados con la ingesta del aspartamo. La FDA formalmente solicitó a la Oficina de la Fiscalía de los Estados Unidos que iniciara un procedimiento ante el Gran Jurado para investigar si se deberían de hacer cargos contra Searle por distorsionar intencionalmente los resultados y *"ocultar hechos materiales y hacer declaraciones falsas"* en las pruebas de seguridad del aspartamo.

Mientras la investigación del Gran Jurado estaba en proceso, Sindley & Austin, el bufete de abogados que representaba a Searle comenzó sus negociaciones para ofrecer un empleo al fiscal de los Estados Unidos encargado de la investigación, Samuel Skinner. En julio de 1977, Skinner renunció y aceptó un empleo en el despacho que representaba a Searle. La renuncia de Skinner bloqueó la investigación del Gran Jurado durante tanto tiempo que el delito prescribió. Al final, la investigación del Gran Jurado fue retirada.

En 1979, la FDA estableció un Comité Público de Investigación (PBOI) para regular las cuestiones de seguridad en torno al aspartamo. Un año después, el PBOI concluyó que el aspartamo no debería de ser aprobado a la espera de las investigaciones adicionales de los tumores cerebrales en animales, y en base a su evaluación limitada, el PBOI impidió la comercialización del aspartamo hasta que los estudios de tumores pudieran ser explicados. Al menos que el comisionado de la FDA desautorizara a comisión, el asunto estaba cerrado. Pero en 1980, Ronald Reagan fue elegido Presidente de los Estados Unidos y en su equipo de transición estaba Donald Rumsfeld, CEO de G. D. Searle. Según un antiguo agente de ventas de G.D. Searle, Patty Wood-Allott, Rumsfeld le dijo a su equipo de ventas que en caso de ser necesario, *"él tomaría todas sus decisiones y, se encargaría de que el aspartamo se aprobara ese año".* (Gordon 1987, página 449 del Senado de EE.UU. 1987). Como es lógico, el equipo de transición eligió al Dr. Arthur Hayes Jr. como nuevo Comisionado de la FDA. Hayes era bien conocido como el hombre que creía que la aprobación de nuevos fármacos y aditivos era muy lenta por que *"la FDA exigía demasiada información".*

En mayo de 1981, tres de los seis científicos de la FDA que eran responsables por la evaluación de las cuestiones de los tumores cerebrales recomendaron que no se aprobara el aspartamo, afirmando oficialmente que los estudios experimentales de Searle no eran fiables y no eran adecuados para determinar la seguridad del aspartamo. Sin embargo, en julio del mismo año, en uno de sus primeros actos oficiales, el nuevo Comisionado de la FDA, anuló el PBOI y aprobó oficialmente el aspartamo para todos los productos secos. En 1982, Searle presentó una petición para que el aspartamo fuera aprobado como un edulcorante en las bebidas gaseosas y en otros líquidos.

Casi inmediatamente, la Asociación Nacional de la Industria de Refrescos (NSDA) instó a la FDA a que demorara la aprobación del aspartamo para las bebidas carbónicas a la espera de pruebas adicionales porque el aspartamo es muy inestable en forma líquida. Como ya he mencionado, cuando el aspartamo líquido se conserva a temperaturas superiores a los 86° F (30° C), éste se convierte en ácido fórmico y formaldehído, siendo ambos tóxicos conocidos. A pesar de la protesta pública, en 1983, la FDA aprobó el aspartamo para su uso en refrescos y las primeras bebidas carbónicas conteniendo aspartamo fueron vendidas para el consumo del público.

Poco después de que el aspartamo fue aprobado para las bebidas, las quejas empezaron a llegar a la FDA. Reacciones como mareos, vista borrosa, pérdida de memoria, habla inarticulada, dolores de cabeza y convulsiones eran comunes con el consumo de bebidas conteniendo aspartamo. Las quejas fueron más serias que las que la agencia habían antes recibido por cualquier aditivo alimenticio. En tan solo los primeros años a partir de que el aspartamo fue aprobado para las bebidas, la FDA recibió más de diez mil quejas acerca del aspartamo. En febrero de 1994, el Departamento de Salud y Servicios Humanos de los Estados Unidos publicó una lista de los efectos nocivos reportados a la FDA. Sorprendentemente, el aspartamo era responsable de más del 75% de todos los efectos nocivos reportados al Sistema de Control de Reacciones Adversas de la FDA. La FDA admitió que menos del 1% de los consumidores que tenían efectos nocivos por los productos los reportaron al FDA. ¡Esto aumenta las diez mil quejas a aproximadamente un millón!

El 1985, el Dr. Adrian Gross le dijo al Congreso que debido a que el aspartamo era capaz de causar tumores cerebrales y cáncer en el cerebro, la FDA no debería de ser capaz de establecer la Ingesta Diaria "permisible" de la sustancia a ningún nivel. Sus últimas palabras al Congreso fueron "*¿Y si la FDA viola su propia ley, quién queda para proteger al público?*" (Agosto 1, 1985, Documento del Congreso, SID 835:131)

De 1985 a 1995, los investigadores hicieron cerca de 400 estudios sobre el aspartamo. El Dr. Ralph G. Walton, evaluó todos los estudios del aspartamo y encontró 166 relevantes para la seguridad humana. De esos 166 estudios, 74 fueron financiados por G.D. Searle, 85 fueron independientes y 7 fueron financiados por la FDA. Los resultados le asombrarán pero probablemente no le sorprenderán. De los 74 estudios financiados por Searle, todos ellos dieron buenos resultados. Sin embargo, de los 85 estudios que **no** fueron financiados por la Gran Farma o la FDA, 84 de ellos encontraron que el aspartamo era peligroso para la salud.

A comienzos del 2010, el productor del aspartamo Ajinomoto lanzó una iniciativa nueva para renombrar este edulcorante tóxico como "AminoSweet®", para recordarnos que está hecho de aminoácidos, los componentes fundamentales de las proteínas. ¿Acaso no es eso especial? La gente se sentirá cómoda y reconfortada y creerá que debe de ser saludable. Al fin y al cabo, los aminoácidos son beneficiosos, ¿o no?

No caiga en la ingeniosa trampa de marketing. Esto es un engaño en estado puro: Comienza con un poco de verdad para después retorcerla para que encaje con tus intereses, que este caso parecía ser el convencernos de que esto no es más que un "edulcorante saludable" hecho de aminoácidos que ya existen en nuestro cuerpo. Pero lo llame NutraSweet®, Equal® o AminoSweet®, el ácido aspártico contenido en el aspartamo es una "excitotoxina" conocida. ¡Y como ya lo he mencionado anteriormente, el aspartamo formó parte de una lista de productos químicos de guerra biológica que el Pentágono presentó al Congreso!

A decir verdad, el aspartamo desencadena todo tipo de defectos congénitos desde el autismo hasta el labio leporino, y es también un "abortivo", lo que quiere decir que es un fármaco que induce el aborto. Es muy normal que las jóvenes sueñen con el matrimonio y los hijos. Sin embargo, muchas jóvenes se toman el refresco bajo en calorías sin pensar que el aspartamo que contiene es un agente perturbador endocrino que altera el flujo menstrual y causa infertilidad. Tristemente, muchas mujeres que crecieron bebiendo refrescos bajos en calorías nunca supieron el porqué no pudieron tener hijos. Y como si éstas no fueran razones suficientes para evitar el consumo del aspartamo, hay estudios que han mostrado que el aspartamo es tóxico para el hígado, provoca el deseo desmesurado de carbohidratos, precipita la diabetes y además engorda. www.mpwhi.com

Así que, cuando la FDA nos dice que se ha probado que el aspartamo es inocuo, puede estar seguro que basa sus conclusiones en los estudios fraudulentos de Searle (es decir, están "mintiendo descaradamente"). Entonces, cuando la JAMA, examinando las conclusiones de la FDA (los cuales están basados en los estudios fraudulentos de Searle), anuncie que "*el* consumo del aspartamo no representa ningún riesgo para la salud para la mayoría de la gente", ¡No lo crea! **El aspartamo mata.** Yo le recomiendo especialmente que vea "Sweet Misery" (Miseria Dulce), un documental del aspartamo. Usted puede ver el avance y los primeros cinco minutos aquí: http://aspartamekills.com.

A pesar de que la FDA afirma que el aspartamo es inocuo, los efectos tóxicos del aspartamo están documentados en la propia información de la FDA. En 1995, la FDA fue obligada, bajo la ley de Libertad de Información, a publicar una lista de 92 síntomas por el aspartamo reportados por miles de víctimas. Esto parece ser solo el comienzo. El Dr. H. J. Roberts, M.D., publicó el artículo médico *"Aspartame Disease: An Ignored Epidemic (La enfermedad del Aspartamo: Una Epidemia Ignorada)"* que contiene más de 1,000 páginas de síntomas y enfermedades provocadas por ésta excitotoxina e incluye la sórdida historia de su aprobación.

¿Es usted goloso? Entonces, le recomiendo la stevia, un edulcorante herbal, como alternativa sana.

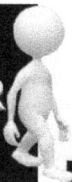

CAPÍTULO 16
FLÚOR

FRAUDE:
El flúor es un aditivo inocuo que se encuentra en la pasta de dientes y en el agua corriente. Previene las caries, ayuda a mantener los dientes sanos y es un mineral esencial.

HECHO:
El flúor es un desecho tóxico acumulativo, prohibido al menos en trece países. El flúor puede causar defectos de nacimiento, cáncer, osteoporosis y muchos otros problemas de salud.

*N*o hay nada como un vaso de agua fresca y cristalina para satisfacer su sed.

Pero la próxima vez que abra la llave, tal vez desee preguntarse si esa agua no será en realidad muy tóxica para beberla. Si su agua está fluorada, la respuesta es probablemente "**si**". Durante décadas, nos han contado una mentira, una mentira que ha llevado a la muerte de cientos de miles de norteamericanos y a la debilitación del sistema inmunológico de decenas de millones más. **La mentira se llama fluoración.** Un proceso que se nos ha hecho creer que era un método inocuo y efectivo para proteger los dientes contra la caries, es en realidad un fraude. En las palabras del Dr. Robert Carton, ex-científico de la EPA, "La fluoración es el caso más grande de fraude científico del siglo, si acaso no es de todos los tiempos".

¿QUÉ ES UN FLUORURO?

Un fluoruro es cualquier combinación de elementos que contiene el ión flúor. En su forma elemental, el flúor es un gas amarillo pálido, altamente tóxico y corrosivo. En la naturaleza, el flúor es encuentra combinado con minerales formando de "fluoruros". Los compuestos de flúor ("fluoruros") se encuentran según la Agencia para Sustancias Tóxicas y el Registro de Enfermedades de EE.UU. entre las 20 sustancias de un total de 275 que representan un mayor riesgo para la salud humana. Son toxinas acumulativas.

El hecho de que los fluoruros se acumulan en el cuerpo es la razón por la cual la ley de EE.UU. exige del Director General de Salud Pública que establezca un *"nivel máximo de contaminante"* (MCL, por sus siglas en inglés) para el contenido de flúor en los suministros de agua potable como lo ha determinado la EPA. Me deja atónito que miles de dentistas con el cerebro lavado afirmen orgullosamente que el flúor es el "nutriente milagroso" que previene la caries dental y fomenta el tener encías y dientes sanos. Permítame hacerle una pregunta. ¿Cómo puede un producto de desecho tóxico y una toxina acumulativa describirse como un "nutriente"?

Es bien sabido que el fluoruro impide la absorción del yodo y causa trastornos de la tiroides. ¿Sabía usted que se ha demostrado que las áreas endémicas de "fluorosis dental" son las mismas que las afectadas por la deficiencia de yodo? La deficiencia de yodo causa trastornos cerebrales, abortos espontáneos y bocio, entre otras enfermedades.

LA SÓRDIDA HISTORIA DE LOS FLUORUROS

¿Qué ocurriría si usted supiera que el flúor es un desecho industrial neurotóxico? ¿Y qué si usted supiera que daña el sistema inmunológico, digestivo y respiratorio, así como los riñones, el hígado, el cerebro y la tiroides? ¿Y si usted descubriera que no existe una evidencia científica de que el flúor es un aditivo benéfico para el agua y que en realidad, existen evidencias científicas abrumadoras que prueban, sin lugar a dudas, que el flúor es dañino? ¿Y si usted se enterara de que todas agencias federales de salud han conocido estos datos durante años pero han sido controladas por los intereses políticos de los fabricantes de armas nucleares, aluminio y fosfato para mantenerlo en secreto?

La fluoración de nuestra agua potable es algo que ha sido grandemente debatido durante décadas, aún así, la práctica continua hoy, a pesar de la evidencia contundente que indica que la fluoración causa sufrimiento humano y enfermedad. La historia de la fluoración del suministro de agua se inició hace aproximadamente 90 años. En los años de 1920 la industria del aluminio, debido grandemente a la próspera industria de enlatado, iba viento en popa.

Pero también era un gran productor de desecho tóxico de flúor. El mayor problema era el costo de desechar de forma segura este residuo peligroso, ya que era extremadamente costoso. Una compañía en Pittsburgh, ALCOA (Compañía Americana de Aluminio), tuvo algunas ideas revolucionarias de cómo reducir el costo de la eliminación de residuos. En ese tiempo, el Servicio de Salud Pública de los Estados Unidos (PHS) estaba bajo la jurisdicción del Secretario del Tesoro Andrew W. Mellon, quien solo resultó ser el fundador y socio mayoritario de ALCOA.

En 1931, un dentista del PHS llamado H. Trendley Dean (alias el "El padre de la fluoración") fue enviado a más de 300 pueblos pequeños en Texas donde los pozos de agua contenían altas concentraciones de flúor, probablemente en la forma de fluoruro de calcio (CaF_2). Su misión fue la de determinar cuánto fluoruro podía tolerar la gente sin sufrir un daño obvio en sus dientes. Lo que descubrió fue alarmante: los dientes en estos pueblos con alto fluoruro a menudo estaban descoloridos y erosionados. Sin embargo, él también teorizó que *"parecía haber"* una menor incidencia de caries en comunidades que tenían aproximadamente una parte por millón (1 ppm) de fluoruro en el agua.

Dean usó una estrategia llamada "uso selectivo de datos" para tratar de probar su teoría. Decidió usar los datos de únicamente 21 comunidades para "apoyar sus números". Esto es lo que decimos en el mundo de la contabilidad cuando usted conoce la respuesta deseada y usa solo los números que apoyarán dicha respuesta, y entonces obtiene su conclusión predeterminada. Dean ignoró completamente las otras 270 localidades que no mostraron una correlación entre el flúor y las caries. Después, en 1955, Dean reconoció (bajo juramento) que el flúor **no** era efectivo como remedio para la caries (Fluoruro, Vol. 14, No. 3, julio 1981). Y en 1957, tuvo que admitir en las audiencias de la AMA que incluso el agua que contenía tan solo .1 (una décima) PPM podía **causar** fluorosis dental. Además, nunca ha habido ni un solo ensayo clínico doble ciego que indique que la fluoración es efectiva para reducir la caries. ¡Ni **UNO**!

¡Pero ALCOA no permitió que los hechos se interpusieran en su camino! El científico Gerald J. Cox, patrocinado por ALCOA se enteró de los hallazgos de Dean e ideó una forma para que ALCOA realmente obtuviera ganancias del flúor. Él propuso que éste "subproducto, aparentemente sin valor" **podría** reducir las caries en los niños (a pesar de no haber evidencias). Él declaró con arrogancia que el flúor era beneficioso para sus dientes y en 1939, propuso que EE.UU. debería fluorar sus abastecimientos de agua. Así es, no fue por un médico, ni por un dentista, sino por un científico que estaba trabajando para el mayor productor de flúor de los Estados Unidos.

La industria del aluminio ya había estado comercializando su residuo tóxico, el flúor, como **insecticida** y como **veneno para ratas**, pero ellos querían un mercado mucho más grande. Pero tenían un pequeño obstáculo. En la Revista de 1944 de la Asociación Dental Americana (ADA), se advertía de que *"los posibles daños (del fluoruro) eran mucho mayores que los posibles beneficios"*. En 1945, dos ciudades de Michigan fueron seleccionadas para un estudio oficial de una comparación de quince años para determinar si el fluoruro podía reducir sin peligro la caries en niños y el fluoruro fue añadido al agua de beber de Gran Rapids. En 1946, a pesar de que el experimento oficial de quince años de Michigan apenas se había iniciado, otras seis ciudades americanas más fueron autorizadas a fluorar sus aguas. El experimento de las dos ciudades de Michigan fue abandonado a medio realizar, con resultados "no concluyentes". Este es el único estudio científicamente objetivo sobre la seguridad y beneficios de la fluoración que jamás se ha realizado.

En 1947, Oscar R. Ewing, un abogado que había trabajado mucho tiempo en ALCOA, fue nombrado responsable de la Agencia de Seguridad Federal, una posición que lo puso a cargo del PHS. Bajo Ewing, se inició una campaña nacional para la fluoración del agua. El estratega de relaciones públicas para la campaña de la fluoración del agua no fue ningún otro que el sobrino de Sigmund Freud, Edwin L. Bernays, conocido como el "Padre de las relaciones públicas". Bernays fue el pionero en la aplicación de las teorías de Freud a las "verdades a medias" para la publicidad y el gobierno. En su libro Propaganda, Bernays expuso que la manipulación de la opinión pública es la clave. Él afirmó que, "un número relativamente pequeño de personas tiran de las cuerdas que controlan la mente pública". La campaña del gobierno para la fluoración fue uno de sus éxitos más perdurables.

Las técnicas de Bernay fueron sencillas. Pretenda que hay alguna investigación favorable usando frases como *"Numerosos estudios han demostrado..."* o *"La investigación ha comprobado..."* o *"Los investigadores científicos han hallado..."* pero después nunca cite realmente nada (ya que ellos tienen CERO estudios científicos par citar). Dígalo durante mucho tiempo y bastante alto y, al final, la gente lo creerá. Si alguien lo duda o cuestiona las mentiras, ataque a su persona y/o a su intelecto. Como nota adicional, unos años después, Bernays ayudó a popularizar la noción de las mujeres fumando cigarrillos. No habiendo alguien que lo retara, Bernays preparó el formato de publicidad que duraría casi cincuenta años "demostrando" que los cigarrillos son "beneficiosos" para la salud.

Bernays nunca se apartó de su axioma fundamental para "controlar las masas sin su conocimiento". Él creía que los mejores lavados de cerebro se llevan a cabo cuando la gente no es consciente de que está siendo manipulada.

Entonces, bajo el encanto de Bernays, la imagen popular de éste insecticida y veneno para ratas fue trasformado en un proveedor beneficioso de sonrisas relucientes, absolutamente seguro y sano para los niños. ¡Esta fue una maniobra mercantil brillante por parte de ALCOA! ¡En vez de tener que pagar costos extremadamente altos para eliminar seguramente éste residuo tóxico, ALCOA (y otros fabricantes de aluminio) ahora pueden **venderlo** a los municipios con una **ganancia enorme**! Cualquiera opositor fue rápida y permanentemente catalogado en la mente pública como excéntrico, charlatán y lunático.

LA TÁCTICA DEL FRAUDE

El **fluor**uro cálcico (CaF_2) también conocido como florita, se encuentra naturalmente en las plantas y el agua. No obstante, el fluoruro que se añade a los suministros de agua (y pasta dentífrica) no es fluoruro cálcico. No, los aditivos en el agua y la pasta dentífrica son **fluor**uro de sodio (NaF), ácido hexa**fluoro**silícico (H_2SiF_6) o **fluor**uro de sodio y silicio (Na_2SiF_6), que son **desechos tóxicos**. Solo porque el aditivo contiene las letras **"flúor"** no significa que es el mismo fluoruro cálcico que ocurre naturalmente.

La Mafia Médica nos dice que el fluoruro contenido en nuestra agua y pasta dentífrica es saludable para nosotros. Como puede usted ver, han aplicado en nosotros la clásica "táctica del fraude" ateniéndose a que el "rebaño de ovejas" americano se cree todo lo que se le dice. ¿Alguna vez ha leído usted los ingredientes en su pasta dentífrica? Le sugiero que lo haga. La advertencia dice que la mantenga lejos del alcance de los niños. Me pregunto por qué. Tal vez es porque si un niño pequeño ingiere un tubo completo de pasta dentífrica, la dosis seguramente sería **fatal.**

Según la CDC, la forma más común de "fluoruro" añadido al suministro de agua de EE.UU. es ácido hexafluorsilícico (63%), seguido por el **fluor**uro de sodio y silicio (28%) y el **fluor**uro de sodio (9%). El ácido hexafluorsilícico es un residuo tóxico regulado por la EPA que se produce en las chimeneas de varios de los fabricantes de la industria química. Este tipo de "fluoruro" representa tal riesgo para la salud que está regulado por la EPA y debe ser eliminado como un residuo tóxico. En otras palabras, es ilegal tomar este ácido hexafluorsilícico y enterrarlo o arrojarlo en los ríos o arroyos de este país, pero es perfectamente legal (hasta obligatorio) vendérselo a los municipios que lo gotean en los suministros de agua para que la gente lo beba.

Según el Dr. William Hirzy de la EPA, *"si se encuentra en el aire, es un contaminante. Si se encuentra en los depósitos de agua locales, es un* contaminante. Pero si las compañías de agua potable lo compran y lo añaden a los suministros de agua para beber, entonces ya no es un contaminante. De pronto como por arte de magia, resulta ser una medida beneficiosa para la salud pública".

Por supuesto que lo que entra debe salir, así que eventualmente nosotros evacuaremos el flúor (o, por lo menos, una parte de este flúor) a través de nuestros cuerpos y directamente a los ríos y los arroyos. Así, esto nos trae a la extraña realidad de la fluoración: es ilegal arrojar esta sustancia tóxica y peligrosa para el medio ambiente en los ríos y los arroyos, a menos que pase primero a través de los cuerpos de seres humanos, en cuyo caso no solo es perfectamente legal sino que realmente está recomendado por los dentistas. ¿No es esto extraño? Claro que, éstas son las mismas personas que están poniendo mercurio en nuestras bocas, así que, ¿qué esperaba usted?

El fluoruro es más tóxico que el plomo y existen más de 500 estudios revisados por pares documentando los efectos adversos del fluoruro que varían desde el cáncer hasta el daño cerebral. Aún así municipios repartidos por toda la geografía de los EE. UU. compran este producto y después lo arrojan en los suministros de agua potable. El fluoruro no solo **no** protege nuestros dientes, sino que también se ha demostrado que causa fluorosis dental y coeficiente intelectual (IQ) bajo. Numerosos estudios han demostrado que el fluoruro causa daño genético en concentraciones tan bajas como una parte por millón. ¿Puede usted adivinar cuál es el nivel promedio de fluoración en nuestro suministro de agua? Exactamente, una parte por millón.

LA CONEXIÓN ENTRE EL ALZHEIMER, EL CÁNCER Y LOS NAZIS

La primera incidencia de agua para beber fluorada fue encontrada en los campos de concentración de Alemania. A la Gestapo le preocupaba muy poco el supuesto efecto del fluoruro en los dientes de los niños. Su presunta razón para la medicación masiva del agua con fluoruro de sodio fue para **esterilizar** los humanos y **forzar** a la gente en sus campos de concentración a una sumisión tranquila. [Joseph Borkin, The Crime and Punishmente of I.G. Farben (El crimen y castigo de I. G. Farben)].

Como una observación interesante, el fluoruro de sodio también es uno de los ingredientes básicos de Prozac® (Clorhidrato de FLUORxetina) y del Agente Nervioso Sarin (ortoisopropil metíl fósforo FLUORhidrato).

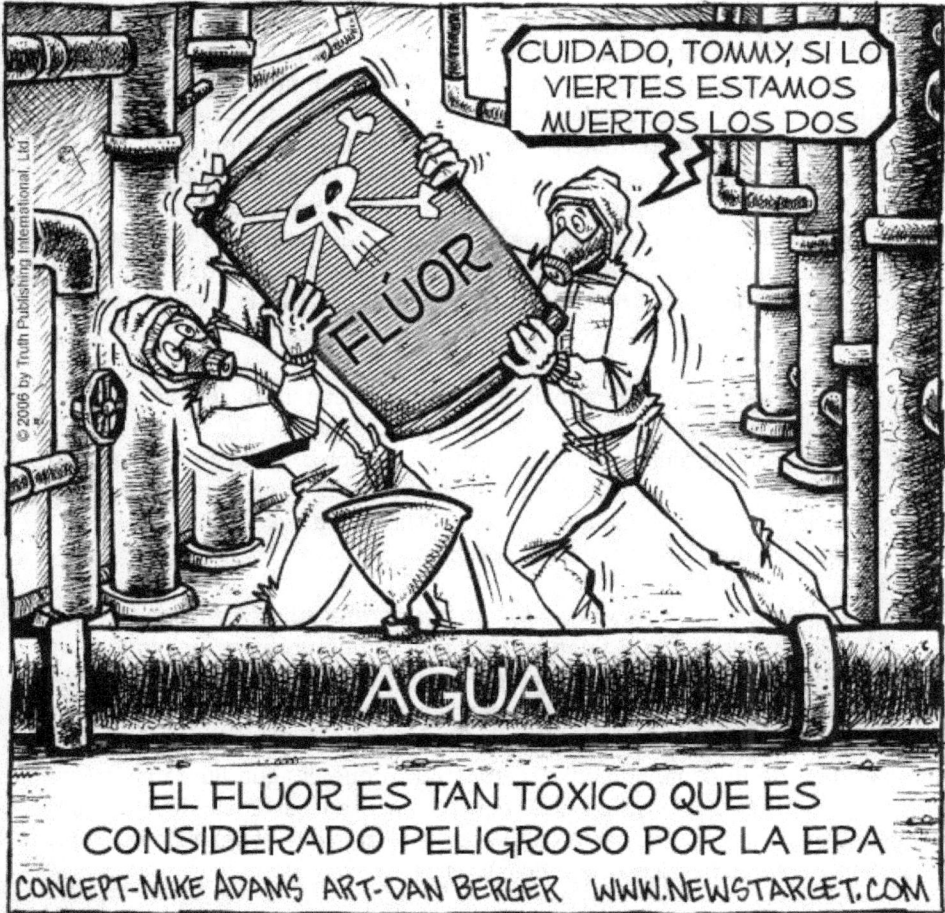

Gracias a Mike Adams y www.NaturalNews.com por la ilustración de arriba.

Charles Elliot Perkin, investigador científico enviado por el gobierno de Estados Unidos para hacerse cargo de las plantas farmacoquímicas de I.G. Farben en Alemania, confirmó este hecho cuando descubrió que *"el propósito real detrás de la fluoración del agua es el de reducir la resistencia de las masas a la dominación, al control y a la pérdida de libertad"*. En su reporte a la Fundación Lee para la Investigación Nutricional en octubre de 1954, él dijo que: *"dosis repetidas de cantidades infinitesimales de fluoruro reducirán con el tiempo la capacidad de un individuo para resistir la dominación, al envenenar y narcotizar cierta área del cerebro, haciéndolo así sumiso a la voluntad de aquellos que deseen gobernarle"*.

Algunos de los atributos más dañinos del flúor es que inhibe la actividad de las enzimas, paraliza los leucocitos y causa la destrucción del colágeno. Las enzimas, los leucocitos del sistema inmunológico y el colágeno son fundamentales en la lucha contra el cáncer. Y los tres son afectados adversamente por el flúor. El Dr. John Yiamouyiannis, un bioquímico y Presidente de la Fundación del Agua Segura, fue uno de los dos primeros investigadores que determinaron el vínculo entre el flúor y el cáncer. Yiamouyiannis nos alerta: *"¡el flúor es un veneno!...se ha usado como un pesticida para ratones, ratas y otras pequeñas plagas. Un niño de 10 libras puede morir con 1/100 de onza y un adulto de 100 libras puede morir con 1/10 de onza de fluoruro. El Centro Regional de Envenenamiento de Akron indica que un tubo de pasta dentífrica de 7 onzas contiene 199 mg. de fluoruro, más que suficiente para matar a un niño de 25 libras"*.

En 1977, los estudios epidemiológicos del Dr. Dean Burk, ex-director del Instituto Nacional del Cáncer sección química celular y el Dr. Yiamouyiannis demostraron que la fluoración está vinculada a aproximadamente a 10,000 muertes por cáncer cada año. Según el Dr. Burk, *"El flúor causa más cáncer humano y lo causa más rápido que ningún otro producto químico"*. Fluoride, The Aging Factor (Flúor, El Factor de Envejecimiento, 1986).

El fluoruro también ha sido vinculado con la enfermedad de Alzheimer, ya que el aluminio se enlaza con el fluoruro para formar fluoruro de aluminio, que es capaz de pasar la barrera sangre-cerebro. En Enero de 1987, los experimentos realizados en el Departamento de Investigación Médica de Endocrinología (Newcastle sobre Tyne, Inglaterra) y el Departamento de Física de la Universidad de Ruhana, Sri Lanka, demostraron que el agua fluorada en una parte por millón (cuando se usó para cocinar en sartenes de aluminio) concentró el aluminio por hasta 600 veces, mientras que el agua sin fluoruro, no. [Science News (Noticias Científicas), 131:73

EXPERTOS EN FLÚOR

Una de las otras cosas que a mi me resultaron muy interesantes acerca de éste debate del fluoruro es que los dentistas y los médicos saltan para defender ésta práctica en cada oportunidad. ¿Por qué? ¿Es porque existe suficiente evidencia científica de que la fluoración es de alguna forma beneficiosa para el público? **NO**. Es sencillamente porque la Mafia Médica (específicamente la AMA y la ADA) les ha dicho que la apoyen. Todo esto es tan extraño que una persona razonable solo puede concluir que estos médicos y dentistas están operando bajo piloto automático. Ellos están repitiendo como un loro todos los "temas de conversación" que se les han dado.

Y por si fuera poco, son normalmente extremadamente arrogantes acerca de todo esto. Ellos actúan como si estuvieran capacitados para hablar de ésta deficiencia nutricional y sus efectos en todo el cuerpo humano por ser dentistas. De hecho, los dentistas no están calificados para hablar acerca de los efectos del fluoruro en el sistema nervioso humano, en el suministro sanguíneo, en las enfermedades crónicas, en los problemas de comportamiento u otros efectos fisiológicos. Los dentistas están realmente calificados para hablar únicamente acerca de lo que está sucediendo en sus dientes, no de los fármacos o químicos que usted ingiere y que tienen un efecto sistémico. Tampoco los médicos están calificados para hablar de nutrición. Como ya lo he mencionado anteriormente, ellos tienen, como mucho, alguna horas de formación en nutrición y son analfabetos en lo que se refiere a la relación entre las deficiencias nutricionales y las enfermedades crónicas. En conclusión, usted tiene a todo un grupo de supuestos *"expertos"* que no saben **nada** acerca de la materia, pero aún así aparentan y afirman ser las autoridades en ella.

ESTUDIOS SOBRE EL FLÚOR

A mediados de los 1980's, se realizó el estudio más grande que se haya hecho sobre la relación entre la fluoración y el deterioro dental, utilizando los datos de 39,000 niños en edad escolar en ochenta y cuatro áreas en todo el mundo del país. Los resultados no demostraron estadísticamente ninguna diferencia significativa en los índices de deterioro dental entre las ciudades fluoradas y no fluoradas. ¿Sorprendido? Yo no. Pero eso no es todo. Un estudio realizado en 1989 por el Instituto Nacional de la Investigación Dental concluyó que un 12% de los niños que viven en las áreas artificialmente fluoradas (entre una y cuatro partes por millón) desarrollaron fluorosis dental (decoloración permanente y dientes frágiles). Un estudio realizado en el 2005 por la Escuela de la Salud Dental de Harvard encontró que el fluoruro en el agua potable contribuía directamente a la causa del cáncer óseo en jóvenes. El estudio concluyó que *"los niños expuestos al fluoruro entre los cinco a 10 años, sufrirán un aumento en el índice de osteosarcoma (cáncer de los huesos) entre los 10 y los 19 años"*.

Al inicio del 2010, dos historias diferentes de la India revelan que los niños se están quedando ciegos y parcialmente lisiados como resultado del fluoruro que se está añadiendo a su agua potable. En la villa India de Guadiyan, un poco más de la mitad de la población tiene deformidades óseas, convirtiéndoles físicamente en minusválidos. Los niños nacen normalmente pero después de que comienzan a beber agua fluorada, empiezan a desarrollar lesiones en las manos y los pies.

Según el neurólogo Dr. Amit Shukla, *"debido al exceso de fluoruro contenido en el agua potable, la ingesta de calcio no es absorbida en el cuerpo, lo que causa incapacidades y deformaciones"*. Sin embargo, de una forma desdeñosa que haría sentir orgullosa a la Mafia Médica, los médicos del gobierno Indio han negado que la fluoración del agua potable esté relacionada con las discapacidades y se han negado a realizar pruebas con el agua, insistiendo de que dichos pruebas "no son necesarias". Mientras tanto, en la ciudad de Pavada, los niños se están quedando ciegos después de ser diagnosticados con cataratas congénitas de Lamellar (una enfermedad en la que se dañan los cristalinos del ojo). Los médicos locales atribuyeron la ceguera infantil a dos factores: A los matrimonios consanguíneos y al "contenido de fluoruro" del agua. www.infowars.com/indian-children-blinded-crippled-by-fluoride-in-water

Citando al sobrino de Albert Einstein, el Dr. E. H. Bronner (un químico que también ha sido prisionero de guerra durante la Segunda Guerra Mundial) en una carta impresa en The Catholic Mirror (El Espejo Católico), Springfield, MA, Enero 1952, un extracto continúa, separado por elipsis: *"Hay un siniestro sistema de agentes subversivos, parásitos 'intelectuales' sin Dios, que está funcionando ahora en nuestro país, cuyas ramificaciones crecen y son más exitosas y alarmantes cada año y cuyo objetivo real es desmoralizar, paralizar y destruir nuestra grandiosa República desde dentro, conforme a su plan para su propio beneficio... La fluoración de los suministros de agua de nuestra comunidad puede convertirse en su arma más sutil para nuestro seguro deterioro físico y mental...Como investigador químico reconocido, he construido durante los últimos veintidos años, tres plantas químicas americanas y obtenido licencia para seis de mis cincuenta y tres patentes. En base a los años de experiencia práctica en el sector químico y en el de los alimentos naturales, permítame hacerle una advertencia: la fluoración del agua potable es una locura criminal, un seguro suicidio nacional. No lo haga... aún en pequeñas cantidades, el fluoruro de sodio es un veneno letal para el cual no se ha encontrado un antídoto. Todo exterminador sabe que es el veneno para ratas más efectivo...el fluoruro de sodio es completamente diferente del fluorofosfato de calcio, necesario para nuestros cuerpos y proporcionado por la naturaleza, en la providencia grandiosa y amor de Dios, para fortalecer nuestros huesos y dientes. Este fluorofosfato de calcio orgánico, derivado de los alimentos apropiados, es una sal orgánica comestible, insoluble en agua y asimilable por el cuerpo humano, mientras que el fluoruro de sodio inorgánico utilizado para fluorar el agua es un veneno instantáneo para el cuerpo y completamente soluble en agua. El cuerpo se niega a asimilarlo"*.

El Dr. Bronner continúa: *"Tanto la experimentación de laboratorio meticulosa y genuina llevada a cabo por investigadores químicos conscientes, patrióticos y como la experiencia médica real, han revelado que en vez de conservar o* promover la 'salud dental', beber agua fluorada destruye los dientes, antes y después de la edad adulta, por el manchado destructivo y otras condiciones patológicas que realmente causa en ellos, y también crea muchas otras condiciones patológicas muy graves en los órganos internos de los cuerpos que lo consumen... Que alguien que se llama 'médico' pueda persuadir a una nación civilizada de que agregue voluntariamente un **veneno letal** a su suministro de agua potable es increíble. Es el colmo de la locura criminal. ...¿Son conscientes nuestras organizaciones y agencias de Defensa Civil de los peligros del envenenamiento del agua por fluoración? Su uso se ha documentado en otros países. Las soluciones de agua con fluoruro de sodio son las más económicas y efectivas para matar ratas conocidas por los químicos: incoloras, inodoras, insípidas, sin antídoto, sin remedio, sin esperanza: la exterminación instantánea y completa de las ratas... la fluoración de los suministros de agua pueden ser un lento suicidio, una liquidación nacional rápida. ¡Es una locura criminal una traición!". www.rense.com/general79/hd3.htm

En 1950, a pesar de la falta de evidencia científica para justificar el uso del fluoruro en nuestro suministro de agua potable, el gobierno de los EE.UU. oficialmente apoyó la fluoración. Desde entonces, más del 75% de las reservas nacionales han sido fluoradas y 150,000 toneladas de fluoruro tóxico es añadido anualmente para mantenerlas de esta manera. Del otro lado de la moneda, a pesar de la presión del lavado de cerebro de los dentistas, más del 90% de Europa ha rechazado, prohibido o detenido la fluoración debido a problemas medioambientales, sanitarios, legales y éticos. El 12 de Abril de 2010, la revista Time incluyó el fluoruro como una de las "diez principales sustancias tóxicas comunes del hogar" y describió al fluoruro como "una neurotoxina y un cancerígeno potencial si es ingerido". A decir verdad, en casi todos los países del mundo (incluyendo EE.UU.) "la medicación masiva" de toda una población con una sustancia que todos admiten que es tóxica, es ilegal. Sin embargo, en EE.UU., lo hacemos de todas formas...

¿Qué debe hacer usted para protegerse del fluoruro? En primer lugar, usted no debe utilizar nunca productos que contengan fluoruro. Es decir, no use pasta dentífrica o enjuagues bucales que contengan fluoruro. No compre tampoco agua embotellada a la que se haya agregado fluoruro. Yo pienso que es ridículo tener este producto en las repisas. Y no beba del suministro público de agua, a no ser que tenga un buen filtro para el fluoruro. Vea http://apps.nccd.cdc.gob/MWF/index.asp para ver si su suministro de agua está siendo envenenado con fluoruro mortal.

Recomiendo encarecidamente el libro de Christopher Bryson titulado The Fluoride Deception (trad. El engaño del fluoruro). En este libro, Bryson (periodista premiado y antiguo productor en la BBC) describe la maraña de intereses que existía en los años 1940 y 1950 entre la industria del aluminio, el programa nuclear norteamericano y el sector dental, que dio como resultado que el fluoruro se declarara no solo seguro sino además *"beneficioso para la salud humana"*. También recomiendo el artículo *"50 razones para oponerse a la fluoración"* (en inglés) que puede leer en: www.fluoridealert.org/50reasons.htm.

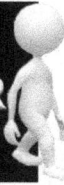
CAPÍTULO 17

VACUNAS

FRAUDE:
Las vacunas son seguras, eficaces, y están basadas en estudios y evidencias científicamente comprobados y son responsables del declive de muchas enfermedades infecciosas.

HECHO:
Las vacunas están basadas en una ciencia imperfect y en datos fraudulentos. La higiene y el saneamiento, no las vacunas, son los responsables del descenso en el siglo pasado de prácticamente todas las enfermedades infecciosas.

---

*¿A*caso las vacunas no **previenen** la enfermedad? ¿No es cierto que son seguras y eficaces? Las autoridades sanitarias responsabilizan a las vacunas del declive de las enfermedades y nos aseguran que son seguras y eficaces. Sin embargo, estas afirmaciones contradicen directamente las estadísticas gubernamentales, los estudios médicos publicados, los informes de la FDA y los CDC y las opiniones de científicos investigadores acreditados de todo el mundo.

¡COMPRUEBE ESTOS GRÁFICOS!

Si mira los gráficos de la página siguiente, estará claro como el agua que el descenso en las muertes por pertusis ("tos ferina"), difteria y sarampión se produjo **antes** de la introducción de la vacuna correspondiente. Según la British Association for the Advancement of Science (Asociación británica para el avance de la ciencia) las enfermedades infantiles descendieron aproximadamente un 90% entre 1850 y 1940, en paralelo a la mejora en las prácticas higiénicas y de saneamiento, mucho antes de los programas de vacunación obligatoria. Las muertes por enfermedades infecciosas en los Estados Unidos e Inglaterra declinaron constantemente una media de un 80% en el mismo periodo.

Tos ferina

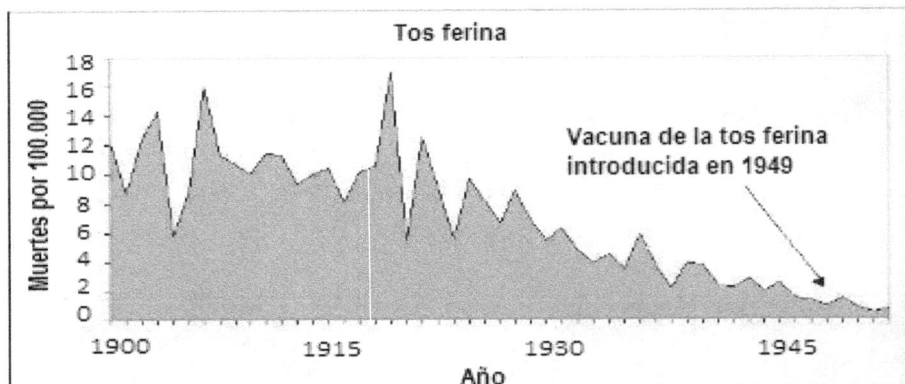

Vacuna de la tos ferina introducida en 1949

Difteria

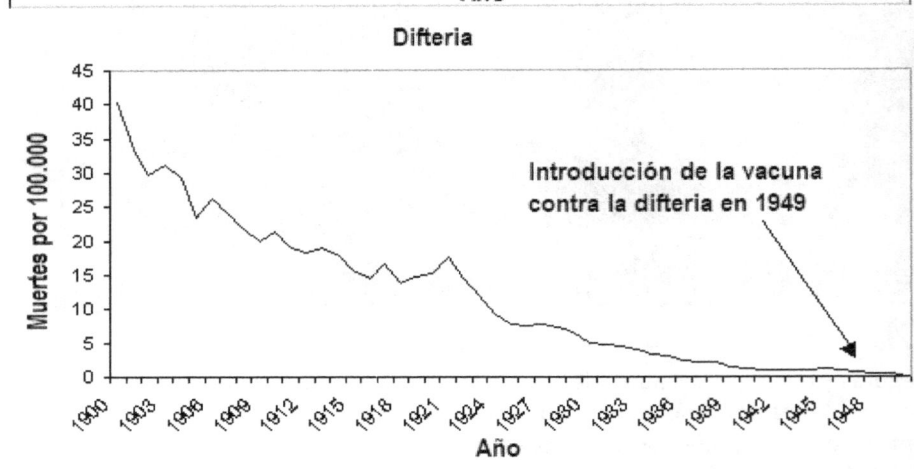

Introducción de la vacuna contra la difteria en 1949

— Número de muertes

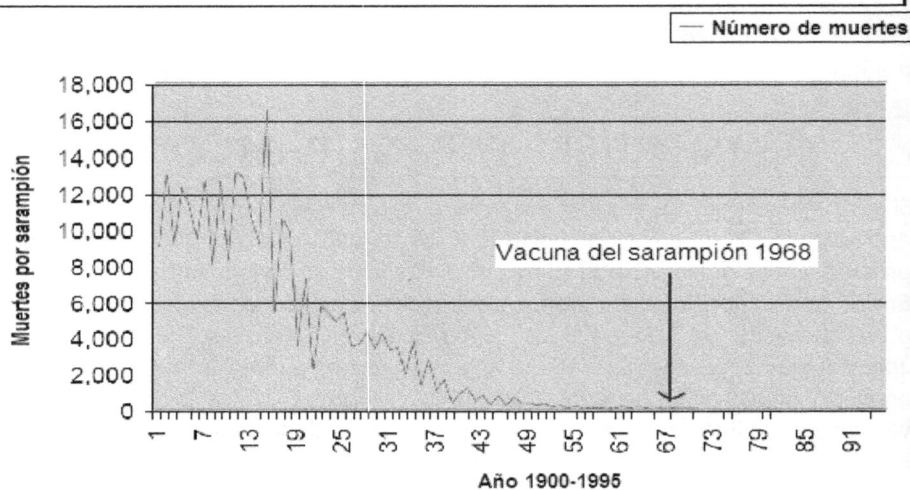

Vacuna del sarampión 1968

Año 1900-1995

408

Soy muy consciente de que las vacunas son consideradas "sagradas" para la mayoría de los médicos convencionales. De hecho, cuestionarlas equivale a una blasfemia. Les puedo asegurar que yo no pondría en entredicho la eficacia y seguridad de algo tan "sagrado" como la vacunación a menos que estuviera seguro, sin una sombra de duda, de que soy preciso al afirmar que las vacunas no son seguras y no son eficaces para prevenir la propagación de la enfermedad.

En los últimos 60 años, como piedra angular de la política de salud pública, las vacunas han causado, no prevenido la propagación de enfermedades. Si usted es capaz de ver este tema con "ojos objetivos", será capaz de ver que la vacunación en masa está relacionada con la epidemia global de problemas neurológicos y de comportamiento, así como con la proliferación en todo el mundo de las enfermedades autoinmunes. Desafortunadamente, es probable que usted me despida diciendo que soy un "curandero" o un "idiota", que ponga la cabeza otra vez en la arena y lleve a sus hijos de nuevo al médico para una nueva inyección venenosa.

Y ve usted, la mayoría de los estadounidenses hará lo que le digan. Desde la cuna, se nos alienta a **no** pensar por nosotros mismos. Estamos programados para tener una fe ciega en nuestros médicos y en la Mafia Médica. Se nos enseña a no hacer preguntas. El hecho más conmovedor es que la mayoría de los estadounidenses simplemente cree en las vacunas, aunque es probable que no tenga ni idea de lo que hay en ellas. Décadas de estudios publicados en las principales revistas médicas del mundo han documentado los efectos adversos graves (incluyendo la muerte) de las vacunas.

Cientos de estudios médicos publicados y decenas de libros escritos por médicos e investigadores han documentado el fracaso de las vacunas, los efectos adversos y las graves deficiencias en la práctica y la teoría. Sin embargo, increíblemente, la mayoría de los pediatras y los padres no son conscientes de estos hallazgos. Inexcusablemente, la mayoría de los pediatras no saben lo que hay en las vacunas que se administran. ¿No me cree? Solo tiene que preguntar... y estar preparado para ver una mirada perpleja en su cara... justo antes de que se enoje con usted por atreverse a hacer preguntas o le amenace si no se someten a su política "obligatoria" de vacunación. Lamentablemente, la mayoría de los pediatras ha apostado su reputación a la supuesta seguridad y la eficacia de las vacunas, por lo que no están precisamente "abiertos" a escuchar cualquier información en sentido contrario.

Por ejemplo, cuando nuestra hija mayor, Brianna, tenía unos 18 meses de edad, la llevamos al consultorio del médico para un chequeo. El médico nos dijo que era tiempo de ponerle las vacunas, entre otras la vacuna triple vírica (sarampión, paperas, rubéola). Habíamos hecho una pequeña investigación sobre las vacunas y estábamos un poco preocupados de que podrían no ser tan seguras como parecen. Por lo tanto, le dijimos al doctor que estábamos preocupados y que no queríamos vacunar a Brianna, pensado que haría honor a nuestros deseos.

Su respuesta fue asombrosa. *"Si usted opta por no vacunarla, entonces ella ya no puede ser paciente de esta consulta. Usted tendrá que ir a otra parte. Nosotros no nos tragamos ni promovemos esa moda (sobre el autismo). Las vacunas no causan autismo. Comer palitos de pescado para niños tiene más riesgo de provocar autismo que esas vacunas"*. **¡Qué arrogancia! ¡Qué hipócrita presuntuoso!** Tendríamos que haber salido de su consulta de inmediato, pero al igual que miles de otros padres, cedimos a la presión y permitimos que ese médico inyectase veneno a nuestra niñita.

"CÓCTELES TÓXICOS"

Yo he oído describir a las vacunas como "un cóctel de las sustancias más tóxicas de la Tierra". Se combinan con los virus de animales vivos y muertos que han sido cultivados en tejido de riñón de mono, tejido de vaca, tejido de cabra, tejido de cerdo, y hasta en fetos humanos abortados. Contienen cualquier combinación de los siguientes compuestos: timerosal (etil-mercurio), aluminio, formaldehído (líquido cancerígeno usado para embalsamar), fenol, etilenglicol (anticongelante), virus vivos, bacterias y acetona, entre otras cosas.

El Dr. Boyd, catedrático de la Universidad de Kentucky, afirma: *"Ni siquiera se podía construir un estudio que muestre que el timerosal es seguro. Es demasiado tóxico. Si se inyecta timerosal a un animal, su cerebro enferma. Si se aplica a los tejidos vivos, las células mueren. Si lo coloca en una placa de Petri, el cultivo muere. Sabiendo estas cosas, sería sorprendente que se pudieran inyectar en un bebé sin causarle daño"*. www.rollingstone.com/politics/story/7395411/deadly_immunity

¿Qué pasaría si yo tomase un poco de mercurio, de formaldehído, de aluminio, de anticongelante y virus cultivados en tejido animal muerto, los mezclase con un poco de manteca de cacao, lo untase en una rebanada de pan y se lo diera a mis hijos para merendar? ¿Pensaría usted que soy un buen padre? ¿Y si le dijera que *"esto impedirá que se pongan enfermos"*? ¿No pondría en duda mi cordura? Lo más probable es que me arrestaran por maltrato infantil. Sin embargo, cuando los médicos inyectan a nuestros niños los mismos ingredientes (con excepción de la manteca de cacao) y nos cuentan que *"esto impedirá que se pongan enfermos"*, la mayoría de los padres no lo piensa dos veces. ¿Y qué ocurre si llama a su médico y le dice que va a inyectar a su hijo mercurio, aluminio y formaldehído y que se pregunta cuál es la "dosis segura" para estos ingredientes? Pues bien, después de llamar a los servicios sociales, probablemente llamará a la policía. Es que **no hay dosis segura porque** son todos tóxicos.

Compuestos de mercurio, aluminio y formaldehído son ingredientes de la mayoría de las vacunas. ¿Como puede ser que sean seguras? La respuesta depende de quien las inyecte. Si usted o yo le inyectamos mercurio a nuestro hijo, vamos a la cárcel. Pero si una compañía farmacéutica y un médico inyectan los mismos venenos tóxicos, entonces son perfectamente seguras. ¿Qué es lo que no cuadra en esta imagen? Desafortunadamente, la mayoría de los norteamericanos sigue a la masa, cree lo que le cuentan, no hace preguntas y tiene una fe ciega en nuestros médicos. Pero, ¿dónde reciben estos médicos su formación? ¡Eso es!... en la Facultad de Medicina.

Las facultades de Medicina, que están enormemente subsidiadas por la Gran Farma, lavan el cerebro de los estudiantes para que crean que las vacunas son seguras y que previenen la propagación de enfermedades infecciosas. No es de extrañar que haya un enorme incentivo financiero para la Gran Farma en hacer proselitismo de las vacunas, ya que hacen una fortuna vendiendo estos cócteles tóxicos. Una vez que estos estudiantes de Medicina se gradúan y se convierten en médicos, reciben grandes comisiones para que vendan más vacunas a los pacientes y para que continúen con su fe ciega en la necesidad de esos venenos.

Entonces, la mayoría de la gente consiente en el envenenamiento de sus hijos simplemente porque no pueden creer (o se niegan a creer) que el omnisciente médico pueda estar equivocado. Lo que tenemos es fe ciega en los médicos que tienen fe ciega en lo que han aprendido en la facultad de Medicina, que está gobernada por la AMA, que "se acuesta" con la Gran Farma, y que está interesada en los beneficios de los accionistas y **no** en la seguridad de nuestros hijos.

JENNER Y LA VIRUELA

Se considera que el inglés Edward Jenner, nacido en 1749, es el "Padre de las vacunas". Él creyó la superstición de las lecheras de que una persona que ha sufrido la viruela de la vaca no podía contraer la viruela humana. En 1786, para su primera prueba en "conejos de indias humanos", Jenner raspó un poco de pus de las pústulas de una lechera y se la inyectó a James Phipps, un niño de ocho años de edad. Poco tiempo después, inoculó al niño con la viruela humana y el niño no enfermó de viruela. Jenner creía que había encontrado la cura a esta enfermedad. Durante los siguientes doce años, Phipps fue inoculado una docena de veces y, finalmente, murió de tuberculosis a la edad de veinte años. El hijo de Jenner también sirvió como conejo de indias y también murió de tuberculosis a la edad de veintiún años. Desde ese momento, los investigadores han relacionado la tuberculosis con la vacuna contra la viruela. (Eleanor McBean, La aguja envenenada)

En los siguientes años, Jenner reunió las "pruebas" de que su vacuna contra la viruela funcionaba, y las presentó al Parlamento. Se aseguró de dar a conocer solo los datos que apoyaban su teoría, y no mencionar la multitud de personas que refutaban su teoría (es decir, aquellas personas que contrajeron la viruela vacuna y luego contrajeron la viruela humana). Tuvo cuidado en mencionar solo los casos de una docena de ancianos que tuvieron la viruela vacuna y no contrajeron la viruela humana después, mientras que, convenientemente, omitió los cientos de casos que habían tenido ambas. Finalmente, después de años de manipulación de datos y "ajustar" su fórmula de vacuna contra la viruela, "vendió" su teoría de la vacunación tanto a la élite intelectual como a los funcionarios gubernamentales.

A pesar de los esfuerzos de Jenner, la vacunación generalizada realmente no acababa de despegar. Hasta de 1807, solo el 1,5% de los británicos habían sido vacunados. Hasta 1823, año en que murió Jenner, solo hubo brotes regionales de la viruela en Inglaterra, nada que se pudiera considerar una epidemia. Durante los siguientes treinta años, la viruela estaba bajo control. Sin embargo, la vacunación se hizo obligatoria en Inglaterra en 1853, y en 1857 y quienes se negaron a ser vacunados se enfrentaron a multas y a la cárcel.

Una vez que la vacunación contra la viruela se hizo obligatoria en Inglaterra, empezaron a ocurrir epidemias masivas. Entre 1857 y 1859, hubo más de 14.000 muertes por la viruela. Luego, entre 1863 y 1865, hubo más de 20.000 muertes por la viruela. Unos años más tarde, había cerca de 45.000 muertes por la viruela entre los años 1870 y 1872. Según estimaciones oficiales, el 97% de la población había sido vacunada. (Anne Riley Hale, El vudú médico). Japón introdujo la vacunación obligatoria en 1872. En 1892 hubo 165.774 casos de viruela con 29,979 muertes a pesar del programa de vacunación. Conclusión: la **vacuna contra la viruela** no funciona.

¿Y QUE HAY DE LA POLIO?

¿Acaso no salvó la vacuna contra la polio a millones de personas? En 1950 la población de Nueva York era de quince millones de personas y en dicho año, hubo trece casos de poliomielitis y una muerte por polio por cada cien mil habitantes. ¡Ciertamente no un epidemia! Sin embargo, basándose únicamente en la escasa evidencia de una "epidemia" de polio, el Dr. Jonas Salk convenció al gobierno federal para que vacunara al 97% de la población estadounidense con un cultivo muerto que había sido cultivado en monos verdes. A medida que el programa se expandía, los casos de poliomielitis paralitica comenzaron a aumentar. En 1959, hubo más de 5.000 casos de polio- un 50% más que en 1958, y un 100% más que en 1957. Esta tendencia se desarrolló a pesar de los 300 millones de dosis de la vacuna de Salk que se administraron en los EE.UU. a finales de 1959.

Seis estados de Nueva Inglaterra informaron de incrementos en la polio un año después de la introducción de la vacuna de Salk, incrementos que iban desde el 100% de aumento de Vermont hasta el asombroso aumento del 642% de Massachusetts. Durante las audiencias del Congreso de 1962, el Dr. Bernard Greenberg (jefe del Departamento de Bioestadística de la Universidad de Carolina del Norte Escuela de Salud Pública) declaró que no solo los casos de poliomielitis aumentaron sustancialmente después de la vacunación obligatoria, sino también que las estadísticas fueron manipuladas por el Servicio Público de Salud y el CDC para dar la impresión contraria. (Audiencias del el Comité en la carretera interestatal y Comercio Exterior, Cámara de Representantes, Congreso n° 87, Segunda Sesión de HR 10541, mayo de 1962)

Por ejemplo, después de la introducción de la vacuna de polio en 1958, el CDC cambió la definición de "polio". Los casos de inflamación de la membrana que protege el cerebro y las células de las neuronas espinales, causando debilidad muscular y dolor (pero no parálisis) dejaron de clasificarse como "polio". Iban a ser conocidos como meningitis aséptica, incluso si el virus de la polio estaba presente. Los casos notificados de meningitis aséptica pasaron de casi cero a miles, y los casos de poliomielitis bajaron la misma cantidad. Luego, más tarde, en 1958, el CDC ¡cambió la definición de "polio" otra vez! Todos los casos con los síntomas clásicos de la poliomielitis paralítica iban a ser llamados parálisis flácida aguda. En 1960, el CDC declaró triunfalmente gran parte del mundo como "libre de polio", mientras que la recién creada parálisis flácida aguda "misteriosamente" se hizo bastante frecuente.

En 1977, casi 20 años después de la primera inoculación contra la poliomielitis, Salk testificó ante un subcomité del Senado que todos los brotes de poliomielitis desde 1961 fueron causadas por la vacuna oral contra la polio. En 1985, el CDC informó que el 87% de los casos de polio en los EE.UU. entre 1973 y 1983 fue causado por la vacuna y la mayoría de los casos informados ocurrieron en personas completamente inmunizadas. Causa alarma que el CDC haya admitido que hoy en día la vacuna contra la polio es la única causa de polio en los EE.UU.

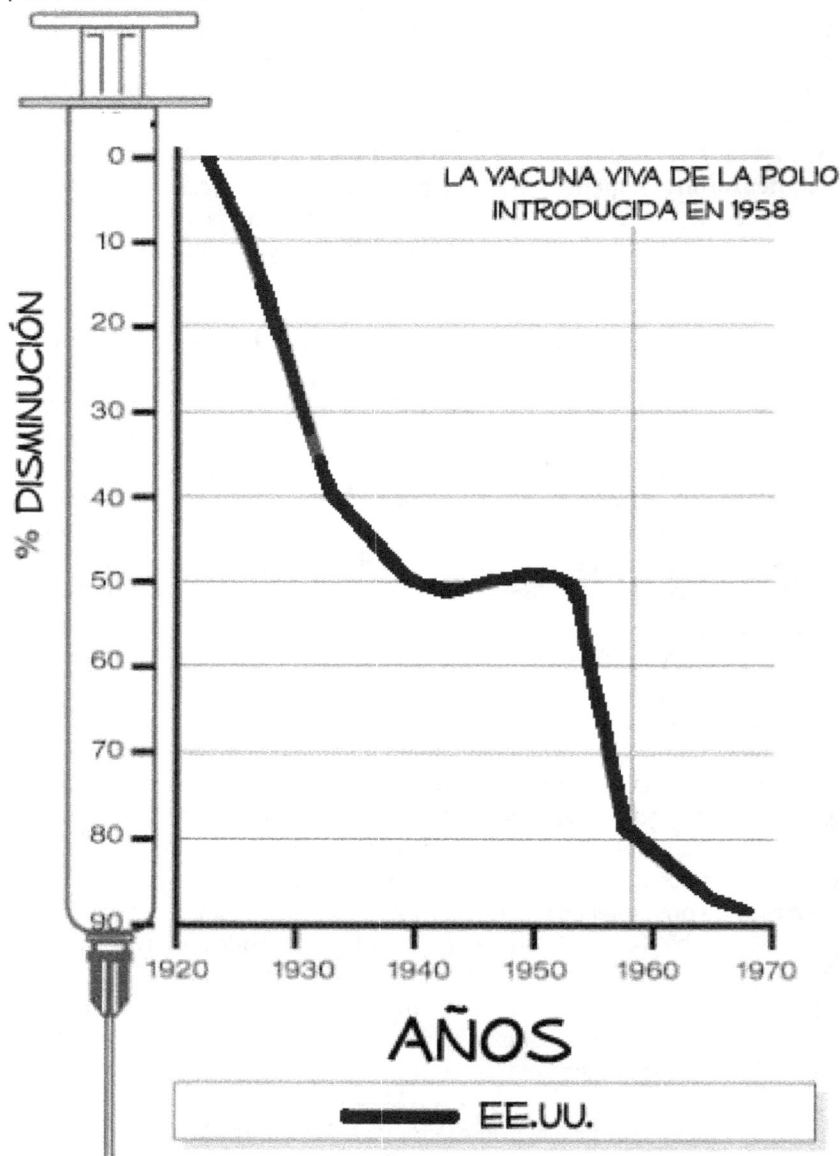

LA VACUNA VIVA DE LA POLIO INTRODUCIDA EN 1958

% DISMINUCIÓN

AÑOS

EE.UU.

¿Recuerda que mencioné que la vacuna contra la polio se cultivó inicialmente en monos verdes muertos (de 1959 a 1965) y que estaba contaminada con el virus SV-40? Resulta que el SV-40 se puede transmitir horizontal (es decir, entre el padre y la madre) y verticalmente (es decir, entre madre e hijo). De hecho, el SV-40 se asocia a menudo con meduloblastoma, el tumor cerebral pediátrico más frecuente. Cuando los científicos inyectaron a hámsteres jóvenes el SV-40, más del 80% desarrolló cáncer de cerebro. Se encuentran comúnmente trazas de este virus en cánceres cerebrales entre los millones de personas que recibieron vacunas de polio contaminadas con el SV-40. En 1979, los médicos J. Farwell, Dohrmann G., Marrett L., y Meigs JW escribieron un artículo titulado "Efecto de la vacuna contra la polio contaminada con el virus S40 en la incidencia y tipo de neoplasmas en el sistema nervioso central en niños: Un estudio basado en población." En este artículo, informaron de un incremento sustancial de tumores cerebrales infantiles, especialmente meduloblastoma, cuando las madres habían sido inoculadas con vacunas que contenían el virus SV-40.

Es evidente en el gráfico a continuación que en el momento en que se introdujo la vacuna de polio en los EE.UU. (en 1950) la incidencia de polio había disminuido ya un 80%.

EPIDEMIAS EN ÁREAS VACUNADAS

¿Sabía usted que la mayoría de las epidemias se producen en poblaciones completamente vacunadas? A principios de 2010, se produjo una epidemia de paperas que afectó a mil personas en Nueva York y Nueva Jersey. Lo que es interesante es que en el condado de Ocean, New Jersey, el portavoz del condado Leslie Terjesen dijo a CNN que el 77% de los que contrajeron las paperas ya había sido vacunado contra las paperas. Si las vacunas contra las paperas de verdad funcionan, los que deberíamos ver es que las paperas se propagan entre los que se negaron a vacunarse, ¿no? Esto es lo lógico, ¿no? Pero en este caso, la realidad cuenta una historia distinta. Un análisis objetivo debería concluir que es la gente **vacunada**, la que causó el brote de paperas.

En 1967, la OMS declaró a Ghana "libre de sarampión" después vacunar al 96% de su población. Sin embargo, en 1972, Ghana experimentó una de las peores epidemias de sarampión, con el mayor índice de mortalidad de su historia. El número de 21 de noviembre 1990, de la revista Journal of the American Medical Association declaró: *"Aunque más del 95% de los niños en edad escolar en los EE.UU. están vacunados contra el sarampión, continúan ocurriendo en las escuelas grandes epidemias de sarampión y en la mayoría de los casos en este entorno, ocurren entre niños previamente vacunados"*.

Un artículo publicado en marzo de 1987 de la revista New England Journal of Medicine (NEJM), indicó que había ocurrido un brote de sarampión en una población escolar completamente vacunada en Corpus Christi, Texas. Otro estudio publicado en julio de 1994 en NEJM halló que el 80% de los niños de menos de cinco años que había contraído la tos ferina habían sido completamente vacunados. Hay literalmente cientos de ejemplos más de brotes de enfermedad en poblaciones completamente vacunadas, pero creo que usted ya sigue mi punto de vista, ¿no?

VACUNACIÓN Y AUTISMO

El congresista Dan Burton, de Indiana comenzó a celebrar audiencias sobre la relación entre las vacunas y el autismo en otoño de 2001. Su nieto se convirtió en autista tras recibir 49 veces la cantidad de mercurio considerado seguro por la EPA durante una visita a su pediatra, quien le dio nueve vacunas a la vez. Durante estas audiencias, unos padres tras otros contaron historias similares de cómo bebés que se estaban desarrollando normalmente cambiaron repentinamente su desarrollo después de la vacuna triple vírica (SRP) o de la triple bacteriana (DPT). Los niños retrocedieron rápidamente hasta el estado vegetal de la existencia autística en la que niños que previamente eran felices y brillantes, no podían ya ni aprender, ni comunicarse ni reconocer a sus padres.

Los expertos en el campo del autismo dieron un testimonio sorprendente. Por ejemplo el Dr. Michael Goldberg explicó que era imposible tener una epidemia basada únicamente en la genética. Esa es la excusa estándar que los CDC y los NIH han utilizado para explicar cómo el autismo explotó literalmente en poco menos de dos décadas. La Dra. Mary Megson explicó cómo el autismo se ha pasado de ser un desconocido en 1978 (con una incidencia de uno de cada 10.000) a una epidemia en 2000 (con una incidencia de uno en 166). Su investigación ha demostrado total carencia de vitamina A en casi todos los niños autistas.

¿Puede adivinar lo que agota la vitamina A del cuerpo? Exactamente...la vacuna triple vírica. Sorprendentemente, la mafia médica sigue insistiendo en que no hay conexión entre los conservantes tóxicos a base de mercurio en las vacunas infantiles y el asombroso aumento en el autismo, a pesar de amplias pruebas científicas de lo contrario. Dr. John O'Leary, un investigador de primera clase y biólogo molecular de Irlanda, que utiliza tecnología puntera de secuenciación, mostró cómo había encontrado el virus del sarampión en el intestino del 96% de los niños autistas, en comparación con el 6,6% de los niños normales. Curiosamente, este virus no vino de la enfermedad natural, sino que vino de la vacuna contra el sarampión.

Por último, el Dr. V. Singh, especialista en autismo de Utah, encontró que en más de 400 casos de autismo, los niños habían experimentado un episodio autoinmune, en la que su propio cuerpo había atacado el revestimiento del sistema nervioso. Afirmó que el 55% de las familias dijo que el autismo apareció poco después de la vacuna triple vírica y que el 33% de las familias dijo que apareció poco después de la vacuna triple bacteriana. Dicho daño neurológico es un efecto secundario conocido del mercurio, del aluminio y del formaldehido contenido en esas vacunas.

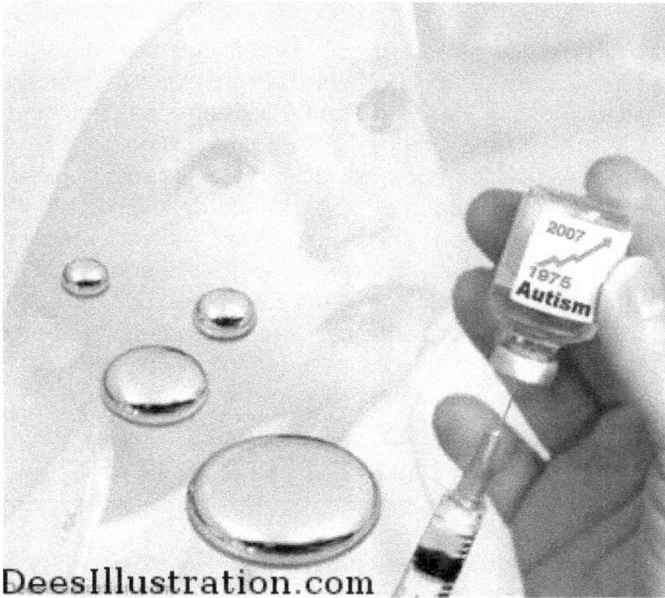

Gracias a David Dees por la ilustración de arriba.

Y sí, el mercurio está presente como conservante en la mayoría de las vacunas, incluida la vacuna contra la gripe. Muchas personas tienen la falsa impresión de que fue retirado de las vacunas entre los años 2000 y 2002, pero esto no es exacto. El timerosal o mercurio etilo, todavía se utiliza en el proceso de fabricación de casi todas las vacunas, pero ya no se indica en las etiquetas de la vacuna, ya que ya no es un ingrediente "añadido". Como resultado de este hecho, el congresista Dan Burton, durante una audiencia del Congreso celebrada en 2003 en relación con este tema específico, pidió sanciones penales contra la dirección de la FDA y la FTC. Sin embargo, no se hizo nada. Los medios de comunicación no informaron de la historia, y el mercurio se sigue utilizando en el proceso de fabricación de todas las vacunas.

El 26 de noviembre de 2005, el presidente George W. Bush pidió a un tribunal de demandas federales que archivara los documentos relativos a cientos de casos de autismo supuestamente causados por el timerosal, uno de los ingredientes tóxicos utilizados en muchas de las vacunas infantiles. La acción legal del gobierno se produjo después de una inserción en la Ley de Seguridad Nacional que protege a Eli Lilly, gigante farmacéutico que desarrolló el timerosal, de demandas relacionadas con este aditivo. **El proyecto de ley elimina toda la responsabilidad de la industria farmacéutica y de las autoridades de salud por las lesiones y las muertes derivadas del conservante.**

Sí, nuestro gobierno es corrupto, amigos. Según el artículo de F. Wiliam Engdahl, de 12 de marzo de 2010, el Dr. Poul Thorsen, director de un grupo de investigación danés, ha pagado desde 2002 al Centro para el Control de Enfermedades de los Estados Unidos (CDC) $ 14.6 millones para publicar estudios que refutan la relación entre las vacunas y el autismo, a pesar de las investigaciones que descubrieron que había "fraude de investigación" en los estudios anteriores realizados por Thorsen. Se descubrió recientemente que su compañero, Kreesten Madsen, conspiró con funcionarios de CDC para seleccionar fraudulentamente solo los datos favorables que "probaban" la seguridad de las vacunas. La policía danesa está investigando a Thorsen por cargos de fraude y afirma que ha desaparecido con 2 millones dólares de dinero de los contribuyentes norteamericanos, procedente del CDC.

LA HISTORIA DE CHRISTIAN

La siguiente es la historia de una madre dedicada y amorosa que no estaba dispuesta a aceptar que diagnosticaran autismo a Christian, su precioso hijo de dos años. Ella se dio cuenta de un cambio en Christian inmediatamente después de recibir sus vacunas de los seis meses y de los nueve meses.

Esta es la historia de Christian, contada por su madre:

> *Cuando mi hijo tenía seis meses de edad, entramos (en la consulta del médico) felices y sanos, y salimos de la consulta con él gritando tanto que después de una hora de gritos, cayó en un profundo sueño durante más de cuatro horas. Traté de despertarlo para comer, pero todo lo que quería hacer era dormir, y comenzó a desarrollar una fiebre que era tan alta como 40° Celsius (104° F). Esa noche, llamamos al médico y al hospital, y nos dijeron que esto era normal y que solo había que darle un poco de Tylenol. Yo seguí tratando de enfriar su cuerpo con agua a temperatura ambiente, a veces funcionaba y a veces no, pero fue una noche horrible. Al día siguiente, llevé al bebé a la consulta*

del médico que me dijo: "No podemos hacer nada con la fiebre, solo darle Tylenol." Al día siguiente, ocurrió lo mismo, y ese día cambié de médico. Al cuarto día, fui a un nuevo doctor que me dijo que era una infección viral y que no tenía nada que ver con sus vacunas. Fue amable, comprensivo, y con buen trato para el paciente, así que lo creí y volví para las vacunas de Christian de los 9 meses. Otra vez se puso enfermo, pero no fue tan mal como con las vacunas de los seis meses. Esta vez tuvo fiebre de hasta 38,8° Celsius (102 ° F) estuvo somnoliento e inconsciente cerca de 24 horas, pero después parecía estar bien.

Los niños, cuando son tan jóvenes, cambian cada día. Christian empezó a hablar y caminar a los doce meses de edad. Pero a los quince meses, había perdido la capacidad de hablar y solo podía decir "Mamá". Ante nuestros propios ojos, comenzamos a perderlo: no respondía a su nombre, no mantenía contacto visual y empezó a llorar casi todo el tiempo. No dormía más de 2 horas seguidas, estaba siempre enfadado y violento y no quería jugar con nadie ni con sus juguetes. Solo quería estar a solas y ver la televisión todo el día. Cerca de su segundo cumpleaños, a los 20 meses de edad, lo llevamos para averiguar qué estaba pasando. Al principio nos dijeron que tenía alergias a algunos alimentos y que deberíamos probar una dieta sin gluten y sin caseína. Bien, pues lo hicimos, pero el progreso era muy lento. A los dos años de edad, nos dijeron que tenía un Trastorno Generalizado del Desarrollo/Autismo.

Así es como empezó todo. Mirando ahora hacia atrás, lo estaba viendo venir, pero no sabía dónde buscar ayuda. Para empeorar las cosas, la gente en la que confié y a la que pedí ayuda, me mintió una y otra vez. Nunca volveré a ser tan estúpida. Para una madre que no sabía nada sobre el autismo, mi vida empezó a girar en torno al autismo. Cuidaba de mi hijo durante el día y pasaba las noches investigando los tratamientos disponibles. En los dos años siguientes, vimos a cinco "especialistas", unos diez terapeutas e hicimos muchos cambios en la dieta lo que incluía muchos suplementos. Hicimos la dieta sin gluten/sin caseína, y luego la dieta SCD y luego una dieta restrictiva rotatoria. Durante este tiempo, vimos algunas mejoras, pero no demasiadas. Era caro, agotador, abrumador y difícil todo al mismo tiempo. Para otros padres, hacer esto es suficiente para ver grandes mejoras pero aún con todo esto, mi hijo a los cuatro años aún no hablaba... solo decía treinta palabras, tenía muy poco contacto visual, no respondía a su nombre, estaba en un mundo propio, y tenía al menos tres grandes rabietas cada día. Teníamos que profundizar en y ajustar lo que estábamos haciendo.

El punto de inflexión para mí fue cuando empecé a tomar las riendas y poner todas las piezas juntas. Decidí luchar y tomar el control de la salud de mi hijo. Hasta entonces yo estaba recibiendo órdenes y siguiendo lo que el "especialista" me decía. Decidí empezar desde lo básico y trabajar para curarlo por completo.

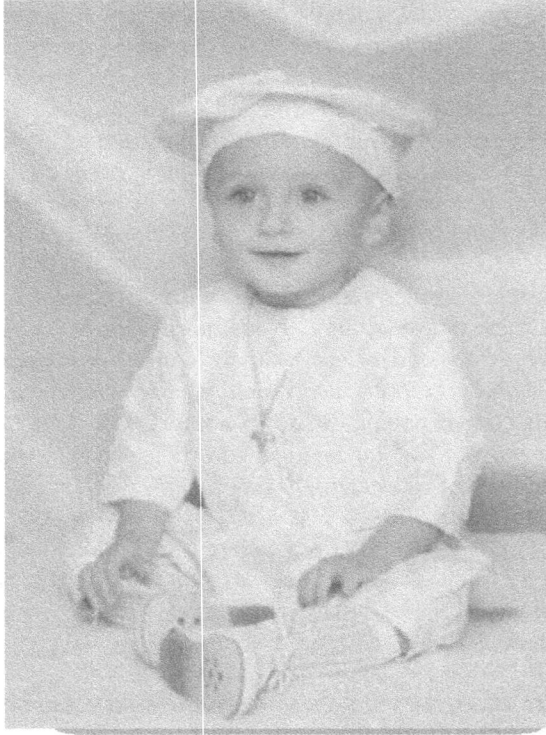

Tuve la suerte de encontrar un médico que podía realizar la prueba de laboratorio adecuada y que descubrió la raíz de sus problemas de salud y no solo los síntomas. Él encontró que mi hijo estaba intoxicado, desnutrido y que tenía los sistemas inmune y metabólico debilitados. Nos centramos en esos cuatro problemas durante los siguientes 12 meses y lentamente empezamos a ver mejoras.

Con un enfoque integral sobre la curación, su cuerpo reactivó naturalmente la magnífica capacidad de sanarse a sí mismo. Hallé una dieta a la que su cuerpo respondió y que incluía zumos frescos a diario. Eliminamos las toxinas mediante quelación. Y mediante la restauración de los sistemas inmunitario y metabólico, su cuerpo fue capaz de sanarse. Hoy mi hijo está completamente recuperado. A los seis años está en primer grado y practica baloncesto, natación y tenis. Hoy es indistinguible de sus compañeros. La gente se sorprende al oír decir que él una vez tuvo un trastorno de espectro autista.

Esta experiencia me ha enseñado la importancia de lo que haces y el orden en que lo haces. Si hubiera sabido el orden antes, me habría ahorrado tiempo, dinero y frustraciones y habría obtenido resultados antes.

Esto es simplemente un esquema que funcionó para nosotros. Por favor, consulte con un médico antes de hacer cualquier cambio en el cuidado de su hijo. Este protocolo está diseñado para ser seguido en su orden al 100% y sin excepciones. Siga este protocolo en este orden y verá mejoras en un plazo corto de tiempo... esto ayudará a motivarle para que continúe con él. Yo necesité dos años para curar a mi hijo desde el momento en que empecé este protocolo, pero él comenzó un paso adelante. Quiero decir que ya estaba avanzando lentamente, y ya estaba haciendo algunas partes del mismo por lo que la transición fue más fácil. Este es el protocolo:

Protocolo de 10 pasos para curar el autismo naturalmente

1. **Preparación mental...** organícese, haga listas de lo que usted necesita, establezca un calendario para comenzar y poner en práctica los cambios (si es demasiado para hacerlo todo de una vez, entonces haga un nuevo cambio cada semana).
2. **Eliminación...** Cocina, alimentación, medio ambiente, aparatos, productos, hábitos del viejo estilo de vida.
3. **Incorporación...** Limpieza en el agua..., cocina, alimentación, medio ambiente, aparatos, productos, estilo de vida, cree nuevos hábitos.
4. **Dieta...** agua no fluorada, beba solo agua filtrada, coma un 80% de alimentos alcalinos y un 20% de ácidos, coma cada día superalimentos, solo comida ecológica, nada que venga en una caja, solo alimentos frescos o congelados, siga el programa Feingold, muchos alimentos con potasio, nada de sodio, evita la carne roja y la grasa, coma frutas y verduras CRUDAS, evite alergénicos tales como trigo, lácteos, soja, maíz o cacahuetes, evite el azúcar...aprenda a comer fruta como postre.
5. **Los "síes" y "noes" del autismo...** encuentre un médico DAN (Defeat Autism Now! – Derrote al autismo ahora), haga las pruebas de laboratorio y utilice suplementos hipoalergénicos.
6. **Zumos y batidos...** (cuantos más, mejor). Consejo: Licúe lo que ellos no quieren comer, 1-2 zumos verdes que son ricos en nutrientes y requieren poco tiempo para su digestión, zumos de manzana y zanahoria que están llenos de vitaminas.
7. **Cambios en el estilo de vida...** Una vida verde y ecológica es lo mejor, no coma fuera de casa, juegue y hable con su hijo todos los días, use los deportes como terapia (coordinación ojo-mano, interacción, seguir instrucciones), los niños aprende mejor cuando se divierten y se ríen, haga un juego de todo y déjeles ser niños y hacer tonterías).
8. **Quelación...** se debe hacer bajo la vigilancia de un médico), las pruebas

de laboratorio mostrarán los resultados ... si existe toxicidad, se utiliza un agente quelante (tal como DMSO), sauna, alimentación y zumos para expulsar las toxinas del cuerpo

9. **Terapias** ... *la cantidad y la calidad importan (acompañe a su hijo durante la terapia y repítala en casa): Análisis del comportamiento aplicado, terapia ocupacional, terapia de comunicación, terapia de suelo, terapia de integración sensorial.*

10. **Viva sin miedo**... *Incorpore estos cambios en sus vidas y adhierase a ellos. No vuelva a sus viejos hábitos una vez que su hijo este curado. Él todavía está reconstruyendo su cuerpo y no se curó completamente. Tenga cuidado con las toxinas y los productos químicos*

Muchos consumidores educados en salud, incluyendo padres informados, están empezando a arreglárselas solos. Están eligiendo estilos de vida saludables y sabias alternativas de cuidado de salud que no se basan en el uso constante de productos farmacéuticos, incluyendo un calendario alternativo de vacunación. Usted puede sentir que ya lo está haciendo, pero examínelo cuidadosamente. ¿Es usted consistente? ¿Está haciendo alguna excepción? Por ejemplo, si lleva a su hijo a terapia de comunicación cada semana y le da de comer alimentos envasados o comida rápida, no obtendrá los mismos resultados que un niño con una dieta orgánica, hecha en casa, libre de alimentos alergénicos, comiendo superalimentos y bebiendo zumos frescos sanos cada día mientras hace terapia de comunicación. Los resultados son significativamente diferentes.

Mi cita favorita es de Hipócrates: "que tu alimento sea tu medicina y la medicina sea tu alimento". En cuanto a mí, estaba desesperada y decidida a sanar a mi hijo. Siga trabajando y no pierda de vista su objetivo a largo plazo que es... curar a su hijo. Si usted necesita algo para motivarse, ¡empiece a ahorrar para la universidad! Puede que dure más de dos años, pero ocurrirá si usted es constante y se dedica por completo a ello. Recuerde que cada paso adelante es un paso más cerca de su meta de la curación de su hijo. **"**

~Eleni Prokopeas
www.GreenDivaMom.com

LA HISTORIA DE ABIE

La siguiente es una inspiradora historia de un padre dedicado que trabajó diligentemente para ayudar a su hijo a superar los síntomas del autismo y vivir una vida normal. Esta es la historia de Abby, contada por su padre, el Dr. Rashid Buttar:

> Mi hijo Abie perdió su capacidad de hablar a la edad de 14 meses. Su limitado vocabulario de alrededor de 15 palabras desapareció rápidamente a las pocas semanas de su tercer grupo de vacunas. Su primera palabra, "Abu" (que significa "padre" en árabe) fue la primera en desaparecer. Su madre y yo habíamos decidido no vacunar a nuestro hijo, debido a la presencia de timerosal (etil-mercurio) en vacunas, que como se ha mencionado, se utiliza como conservante. Ya que yo era considerado una de las autoridades más prometedoras en toxicología de metales, de ninguna manera iba a exponer a mi hijo al mercurio. Sin embargo, sin yo saberlo, mi ahora exesposa habia dado a Abie las vacunas regularmente establecidas porque había escuchado la propaganda evocadora de temor que le habían metido los pediatras y los médicos del hospital cuando dió a luz. Ella regresó y obtuvo las vacunas el primer día que Abie vino a casa a la "madura" edad de un día y después lo llevó para ponerle las vacunas subsiguientes. A la edad de dos años se consideró que tenía un "retraso en el desarrollo."

Abie nació el 25 de enero de 1999. En marzo de 1998, diez meses antes de su nacimiento y un mes antes de su concepción, tomé la decisión de no ver ya más pacientes con autismo y retraso en el desarrollo. Mirando hacia atrás, está claro que Dios tenía un plan especial para mí, pero yo me estaba desviando del camino. Ahora entiendo que esta experiencia no era más que Dios subiendo la apuesta, enviándome un mensaje claro: "¡Vas a hacer lo que tienes que hacer, aquello para lo que has sido creado". Era obvio para mí que la pérdida del habla de Abie era algo más que un retraso transitorio en su desarrollo. Mientras pasaba el tiempo, los pediatras decían lo mismo. "Bueno, probablemente no es nada. Solo tienen que esperar. Tal vez es un desarrollo tardío. "Pero yo sabía que algo estaba mal porque había perdido su capacidad de hablar. No era que nunca la había adquirido, ¡es que la había perdido! Un vocabulario de doce a quince palabras no es mucho, pero ¡algo es algo! Y ahora todas esas palabras habían desaparecido.

Yo no sabía qué hacer. A pesar de que había tratado a cientos de pacientes con toxicidad por mercurio y plomo, nunca había tratado a un niño tan pequeño. Yo sabía, por haber tratado a niños autistas en el pasado, que su comportamiento era el mismo, con su caminar de puntillas, agitando las manos (comportamiento estereotipado y repetitivo que comúnmente se observa en los retrasos del desarrollo, indicativo de la disminución del input sensorial) y esto me aterrorizaba. Yo sabía que mi hijo no debería estar así. Consecuentemente, pasé miles de horas —muchas, cuando no la mayoría, por la noche- estudiando, investigando, aprendiendo, llorando y rezando para recuperar a mi hijo. Supliqué, imploré y amenacé a Dios. Hice tratos con el Creador, ofreciendo mis brazos o mis piernas a cambio de recuperar a mi hijo. Durante todo esta dura prueba, Abie siempre me miraba con sus tiernos ojos color beige que me decían: "No te preocupes, papá, tu lo resolverás".

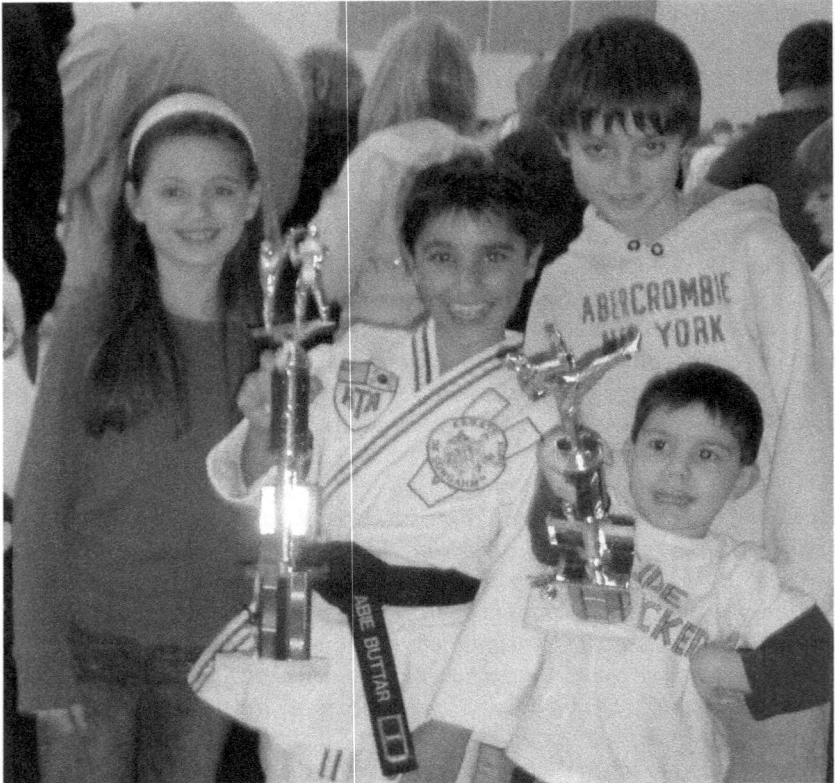

Finalmente, lo conseguí. Siendo consciente de que el mercurio era probablemente el principal culpable, sometí a Abie a cuatro pruebas hasta que su prueba de reacción dio positivo al mercurio. De resultas de esto, desarrollé para él un método innovador de desintoxicación, que hasta entonces no había contemplado. Cuatro meses después de que comencé su desintoxicación, Abie pasó de no hablar en absoluto a un vocabulario de más de quinientas palabras. Tenía casi tres años y medio. Y como he compartido con usted en el capítulo 2, el seis de mayo de 2004, a la edad de cinco años, Abie se convirtió en el testigo formal más joven en comparecer ante el Congreso de los Estados Unidos, testificando ante el Subcomité del Congreso de los Estados Unidos para los derechos humanos y el bienestar, para hablar de métodos innovadores para tratar daños neurológicos y los peligros del mercurio en las vacunas.

Hoy la gente me pregunta si es "normal". Sonrío al pensarlo porque él es cualquier cosa menos nomal. El es extraordinario, excepcionalmente guapo, sorprendentemente amable, va por delante de sus compañeros en la escuela en todas las asignaturas y entre dos y tres grados por delante en Matemáticas e Inglés, es un atleta increíble en todos los deportes que intenta, tiene talento para las artes marciales, es campeón estatal de la triple corona, se ha clasificado dos años seguidos entre los diez primeros del mundo tanto en katas como en combate y está intentando conseguir su cinturón negro segundo dan de taekwondo. Emociona a todos los que conoce y conocerlo es amarlo de verdad. Hasta los padres de los niños con los que compite vienen a hacerme observaciones sobre su estilo, su gracia y su deportividad. Es, sin exageración alguna, verdaderamente una de mis mayores bendiciones el ser su padre. A riesgo de sonar demasiado sentimental, he sentido en ocasiones pena por el resto del mundo que nunca conocerá el increíble e indescriptible sentimiento de ser el padre de Abie.

Uno de los puntos sobre los metales pesados que creo que es crucial entender es la naturaleza sinergéticamente destructiva de esta primera categoría de toxinas. En la ciencia, una dosis letal (DL) de cualquier sustancia se mide como la cantidad necesaria para matar a 1 persona de cada 100. Esta medida se conoce como DL1. Una sustancia con un DL17 sería suficiente para matar a 17 personas de cada 100. Si usted tomara un DL1 de mercurio (suficiente para matar a una persona de cada 100) y un DL1 de plomo (suficiente para matar a una persona de cada 100) y pusiera estas cantidades en la mismas 100 personas, ¡las mataría a las cien! Así de peligrosa es la sinergia de los metales pesados y prácticamente todo el mundo camina con mas de una de estas toxinas en su cuerpo.

Solo tengo conocimiento de un estudio que se haya realizado para analizar la naturaleza sinérgicamente destructiva de los metales pesados. Realizado en los años 1970, observó sólamente el mercurio, el promo y el cadmio. Así que realmente no sabemos cuán destructivos pueden ser estos metales cuando se combinan con otros metales dentro del mismo individuo. Sin embargo, todas estas sustancias se pueden eliminar a través de los protocolos de desintoxicación adecuados. Con el tiempo, el cuerpo puede limpiarse, recuperarse y reconstruirse por completo, no dejando lugar a las enfermedades crónicas, mientras que usted mantenga baja la carga de toxinas de su cuerpo.

Más de 3 500 médicos en los Estados Unidos tratan el problema de la toxicidad crónica por metales pesados. Sin embargo, la mayoría de estos médicos no tienen ninguna formación en el tratamiento de esta cuestión crucial de metales pesados y de ellos, menos de 200 están certificados en toxicología de metales pesados por Junta Americana de Toxicología Clínica de Metales (ABCMT por sus siglas en inglés). Le sugiero que encuentre uno de estos médicos certificados por la junta o elegibles para la junta en el sitio oficial de la junta www.ABCMT.org. *Recuerde que la jerarquía médica no reconoce la toxicidad de metales crónica como un problema que debe abordarse y no reconoce a la ABCMT, una organización fundada hace casi treinta años. En el momento de escribir esto, desempeño el cargo de presidente de la ABCMT.*

MÁS SOBRE LAS VACUNAS

Dr. Kalokerinos Archie era un médico que comenzó rutinariamente a vacunar a los niños aborígenes en Australia a finales de los años 1960. Poco después de que comenzó la vacunación, se dio cuenta de que un número extremadamente alto de estos niños se enfermó o murió. También notó que los niños que estaban enfermos en el momento de la vacunación fueron más propensos a experimentar reacciones adversas. En su libro Uno de cada dos niños, el Dr. Kalokerinos también señaló que los niños que experimentan reacciones adversas se recuperan después de haber recibido grandes dosis de vitamina C y el número de niños que sufrieron reacciones adversas se redujo drásticamente cuando solo recibieron vacunas los niños sanos que habían tomado grandes dosis de vitamina C.

*"Uno hubiera esperado que, por supuesto, las autoridades se interesarían en estas observaciones, que resultó en una drastica caída en la tasa de mortalidad de los niños en el área bajo mi control. Pero en lugar de interesarse, su reacción fue de hostilidad extrema. Esto me obligó a examinar la cuestión de la vacunación, y cuanto más veía más chocado estaba. **Averigüé que todo el negocio de la vacunación es un fraude.** La mayoría de los médicos están convencidos de que son útiles, pero si miramos las estadísticas y estudiamos los ejemplo de estas enfermedades usted se dará cuenta de que esto no es asi".* ~Entrevista del Dr. Archie Kalokerinos en el International Vaccination Newsletter de Junio de 1985.

Un estudio encontró que 3.000 niños mueren a los cuatro días de la vacunación cada año en Estados Unidos. Los estudios de otro investigador concluyó que la mitad de los estadounidenses los casos de SIDS (entre 2.500 y 5.000 muertes infantiles al año) son causados por las vacunas. (Viera Scheibner, Ph.D., Vacunas: 100 años de investigación ortodoxa muestran que las vacunas representan un ataque médico al sistema inmunitario). Es increíble la cantidad de literatura médica que existe, que documenta el fracaso de las vacunas. En 1989, el Centro para el Control de Enfermedades (CDC) informó: "Entre los niños en edad escolar, se han producido brotes [de sarampión] en escuelas con niveles de vacunación de más del 98 por ciento. (Informe Semanal de Morbilidad y Mortalidad (MMWR por sus siglas en inglés), 38 (8-9), 29/12/89) En 1984, el CDC informó incluso de una epidemia de sarampión en una población con un 100% documentado de vacunados.

Los paralelismos entre las vacunas infantiles y la quimioterapia son impresionantes, pero no sorprendentes dado que el mismo sector y los mismos fabricantes son responsables de ambos.

➢ Tanto las vacunas como la quimioterapia han demostrado ser "efectivas" por los científicos de que el fabricante paga.

➢ Ambas tienen como resultado lesiones y muerte.

➢ Ambas son muy rentables.

➢ Ambas son consideradas sagradas y nadie se opone seriamente a ellas.

➢ Ambas representan el paradigma de que el cuerpo solo puede ser curado o sanado por el uso de peligrosos productos químicos extrínsecos.

Yo sé que todos hemos sido educados para confiar ciegamente en nuestros médicos. Pero el hecho es que ya no merecen esta fe ciega. Los médicos hacen un juramento de *"Ante todo, no hacer daño"*, pero hoy en día, lo que se inyecta en el niño no lo deciden los médicos sino las grandes farmacéuticas, que tiene un incentivo financiero para inyectar el mayor número de vacunas posible. Solo manteniendo a la gente en la ignorancia puede la Gran Farma continuar su absurda especulación con la industria de la vacunación. Asumimos que el gobierno está verificando la seguridad y la eficacia de la vacunación. Nada puede estar más lejos de la verdad.

ENVENENANDO A NUESTROS HIJOS

Cada día, millones de niños son puestos en fila y se les inyecta sustancias tóxicas y putrefactas llamadas vacunas. Antes de comenzar la escuela primaria, los niños pueden recibir hasta 36 vacunas! Hay alrededor de 200 vacunas más en proyecto. Futuros escenarios incluyen el consumo de vacunas en nebulizadores nasales, en ungüentos e incluso en frutas y verduras. Esta "obsesión por la vacunación" ha ido más allá de lo que alguien, posiblemente, puede defender en el terreno científico. Bombear más vacunas en nuestros preciosos hijos roza lo criminal.

Siendo cada niño en este planeta un "receptor obligado" de multiples vacunas, y con todos los sistemas de salud y todos los gobiernos como compradores potenciales, no es de extrañar que se gasten miles de millones de dólares en alimentar la industria de la vacunación. Sin una protesta pública, cada vez se nos requerirá a nosotros y a nuestros hijos el uso de más y más vacunas. Y mientras que los beneficios son fácilmente calculables, los costos humanos reales están siendo ignorados. Dr. James R. Shannon (ex director del Instituto Nacional de Salud) dijo en diciembre de 2003 de que *"la única vacuna segura es la que no se usa nunca"*.

¡Recuerde que las vacunas **no** son obligatorias! Con la excepción de ciertas leyes solo aplicables a especialistas médicos del gobierno, **NO HAY NINGUNA LEY** que sancione el uso obligatorio de ninguna vacuna en los Estados Unidos. Hay formularios disponibles de exenciones personales o religiosas. El tratamiento médico obligatorio es un asalto y un incumplimiento de la decimocuarta enmienda.

Curiosamente, en marzo de 2008, el gobierno de EE.UU. admitió que las vacunas infantiles fueron responsables del autismo en Hannah Poling, de nueve años de edad. Más importante aún, una investigación explosiva por parte de CBS News halló que desde 1988, el tribunal de vacunaciones ha concedido indemnizaciones monetarias, a menudo de millones de millones de dólares, a 1.322 familias cuyos niños sufrieron daño cerebral causado por las vacunas. En muchos de estos casos, el gobierno pagó indemnizaciones a raíz de que se demostrara judicialmente que las lesiones de la vacuna causaron el síndrome autísta en el niño.

Sin embargo, algunos legisladores parecen decididos a ignorar la Constitución y hacer obligatorias algunas vacunas (normalmente las más rentables). Tomemos, por ejemplo, el proyecto de ley 10942 de 2008 del estado de Nueva York, presentado por Richard Daines, Comisionado del Departamento de Salud del estado de Nueva York. Este proyecto de ley pendiente de aprobación pide cambios en la ley con el fin de sustituír todas las "recomendaciones" de vacunación de los Centros de Control de Enfermedades (CDC por sus siglas en inglés) por obligaciones, incluyendo a los bebés y niños pequeños. El proyecto de ley también permitiría la administración de vacunas para las infecciones de transmisión sexual a menores sin consentimiento de los padres. Este proyecto de ley ha sido apodado por un grupo de activistas como "el peor proyecto de ley sobre vacunas de todos los tiempos". Solo el tiempo dirá si nuestras libertades constitucionales se han puesto a un lado y nuestros niños son víctimas de un envenenamiento obligatorio sancionado por el gobierno.

En diciembre de 1994, el autor canadiense del best-seller <u>Mafia Médica</u>, el Dr. Guylaine Lanctot declaró a Medical Post: *"Las autoridades médicas siguen mintiendo. La vacunación ha sido un desastre para el sistema inmunológico. En realidad, provoca una gran cantidad de enfermedades. Verdaderamente, estamos cambiando nuestro código genético a través de la vacunación ... Dentro de diez años sabremos que las vacunas son el mayor crimen contra la humanidad".*

INTERCAMBIO DE CORREOS ELECTRÓNICOS CON UN PEDIATRA

Después de que inicialmente publiqué la primera edición de este libro en agosto de 2006, tuve una interesante discusión por correo electrónico con un pediatra con respecto a las vacunas, específicamente la triple bacteriana. Me acusó de ser "irresponsable" por afirmar que las vacunas son un veneno para nuestros hijos. A continuación se muestra el hilo de correo electrónico completo ...

> **PEDIATRA:** *A nivel emocional, solo tengo que añadir que no hace falta más que ver a un niño no vacunado morir de tos ferina para cuestionar a quienes critican las inmunizaciones y afirman que estamos envenenando a nuestros hijos con las vacunas.*

MI RESPUESTA: más de 11.000 casos anuales de las reacciones adversas a las vacunas son informados al VAERS (Sistema de información de Efectos Adversos de las Vacunas, una rama de la FDA, de las cuales el 1% con resultado de muerte. (National Technical Information Service trad. Servicio Nacional de información técnica Springfield, VA 703.487.4650) La mayor parte (más de 100 por año) de las muertes se atribuyen a las reacciones a la vacuna contra la tos ferina (la "P" en la DPT). No se sabe exactamente cuántas muertes se han producido a partir de la vacuna contra la tos ferina, porque los médicos no informan de todos los eventos adversos de la vacuna. En Nueva York, por ejemplo, el Centro Nacional de Información sobre Vacunas (CNTV) ha descubierto recientemente que solo uno de cada 40 médicos consultados (2,5%) confirmó que informa de una muerte o lesión posterior a la vacunación. (Centro National de Información sobre Vacunas, 512 W. Maple Ave. # 206, Vienna, VA 22180, 703-938-0342;. "Informe de Investigación sobre los eventos adversos de las vacunas").

La verdad es que el número de muertes relacionadas con la vacuna empequeñece el número de muertes causadas por la enfermedad, que tienen un promedio de alrededor de 10 por año durante los últimos dos decenios, de acuerdo con los CDC. A medida que la FDA estima que solo alrededor del 10% de las reacciones adversas se presentan, se puede estimar que las posibilidades de morir a causa de la vacuna contra la tos ferina son 100 veces mayores que las probabilidades de morir a causa de la tos ferina en sí. En pocas palabras, la vacuna es 100 veces más mortal que la enfermedad. Teniendo en cuenta los muchos casos en que las poblaciones altamente vacunadas han contraído la tos ferina y el hecho de que la enfermedad estaba en declive antes de la vacunación obligatoria (las muertes por pertusis se redujo un 79% antes de las vacunas), el enorme número de víctimas de la vacuna no puede ser considerado como un sacrificio necesario para el beneficio de una sociedad libre de la enfermedad.

En los EE.UU. en 1986, el 90% de los 1.300 casos de tos ferina en Kansas fueron "adecuadamente vacunados." (Neil Miller, Vacunas: ¿Son seguras y eficaces?, p 33). En 1993, el 72% de los casos de tos ferina de la epidemia de Chicago estaban completamente al día con sus vacunas. (Departamento de Salud de Chicago). Lamentablemente, la historia de las muertes relacionadas con la vacuna no termina aquí. Estudios tanto nacionales como internacionales han demostrado que la vacunación es la causa del Síndrome de Muerte Súbita Infantil (Viera Scheibner, Ph.D., "Vacunación: 100 años de investigación ortodoxa muestran que las vacunas representan un asalto médico al sistema inmunológico" y W.C. Torch ", "La vacuna DPT: Una causa potencial del Sindrome de muerte infantil súbita" (SMIS); Trigésimo cuarta reunión anual de la Academia de Neurología del 25 de Abril al 1 de Mayo de 1982). El estudio Torch halló que el pico de la incidencia del síndrome de muerte infantil súbita (SMIS) ocurre en los Estados Unidos a las edades de 2 y 4 meses, precisamente cuando se administran las dos primeras vacunas de rutina. También halló que 3.000 niños mueren cada año a los 4 días de la vacunación, y llegó a la conclusión de que la mitad de los casos de SMIS (aproximadamente 2.500 a 5.000 muertes infantiles en los Estados Unidos por año) son causados por las vacunas.

Curiosamente, el 26 de noviembre de 2005, la administración Bush pidió a un tribunal de demandas federales sellar los documentos relativos a los centenares de casos de autismo supuestamente causados por el timerosal, uno de los ingredientes tóxicos que se utilizan en muchas de las vacunas infantiles. La acción legal del gobierno se produce después de una inserción en el proyecto de ley de seguridad nacional que protege a Eli Lilly, el gigante farmacéutico que desarrolló el timerosal, de demandas relacionadas con el aditivo. **El proyecto de ley elimina toda la responsabilidad de la industria farmacéutica y de las autoridades de salud por las lesiones y las muerte causadas por el conservante.** Esto es repugnante! Otro ejemplo de la corrupción de las grandes farmacéuticas y del gobierno.

> **Pediatra:** *Usted señala que solo hay diez muertes por tos ferina cada año. Me pregunto por qué. En 1934 había alrededor de ocho mil muertes atribuidas a la tos ferina en los EE.UU.. La vacuna contra la tos ferina se desarrolló alrededor de ese tiempo y su uso se extendió aproximadamente unos veinte años más tarde. Así que las diez muertes cada año debido a la tos ferina es en realidad una historia*

de éxito de la vacuna.

Mi respuesta: Todo el mundo sabe que la tos ferina, como el sarampión, la escarlatina y la difteria, es una enfermedad mucho menos grave ahora que en tiempos pasados, y es la idea generalmente aceptada en la comunidad médica que la vacunación ha sido el principal responsable de esta. En realidad, nada más lejos de la realidad. La escarlatina se redujo notablemente, tanto en la morbilidad como en la mortalidad sin vacunación y en su mayor parte antes de la llegada de los antibióticos. El sarampión se redujo de manera similar antes de la introducción de la vacunación y, dado que es una "enfermedad viral," no se ve afectada por los antibióticos. La difteria también disminuyó antes de la llegada de la vacunación. Como he mencionado en un correo electrónico anterior, la tos ferina, también había disminuido en un 79% **antes** las vacunas.

La evidencia indica que la disminución en la gravedad de estas enfermedades se debe a una <u>mejora en el saneamiento</u>, una <u>mejor nutrición</u>, <u>mejores viviendas</u>, y <u>una mejora en la higiene</u> y no a determinadas vacunaciones. La verdad sea dicha, Inglaterra realmente vio un descenso en las muertes por pertusis, cuando las tasas de vacunación bajaron del 80% al 30% a mediados de la década de 1970. El estudio del epidemiólogo sueco B. Trollfors de la eficacia y la toxicidad de la vacuna contra la tos ferina en todo el mundo, halló que *"la mortalidad asociada a la tosferina es muy baja en los países industrializados, y no se puede discernir diferencia alguna cuando se comparan países con tasas de inmunización alta, baja y nula"*. También descubrió que en Inglaterra, Gales y Alemania Occidental había más muertes de tos ferina en 1970, cuando la tasa de inmunización era alta, que durante la última mitad de 1980 cuando las tasas cayeron. Sé que no le gustan las estadísticas de hace 20 o 30 años, pero los hechos **no** cambian. La verdad **no** cambia. Las leyes de la física **no** cambian.

> **Pediatra:** *Solo para tener la información completa, es posible que usted quiera indicar que el National Vaccine Information Center, el grupo que presentó el informe que usted cita, es una organización antivacunación. Ellos tienen un link muy bonito de "abogados recomendados" en su página web.*

Mi respuesta: ¿Y eso qué importancia tiene? ¿Debo pedirle a usted que indique que los grupos que usted cita son grupos provacunación? Vamos, lo que es bueno para el ganso es bueno para la gansa. Voy a ser realista y admitir que mucha de la literatura que cito es de los grupos que se oponen a la vacunación, mientras que la mayor parte de los estudios que usted cita son de grupos provacunación. El truco está en saber quién (si es el caso) está manipulando los datos, y por qué ....

Pediatra: *¿Por qué cita documentos de principios de los 1980? No los he leído, pero eso es una eternidad en literatura médica. Seguramente tiene usted datos más recientes (de los últimos cinco años) para apoyar estas afirmaciones, ¿no?*

Mi respuesta: Como he mencionado antes, la verdad **no** cambia. ¿Han cambiado las leyes de la física en las últimas dos décadas? Si es así, yo no soy consciente de ello. Y los documentos que he citado son solo algunos ejemplos de epidemias de tos ferina que se desataron en poblaciones vacunadas, lo que demuestra que la DPT no es tan eficaz como la Gran Medicina nos quiere hacer creer. Las fechas son lo que son. Si yo quiero demostrar que el partido nazi cometió un genocidio, entonces me remito a los campos de exterminio alemanes de la década de 1940. Dudo que usted pidiera **datos más recientes,** rechazando el hecho de que millones de personas inocentes fueron asesinados por los nazis, ya que, después de todo, sucedió hace 60 años ... una *"eternidad en la literatura médica"* ...

Pero ya que usted pregunta ... el New England Journal of Medicine, documenta que la epidemia de tos ferina en Cincinnati (1993) ocurrió en una población completamente vacunada. Los autores afirman que la proporción de casos en niños completamente vacunados evidencia el *"fracaso de la vacuna de células enteras contra la tos ferina".* (24/11/94 NEJM) El propio sitio web de los CDC indica que un aumento repentino en los casos que refleja el brote de tos ferina en los Países Bajos en 1996 **no podía ser explicado por una disminución en la cobertura de vacunación,** que se mantuvo estable en el 96% durante al menos tres vacunas en el primer año de vida. www.cdc.gov/ncidod/eid/vol6no4/demelker.htm. Podría enumerar muchos más estudios realizados en la última década, pero usted entiende ya mi punto de vista, ¿no?

Pediatra: *La cuestión del autismo: La base de datos Cochrane realizó una revisión sistemática (informe estadístico de gran alcance que combina los resultados de muchos estudios durante un largo periodo de tiempo) este año analizando la MMR y el autismo. Revisaron ciento treinta y nueve estudios y no encontraron ninguna relación.*

Mi respuesta: El estudio Cochrane, a menudo citado en un esfuerzo para apoyar la vacunación (especialmente la MMR), muestra que no existe ninguna relación con el autismo, demuestra que los temores de los locos anti-vacunación son infundados, y da "luz verde" a la vacuna triple viral. Pero esto es un montón de trolas. La mayoría de estas personas debería empezar por leer el estudio real en vez de regurgitar la nota de prensa. **El estudio no dice**

absolutamente nada de esto. El comunicado de prensa, dijo: "No había evidencia creíble detrás de las reclamaciones de daños causados por la vacuna triple viral. **Pero el estudio no dice esto**. Lo que el estudio dijo (pero no se mencionó en el comunicado de prensa) fue que: "El diseño y la comunicación de los resultados de seguridad en los estudios de la vacuna MMR ... **son muy insuficientes**." El estudio también señaló: "Hemos encontrado **escasa evidencia** de la seguridad de la triple vírica en comparación con las vacunas que la componen, tomadas por separado. "

En otras palabras, lejos de decir que la MMR era segura, el estudio dice **explicitamente** que la evidencia de su seguridad **no era suficiente buena**. Ahora, no estoy diciendo que el estudio no diga que las pruebas que buscaban no apoyaban cualquier asociación entre MMR y el autismo. Lo dice. Pero eso no equivale a afirmar que la MMR es segura. Esto significa que el estudio no encontró nada que indique que no era seguro. Algo así como en un juicio cuando se encuentra una persona **"no culpable"** ... en lugar de **"inocente"**. ¿Cuál fue la razón por la que dijo que las pruebas no apoyan una relación entre la MMR y el autismo? Bueno, ya sabe que es intrínsecamente poco probable que los estudios epidemiológicos revelen la verdad sobre los efectos de la vacuna MMR. He aquí por qué: **se basan en los registros médicos**. Pero el hecho es que la mayoría de los médicos rápidamente descartar las preocupaciones de los padres sobre el autismo (lo sé de primera mano), por lo que nunca escriben nada fuera de lo común en sus registros médicos.

Los autores del estudio de Cochrane estaban lejos de ser "independientes". ¿Sabía usted que el Dr. Tom Jefferson uno de los autores del estudio Cochrane, reconoció que en 1999, trabajó como asesor de un equipo de asesoramiento legal para los fabricantes de vacunas MMR? ¿Puede alguien decir que hay **"conflicto de intereses?"** Y este no es el único caso de "factor de incesto." Un buen número de estudios epidemiológicos que la FDA ha utilizado para afirmar que la MMR es segura han sido escritos por investigadores con vínculos con grandes empresas farmacéuticas. Sorprendentemente, el estudio de Cochrane concluyó que los estudios de seguridad en MMR eran tan pobres que "el historial de seguridad de la vacuna MMR se comprueba mejor por su uso universal." En otras palabras, ya que la vacuna se utiliza de forma universal, debe de ser segura. ¡Hablando de un razonamiento circular! Esta es una suposición peligrosa y extremadamente poco científica.

> **PEDIATRA:** *La pieza de evidencia más contundente para la cuestión del autismo-triple vírica es el hecho de que las compañías fabricantes de vacunas han eliminado por completo los restos de mercurio de la vacuna en 1999 y sin embargo, las tasas de autismo siguen aumentando. ¿Por qué el autismo es cada vez mayor?, es una*

pregunta interesante, pero la respuesta no está en las vacunas.

MI RESPUESTA: <u>Esto no es cierto.</u> En 2004, después de mucha controversia pública en torno al contenido de mercurio de las vacunas infantiles, HAPI analizó el contenido de metales pesados en cuatro vacunas. Los viales fueron enviados a Doctor Data, un laboratorio independiente que se especializa en el análisis de metales pesados. Muchos fabricantes comenzaron a producir voluntariamente vacunas supuestamente "sin mercurio" en 1999. Algunos prospectos en la actualidad afirman que un "rastro" la cantidad de mercurio persiste en el producto final, aunque la cantidad se ha reducido en gran medida. Otros afirman que se producen productos totalmente libres de mercurio.

Durante una investigación sobre el problema del mercurio, HAPI supo que el timerosal, un compuesto de mercurio al 50%, <u>**se sigue utilizando para producir la mayoría de las vacunas**</u> y que los fabricantes están simplemente "eliminándolo por filtración" del producto final. Sin embargo, según Boyd Haley, PhD, Departamento de Química Presidente de la Universidad de Kentucky, el mercurio se une a la proteína antigénica de la vacuna y **no puede ser completamente filtrado al 100%. Todos los 4 viales de vacuna comprobados contenían mercurio** pese a las afirmaciones del fabricante de que dos de los viales estaban completamente libres de mercurio. Los cuatro viales también contenían aluminio (uno tenía nueve veces más que los otros tres), que eleva enormemente la toxicidad del mercurio causando la muerte de neuronas en el cerebro. www.whale.to/a/mercury7.html

> **CONCLUSIÓN DEL DEBATE:** Después de este hilo de correos electronicos, el pediatra abandonó la conversación y dejó de responder a mis correos electrónicos. Supongo que estaba demasiado ocupado envenenando a niños...

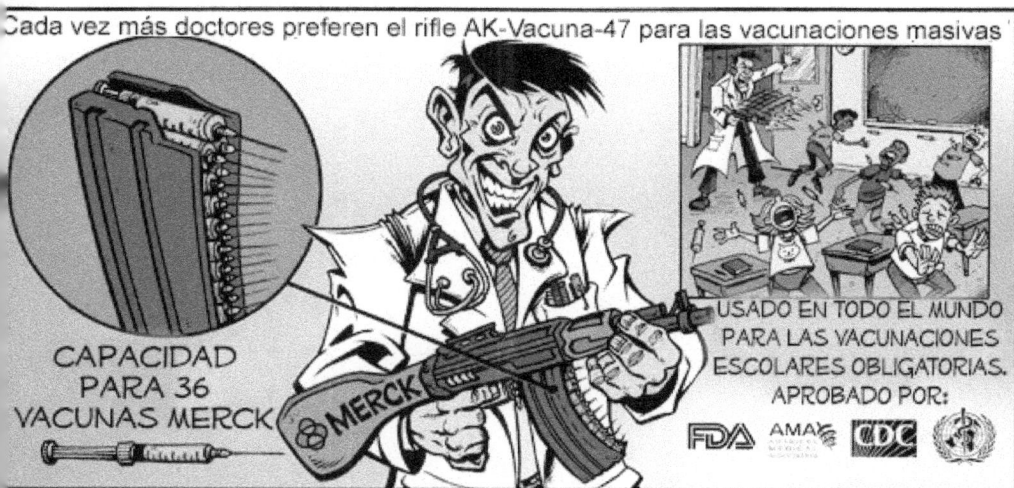

Gracias a Mike Adams y www.NaturalNews.com por la ilustración de arriba.

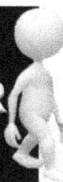

CAPÍTULO 18
MERCURIO Y ALZHEIMER

FRAUDE:
Se ha demostrado que los empastes de amalgama son 100% seguros. No hay una relación entre los empastes, el mercurio y la enfermedad de Alzheimer.

HECHO:
Los empastes de amalgama crean un "diente tóxico". Desde hace varias décadas se sabe que los metales pesados, incluido el mercurio, son la causa de la enfermedad de Alzheimer y de muchos otros problemas de salud crónicos.

$\mathcal{D}$urante décadas, la mayor parte de la gente ha visto la visita al dentista y el empaste subsecuente como un procedimiento regular y necesario. Los efectos secundarios no han sido publicados de forma rutinaria, por lo que pocas personas han desafiado el status quo. La evidencia sugiere, sin embargo, que un procedimiento tan aparentemente inofensivo, puede tener serios efectos perjudiciales. ¿Sabía usted que los empastes de amalgama dental (popularmente llamados "empastes de plata") son en realidad 50% de mercurio, que es un veneno mortal que causa estragos en el cuerpo humano? El mercurio en las amalgamas dentales sería un desecho peligroso en un río, sin embargo, lo tiene puesto en la boca, derramando lentamente mercurio en su sistema. Un empaste de mercurio relativamente grande contiene suficiente mercurio como para matar a un niño si se le da en una sola dosis!

¿QUÉ ES LO QUE NO CUADRA?

En este capítulo, examinaremos la relación entre los empastes de "plata" (es decir, de mercurio) y la enfermedad de Alzheimer.

La locura del mercurio

¿Ha leído <u>Alice in Wonderland (Alicia en el País de las Maravillas)</u>? ¿Recuerda al "Sombrerero Loco?" ¿Sabía usted que la expresión "loco como un sombrerero" tiene su origen en una enfermedad propia de la fabricación de sombreros de la industria en el 1800? Para transformar el cuero en un sombrero terminado eran necesario un complejo conjunto de procesos. Con el tipo más barato de piel, unos de los pasos iniciales era cepillarlo con una solución de un compuesto de mercurio para endurecer la piel. Esto hizo que los sombrereros respiraran los humos de este metal altamente tóxico, lo que causaba la acumulación de mercurio en los cuerpos de los sombrereros. Esto causaba síntomas tales como temblores (conocidos como las "sacudidas del sombrerero", problemas del habla, pérdida de coordinación, ansiedad, cambios en la personalidad, depresión y pérdida de memoria. Esto al final se conoció como el "Síndrome del sombrerero loco" y aún se usa hoy en día para describir el envenenamiento por mercurio.

La ADA sigue negándose a aceptar la toxicidad del mercurio. En un comunicado de prensa de la ADA el 13 de junio de 2001, el presidente de la ADA, Robert Anderton, dijo: *"No hay ninguna evidencia científica sólida que apoya una relación entre los empastes de amalgama y enfermedades sistémicas o enfermedades crónicas"*. ¡Qué vergüenza Dr. Anderton! **Esto es una mentira descarada.** Toda la evidencia indica que los empastes de amalgama de "plata" (que normalmente contienen cerca del 50% de mercurio) son extremadamente tóxicos para el cuerpo humano.

El difunto doctor Patrick Störtebecker, neurólogo y escritor de renombre mundial de Estocolmo, Suecia, escribió en su libro <u>Mercury Poissoning from Dental Amalgam – A Hazard to Human Brain Intoxicación por el mercurio de las amalgamas dentales un peligro para el cerebro humano</u>: *"La amalgama dental es un metal altamente inestable que desprende fácilmente vapor de mercurio. La ruta más peligrosa para el transporte de vapor de mercurio, de ser liberado de las amalgamas dentales, es desde las membranas mucosas de la cavidad nasal superior y directamente hacia arriba al cerebro, donde el vapor de mercurio penetra fácilmente en la duramadre (es decir, la barrera hematoencefálica). El mercurio (vapor) puede actuar en una concentración mucho mayor directamente en las células del cerebro"*.

Usted no se pondría un termómetro con una fuga en la boca y lo llevaría 24 horas al día, ¿verdad? Pues según el Dr. Michael Ziff, director ejecutivo de la Academia Internacional de Medicina Oral y Toxicología (IAOMT), *"esto es exactamente lo que ocurre cuando le colocan un empaste de amalgama en la* boca". Según Tom Warren, *"En todo el mundo hay aproximadamente 4000 estudios que indican que el mercurio es una substancia altamente tóxica. ¿Cómo puede ser que los dentistas sean tan inconscientes como para poner una de las toxinas más mortíferas que existen a dos pulgadas de su cerebro".* www.whale.to/a/toxic_dentistry.html

La evidencia demuestra que los empastes de amalgama están descomponiéndose contínuamente y que se vierten en la boca. Esas diminutas partículas del empaste de mercurio son atacadas por las bacterias orales e intestinales para formar metilmercurio (una forma de mercurio aún más tóxica que el mercurio elemental) cuyas zonas objetivo primordiales son la glándula pituitaria, la glándula tiroides y el cerebro ¡Así es, el cerebro! Después de poner las amalgamas en la boca, se ha observado que se producen cambios sutiles en la composición química de la sangre que apuntan a determinadas enfermedades crónicas, por ejemplo, el cáncer, la esclerosis múltiple y el Alzheimer. La dificultad para reconocer la conexión entre las amalgamas y las enfermedades crónicas es que los síntomas clínicos no se presentan hasta que se colapsa el sistema inmune del paciente, lo que puede ocurrir al cabo de 40 o 50 años.

Entonces, ¿cuanto mercurio tiene usted en la boca? Hay aproximadamente medio gramo de mercurio en cada empaste. Usted puede pensar que como solo tiene un par de empastes esto no es nada de importancia. Pues piense otra vez. Según el Dr. Richard Fischer, antiguo presidente de la IAOMT, *"Los empaste de amalgama, "de plata" contribuyen a la carga de mercurio del cuerpo más que todas las otras fuentes (dieta, aire, agua, vacunas, etc) juntas. Estos empastes contienen un 50% de mercurio – que es más neurotóxico que el plomo, el cadmio o incluso que el arsénico."* Para poner esto en perspectiva, la cantidad de mercurio que contiene un empaste promedio excede la norma de la EPA para exposición humana para un periodo de aproximadamente 100 años. En otras palabras, basta medio gramo de mercurio (la cantidad que hay en un empaste) para contaminar a todos los peces de un lago de diez acres.

Según Pam Floener, antiguo portavoz de la IAOMT, *"El mercurio metálico utilizado por los dentistas para fabricar la amalgama dental es enviado a la consulta del dentista como material peligroso. Cuando las amalgamas son retiradas, por cualquier razón, son tratadas como desecho peligroso y tienen que ser depositadas conforme a las normas de la OSHA y es inconcebible que la boca pueda ser considerada como un contenedor seguro para este material tóxico".* www.mercola.com/2001/apr/21/mercury.htm

Por lo tanto, vamos a ver si lo entiendo … si un dentista vertiese un poco de amalgama de mercurio en un lago, estaría violando la ley. Pero si este mismo dentista vierte algo de mercurio en su boca (mediante las amalgamas dentales), entonces es completamente legal y ya no sería considerado una amenaza para el medio ambiente. *"No me siento cómodo utilizando una sustancia señalada por la Agencia de Protección Ambiental como un residuo peligroso. No lo puedo tirar a la basura, ni enterrarlo en el suelo, ni tirarlo a un vertedero, pero dicen que está bien ponerlo en boca de la gente. Eso no tiene sentido"*. ~ Richard Fischer, DDS

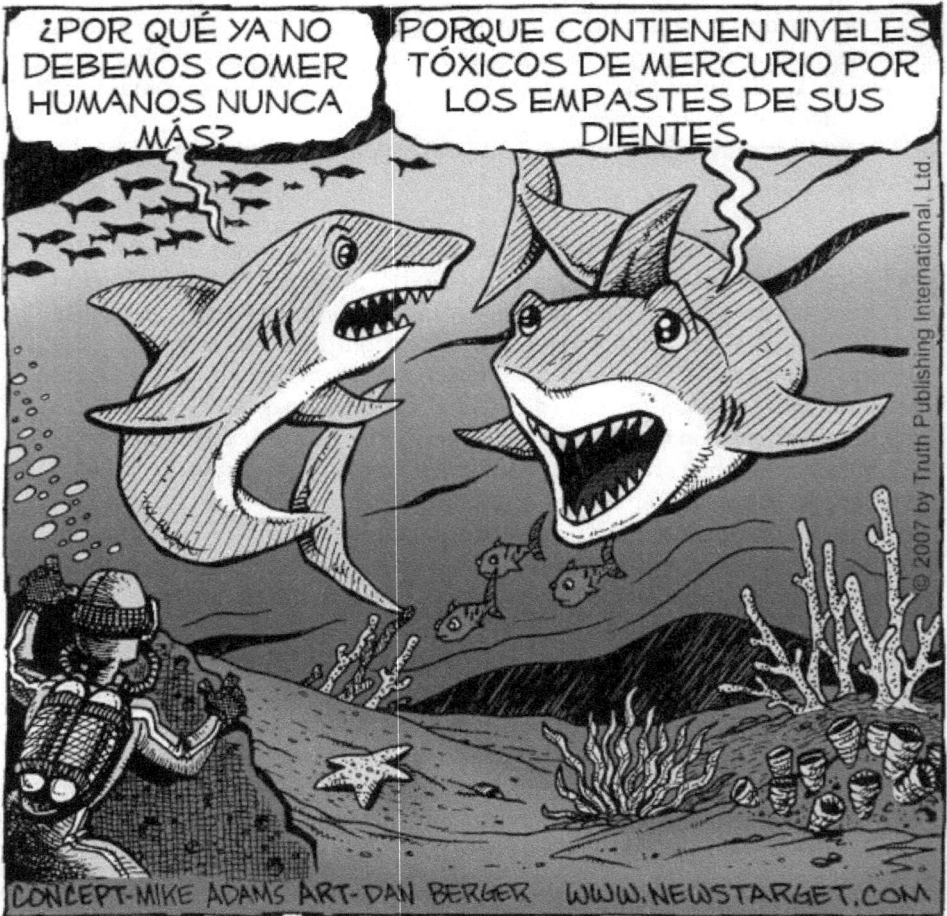

Gracias a Mike Adams y *www.NaturalNews.com* por la ilustración de arriba.

Dr. Dietrich Klinghardt, experto en la toxicidad del mercurio de la Academia Americana de Terapia Neural, dice: *"Tan pronto como alguien tiene cualquier tipo de enfermedad o síntoma, ya sea médico o emocional, los empastes de amalgama deben ser eliminados, y los residuos de mercurio se deben eliminar del cuerpo, especialmente del cerebro. ... La mayoría si no todas las enfermedades infecciosas crónicas no son causadas por un fallo del sistema inmune, sino que son una adaptación consciente del sistema inmune a un entorno de metales pesados que, de otro modo, sería letal"*.

Pero no espere poder contar con su dentista si le pide que le elimine sus empastes. Según el código ético de la ADA, un dentista que reconoce que los empastes de amalgama de mercurio son tóxicos y que recomienda su eliminación no actua éticamente. Según la resolución *"La eliminación de los empastes de amalgama de los pacientes no alérgicos con la supuesta finalidad de eliminar substancias tóxicas del cuerpo, cuando dicho tratamiento es realizado exclusivamente a propuesta del dentista, es un comportamiento deshonesto y contrario a la ética..."* ¿Cómo? ¿Es poco ético eliminar veneno tóxico de la boca? Esta es una prueba más de que la ADA está aún en la Edad Media ...

¿Sabía usted que los dentistas tienen una de las tasas de suicidio más elevadas? Tambien sufren una alta incidencia de depresión y desordenes de memoria. Dos de los efectos de la intoxicación por mercurio son la pérdida de memoria y la depresión. ¿Cree usted que las altas tasas de suicidio (debido a la depresión) y los desórdenes de la memoria de los dentistas tienen algo que ver con la exposición a bajos niveles de mercurio durante varios años? Esto es intoxicación por mercurio, simple y llanamente.

La conexión Alzheimer

Es posible que haya oído que se sospecha que la intoxicación por plomo es la causa de la enfermedad de Alzheimer, pero según el Dr. Marcia Basciano, *"La cantidad máxima de mercurio a que la Environment Protection Agency permite que las personas se expongan es 5000 veces menor que la permitida para el plomo; en otras palabras la EPA considera aparentemente que el mercurio es 5000 veces más tóxico que el plomo"*. Es más probable que la causa más común de la enfermedad de Alzheimer sea el mercurio tóxico que se desprende de los empastes de amalgama dental.

En palabras del Dr. Charles Williamson, co-director del Toxic Studies Institute y crítico de las almalgamas de mercurio: *"hay estudios de instituciones de renombre mundial que muestran categóricamente una relación causa-efecto entre el mercurio y la enfermedad; esto es particularmente cierto en el*

Alzheimer. El mercurio es una citotoxina (es decir, envenena las células) . ¿Como podría no enfermarle?" www.lef.org/magazine/mag2001/may2001_report_mercury_1.html

Según el Dr. Murray Vimy, un investigador de la Universidad de Calgary, Canadá, y miembro de la OMS: *"El 9 de marzo de 1995, un amigo me envió por fax el informe de la Clínica Mayo de la autopsia de su madre. Su madre murió de Alzheimer. La pobre mujer tenía 53 veces más mercurio en su cerebro que las personas que mueren por otras causas"*.

En 1991, el Dr. Boyd Haley, un toxicólogo de investigación en la Universidad de Kentucky, descubrió algunas pruebas fehacientes que cambiaron para siempre el debate sobre el mercurio. *"Fue casi por accidente que descubrí lo dañina que es la amalgama de mercurio para el cerebro mientras estudiaba tejido afectado por la enfermedad de Alzheimer... Hice un experimento. Puse amalgama de mercurio en una muestra de tejido cerebral y lo examiné de vez en cuando. Tras un periodo de varias semanas, me di cuenta de que la exposición al mercurio había eliminado la secreción de tubulina en el tejido una importante encima que realiza funciones críticas en el cerebro. Este descubrimiento era consistente tanto con la toxicidad del mercurio como con el tejido cerebral afectado por la enfermedad de Alzheimer. De esto concluí que está claro que hay una filtración de mercurio de la amalgama y que existe una gran probabilidad de que la gente que tiene estos empastes en sus dientes esté expuesta a una filtración crónica de baja dosis de mercurio... "*

El Dr. Haley continúa, "(los dentistas) insisten en que la amalgama de mercurio es segura, no tóxica y que no tiene escapes ... (Pero) el mercurio es una neurotoxina, de eso no hay duda.. Eleva el riesgo de las enfermedades de Alzheimer y Parkinson así como otros desórdenes neurológicos. Los dentistas defienden el uso de la amalgama de mercurio, pero es injustificable. Me siento como si hubiera estado discutiendo con el borracho del pueblo durante ocho o nueve años. Mi conclusión es simple y directa: el mercurio es la toxina que está detrás de la enfermedad de Alzheimer". www.lef.org/magazine/mag2001

Otros científicos han demostrado que pequeñas cantidades de mercurio puede causar el tipo de daño neuronal que es característico de los daños encontrados en la enfermedad de Alzheimer. El nivel de exposición al mercurio usado en la prueba fue muy por debajo de los niveles encontrados en muchos seres humanos con empastes de amalgama de mercurio. La investigación se realizó en la Universidad de Calgary Facultad de Medicina por los profesores Fritz Lorscheider y Naweed Syed.

Los doctores encontraron que la exposición al mercurio causó la formación de *"nudos neurofibrilares"*, que es uno de los dos marcadores de diagnóstico para la enfermedad de Alzheimer. Investigaciones anteriores han demostrado que el mercurio puede causar la formación del otro marcador de la enfermedad de Alzheimer, *"las placas amiloides"*.

Los doctores Loscheider y Syed indicaron que ningún otro material o metal comprobado, incluido el aluminio, ha producido reacciones ni remotamente similares. También se produjo la documentación visual del mecanismo bioquímico por el cual la introducción de mercurio induce marcadores de diagnóstico indistinguibles de los observados en el cerebro de enfermos de Alzheimer. Cuando el Dr. Lorscheider presentó el documento a la revista británica NeuroReport, que finalmente lo publicó, agregó el video como un documento adjunto, lo que hizo que fuera una de las pocas veces que una pieza de animación ha sido objeto del proceso de revisión por pares. Ver el vídeo aquí: http://commons.ucalgary.ca/mercury

DESHÁGASE DEL MERCURIO Y DÉ MARCHA ATRAS AL ALZHEIMER

Según el Dr. Richard H. Casdorph, *"En gran medida, los que son martirizados por la demencia están mostrando los resultados de la intoxicación por mercurio, aluminio, plomo, cadmio, arsénico y otros metales pesados. Sus neuronas han sido envenenadas. Se convierten en víctimas de Alzheimer directamente a causa del esfuerzo de los dentistas que siguen ciegamente la línea del partido de su organización sindical, la ADA. Desde 1952, la profesión médica ha tenido los medios para reducir o revertir los signos y síntomas de la enfermedad de Alzheimer"*. Le recomiendo que lea el informe de Tom Warren titulado *"Reversión de la Enfermedad de Alzheimer"*.

La terapia de quelación es el medio para reducir o revertir los signos de la enfermedad de Alzheimer. Tomado de la palabra griega "chele" que significa "garra", la palabra quelación se refiere a la forma en que la terapia asocia los metales pesados, las toxinas y los desechos metabólicos en la sangre. Según los doctores Richard H. Walker Casdorph y Morton, autores de <u>Toxic Metal Síndrome: How Metal Poisoning Can Affect Your Brain-El Síndrome de intoxicación por metales: ¿Cómo puede afectar al cerebro la intoxicación por metales pesados</u>, se ha demostrado que la terapia de quelación ayuda a al menos al 50% de las personas mayores con Alzheimer que la han probado. Se ha documentado que muestran una mayor claridad mental, un aumento del coeficiente intelectual y una mejora de la memoria. En su libro, los autores afirman que *"los seres queridos de los enfermos de Alzheimer observan que vuelven a un desempeño normal o casi normal. Fue una experiencia gratificante para todas las personas involucradas en las pruebas y en el tratamiento: los diagnosticadores, los clínicos, los auxiliares técnicos sanitarios, los pacientes y sus familiares y amigos".*

El primer paso en la eliminación del mercurio de su sistema es eliminar los empastes de amalgama. Sin embargo, existen formas seguras de hacer esto y formas inseguras. Si un dentista extrae sus empastes sin tomar precauciones, el resultado final será que usted está peor que antes. Una eliminación descuidada de los empastes de amalgama de mercurio puede liberar aún más en su sistema de lo que se fuga antes de eliminar los empastes.

Cuando vivíamos en Dallas, mi dentista fue el Dr. Ellis Ramsey. Él ha sido consciente de los peligros del mercurio desde hace casi tres décadas. En 2007, me quitó todos los empastes de mercurio. Es un experto en la eliminación segura del mercurio, y si vive en el área Norte de Texas (DFW), se lo recomiendo. Si vive usted en otro lugar, asegúrese de buscar un "dentista biológico", preferiblemente un miembro de la IAOMT, que entiende los problemas relacionados con los empastes de amalgama.

Dos medidas de seguridad: 1) Solicite oxígeno durante el procedimiento de este modo usted respirará oxígeno limpio en lugar de vapores tóxicos de mercurio, cuando los empastes son taladrados. 2) Solicite un dique de goma esto impide que los trozos de empaste caigan en la garganta o en la lengua.

Después de dejar que le eliminen los empastes, el siguiente paso es la quelación de los metales pesados. El método de quelación más rápida y más potente disponible en la actualidad es la terapia intravenosa de quelación con EDTA. El agente quelante, el EDTA, es un aminoácido que tiene cargas negativas asociadas. Una vez dentro del cuerpo busca las moléculas con carga positiva, tales como el plomo, el hierro, el mercurio y el cadmio. El número de tratamientos de EDTA intravenosa necesarios es generalmente de entre veinte y cincuenta sesiones, dependiendo de su estado. Esto le costará entre $ 2.000 y $ 5.000.

Según Webster Kehr, *"Este tratamiento se conoce desde hace décadas, pero debido a que la quelación con EDTA no es lo suficientemente rentable para la medicina ortodoxa el tratamiento ha sido ocultado. No es que la quelación con EDTA no sea cara, que lo es. El problema es que cura al paciente demasiado rápido, y no trata los síntomas de la enfermedad de Alzheimer. En resumen, no es lo suficientemente rentable para las grandes farmacéuticas y no es lo* suficientemente sofisticada, lo que significa que es demasiado simple para la Gran Medicina. La gran Farma y la Gran Medicina prefieren tratar los síntomas, no las causas". www.cancertutor.com

El EDTA oral cuesta mucho menos que el EDTA intravenoso, entre $ 20 y $ 50 por mes, dependiendo de su consumo. La experiencia clínica sugiere que la quelación con EDTA oral proporciona muchos de los beneficios de la terapia intravenosa, aunque no todos. Solo entre el cinco y el diez por ciento de una dosis oral de EDTA se absorbe en el torrente sanguíneo (en comparación con el cien por ciento de una dosis intravenosa). Sin embargo, debido a la ingesta diaria continua, las cantidades se acumulan y se pueden alcanzar los mismos beneficios. En general, las diferencias en los beneficios son más una cuestión de grado, comodidad, rapidez y coste que de calidad.

Otra arma en nuestro "arsenal de quelación" es la Chlorella. Se ha demostrado que altas dosis de chlorella (de 10 a 20 gramos) son muy eficaces para la eliminación de mercurio. Esta es una parte muy importante de un buen programa sistémico de eliminación de mercurio, porque aproximadamente el 90% del mercurio se elimina por las heces, y la Chlorella ayuda a la excreción fecal. Y recuerde, que la chlorella es un alimento, por lo que es difícil comer demasiado. Sin embargo, vaya subiendo poco a poco hasta alcanzar los 20 gramos, ya que puede causar diarrea.

La Chlorella se debe utilizar junto con el cilantro. El Dr. Omura, un investigador japonés, descubrió que el cilantro podía movilizar el mercurio y otros metales tóxicos rápidamente en el sistema nervioso central. Sin embargo, a menudo, el cilantro por sí mismo no elimina el mercurio del cuerpo. A menudo solo desplaza los metales de las capas más profundas del cuerpo a las estructuras más superficiales. El cilantro ayudará a movilizar el mercurio de los tejidos de modo que la chlorella pueda unirse a él y permitir su eliminación del cuerpo. Junto con la Chlorella y el cilantro, usted debe comenzar a comer ajo fresco todos los días. Esto mejorará los niveles de azufre. De dos a tres dientes de ajo al día es una excelente idea. Asegúrese de machacar los ajos para liberar sus ingredientes activos. Jon Barron tiene un producto fantástico llamado "Metal Magic", que contiene chlorella y cilantro. Usted lo puede comprar en www.baselinenutritionals.com.

Además, yo sugiero tomar MSM también. MSM, que ya comentamos en el capítulo de tratamientos para el cáncer, es un compuesto de azufre que actúa sobre las membranas celulares y que ayudará a su cuerpo a eliminar el mercurio. Aquí está la explicación de Karl Loren de cómo MSM quela las toxinas y los metales: "El cerebro está formado por miles de millones de células nerviosas, íntimamente conectados entre sí como electrones en un circuito eléctrico. Cuando usted piensa – usted envía impulsos eléctricos a través del cerebro. La enfermedad de Alzheimer es una condición donde la mayoría de estas células están recubiertas con aluminio, lo que causa que se cortocircuiten y envíen impulsos cerebrales a la sinapsis equivocada, provocando confusión. MSM abre la membrana que contiene el aluminio y permite que los depósitos no deseados sean vertidos en el torrente sanguíneo. El baño caliente con Clorox hace sudar al cuerpo y libera el aluminio. Entonces el Clorox lo extrae directament de su cuerpo". www.bulkmsm.com/research/msm/msm6.htm#alzheimer

Según el Dr. Andrew H. Cutler, "Enfermedad de amalgama es análoga a una guerra. Su enemigo, el mercurio, capturó una cabeza de playa en los dientes y la fortificó con amalgama. Entonces lanzó un ataque. Casa por casa. Órgano a órgano. Célula a célula. Capturando lentamente su cuerpo. Usted gana la guerra con un ataque quirúrgico. Cirugía dental. Perforando esos empastes. Eliminando la amalgama, declara usted un armisticio. La lucha se detiene, pero los átomos de mercurio están aún agazapados allí donde pudieron llegar. La quelación envía escuadrones de limpieza para siendo detener a los enemigos y escoltarlos afuera. Mientras tanto, las células supervivientes en su cuerpo se ponen manos a la obra para reparar los daños de la guerra". www.noamalgam.com

Curiosidades dentales:

¿Sabía usted usted que los "cucos" (curanderos) originales eran dentistas que abogaban por el uso de la amalgama con mercurio? "Quacksalber" es la antigua palabra alemana para "mercurio".

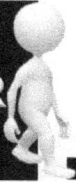

CAPÍTULO 19
ENDODONCIAS

FICCIÓN:
Las endodoncias son seguras y con frecuencia necesarias para prevenir la extracción de un diente.

HECHO:
Una endodoncia siempre está infectada con independencia de su apariencia de ausencia de síntomas.

$\mathcal{U}$sted pensaba que el mercurio era el único problema tóxico de los dientes y que usted estaba seguro. Bien, pues no es así, si tiene una endodoncia. En los Estados Unidos se realizan aproximadamente 20 millones de endodoncias cada año. Casi todos los dentistas ignoran el grave riesgo para la salud que produce esta operación. Mientras muchos dentistas inteligentes se niegan a poner amalgamas de mercurio en los dientes de sus pacientes, esos mismos dentistas realizarán una endodoncia sin la menor idea de estos procedimientos pueden causar un daño horrible a sus pacientes. Según el Dr. James Howenstine, *"muchas enfermedades crónicas, quizá la mayoría de ellas, son el resultado de una operación de endodoncia"*.

Un tratamiento de endodoncia se hace para salvar un diente que de otra manera habría tenido que ser extraído. Se hace generalmente cuando una infección grave se ha extendido a las raíces de los dientes. El conducto radicular es un estrecho canal que va desde el centro del diente a las raíces, que penetran en el hueso maxilar. En el procedimiento de endodoncia, se perfora un agujero en el diente para acceder al conducto radicular, se eliminan los nervios y los tejidos muertos o infectados y se limpia, esteriliza y desinfecta el canal radicular. Entonces se rellena el interior del diente y el agujero se cierra típicamente con una corona.

Cada año se realizan millones de endodoncias con una tasa de éxito aparente del 90%. En otras palabras, no hay dolor y los rayos X muestran que el diente ha sido "curado". Desafortunadamente, esto oculta un problema que puede estar ocurriendo todavía. Muchos dentistas reconocen ahora que es imposible limpiar todo el tejido muerto o esterilizar completamente un diente. Hay alrededor de tres mil túmulos (pequeños canales) en cada diente y solo un dentista arrogante (o loco) podría presumir de ser capaz de limpiar o esterilizar el 100% de esos tres mil túmulos. Esto, entonces, deja que algunas áreas de tejido necrotizado (muerto) continúen descomponiéndose e infectándose. Las células blancas de nuestro sistema inmunitario no viajan por los túbulos y los antibióticos no se filtran en estas áreas. Por lo tanto, los túbulos se convierten en un "refugio" para los microbios (virus, levaduras, hongos, bacterias, etc). Y ya que el tejido nervioso, los vasos sanguíneos y el tejido vivo dentro del diente ha sido eliminado, está ahora muerto.

En 1993, el Dr. Hal Huggins dio una conferencia en la Sociedad de Control del Cáncer (Cancer Control Society). De una manera casi cómica, el doctor Huggins dijo: *"Entonces entramos en el negocio de las endodoncias que es el más trágico de todos. ¿Acaso no hay algo que usted puede poner en el centro del canal que sea seguro? Sí, probablemente lo hay, pero este no es el problema. El problema de una endodoncia es que está muerta. Hagamos una comparación. Pongamos que usted tiene un apéndice perforado, así que usted toma la guía telefónica y ¿a quién busca? A ver, ¿usted llama a un cirujano o a un taxidermista? ¿Lo va a broncear? Porque eso es lo que hacemos con un diente muerto. Le ponemos una corona dorada encima y parece como si ha sido bronceado. No importa con qué embalsame usted un diente muerto, sigue estando muerto y dentro del diente muerto tenemos bacterias y esas bacterias están en ausencia de oxígeno. En ausencia de oxígeno la mayor parte de los organismos mueren, pero no las bacterias. Las bacterias sufren lo que se conoce como un cambio pleomórfico... como una mutación... aprenden a vivir en ausencia de oxígeno... y ahora producen tio-éteres, algunos de los venenos más fuertes del planeta que no son radioactivos".* www.whale.to/d/root2.html

Recuerde que el cáncer y muchas otras enfermedades están asociadas con microbios. Para curar el cáncer, se debe matar los microbios en todo el cuerpo para que el sistema inmunitario pueda restaurar el cuerpo a su estado normal. Sin embargo, una endodoncia es el caldo de cultivo perfecto para los microbios. Como dice el Dr. Huggins más arriba, algunos de los más peligrosos productos de estos microbios son los tioéteres, incluído el sulfato de dimetilo. Un oncólogo alemán llamado Josef Issels pudo confirmar que los tioéteres emitidos por estos microbios de las endodoncias están muy próximos a los productos químicos utilizados por los alemanes en la Primera Guerra Mundial para crear el gaz mostaza. Según la EPA, el sulfato de dimetilo ha sido clasificado en el Grupo B2 de los carcinógenos humanos. Se han observado tumores en las cavidades nasales, los pulmones y el torax de los animales expuestos a sulfato de dimetilo. www.epa.gov/ttn/atw/hlthef/di-sulfa.html

Según el Dr. Karen Shrimplin, los tioéteres son tan tóxicos porque son liposolubles y por ello se concentran en las estructuras lipoides (grasas) de la célula, especialmente en las mitocondrias. Las mitocondrias son las plantas de generación de energía de la célula y son responsables de la producción de energía. Si las mitocondrias se dañan, las células no pueden generar energía a través de la respiración aeróbica y se ven forzadas a cambiar a la fermentación (respiración anaeróbica) para producir energía. Recuerde que todas las células cancerosas utilizan la fermentación como medio de producción de energía.

Así que, básicamente, lo que el Dr. Shrimplin está diciendo es que los microbios pleomorfos que habitan en los túbulos de una endodoncia comienzan como bacterias aeróbicas normales pero, cuando son selladas dentro del diente, su ambiente cambia y se vuelven anaeróbicas y producen toxinas tales como tioéteres. Estos tioéteres son entonces emitidos hacia todo el cuerpo donde dañan las mitocondrias de nuestras células, causando que se vuelvan anaeróbicas. Es un círculo vicioso, que comienza en la endodoncia. Estos microbios anerobios que prosperan dentro los conductos radiculares de dientes con endodoncia, excretan toxicidad al digerir tejido necrosado, y esto lleva a la infección crónica y a las enfermedades degenerativas. Piénselo...si un órgano o un miembro de su cuerpo muere, lo quitamos. ¡Y si es un diente, no! El dentista Frank Jerome dice "La idea de mantener un órgano muerto e infectado en el cuerpo solo le parece una buena idea a los dentistas. Un diente con endodoncia siempre afecta negativamente a su sistema inmunitario."

En los años 1920, el Dr. Weston A. Price realizó experimentos que al principio fueron jaleados por la American Dental Asociation, pero que fueron ignorados después. El Dr. Price sospechaba que la infección bacteriana acompañaba a muchas enfermedades degenerativas. Sospechaba además que dichas infecciones procedían de los dientes. Decidió implantar un diente con endodoncia bajo la piel de un animal. Halló que implantando el diente con endodoncia, la enfermedad del paciente se transfería a los animales. Cualquier enfermedad que tuviera el paciente, el animal que tenía su diente bajo la piel, desarrollaba la misma enfermedad que el paciente. También observó que cuando se extraían los dientes con endodoncia utilizando las técnicas correctas, entonces una diversidad de problemas de salud mejoraban, desde artritis a problemas renales y cáncer. Esto se hizo con cientos de pacientes.

El Dr. Price había hallado que ninguno de los 100 desinfectantes analizados era capaz de penetrar y esterilizar la dentina, que es el 95% de la estructura del diente. Tampoco los antibióticos eran capaces de sterilizar los conductos radiculares. Muy pocos dentistas eran conscientes o querían admitir que los túbulos de la dentina estaban siempre infectados después de una endodoncia. Estas bacterias escapan a la sangre y proceden a iniciar un amplio número de enfermedades degenerativas. Muchos dentistas creen que las sustancias desinfectantes utilizadas para limpiar el canal radicular después de una endodoncia esterilizan efectivamente el canal radicular lo cual, desafortunadamente, no es cierto.

De lo que el Dr. Price informó y que hallo en los test que implicaron a aproximadamente 5000 animales durante un periodo de 25 años fue que el diente con endodoncia, sin importer el buen aspecto que tuviera o si tenía o no síntomas, siempre se quedaba infectado. El Dr. Price documentó sus hallazgos en dos volúmenes monumentales llamados Dental Infections Oral & Systemic – Infecciones dentales, orales y sistémicas y Dental Infections and Degenerative Diseases - Infecciones dentales y enfermedades degenerativas. No es sorprendente que los libros fueron ocultados durante 50 años hasta que el Dr. George Meinig, un endodontista (dentista especializado en endodoncias) descubrió estos libros. Él republicó una version corta de estos libros llamada Root Canal Cover-up - El encubrimiento de las endodoncias

Si usted tiene una endodoncia, debería ver a un tipo de dentista especializado llamado "dentista ecológico" o "dentista holístico". Estos dentistas a veces son denunciados por la ADA, así que no espere encontrarlos en su guía de teléfono local. Pueden ser difíciles de encontrar. Bil Henderson podría tener el único tratamiento alternativo contra el cáncer que exige la eliminación de las endodoncias. Él colabora con sus pacientes para que encuentren un dentista ecológico. Su sitio web es www.beating-cancer-gently.com

Echemos un vistazo al trabajo de Josef Issels en Alemania, quien trató pacientes de cáncer durante 40 años. El sistema inmunitario de estos pacientes ya había sido destruido por los "Tres Grandes" tratamientos convencionales. Ya tenía tres "strikes" en contra. Sin embargo, el Dr. Issels curó al 24% de sus 16.000 pacientes durante un periodo de 40 años. ¿Qué era lo primero que hacía? Le pedía a un dentista que retirara los dientes con endodoncias.

Si le arrancan un diente con endodoncia, entonces se puede producir otro problema. Una cavitación es una agujero en el hueso (causado al arrancar un diente), que no ha sanado correctamente. El tejido en la cavitación (por ejemplo los ligamentos que sujetaban el diente) se infecta. Los residuos altamente tóxicos de las bacterias pueden causar osteonecrosis (muerte del hueso) y debilitación de la salud en general, y pueden conducir a enfermedades degenerativas como el cáncer… con frecuencia sin producir un dolor obvio en la zona de la mandíbula.

Si tiene una endodoncia, cavitaciones o enfermedades periodontales, le recomiento los siguientes suplementos.

> **ORAL GUARD** – Este es, de lejos, el mejor producto en el Mercado para tratar las enfemedades periodontales. Con una impresionante y poderosa lista de ingredientes como hipérico, coenzima Q10, ácido fólico, extracto de té verde, ácido lipoico, y vitamina K1. ORAL GUARD es simplemente la protección más potente disponible contra la periodontitis.

> **DMSO** – *"DMSO, 25% en agua (opcional).* Tome una cucharadita como enjuague bucal, dos veces al día. Enjuage lentamente sobre las encías. Manténgalo durante varios minutos. Trágueselo para una máxima efectividad. Esto "empuja" sus suplementos en los tejidos. También ayuda a sacar las toxinas de la cavitación. Usted puede agregar gotas de gaulteria en el enjuague bucal. Es preferible DMSO al 50%, si se puede conseguir. Debe ser DMSO de grado médico. (Tomado de Cure for All Advanced Cancer – Cura para todos los cánceres avanzados, pagina 198)

> **La coenzima Q10** - Este suplemento ejerce su acción de protección y el fortalecimiento en todos los tejidos. Actúa desde el nivel celular, fortalece las encías, así como el músculo del corazón. Muchos científicos creen que la enfermedad periodontal es un buen indicador de los niveles bajos de la coenzima Q10 en otros tejidos.

> **Vitamina C** – Conozco a un tipo que vive en Waco, Texas que tenía periodontitis. Tomó 15 gramos de vitamina C todos los días (5 gramos en cada comida) y su periodontitis literalmente desapareció.

El North Carolina Institute of Technology ha demostrado que los productos de desecho de las bacterias que habitan en los dientes muertos o en las mandíbulas necróticas (cavitación) y algunos otros problemas dentales pueden causar la inhibición tóxica de proteínas especiales que protegen genéticamente al cuerpo frente al desarrollo de tumores cancerosos. Si usted está interesado en el tratamiento de sus endodoncias o en el tratamiento del cáncer que pueda haber resultado de problemas dentales, le recomiendo que visite su sitio web: www.breastcancercured.com.

Lo importante es que los tratamientos alternativos contra el cáncer pueden aún fallar si un paciente continúa teniendo infecciones en la boca. La infección que ha dañado crónicamente el sistema inmunitario puede venir por una endodoncia como hemos discutido más arriba, pero tambien por dientes infectados, caries y enfermedades periodontales. Es crucial para el paciente de cáncer ser diligente en el tratamiento de posibles infecciones que aparezcan en la boca.

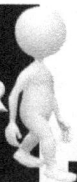

CAPÍTULO 20
SOJA: ¿LA LEGUMINOSA MÁGICA?

FRAUDE:

La soja es un alimento milagroso que protege contra el cáncer de mama y la osteoporosis. La soja es una proteína completa.

HECHO:

Los productos de soja no fermentada son indigeribles. La soja no es una proteína completa, no es un alimento natural, contiene varios carcinógenos dañinos y la mayoría de las judías de soja de los Estados Unidos han sido modificadas genéticamente.

*T*anto según los medios de comunicación establecidos y como según los de "vida alternativa", las judías de soja son el alimento más versátil, natural, benéfico para el corazón, provechoso para la salud, el que mejor previene de la grasa, el que más fomenta el crecimiento y en general el "mejor alimento para usted" que jamás se haya cultivado en la tierra verde de Dios. Con los estantes del mercado rebosando de cientos de productos de soja, incluyendo la proteína de soja, barras para el desayuno con soja, tortitas de soja, nieve de soja y una variedad interminable de bebidas conteniendo soja... ¿será lo próximo la cerveza de soja?

¡En realidad, ya está aquí! Médicos, atletas, nutricionistas, agricultores, funcionarios del gobierno y compañías prestigiosas insisten en decirnos lo segura y maravillosa que es para nosotros la soja y los beneficios múltiples de la soja para la salud. Nos dicen que es excelente y tan segura que ni siquiera es necesario enlistarla como un ingrediente en muchos de los alimentos procesados. Pero no nos importa, ¿no? Todos sabemos que es segura, ¿verdad?

Además de ser el nuevo alimento sano, la soja también se ha convertido en una mina de oro para compañías como Monsanto. En todo el mundo, miles de millones de acres están destinados al cultivo de la soja, proporcionado así, una fuente de dinero segura para millones de agricultores quienes con alegría desembolsan una "tarifa" a Monsanto, el promotor de su judía de soja genéticamente modificada. ¿Cuál es el evangelio moderno de la producción de alimentos? *"La soja es buena para usted".*

¿Pero lo es de verdad? Tristemente, durante varias décadas, las corporaciones han sido conscientes de (y han ocultado) la evidencia que la ingestión de la soja puede causar cáncer, destruir los huesos y causar un caos en nuestro sistema hormonal. La verdad que está detrás de la integración comercial descarada de la soja en nuestra alimentación es una historia alarmante de fraude, codicia, propaganda, supresión, irresponsabilidad corporativa, corrupción, mala ciencia y oportunismo político.

¿Ha visto usted las "las vacas de soja" que producen la leche de soja? ¡No estoy seguro si usted ya sabe esto, pero usted no puede ordeñar una judía de soja! Según con Elaine Hollingsworth en su libro <u>Soja – La judía abominable</u>, *"para obtener ese chorro de líquido blanco tan tentador, de apariencia pura y tan atractivamente ilustrado en los anuncios, se requieren varios procesos. Es necesario moler las judías a altas temperaturas y después extraer los aceites resultantes con solventes peligrosos, muchos de los cuales permanecen en la harina. Después la harina se mezcla con una solución alcalina y azúcares, en un proceso de separación para remover la fibra. Después es condensada y separada, por medio de un lavado ácido. En cada etapa del proceso, una cantidad pequeña de veneno permanece en la soja".*

Ella continua, *"... los reguladores dicen que es una cantidad tan pequeña que en realidad no tiene importancia. ¿Me pregunto quién les dijo eso? ¿Y por qué no tienen en cuenta a los científicos que dicen que sí es importante, debido a la acumulación en el cuerpo durante largos periodos de ingestión de soja? ¿Se siente usted realmente satisfecho aceptando la afirmación del productor de que es seguro comer una cantidad pequeña de veneno cada día, tal vez, varias veces al día hasta que usted tenga un problema serio de salud?"* <u>www.doctorsaredangerous.com</u>

Una de las muchas tácticas de mercadotecnia para la soja es decir que ésta contiene **isoflavonas** (sustancias similares al estrógeno). A pesar del hecho de que no tiene ni idea de qué es una isoflavona, el bebedor típico de leche de soja repetirá el mantra que ha escuchado en los noticieros nocturnos acerca de las isoflavonas. Lo que usted no escuchará en los noticieros es que los científicos han sabido durante años que las isoflavonas en los productos de soja pueden reducir la función de la tiroides, causando una enfermedad autoinmunitaria de la tiroides y hasta cáncer en la tiroides. Los científicos han sabido durante más de medio siglo que la soja impacta negativamente la glándula tiroidea.

Una investigación en Japón concluyó que el consumo diario de tan solo una onza de judías de soja durante el transcurso de noventa días causó el agrandamiento de la tiroides y suprimió la función tiroidea. Algunos sujetos hasta desarrollaron bocio. Los sujetos regresaron a la normalidad cuando dejaron de comer soja. (Y. Ishisuki et al, "The effects of the thyroid gland of soybeans administered experimentally in healthy subjects. Los efectos de la glándula tiroidea de las judías de soja administradas experimentalmente en sujetos sanos)", Nippon Nibunpi Gawk Zasshi, 1991). ¡De hecho, la isoflavona genisteína inhibe la función de la tiroides más eficazmente que los fármacos desarrollados para controlar el hipertiroidismo! Según un informe de la NIH/NCI, los japoneses (y los asiáticos en general) tienen tasas más altas de cáncer de esófago, estómago, páncreas, tiroides e hígado. Esto tiene sentido a la luz de los hechos indicados más arriba, ¿no?

Remontándose hasta los 1950's, los fitoestrógenos (sustancias similares al estrógeno derivadas de las plantas) han sido vinculados al aumento de casos de cáncer, infertilidad y leucemia. Según con el Dr. William Wong, "¡La soja es tóxica, y punto!" En su artículo titulado "La Soja: La Semilla Venenosa", el Dr. Wong describe varias razones del porqué la soja es tóxica. Dos de las isoflavonas (genisteína y daidzeina) que contiene la soja son básicamente insecticidas incorporados en las judías de soja. Él se pregunta, "si matan insectos, ¿son saludables para los humanos?" www.totalityofbeing.com/ArchivedSoyPoison.html

El Dr. Mike Fitzpatrick, un toxicólogo respetado que esta al frente de la campaña contra la soja en Nueva Zelanda, escribió un documento en 1998 mencionando muchos de los trabajos publicados sobre los peligros de las isoflavonas de la soja, cuyo trabajo presentó a la FDA. Este documento también fue publicado como artículo en la New Zealand Medical Journal (Revista de Medicina de Nueva Zelanda) titulado "Soy Formulas and the Effect on the Thyroid Las Fórmulas de Soja y su Efecto sobre la tiroides" (The New Zealand Medical Journal, Febrero 2000). En este documento, el Dr. Fitzpatrick declara: "La toxicidad de los isoflavonas en animales primero aumento la conciencia de la comunidad científica sobre el hecho de que las isoflavonas de la soja son perturbadores endocrinos... Ha habido efectos negativos profundos en animales de todas las especies estudiados a la fecha... Las isoflavonas de soja aumentan el riesgo del cáncer de mama... Las isoflavonas de soja perturban el ciclo menstrual durante la administración y hasta tres meses después de la misma. La concentración dietética de la genisteína puede estimular las células del seno a iniciar el ciclo celular. Se expresó la preocupación de que las mujeres alimentadas con proteína de soja aislada tienen una incidencia mayor de *hiperplasia epitelial"*.

Charlotte Gerson, de Gerson Cancer Clinic, ha publicado un estudio detallado probando que la genisteína es más cancerígena que el DES (Dietilbestrol), un fármaco con estrógeno sintético que era administrado a millones de mujeres embarazadas principalmente entre los años 1938 y 1971. (Gerson Clinic: Cancer Research, June 1, 2001-61(11):4325-8). El DES causó la muerte y sufrimiento a un sinnúmero de mujeres y a sus hijas durante este periodo. ¡En un artículo titulado "Dietary estrogens stimulate human breast cell to enter the cell cycle (Estrógenos alimenticios estimulan el seno humano a iniciar el ciclo celular)" publicado en la edición de 1997 del Environmental Health Perspectives (Perspectivas ambientales de la salud), el Dr. Craig Dees ha encontrado que las isoflavonas de la soja causa el crecimiento de las células cancerosas en el seno!

Como si fueran necesarias más evidencias condenatorias adicionales, la soja también contiene **ácido fítico**. La presencia del ácido fítico en la soja destruye totalmente la credibilidad de las afirmaciones de los productores de que la soja es una buena fuente de calcio y ayuda a prevenir la osteoporosis. He aquí el porqué: el ácido fítico bloquea la absorción de minerales esenciales (calcio, magnesio, cobre, hierro y zinc) en el tracto intestinal. Y como la soja contiene más ácido fítico que cualquier otro cereal, la soja actualmente despoja su cuerpo de nutrientes. Solo un largo periodo de fermentación reducirá el contenido en ácido fítico contenido en la soja. Los científicos están de acuerdo en que la dieta rica en ácido fítico contribuye a la ampliamente distribuida deficiencia de minerales en los países del tercer mundo.

La soja no es una proteína completa ya que carece de los aminoácidos esenciales metionina y cisteína. Y la proteína de la soja es difícil de digerir debido a que contiene cantidades substanciales de **inhibidores de la tripsina.** Recuerde, la tripsina es esencial en la digestión de la proteína y las células cancerosas están protegidas por una capa de proteína la cuál las hace "invisibles" al sistema inmune. La soja también contiene hemaglutinina, una sustancia promotora de coágulos que provoca la aglutinación de las células sanguíneas. Estas células sanguíneas aglutinadas son incapaces de absorber apropiadamente el oxígeno para distribuirlo a los tejidos del cuerpo, lo cuál puede dañar el corazón y llevar al cáncer. ¿Todos sabemos acerca de la relación entre el oxígeno y el cáncer, o no?

Según el Dr. Tim O'Shea, *"Otra toxina más que se encuentra en algunos productos procesados de la soja es el aluminio, que se dice que es diez veces mayor en las fórmulas infantiles de soja que en las fórmulas basadas en leche y cien veces mayor que en la leche no procesada. Los niveles son aún más altos cuando los productos de la soja son hidrogenados. El aluminio, una causa del mal de Alzheimer, puede dañar también los riñones recién formados de un bebé que bebe fórmula de soja. Peor aún, el aluminio puede dañar directamente el cerebro del bebé dado que la barrera sangre-cerebro todavía no se ha formado. La soja procesada puede contener un conocido carcinógeno llamado lisinoalanina. Es un subproducto de un paso del proceso llamado baño alcalino, que se realiza para intentar eliminar los inhibidores enzimáticos. Incluso aunque se limpien bien las judías, la lisoalanina puede permanecer por la interacción de las judía de soja con la solución alcalina".*

Y ya cuando piensas que no puede ir peor, un estudio reciente en hombres Japoneses (que viven en Hawaii) halló una relación entre consumir dos o más raciones de tofu y el desarrollo de demencia. (L.R. White y otros, "Brain aging and midlife tofu consumption", Journal of American Collage of Nutrición – "Envejecimiento del cerebro y consumo de tofu en edad adulta", Diario del Colegio Norteamericano de Nutrición). Pero, ¿no consumen los chinos y los japoneses mucho tofu? La respuesta es que no. Y la mayoría de los productos que consumen están fermentados (tempeh, tamari, natto y miso). Hace mucho tiempo que descubrieron que la fermentación hace que la proteína sea más fácilmente digerible y que se destruyen tanto el ácido fítico como las toxinas y los antinutrientes. Dicho esto, los productos fermentados de soja son aceptables pero solo en pequeñas cantidades.

En lo relativo a la soja, otros países están a años luz por delante de los Estados Unidos de América. En Julio de 1996, el British Department of Health (Departamento británico de salud) advirtió que los fitoestrógenos que se encuentran en las fórmulas para bebés hechas con soja pueden afectar la salud del bebé. El aviso era claro, indicando que la fórmula de soja puede ser dada a los bebés solo por recomendación de un profesional de la salud. Ellos aconsejaron que se dé a los bebés que no pueden ser amamantados o que tienen alergias a otras fórmulas otras alternativas a la fórmula de soja.

Y como se ha puesto en peligro su máquina de hacer dinero, hay que mantener el mercado de la soja de cualquier modo. Los agricultores de soja "contribuyen" con casi 80 millones de dólares cada año para ayudar a fundar lo que se considera una de las campañas más efectivas de lavado de cerebro de la historia. El ataque mediático resultante asegura que esas historias de las "noticias" sobre la miríada de beneficios de la soja abunden desde la radio a internet, pasando por la televisión. ¡Pero no caiga en ese laberinto de mentiras! Las judías de soja no son una proteína completa y no son un alimento natural, contienen varios carcinógenos dañinos y la mayoría de las judías de soja de los Estados Unidos son organismos genéticamente modificados.

Y por si necesita una razón más para mantenerse alejado de la soja, los fabricantes de alimentos "naturales" están utilizando ahora un producto químico tóxico llamado hexano para procesar la soja en sus productos.Sí, el hexano es la misma substancia del pegamento te hace "volar" y que hace que la gasolina explote. Los humos del hexano van directamente a su cerebro causan daños casi inmediatamente. El hexano es tan tóxico que la EPA lo ha señalado como un compuesto químico peligroso que causa cáncer, defectos de nacimiento e incluso la enfermedad de Parkinson.

En 2009, un laboratorio independiente halló que los residuos de hexano son hasta de 21 partes por millón en el aceite de soja y en la harina de soja (utilizada en la fórmula infantil de soja y en las barras de proteína). Pero todo el mundo guarda silencio sobre este pequeño y sucio secreto porque el sector de la soja es poderoso y la FDA no requiere que se analice el nivel de hexano en la comida o en las fórmulas para bebés. www.naturalnews.com/026303.html
La fórmula de soja es uno de los peores alimentos que le puede dar a su hijo. No solo tiene efectos hormonales adversos como hemos discutido más arriba, además tiene niveles peligrosos de hexano, y también tiene 1000% más aluminio que las fórmulas convencionales a base de leche (de vaca).

Pero, eso no es todo. Según GMO Compass, la meca online de información sobre la industria de los organismos genéticamente modificados ("OGM"), el 91% de las judías de soja cultivadas en los Estados Unidos son OGM. En un estudio reciente realizado en Rusia, unos investigadores han hallado que ¡la soja OGM causa esterilidad en la tercera generación de hámsteres! En 2005, la Dra. Irina Ermakova informa de que aproximadamente el 50% de todas las crías de rata cuyas madres habían sido alimentadas con soja OGM murieron a las tres semanas. Cuando quiso realizar investigaciones adicionales, sus documentos fueron quemados.

Conscientes del creciente conocimiento por parte del público de los peligros de los OGM y mostrando el tipo de "duplicidad creativa" que incluso el Príncipe de Maquiavelo aplaudiría, la corporación Monsanto tiene casi 50 millones de acres de soja OGM creciendo en los Estados Unidos. Y aquí está la trampa: la ley de los Estados Unidos permite mezclar estas cosechas con una pequeña cantidad de judías de soja orgánica y que la combinación resultante ¡se pueda aún etiquetar como "orgánica"! ¿Y usted piensa todavía que el gobierno les dejará que nos engañen? Este alimento mortal debería estar en el vertedero de residuos tóxicos, pero corporaciones multinacionales como Monsanto lo están depositando en usted, en su familia y en las fórmulas para bebés. Y para aquellos que preguntan si la soja orgánica es segura, yo digo: ¿comería usted ántrax orgánico?

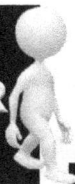

CAPÍTULO 21
CODEX ALIMENTARIUS

FRAUDE:
El propósito del Codex Alimentarius es "armonizar" la fabricación y distribución de suplementos nutricionales para proteger a los consumidores.

HECHO:
El Codex eliminará lo que queda de nuestra libertad de salud y nos pondrá aún más bajo el poder de la tiranía...

Codex Alimentarius (latín para "código de los alimentos") es un conjunto de directrices propuesto internacionalmente para los complementos alimentarios, manejo de los alimentos, producción y comercialización, que está siendo ahora ratificado gradualmente en países en todo el mundo, empezando en la Unión Europea (EU). El Codex es un proyecto conjunto de las Naciones Unidas (UN), la Organización Mundial de la Salud (WHO) y la Organización de la Naciones Unidas para la Agricultura y los Alimentos (FAO). La **versión oficial** es que un poco de "armonización" en la seguridad, comercialización, producción y distribución de los complementos alimentarios ayudaría al mundo en muchos aspectos. La **verdad** es que el Codex es un paso más hacia una tiranía total de la salud.

El Codex está formado por miles de normas y directrices. Una de ellas, la directriz para las Vitaminas y Minerales (VMG), está diseñada para permitir únicamente unas dosis ultra bajas de vitaminas y minerales, haciendo esencialmente ilegales a los suplementos. La vitamina C, por ejemplo, a cualquier dosis sobre los doscientos miligramos al día será ilegal. ¡Un gramo de vitamina C será una sustancia ilegal! La dosis de la coenzima Q10 que ha demostrado resolver el cáncer de seno en algunos pacientes (400 mg al día) será ilegal porque la coenzima Q10 será completamente ilegal a cualquier dosis según el modelo de la Directiva Europea de Suplementos. Solamente se permitirán veintiocho sustancias nutritivas, pero los límites superiores máximos se han determinado tan bajos que tienen muy poco o ningún impacto clínico para mantenernos sanos y ninguno en sí para restablecernos a un estado saludable si estamos enfermos. Y aquellos que están disponibles serán exorbitantemente caros.

Uno de los comités del Codex, el Comité del Codex sobre Nutrición y Alimentos para Regímenes Especiales (CCNFSDU), es presidido por el Dr. Rolf Grossklaus, un médico alemán que cree que la nutrición no tiene ningún papel en la salud. Sí, la "persona principal" para las políticas alimentarias del Codex ha declarado públicamente que *"la nutrición no es relevante para la salud"*. Tan disparatado como se pueda escuchar, el Dr. Grossklaus realmente declaró en 1994 que los nutrientes son **toxinas**.

El Codex también especifica que afecciones pueden ser tratadas usando hierbas. Únicamente afecciones leves autolimitadas pueden ser tratadas con medios herbales. Tratar cualquier otra condición con remedios herbales constituirá un crimen. El Codex establece límites máximos para los residuos de pesticidas, químicos tóxicos en el medio ambiente, hormonas en los alimentos y otros contaminantes ambientales que son mucho más altos que los niveles recomendados por los grupos de lobbying de la Industria química y los fabricantes de pesticidas. Los niveles actuales para tóxicos son ya responsables de la mayoría de los cánceres, enfermedades del corazón, autismo, afecciones crónicas degenerativas, y la insuficiencia orgánica que están matando a la gente a pasos acelerados en todo el mundo. El permitir mayores niveles tóxicos acelerará esta tendencia destructiva mundial.

La Convención de Estocolmo, firmada por 176 países incluyendo los EE. UU. (Mayo 2005) compromete a los signatarios a eliminar los doce "contaminantes orgánicos persistentes (POPs)" más peligrosos del mundo. ¡**El Codex permite que siete de los doce POPs etiquetados como letales sean usados en la producción de alimentos!** Esto es una locura. Los siete POPs restringidos que están prohibidos tanto por la Convención de Estocolmo y la ley de los Estados Unidos pero que son permitidos por el Codex son: Aldrin, Clordano, Dieldrín, Endrín, Heptacloro, Hexaclorobenzeno y Mirex.

El Codex legaliza la irradiación de los alimentos y hasta la hace obligatoria bajo ciertas circunstancias. Tras la fachada de *"protegernos de enfermedades causadas por alimentos"*, la irradiación de los alimentos no es en modo alguno un procedimiento seguro ya que existe considerable evidencia científica de que las proteínas son modificadas de forma insalubre cuando los alimentos son sometidos a la radiación ionizada antes de su consumo.

El Codex convierte en legal el uso de los OGMs (organísmos geneticamente modificados) sin etiquetar, en todos los alimentos y bajo cualquier circunstancia. Muchos de los OGMs han sido genéticamente modificados para que las semillas no germinen sin el uso de pesticidas específicos. De hecho, la evidencia científica que va en aumento, esclarece que los defectos congénitos, sensibilidad a las sustancias químicas, síndrome de fatiga crónica, asma, alergias severas y una gran cantidad de otras condiciones son causadas por la exposición a pesticidas (que son requeridos para esos cultivos).

Usando sus presupuestos multibillonarios de mercadotecnia, la Gran Farma ha iniciado una campaña masiva de propaganda mediática para pintar al Codex como una herramienta benévola para "protección al consumidor", así como empañar la imagen de las opciones de salud naturales y engañar a la gente para que les teman como "peligrosos", de modo que ingieran más fármacos. Contrario a la propaganda que usted habrá escuchado del Codex, no tiene nada que ver con la protección al consumidor. ¡Para nada! El Codex es para proteger la fuente de ingresos... los fármacos con receta.

Y he aquí el truco. El Codex está basado en el Códico Napoleónico, no en el Derecho Consuetudinario. Eso significa que bajo el Codex, cualquier cosa que no está explícitamente permitida, está prohibida. Bajo el Derecho Consuetudinario, se sostiene que todo lo que no esta explícitamente prohibido está permitido. **La diferencia está entre la libertad y la tiranía sanitaria.**

El Decreto de los Complementos Dietéticos para la Salud y Educación (DSHEA) es una ley de EE.UU. que clasifica nuestros complementos y hierbas como alimentos (los cuales no pueden tener un límite máximo establecido para su uso) y fue aprobado unánimamente por el concenso Congresional en 1994. La DSHEA es la única ley que actualmente nos protege del letal VMG del Codex. Pero la DSHEA se encuentra ahora bajo un ataque legislativo importante. Hay muchos miembros del Congreso que quieren anular esta ley. Se han vendido como prostitutas baratas. Yo le sugiero que escriba a sus congresistas y les haga saber que si ellos algún día votan contra su libertad de salud, usted los destituirá del puesto. Dígale a sus representantes que usted desea asegurarse que la DSHEA esta vigorosamente protegida aquí en los EE.UU. y que usted espera continuar teniedo acceso a cualquier tipo de complemento dietético que usted desee a cualquier potencia y nivel de dosis.

El Codex no es nada más que la agenda de "control" mundial de la Gran Farma (así como una agenda de genocidio). Es un asalto enorme a la humanidad y la libertad de la salud. Tristemente, mucha de la población "adormecida" lo ve

461

como una "cosa positiva" que al gobierno benévolo "le importe tanto protegernos". Usted conoce el dicho popular *"una nación de ovejas engendra un gobierno de lobos"*.

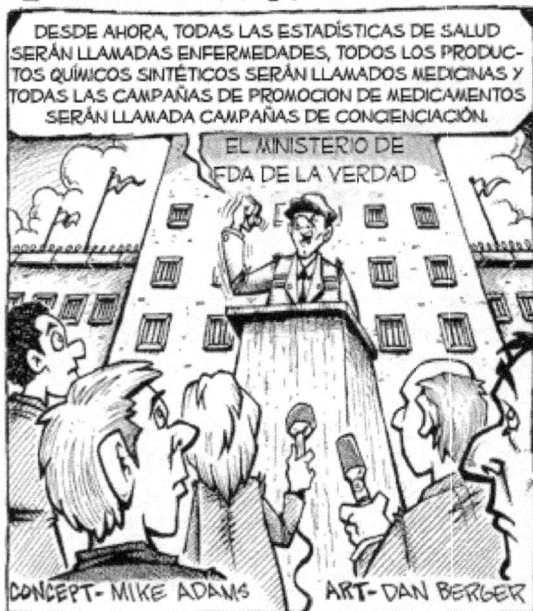

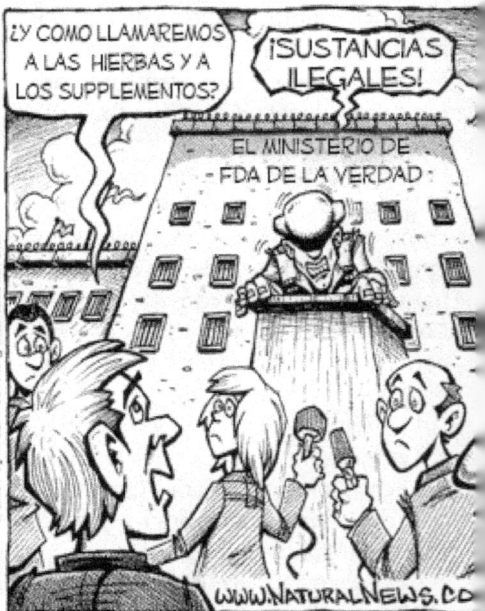

Gracias a Mike Adams y www.NaturalNews.com por el dibujo anterior.

Estamos siendo testigos del final de América como una nación-estado. Ahora mismo y con estos cambios, ninguna de nuestras leyes interiores o derechos constitucionales están seguros. Todas nuestras leyes e instituciones gubernamentales están sujetos a la "armonización" de los estándares internacionales. La globalización está a la vuelta de la esquina...

Nos estamos enfrentando a un futuro aterrador, sin mencionar el hecho de que los niños nacidos después de 1990 no tienen ni idea de lo que comen, de agua, agua, vacunas o cualquier otra cosa. Esto está hecho adrede. Nos están dejando "morir de hambre" lentamente por falta de nutrición. Esto también es deliberado... alimentos irradiados, leche y zumos pasteurizados, virus rociados en nuestra carne, productos químicos rociados en nuestras frutas y verduras y ahora, nos vemos forzados sin nuestro consentimiento a comer alimentos genéticamente manipulados.

Para aprender más, por favor visite www.healthfreedomusa.org, el sitio web del general de división Albert (Bert) N. Subblebine III (jubilado del servicio militar de EE.UU.) y Rima E. Laibow, M.D.. Si Codex se convierte en la *"ley de la Tierra"* en EE.UU., historias como la siguiente serán cotidianas.

La Familia Stowers
Manna Storehouse

La familia Stowers ha dirigido durante muchos años una cooperativa alimenticia muy grande y reconocida llamada El Almacén de Maná, justo en los afueras de Cleveland. ¡El Lunes, 1 de Diciembre del 2008, una unidad del SWAT (Armas especiales y tácticas) con rifles semi-automáticos entraron en su casa privada ubicada en La Grande, Ohio, arrearon a la familia en la sala y mantuvieron sus armas apuntando a los padres, los niños y a los bebés por aproximadamente 9 horas! La unidad del SWAT fué agresiva y beligerante. Resulta innecesario decir que los niños estaban completamente traumatizados.

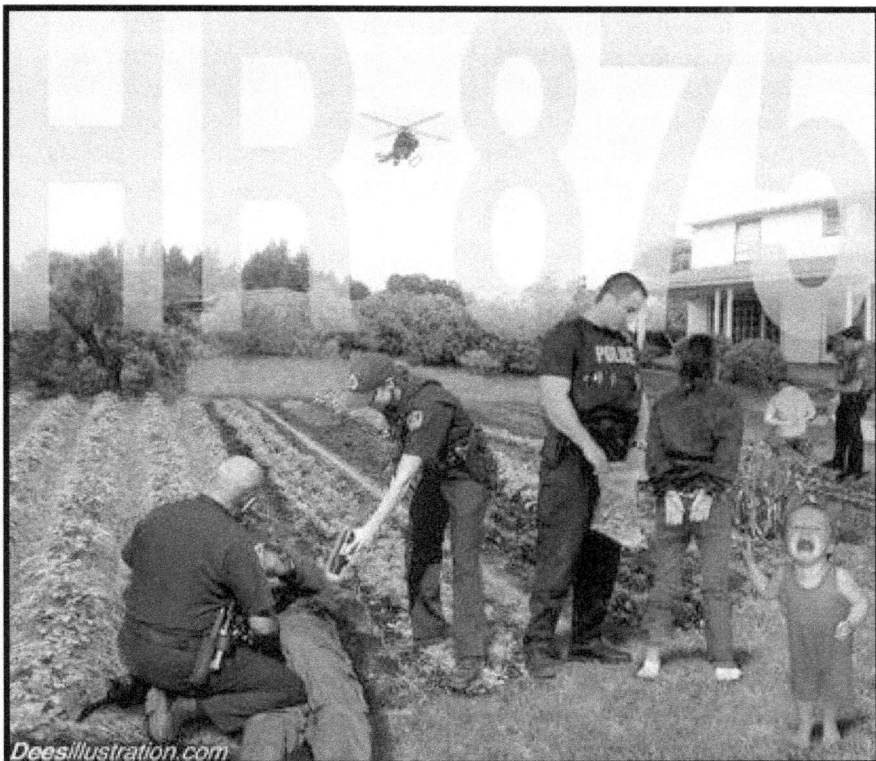

Gracias a David Dees y www.DeesIllustration.com por la ilustración de arriba.

Los agentes empezaron a revolver todas las pertenencias de la familia, un trabajo que duró horas y resultó en una completa catástrofe en cada área de la casa. Se llevaron muchas cosas que no estaban enlistadas en la orden de registro. En una violación directa de la Constitución de los EE.UU., a la familia no se le permitió una llamada telefónica, no se les informó de qué crimen presuntamente habían cometido y no les leyeron sus derechos. Adicionalmente, más de $10,000 dolares en alimentos fueron "confiscados" (robados) incluyendo sus alimentos almacenados para el año venidero. Se llevaron todas sus ordenadores y sus teléfonos celulares, así como sus agendas telefónicas y sus archivos de contactos.

¿Cuál era su crimen? Probablemente Manna Storehous al final podría ser condenada por gestionar un establecimiento al por menor sin licencia. Entonces ¿por qué el interrogatorio al estilo de la "Gestapo" por un cargo menor? ¿Hay alguna interpretación de rabiosa actualidad (de las leyes sobre drogas actuales) que considere los alimentos como una sustancia controlada merecedora de un asalto de los SWAT?

Estos asaltos neonazis hacen plantearse la perturbadora posibilidad de que cultivar tu propia comida, comprar huevos del granjero que está al final de la calle o sacrificar tus propios pollos para tu familia y tus amigos puede convertirse en un crimen. ¿Mantienen los americanos el derecho a comprar alimentos que no hayan sido contaminados con pesticidas, herbicidas, alergenos, aditivos, tintes, conservante, glutamato monosodico, organismos geneticamente modificados, radiación, etc?. Francamente, estoy esperando que pronto la gente tenga que pedir "permiso" para tener un jardín en los Estados Unidos. Puedo predecir que la policía asaltará los domicilios y arrancará los jardines de los patios traseros mientras apunta a la cabeza de familias enteras... por el crimen de no tener el permiso necesario.

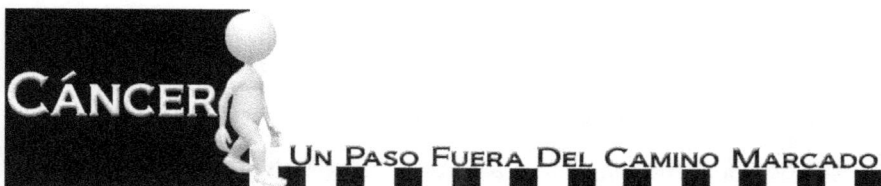

CONCLUSIÓN

Confío que este libro le haya dejado a usted bastante claro que hay alternativas naturales a los "Tres Grandes", aunque estas alternativas pueden no tener el "sello de aprobación" de la Industria del Cáncer o de la Mafia Médica. Espero que ahora usted entienda que **no** tiene que cortar, envenenar o quemar su cuerpo. Ni tampoco está usted limitado a los tratamientos alternativos de cáncer que yo he planteado en este libro. Aunque los tratamientos incluídos en este libro han sido tenidos en cuenta por tener los mejores antecedentes y haber demostrado gran mérito con los pacientes de cáncer, hay literalmente cientos de tratamientos alternativos adicionales que funcionan mejor que los "Tres Grandes".

¡Tenga cuidado con los lobos disfrazados de ovejas! Los hospitales y otros proveedores que ofrecen lo que llaman programas "basados en nutrición" u "holístico" o "integral" a menudo estan únicamente haciendo falsas promesas a la solicitud de los pacientes de tratamientos alternativos de cáncer, solo para hacerlos entrar por la puerta. Sin embargo, una vez que usted está dentro, intentarán, con frecuencia, convencerlo de que las "Tres GrandesTres Grandes" son su única esperanza. No caiga en esta mentira. Usted sabe más. El cómo tratar su cáncer es **su** decisión. Si su médico le dice que su cáncer es terminal, lo que el médico realmente quiere decir es que es terminal si usted opta por las "Tres Grandes".

Es triste que sea el dinero en vez del altruísmo lo que gobierne a la Gran Farma y a la Gran Medicina, pero esa es la realidad. Y siempre lo será, ya que si los tratamientos alternativos de cáncer se volvieran populares, millones de agentes de venta e investigadores farmacéuticos estarían inmediatamente en busca de trabajo, las ganancias de los accionistas se desplomarían y los Directores Ejecutivos perderían sus paracaídas de oro. Enfrentémoslo amigos, la Gran Farma dirige el espectáculo. Ellos desean que usted permanezca ignorante y "en la obscuridad". Aquellos que se lucran con el cáncer son como los dueños de esclavos de hace 200 años. Si usted tuviera una plantación en la época de la esclavitud, usted se aseguraría que sus esclavos permanecieran obedientes, sumisos y analfabetos. Si un esclavo se atrevía a desobedecer al "patrón" entonces este era golpeado hasta casi morir. Los libros no eran permitidos, así los esclavos no podían aprender a leer. Estos pasos se tomaron para asegurar que ellos nunca tuvieran la audacia de aventurarse fuera de la plantación y el patrón tuviera un "esclavo de por vida". En la Industria del Cáncer, los pacientes son como esclavos y los dueños de los esclavos se quieren asegurar de que estos permanezcan esclavizados mediante la supresión de la información relativa a los tratamientos alternativos y mediante la persecución de aquellos que se atrevan a cuestionar su autoridad y usar un tratamiento alternativo. "Manténgamoslos atontados" parece ser su lema. Así que yo digo: "No haga donaciones".

La próxima vez que a usted le pidan donar para una organización de beneficiencia para la lucha contra el cáncer, por favor recuerde que su dinero será usado para sostener una industria que muchos científicos eminentes consideran un evidente fracaso y otros un completo fraude. Si usted quiere hacer una diferencia, por favor considere donar dinero a la Independent Cancer Research Foundation - Fundación Independiente para la Investigación del Cáncer (ICRF). El objetivo de esta organización de beneficiencia sin fines lucrativos es el de desarrollar tratamientos alternativos de cáncer altamente potentes que actúen rápidamente y sean muy efectivos en pacientes con cáncer avanzado. Visite su sitio web en: www.new-cancer-treatments.org.

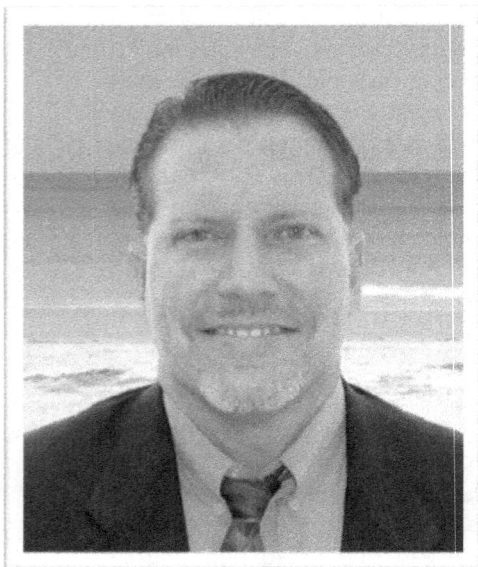

ty@cancertruth.net

Gracias por leer este libro. Espero sinceramente que le haya dado a usted munición y esperanza. Si Dios quiere, llegará un día en que el público en general tendrá acceso libre a todas las terapias alternativas contra el cáncer. Pero hasta ese día, quizá este libro será una fuente de información para usted y sus seres queridos que necesitan desesperadamente asistencia para navegar por la jungla del cáncer y "salir del camino marcado".

¡Que Dios le bendiga con una vida larga y saludable!

APÉNDICES

CLÍNICAS ANTICÁNCER

CÁNCER ESPIRITUAL

EJERCICIOS BÁSICOS

Y

DAVID VS. GOLIAT: "JASON VALE Y LA MAFIA DEL CÁNCER"

APÉNDICE 1
CLÍNICAS CONTRA EL CÁNCER
RECOMENDADAS

Si bien muchos tratamientos alternativos contra el cancer pueden ser efectivamente administrados en casa, algunos pacientes de cancer (y sus familias) pueden sentirse más cómodos si el tratamiento es administrado por un professional médico en un entorno clínico. Las clínicas del cancer mencionadas en esta sección utilizan todas ellas fantásticos protocolos de tratamiento contra el cancer y todas están gestionadas por personas con un largo historial de pacientes de cancer tratados con éxito. Están en orden alfabético.

ARIZONA INTEGRATIVE MEDICAL CENTER

Situación: Scottsdale, Arizona
Teléfono: (480)214-3922
Sitio web: www.drstallone.com

El Arizona Integrative Medical Center está dirigido por el Dr. Paul Stallone. Actualmente ejerce en Scottsdale, donde sus pacientes le piden su ayuda en relación con una variedad de dolencias que van desde el resfriado común hasta el cáncer en fase IV.

Se enfoca primordialmente en escuchar y en comprender la causa subyacente a la enfermedad de un individuo. Su creencia es que muchas veces, la causa subyacente es una combinación de factores nutricionales, estructurales, emocionales, químicos y de modo de vida. Utiliza un amplio conjunto de modalidades tales como la nutrición (y la suplementación), homeopatía, desintoxicación, acupuntura, terapia de oxígeno/ozono y terapia nutricional-vitamínica intravenosa para tratar eficazmente enfermedades tales como el cáncer.

CAMELOT CANCER CARE

Situación: Tulsa, Oklahoma
Teléfono: (918)493-1011
Sitio web: www.camelotcancercare.com

¡En el menú de Camelot Cancer Care no hay "tratamientos tóxicos"! Utilizan alternativas naturales, suaves pero poderosas, para tratar de mitigar los daños causados por las "Tres Grandes". Según su sitio web, "la medicina convencional trata los síntomas de la enfermedad, y a veces los erradica. Nosotros en la medicina complementaria o alternativa intentamos tratar también la causa subyacente. La medicina ortodoxa mata mosquitos con matamoscasy a veces, se pone repelente de citronela. La medicina alternativa proporciona quinina e intenta "secar el pantano"."

Entre las clínicas especializadas operativas en Estados Unidos, Camelot es una de las pocas clínicas que aceptan pacientes de cáncer. Sólo utilizan DMSO puro, de calidad farmacéutica. Camelot también ofrece una gama completa de tratamientos de apoyo complementario. También tienen un historial probado de éxito en el tratamiento de cáncer cerebral, cáncer de colon y muchos sarcomas. Le sugiero que lea las FAQ en su sitio web.

CENTER FOR ADVANCED MEDICINE & CLINICAL RESEARCH (CFAMCR)

Situación: Huntersville, North Carolina
Teléfono: (704) 895-9355
Sitio web: www.drbuttar.com

La misión del Center for Advanced Medicine & Clinical Research, ha sido siempre: "no sólo alargar la vida de nuestros pacientes, sino también mejorar la calidad de vida de dicha extensión de la vida". Han logrado su misión tratando eficazmente las toxinas que son la causa de todas las enfermedades crónicas y que han sido los principios directores y el fundamento del trabajo clínico de Rashid Buttar. El Dr. Buttar es uno de los mejores médicos en los EE.UU. y nadie lo supera en su conocimiento de la desintoxicación, la nutrición y la quelación de metales pesados.

Según su sitio web, "ofrecemos 39 terapias intravenosas diferentes orientadas hacia los principios de la desintoxicación y la modulación inmunitaria entre los que se incluyen, la quelación de metales pesados, la terapia de oxígeno hiperbárico, inyección nutricional intravenosa, y muchos otros tratamientos que desintoxican y mejoran el sistema inmunológico. Ninguna de las terapias intravenosas realizadas en nuestra clínica ha causado jamás daño alguno a nadie en nuestra consulta y hemos administrado más de 200.000 terapias intravenosas durante los últimos 11 años". Conozco personalmente al Dr. Buttar y recomiendo encarecidamente su clínica.

CLINIC OF BIOMEDICINE

Situación: Toronto, Ontario, Canada
Teléfono: (416) 255-3325
Sitio web: www.biomedici.ca/index.html

Durante más de una década, the Clinic of Biomedicine ha estado utilizando una combinación de diferentes protocolos no tóxicos contra el cáncer para el tratamiento de malignidades.

Se prescribe con frecuencia el programa "Basic Metabolic Cancer" que consiste en una terapia inicial de 60 días que incluye los siguientes procedimientos: Desintoxicación, quelación, terapia enzimatica, laetrilo intravenoso, vacunas contra el cáncer, modificadores de la respuesta biológica, Iscador, calostro, control del estrés, orientación nutricional, y otros protocolos individualizados.

Su plan de tratamiento es casi idéntico a los tratamientos utilizados en el Oasis of Hope en Tijuana, México.

CONTEMPORARY MEDICINE

Situación: Burr Ridge, Illinois
Teléfono: (630) 321-9010
Sitio web: www.contemporarymedicine.net

En Contemporary Medicine, están especializados en el tratamiento de pacientes de cáncer en fase cuatro (avanzado). Su paciente tipo ha probado los "Tres Grandes" y "los Tres grandes" han fallado. Ellos creen que los tratamientos convencionales para el cáncer son a menudo peor que la enfermedad misma. El Dr. Steven G. Ayre ha estudiado e investigado la TPI desde hace más de 30 años, y de hecho acuñó el nombre de "terapia de potenciación de la insulina" en 1986.

En Contemporary Medicine, describen la TPI como "quimioterapia más suave y amable". Su objetivo es proporcionar la oportunidad para que las personas incorporen la nutrición y la medicina cuerpo-mente en su proceso de curación del cáncer. También utilizan la terapia de vitamina C intravenosa.

GERMAN CANCER CLINICS

Sólo un pequeño número de clínicas alemanas utiliza medicina alternativa, con técnicas tales como la hipertemia, la oxigenoterapia y la terapia con muérdago, pero dichas clínicas son excelentes. El libro German Cancer Breakthrough (Descubrimiento alemán contra el cáncer), de Andrew Scholberg, es un excelente lugar para aprender sobre las siete clínicas alternativas del cáncer más importantes de Alemania. La gran ventaja de las clínicas del cáncer alemanas es que son dirigidas por médicos que tienen clínicas pequeñas (desde el punto de vista norteamericano) y tienen mucha interacción con los pacientes. En otras palabras, las clínicas del cáncer alemanas se parecen más a un "bed and breakfast" que a un hospital. Si usted piensa que le podría interesar viajar a Alemania para su tratamiento, visite www.germancancerbreakthrough.com

DR. NICHOLAS GONZÁLEZ

Situación: New York City
Teléfono: (212) 213-3337
Sitio web: www.dr-gonzalez.com

El Dr. Nicholas González ha estado investigando los enfoques nutricionales contra el cáncer y otras enfermedades degenerativas desde 1981 y ha ejercido en Nueva York desde 1987. La Dra. Linda Isaacs ha estado trabajando con el Dr.

González en su investigación desde 1985. Los doctores Gonzalez e Isaacs comparten este concepto para tratar el cáncer con Rober Beard (un embriólogo escocés) y William Donald Kelley (un ortodoncista de Texas) quienes desarrollaron un enfoque metabólico muy exitoso en el tratamiento del cáncer.

Utilizan un protocolo nutricional intensivo e individualizado para tratar muchos tipos de cáncer, aunque su especialidad es el cáncer de páncreas. El Programa González requiere un número elevado de suplementos diarios (130 a 160 cápsulas). Las enzimas pancreáticas (esenciales para el tratamiento), vitaminas, minerales, aminoácidos y antioxidantes normalmente se toman durante 15 días, después son eliminadas del sistema durante cinco días y después se comienza de nuevo. Lo que el Dr. Gonzalez llama "la tabla rasa", que incluye enemas de café, limpiezas del hígado y una purga de todo el cuerpo con cáscara de psylium, es esencial para el éxito del programa.

HEALTH *QUARTERS* MINISTRIES

Situación: Colorado Springs, Colorado
Teléfono: (719) 593-8694
Sitio web: www.healthquarters.org

HealthQuarters está dirigida por el Dr. David Frahm, quien escribió el libro A Cancer Battle Plan (Un plan para la batalla contra el cáncer). Ofrecen un retiro de desintoxicación de diez días, ya que aunque creen que la nutrición adecuada cura el cuerpo a nivel celular, para que los cambios nutricionales pueden ser eficaces, hay que hacer antes una desintoxicación del sistema.

HealthQuarters es una organización cristiana y hay un aspecto espiritual muy fuerte para su programa. Su latido del corazón es ayudar al pueblo de Dios a que esté sano, tanto física como espiritualmente, a fin de que puedan servir más eficazmente a Jesucristo en Su mundo.

Esta es una clínica impresionante, y el doctor Frahm es un cristiano maravilloso. Recomiendo encarecidamente HealthQuarters.

HOLISTIC MEDICAL CLINIC OF THE CAROLINAS

Situación   Wilkesboro, North Carolina
Teléfono: (336) 667-6464.
Sitio Web: www.holisticmedclinic.com

Holistic Medical Clinic of the Carolinas (HMCC) comenzó a ofrecer atención integral en junio de 1978 bajo la dirección del Dr. R. Ernest Cohn quien había practicado la medicina durante más de 30 años.

El equipo de profesionales médicos, quiroprácticos, y naturópatas del Dr. Cohn ofrece una amplia gama de servicios que van desde quimioterapia alternativa, oncología holística, quelación de metales pesados y cardiovascular, acupuntura, irrigación del cólon, análisis de células vivas, y tratamientos contra hongos y levaduras.

En la HMCC, se centran en retirarle a sus pacientes la medicación innecesaria y su énfasis principal es en "que la gente se mejore". Conozco personalmente al Dr. Cohn y recomiendo encarecidamente esta clínica.

NEVADA CENTER OF ALTERNATIVE & ANTI-AGING MEDICINE

Situación: Carson City, Nevada
Telefono: (775)884-3990.
Sitio web: www.antiagingmedicine.com

Nevada Center es una clínica única, de servicio médico completo con los últimos adelantos técnicos que ofrece programas individualizados de tratamiento del cáncer. El Dr. Frank Shallenberger ha estado practicando la medicina durante 27 años. Es uno de pocos (16) médicos en Nevada que están autorizados a ejercer tanto la medicina convencional como la medicina alternativa y la homeopática. Esto le permite integrar lo mejor de estos métodos para obtener resultados óptimos.

Dr. Shallenberger utiliza la manipulación dietética, hierbas, vitaminas y minerales, homeopatía, desintoxicación, terapia de quelación, terapia de ozono, peróxido de hidrógeno, IPT de última generación, y el reemplazo hormonal natural con el fin de optimizar la capacidad natural del cuerpo para curarse a sí mismo. Es reconocido internacionalmente como un experto en el uso de la ozonoterapia.

NEW HOPE MEDICAL CENTER

Situación: Scottsdale, Arizona
Teléfono: (480) 473-9808
Sitio web: www.newhopemedicalcenter.com

New Hope utiliza métodos alternativos para el tratamiento de enfermedades inmunodeficientes, tales como el cáncer. Los doctores Fredda Branyon, Mario Galaburri, y Ronald Peters, coinciden en que un médico no sólo debe tratar los **síntomas** de la enfermedad, sino al individuo en su conjunto. Esta es una filosofía maravillosa de curación.

En New Hope, se centran en el fortalecimiento del sistema inmunológico, ya que es nuestra primera línea de defensa. Ofrecen terapia nutricional, terapia enzimática, vitamina C intravenosa, terapia de ozono, terapias de oxígeno, y colonterapia, sólo para nombrar algunas. New Hope es un centro ambulatorio. Si los llama, su amable servicio de recepción le ayudará a planificar su viaje y a reservar su hotel.

RENO INTEGRATIVE MEDICAL CENTER

Situación: Reno, Nevada
Teléfono: (775) 829-1009
Sitio web: www.renointegrative.com

Reno Integrative Medical Center es un centro de tratamiento de medicina alternativa e investigación del cáncer. El Dr. Douglas Brodie solía dirigir esta clínica, pero murió en 2005. Actualmente, el Dr. Bob Eslinger, y el Dr. David Holt son los directores médicos.

En RIMC, creen que la investigación del cáncer, con algunas excepciones notables recientes, ha continuado básicamente en la misma dirección durante el último medio siglo o más, en busca de ese elusiva "varita mágica" a través del desarrollo de cada vez más productos químicos sintéticos y tóxicos. Ellos, sin embargo, se centran en la restauración de la capacidad natural innata de su cuerpo para defenderse a sí mismo. Esto se hace asistiendo al cuerpo en su autocuración utilizando la medicina alternativa y otras terapias, sin atacar su cuerpo con toxinas nocivas.

Sus protocolos de tratamiento contra el cáncer incluyen la homeopatía, la terapia de oxidación, la terapia de quelación de metales pesados, la "nueva medicina" alemana, y las infusiones de vitaminas y minerales. Su filosofía es abarcar muchas modalidades de tratamiento diferentes, ofreciendo lo mejor de los enfoques tradicional y alternativo de atención sanitaria.

RHYTHM OF LIFE COMPREHENSIVE CANCER CARE

Situación: Mesa, Arizona
Teléfono: (480) 668-1448, (877) 668-1448.
Sitio Web: www.rhythmoflife.com

El Dr. Charles Schwengel tiene licencia como médico y cirujano osteopático y también como médico homeopático. Esta licencia adicional está disponible en Arizona para los médicos que desean añadir a sus consultas la dimensión extra de los tratamientos médicos holísticos.

El ser médico homeópata le permite incorporar una mayor variedad de terapias médicas avanzadas que se utilizan comúnmente en todo el mundo, pero están menos disponibles en los EE.UU.. Sus protocolos de tratamiento contra el cáncer incluyen la terapia de IPT, quelación de metales pesados, la desintoxicación, el análisis de células vivas, y muchos más. Personalmente opino que son un poco demasiado "new age" para mi gusto, pero ofrecen tratamientos excelentes contra el cáncer.

RIORDAN CLINIC

Situación: Wichita, Kansas
Teléfono: (316) 682-3100.
Sitio Web: http://riordanclinic.org

El Dr. Hugh Riordan dirigió la Bright Spot Clinic en Wichita, Kansas hasta su muerte en 2005. Ahora se llama Riordan Clinic y está dirigida por el Dr. Ron Hunninghake y un grupo de médicos, todos los cuales están involucrados en la investigación ortomolecular y otras investigaciónes del cáncer. La medicina ortomolecular consiste en la práctica de la prevención y el tratamiento de la enfermedad proporcionando al cuerpo cantidades óptimas de sustancias que le son naturalmente propias. La idea clave en la medicina ortomolecular es que las características físicas de un individuo no solo son afectadas por los factores genéticos sino también por su entorno bioquímico.

El objetivo de Riordan Clinic es encontrar y corregir las causas subyacentes de la enfermedad mediante la evaluación bioquímica de los pacientes, lo que incluye la medición de los niveles de nutrientes. Son especialistas en determinados enfoques alternativos, incluyendo las vitaminas por vía intravenosa y la nutrición, la medicina nutricional, la acupuntura, la quelación de metales pesados, la quiropráxis, la detección de reacciones adversas a los alimentos y los parásitos ocultos, y los masajes terapéuticos.

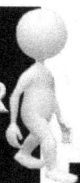
APÉNDICE 2
CÁNCER ESPIRITUAL

"Porque Dios amó tanto al mundo que ofreció a su único Hijo, para que quien crea en él no perezca sino que tenga vida eterna."
Juan 3:16

*E*ste libro se ha centrado en el cáncer físico y las formas de curarlo. Confío en que la información contenida en este documento le ayudará en su búsqueda para recuperar la salud, mantenerse sano, evitar el cáncer, e incluso curar su cáncer. Pero incluso si usted es capaz de curarse de cáncer y vivir una vida larga y plena, es un hecho que un día morirá. Sé que para mucha gente este es un tema incómodo pero es la realidad. **Todos vamos a morir.** Todos somos **"terminales". No hay excepciones.** La probabilidad de muerte es de 100%.

Verá, el cáncer físico no es nuestro mayor enemigo. El hecho es que todos hemos nacido con **"cáncer espiritual."** Al igual que el cáncer físico, si se deja sin tratar, el cáncer espiritual llevará de seguro a la muerte. No a la muerte física sino a la muerte espiritual ... la muerte eterna. Y usted se preguntará: Pero, "*¿Qué es el cáncer espiritual?*". El cáncer espiritual es el pecado. La Biblia nos dice que la humanidad se separó de Dios cuando Adán y Eva pecaron al desobedecerle y comer del fruto del Árbol del Conocimiento del Bien y del Mal (el árbol del que Dios les había prohibido comer). La humanidad se separó de Dios porque todas las personas son descendientes de Adán. Como consecuencia, la naturaleza pecaminosa que Adán adquirió por su desobediencia fue transmitida a todas las personas, incluidos usted y yo.

Debido a esta "naturaleza pecaminosa" heredada, todos pecamos. Esto viene naturalmente. Forma parte de la materia de que los humanos estamos hechos. Nunca tuve que enseñar a mis hijos a pecar o a ser egoístas, esto vino naturalmente. En la carta del apostol San Pablo a los Romanos se dice que Dios nos condena por nuestro pecado. El efecto del pecado en el ser humano es que alcanza cada parte de nuestra personalidad, nuestro pensamiento, nuestras emociones y nuestra voluntad. Esto no quiere decir que seamos todo lo malos que podríamos ser sino que el pecado se ha extendido a todo nuestro ser. La Biblia nos dice que nacemos "muertos en nuestros pecados." Yo sé que el pecado no es un concepto popular hoy en día. Se considera anticuado y pasado de moda decir que alguien es un pecador. Pero la Biblia lo dice claramente: **TODOS** somos pecadores.

El pecado es un cáncer que nos infecta a todos. Y, o bien usted acaba con el cáncer, o el cáncer acabará con usted. La buena noticia es que hay una cura para ese cáncer espiritual que es el pecado! Hay un antídoto contra el pecado y es tremendamente efectivo. Probablemente usted lo ha visto en alguno de los partidos de futbol americano de la NFL que dan en televisión. Me refiero al ese tipo raro que está detrás de la portería que porta una pancarta con el texto "Juan 3:16". ¿Ha leído usted Juan 3:16? Dice: ***"Porque Dios amó tanto al mundo que entregó a su único hijo para que que quien crea en él no perezca sino que tenga vida eterna"***.

Jesús proporciona la cura para el cáncer mediante su muerte redentora en la cruz por nuestros pecados. ¿Sabe?, Jesús fue único porque nació de una virgen por la acción del Espíritu Santo. No nació de la semilla de Adán, como todos los otros seres humanos luego no heredó una naturaleza pecaminosa. En otras palabras, él no tenía la tendencia al pecado que tenemos nosotros. La Biblia enseña que el pago por el pecado es la muerte, y también enseña que sin el derramamiento de sangre, el pecado no puede ser perdonado.

Jesucristo murió una muerte atroz en la cruz. Él era perfecto, el Cordero de Dios sin mancha, que pagó el precio por el pecado para poner fin a la separación entre Dios y la humanidad. **Proporcionó la cura para el cáncer espiritual.** La **ÚNICA** cura. A diferencia del cáncer físico, para el que hay muchas curas, el cáncer espiritual sólo tiene una cura. Jesús mismo en Juan 14:6 dice: "Yo soy el camino, la verdad y la vida. Nadie viene al Padre sino por mí. " **La verdad es por naturaleza exclusiva.** Considere la verdad de que 1 más 1 es igual a 2 y no a cualquier otro número. La misma exclusividad se aplica a Jesús. **No** todas las religiones conducen a Dios. Si alguien le dice a usted que todos los caminos conducen al cielo, está tristemente equivocado. Confiar en Jesucristo, el Dios-Hombre, como Él se proclama en la Biblia es la **ÚNICA** manera de heredar la vida eterna, y curar nuestra enfermedad espiritual. No sólo lo digo yo … **Jesús dijo a el mismo!**

Las religiones modernas enseñan que la muerte de Jesús en la cruz no fue suficiente para pagar por todos nuestros pecados. Dicen que usted debe realizar buenas obras, algunos rituales como el bautismo de agua, pertenecer a una Iglesia en particular, observar ciertas fiestas o hacer peregrinajes a "ciertas ciudades santas" para salvarse. Jesús, antes de morir dijo: "Todo se ha cumplido". El texto griego utiliza la palabra "tetelestai", que significa "pagado en su totalidad." Jesús hizo todas las obras necesarias para asegurar la salvación de los pecadores **sin su ayuda.** Él no pagó algunos pecados para luego requerir el saldo restante a los pecadores con ciertos ritos o buenas obras. Efesios 2:8-9 dice, *"Porque por la gracia sois salvos por medio de la fe. Es el don de Dios, no el resultado de vuestras obras, así que que nadie se jacte"*.

Cuando usted confiesa sus pecados a Dios y confía en Jesús como su Salvador y Señor, Él perdona con entusiasmo, al instante, y por completo. Romanos 10:9-10 dice: *"Porque si con tu boca confiesas que Jesús es el Señor y crees con tu corazón que le resucitó Dios de entre los muertos, serás salvo; porque con el corazón se cree la justicia. Y con la boca se confiesa la fe para la salvación"*. En estos momentos Jesús está extendiendo sus manos invitándote. **Todos están invitados a venir a Él. Todos están invitados a arrepentirse y creer.** Jesús es la **ÚNICA** cura para su enfermedad espiritual. Usted no tiene que ir a un castigo eterno en el infierno por sus pecados. No importa dónde haya estado o lo que haya hecho, vaya a Él y Él le dará la bienvenida con los brazos abiertos.

Pero no se engañe, el tiempo es esencial. No diga: *"Mañana iré a a él"*. Mañana puede no llegar nunca. Isaías 55:6-7 dice: *"Buscad al Señor mientras puede ser hallado, llamadle en tanto que está cercano. Abandone el impío su camino y el hombre inicuo sus senderos y vuélvase al Señor y Él tendrá compasión de él; a nuestro Dios, pues él perdonará abundantemente"*. No posponga venir a Cristo por lo que usted cree que será un mejor momento, sino confiese sus pecados, arrepiéntase de sus pecados y crea en Cristo **AHORA**.

EL TÍTULO DE LA SIGUIENTE SECCIÓN ES *"ÉL MURIÓ POR SUS PACIENTES."* FUE ESCRITO POR WILLIAM PLUMER EN 1867.

"Toda la cabeza está enferma y todo el corazón está desfallecido. Desde la planta del pie hasta la cabeza no hay en él parte ilesa: heridas, constusiones, llaga viva, no curada ni vendada, ni suavizada con ungüento". (Isaías 1:5-6) A menudo en las Escrituras, se habla del pecado como de una enfermedad, una herida. Cristo, como el gran Médico, tiene el único bálsamo soberano.

El pecado es una enfermedad **terrible**! ¡Sí, es la **peor** enfermedad! Fue la primera, por lo que es la enfermedad más antigua. Infectó al hombre muy poco después de su creación. Durante seis mil años el pecado ha causado sus estragos y ha ganado en arraigo. Ninguna otra enfermedad es tan vieja. El pecado es también una enfermedad **universal**! Otras enfermedades han matado a miles de personas, pero el pecado ha matado a millones de personas. El mundo entero es un cementerio, lleno de muerte y corrupción. Ninguna persona ha vivido sin pecado. Tan pronto como empezamos a vivir, empezamos a transgredir.

El pecado hace al hombre espiritualmente ciego y sordo y mudo, y cojo, y letárgico. El pecado es una recopilación terrible de enfermedades. Es podredumbre hasta los huesos. Es una fiebre enloquecedora, un consumo de perdición, una parálisis de todos los poderes. ¡La naturaleza humana está totalmente corrompida! El pecado es una enfermedad **perpetua**. Ruge día y noche, sobre el mar y sobre la tierra, en los lupanares y en la casa de Dios. El pecado es una enfermedad **hereditaria**. Somos concebidos en el pecado y criados en la iniquidad. El pecado es también **contagioso**. Los pecadores atraen, seducen, corrompen...

El pecado es la **peor** enfermedad, pues es el padre de todas las demás enfermedades. Si no fuera por el pecado, no habríamos visto jamás a un hombre sufrir, enfermar o morir. El sufrimiento y la agonía tienen un padre que es el pecado. Otras enfermedades son calamidades ¡pero el pecado es una **impiedad**! El pecado no es una desgracia ¡es un crimen! Es una cosa perversa el ser un pecador. La transgresión trae la culpa. Dios está airado contra el impío todos los días. Cuanto más pecador es alguien, más se disgusta Dios con él.

El pecado es la más **abominable** de todas las enfermedades. El orgullo la peor clase de enfermedad. No hay un corazón tan vil como un corazón endurecido. Ninguna vileza se puede comparar con el corazón malvado del impío. Ninguna visión es más atroz que la visión de sentimientos viles. ¡El pecado es horrible y abominable para Dios! Asimismo, el pecado es la enfermedad más **dolorosa**. Se multiplican los padecimientos, que se apresuran después de la trangresión. Los llantos más amargos que he escuchado, fueron causados por el pecado.

Otras enfermedades sólo matan el cuerpo pero el **pecado mata el alma y el cuerpo en el infierno para siempre!** El pecado rugirá más violentamente después de la tumba que antes de ella. Será seguido de lamentaciones y reproches eternos, llantos y sollozos eternos, angustia e ira eternas.

El pecado **no puede ser curado** por ningún medio que el hombre pueda diseñar. Ninguna reforma puede curar el corazón: *"Ayuno dos veces por la semana, doy diezmos de todo lo que gano"*, dijo el fariseo mientras que la impiedad espiritual reinaba dentro de él. Podemos llorar y lamentarnos de nuestro pecado, pero esto no lo destronará al pecado ni lo expiará. Nuestras lágrimas no son nada; nuestras obras no son nada; nuestos hechos justos no no son más que harapos, son en vano.

El único remedio para el pecado se encuentra solamente en Jesús! Él es el **Médico de las almas**. Nadie más que Él puede curar un alma enferma de pecado. ¡Y no cobra nada por sus curaciones! **Él murió por sus pacientes.** Su sangre limpia todo pecado. Con su llagas todos sanamos. La muerte de Cristo nos redime. Por sus sufrimientos somos redimidos del pecado. En todos los casos en que ha sido aplicado, **el Evangelio es el remedio soberano y eficaz.** Sirvió para el ladrón moribundo, para el sangriento Pablo de Tarso, para el cruel carcelero, y para millones y millones de personas que alguna vez se consideraron a sí mismos viles y merecedores de la muerte eterna.

Y ahora, pobre, enferma de pecado y moribunda alma, ¡corre a tu Médico, preséntale tu caso y busca el remedio sanador! Si te mantienes alejado, morirás. *"El precio del pecado, es la muerte".*

"¡La sangre de Jesus, nos limpia de todo pecado!" 1 Juan 1:7

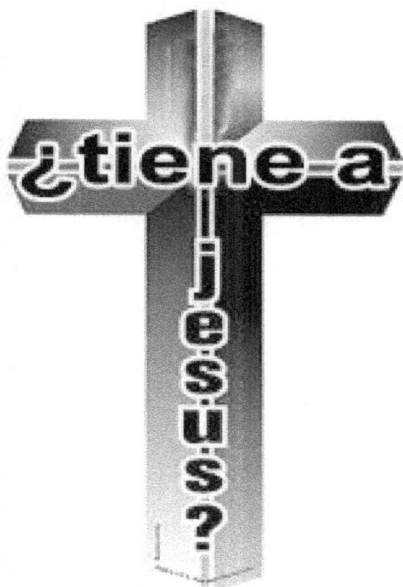

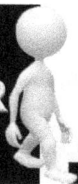

APÉNDICE 3
INFORMACIÓN BÁSICA
SOBRE EL EJERCICIO

> "Se ha comprobado que el ejercicio reduce el riesgo de muchos tipos de cáncer."　　　　　　　　　　　　　- Dr. Joseph Mercola

A finales de los años 1980 y principios de los 1990, competí y gané numerosos concursos de culturismo. En la competición mi peso normal era de 220 libras y tenía un porcentaje de grasa corporal del 3%. Parecía la imagen de la salud. Sin embargo, como dice el refrán "las apariencias engañan". La realidad es que, por el uso de esteroides, mi hígado y mis riñones estaban en las últimas.

Recuerdo que fui al médico cuando tenía unos 25 años de edad, y me dijo que si no dejaba "el jugo" (es decir, los esteroides), no llegaría a los 30 años. Bueno, eso fue sin duda una llamada de atención para mí. Le agradezco a Dios que Él me salvara y me hice cristiano un par de años más tarde. Ahora hago pesas como parte de un programa de ejercicios destinados a mejora la salud en general.

En primer lugar, quiero hacer hincapié en que "tener un aspecto saludable" no es, en realidad, necesariamente equivalente a "estar sano." Nuestra sociedad pone demasiado énfasis en lo **externo** (qué aspecto tenemos) y no pone suficiente énfasis en lo **interno** (cómo nos sentimos) o lo **espiritual** (dónde vamos cuando morimos).

Usted puede ver en la foto a continuación que parecía que estaba muy sano. Hoy en día, muchas personas hacen lo que sea necesario para tener un "cuerpo rompedor" pero la verdad es que muchos de ellos están terriblemente enfermos y no se sienten nada bien.

485

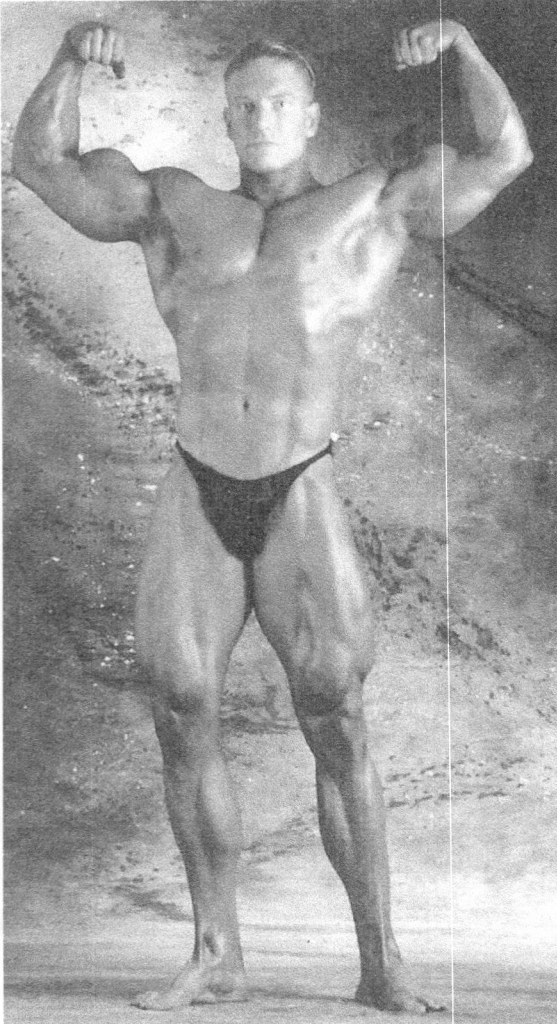

Por ejemplo, uno de mis buenos amigos fisioculturista murió a los 34 años de un derrame cerebral causado por años de uso de esteroides. **Parecía** tan sano como una manzana. Pero como he dicho, las apariencias engañan. Eso sí, no me malinterpreten. La apariencia es importante. Por eso me ducho cada día, me aseguro de que mi ropa esté bien conjuntada y de que no tengo trozos verdes pegados a los dientes. Pero me preocupa que nos hemos obsesionado tanto con nuestro aspecto que ya no nos importa cómo nos sentimos.

En segundo lugar, dado que estoy muy familiarizado con los conceptos de entrenamiento con pesas y ejercicios cardiovasculares (aeróbicos), tengo algunas ideas valiosas sobre cómo incorporar estas actividades a un régimen sano de ejercicio. Se ha comprobado que el ejercicio regular mejora la calidad de vida y aumenta el consumo máximo de oxígeno durante el esfuerzo, el sueño y la vigilia. Para un paciente de cáncer, un régimen de ejercicio saludable es una parte vital de su "estilo de vida de recuperación y mantenimiento de la salud" No sólo es bueno para usted. **Es esencial.**

EJERCICIOS AERÓBICOS

¿Qué es el ejercicio aeróbico? Recuerde, que el término significa "con oxígeno". Durante una sesión de ejercicios aeróbicos, el sistema cardiovascular, que incluye el corazón, los pulmones y los vasos sanguíneos, responde a la actividad física incrementando el oxígeno disponible en los músculos que están trabajando. Esto suena como una buena cosa para un paciente de cáncer, ¿no? El objetivo del ejercicio aeróbico es aumentar la capacidad del corazón para bombear sangre y por lo tanto, incrementando el aporte de oxígeno a los tejidos. El American College of Sports Medicine, recomienda que se haga ejercicio aeróbico durante un mínimo de 20 minutos, tres veces a la semana a un 60% de la frecuencia cardíaca máxima.

Muchas actividades le pueden proporcionar un ejercicio aeróbico. Algunos ejemplos son: montar en bicicleta, correr, saltar a la comba, nadar, jugar al baloncesto, patinar y bailar. Además de esta actividades, puede hacer ejercicio aeróbico con máquinas de ejercicio tales como bicicletas estáticas, cintas de correr, máquinas de peldaños y máquinas de remo. Puede encontrar todas estas máquinas en su gimnasio local. Muchas de estas máquinas pueden también ser usadas en casa.

Un periodo de "calentamiento" y otro de "enfriamiento", que deben incorporar ejercicios de estiramiento, son parte esencial del ejercicio aeróbico. El calentamiento ayuda a preparar su cuerpo para el ejercicio subiendo poco a poco su ritmo cardíaco y la temperatura muscular. Este periodo disminuye también la probabilidad de lesión. El enfriamiento, permite que el corazón regrese lentamente a su normalidad y que la sangre circule libremente de vuelta al corazón.

Pautas generales para el ejercicio aeróbico

➤ **Hágalo sencillo:** Si usted no tiene claro qué ha de hacer, empiece con lo básico. Usted necesita por lo menos 20 minutos por entrenamiento para que su corazón empiece a latir con fuerza, así que empiece por ahí. Tome su calendario, y encuentre 20 minutos de tiempo en tres días distintos de la semana y haga algo, ya sea caminar, correr, ir al gimnasio, trabajar en el jardín, nadar, jugar baloncesto, etc.

➤ **Combínelo.** Lo bueno del ejercicio aeróbico es que se puede elegir cualquier actividad que eleve su ritmo cardíaco. Usted no tiene que hacer el mismo ejercicio todo el tiempo. Si usted se aburre con un ejercicio, cámbielo por otro.

➤ **Beba agua** en abundancia antes, durante, y después de su entrenamiento.

La clave para los ejercicios aeróbicos es la parte "aeróbica", es decir, la parte que tiene que ver con **el oxígeno.** El oxígeno alimenta las células, crea energia, combate la fatiga, degrada los productos de desecho y las toxinas, proporciona la energía necesaria para metabolizar los hidratos de carbono, regula el equilibrio del pH del cuerpo, fortalece el sistema inmunitario y combate a los organismos invasores hostiles.

La importancia de la terapia de oxígeno a través del ejercicio aeróbico regular

no se puede enfatizar lo suficiente. Es una cuestión de salud o enfermedad y en ocasiones (como en los estudios médicos del cáncer) de vida o muerte. Recuerde, que **el cáncer no puede sobrevivir en presencia de oxígeno.** Así que, en vez de adueñarse del sofá y ver la televisión, levántese y dé algunos saltos, o trote alrededor de su edificio. Recuerde que un programa de ejercicio aeróbico regular, además de ayudar a prevenir el cáncer, puede ayudar también a evitar enfermedades como las cardiopatías, la hipertensión, los accidentes cerebrovasculares y la diabetes.

REBOTAR

¿Qué es rebotar? Una opción excelente de ejercicio es rebotar (saltar) en un minitrampolín. Usted puede rebotar varias veces al día mientras escucha la radio o ve la televisión.

La investigación ha llevado a muchos científicos a concluir que saltar en un mini trampolín es posiblemente el ejercicio más eficaz ideado por el hombre, sobre todo por el efecto que rebotar tiene sobre el sistema linfático. **El cuerpo humano necesita moverse.** El sistema linfático baña cada célula y lleva los nutrientes a la célula, a la vez que elimina toxinas de las mismas tales como células muertas y cancerosas, metales pesados, virus y otros varios deshechos. Pero a diferencia de la sangre (que es bombeada por el corazón), la linfa depende totalmente del ejercicio físico para moverse.

Los linfocitos (las células más importantes del sistema linfático) constituyen aproximadamente el 25% de todos los glóbulos blancos del organismo. Al igual que los demás glóbulos blancos, se producen en la médula ósea roja. Los linfocitos viajan constantemente por todo el cuerpo, moviéndose a través de los tejidos o por los vasos sanguíneos o linfáticos. Hay dos clases principales de linfocitos: linfocitos T y linfocitos B. La letra "T" se refiere al timo, donde esos linfocitos maduran. La letra "B" se refiere a la médula ósea (**b**one marrow en inglés) donde maduran los linfocitos B.

Los linfocitos T llevan a cabo dos funciones defensivas principales: Matan a los invasores y organizan o controlar las acciones de otros linfocitos que participan en el proceso o respuesta inmunológicos. **Además, los linfocitos T reconocen y destruyen cualquier célula anormal del cuerpo, por ejemplo, las que se han vuelto cancerosas.**

Al igual que los linfocitos T, los linfocitos B también están programados para reconocer antígenos específicos en células extrañas. Cuando son estimulados durante una respuesta inmunitaria (tal como la que ocurre cuando células extrañas entran en el cuerpo), los linfocitos B sufren un cambio en su estructura. Entonces producen anticuerpos, que son compuestos proteínicos. Estos compuestos se unen a determinados antígenos de células extrañas, marcándolos para ser destruidos.

Verá usted: los linfocitos B y T, son actores clave en la respuesta inmunitaria. Pero sin la contracción muscular, el ejercicio adecuado, y el movimiento, estos linfocitos no son capaces de hacer su trabajo, porque la linfa no fluye. Así, las células del cuerpo se ahogan en sus propios desechos y están hambrientas de nutrientes, una situación que contribuye al cáncer y a otras enfermedades degenerativas, así como al envejecimiento prematuro. **Se ha demostrado que rebotar eleva el flujo linfático ¡hasta 30 veces!**

Además, todas las células del cuerpo se vuelven más fuertes en respuesta al incremento de las "fuerzas G" durante el rebote, y este ejercicio celular da como resultado unos linfocitos autopropulsados hasta cinco veces más activos. Rebotar en un mini-trampolín fortalece directamente el sistema inmunitario, incrementa el flujo linfático y oxigena la sangre. Al contrario que correr en una superficie dura, que genera presión en ciertas articulaciones como los tobillos y las rodillas, lo que acaba dañandolos, rebotar afecta a todas las articuliciónes y a todas las células por igual. Además no hay que preocuparse de los coches ni de los perros ni del mal tiempo.

CIRCUITO DE PESO

Para estimular las células musculares, recomiendo hacer un entrenamiento de "circuito de peso".

El entrenamiento de circuito de peso es una combinación de entrenamiento aeróbico y de resistencia diseñada para que sea fácil de seguir, proporcionarle un buen ejercicio, y con el objetivo de perder grasa, crear músculo y mejorar el estado del corazón y los pulmones. Normalmente, en un gimnasio, habrá varias máquinas de peso estratégicamente colocadas en un orden determinado constituyendo lo que se conoce como circuito de peso. Usted solo tiene que ir de una máquina a la siguiente hasta completar el circuito. El entrenamiento de circuito de peso le ayudará a tonificar los músculos, fortalecer los tendones y ligamentos, y si se hace a un ritmo rápido, también puede tener un efecto aeróbico.

Recomendaciones generales para un entrenamiento de circuito de peso

No fuerce. No intente presumir. Levante pesos livianos realizando por lo menos 20 repeticiones por ejercicio. Y si siente dolor de cualquier tipo, DETÉNGASE. El dolor le avisa de que está haciendo un sobreesfuerzo en lo que sea que esté haciendo. Disminuya entonces el peso hasta que pueda alcanzar 20 repeticiones.

➢ **Haga el ejercicio lentamente.** Ciertos ejercicios específivos deben ser realizados muy lentamente, con énfasis en la porción "negativa" del movimiento.

➢ **Transicione rápidamente de un ejercicio a otro.** Todo el ejercicio no debería durar más de 45 minutos. Descanse sólo el tiempo necesario para caminar de una máquina a la otra. Esto le permitirá tener al mismo tiempo tanto un ejercicio de musculación como un ejercicio aeróbico.

➢ **Respire correctamente.** No aguante la respiración cuando levante peso. Asegúrese de que respira suficiente oxígeno, inhalando y exhalando regularmente.

No voy a entrar en detalles en este libro sobre entrenamiento con pesas. Cualquier buen entrenador personal podrá ayudarle con un programa de levantamiento de peso personalizado.

ATENCIÓN: El Dr Roy Shephard y sus colegas de la la Universidad de Toronto informan de que desde el punto de vista de la función inmunitaria, el régimen de ejercicio óptimo es uno de **baja intensidad.** Sus hallazgos han sido publicados en una edición reciente del Journal of Sports Medicine and Physical Fitness. Estudios previos han mostrado que si bien el ejercicio mejora el sistema inmunitario, un **exceso** de ejercicio puede, en realidad, deprimir la función inmunitaria. Durante el ejercicio intenso, se incrementa en gran medida la producción de radicales libres, que está asociada con el daño oxidativo a los músculos, el hígado, la sangre y otros tejidos.

Una de las principales autoridades mundiales en la investigación de los radicales libres y de los antioxidantes, el doctor Ken Cooper, afirmó en su libro titulado, Antioxidant Revolution (Revolución Antioxidante) que *"cuando hace un ejercicio intenso, el flujo sanguíneo de su organismo se desvía de los órganos que no participan activamente en el proceso del ejercicio, tales como el hígado, los riñones, el estómago y los intestinos. La sangre se desvía hacia los músculos activos, incluidos el corazón y los músculos de las piernas. Durante este cambio en el flujo sanguíneo, una parte o la totalidad de las zonas u órganos del cuerpo que no están involucradas en el ejercicio, experimentarán una carencia aguda de oxígeno (conocida como hipoxia)".*

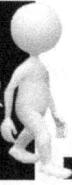

CÁNCER

UN PASO FUERA DEL CAMINO MARCADO

APÉNDICE 4
DAVID CONTRA GOLIATH:

> "La FDA y la FTC son los rompepiernas de los cárteles farmacéuticos."
> —Dr. Gary Glum

"JASON VALE Y LA MAFIA DEL CANCER"

$\mathcal{M}$i primera experiencia con los tratamientos alternativos para el cáncer ocurrió en 1997. Mi padre acababa de morir y yo estaba decidido a aprender todo lo que pudiera sobre tratamientos alternativos. No recuerdo exactamente cómo, pero encontré algo de información sobre la vitamina B$_{17}$ y encargué un vídeo de Jason Vale, un luchador de pulso que se curó de cáncer terminal comiendo semillas de manzana y de albaricoque.

Después de que mi esposa y yo vimos el video, nos quedamos atónitos. El video contenía el programa de televisión "Extra" que mostró la recuperación milagrosa de Jason de un cáncer, así como abundantes datos sobre la vitamina B$_{17}$ y sus efectos sobre las células cancerosas. Ese fue el origen de mi cruzada para aprender y difundir la información sobre tratamientos alternativos contra el cáncer. No fue hasta doce años después que tuve la oportunidad de entrevistar a Jason. Todo este capítulo es una sinopsis de una entrevista telefónica que tuve con Jason Vale el 24 de Enero de 2009.

Jason Vale, un neoyorquino muy elocuente, fue diagnosticado con cáncer terminal cuando tenía sólo dieciocho años. *"Tenía un tipo de cáncer muy poco frecuente llamado tumor de Askin. Hasta entonces sólo se habían producido veinte casos de este tipo de cáncer y nadie se había recuperado. La tasa de mortalidad era del 100%".*

491

Vea a continuación la carta al Dr. Rabinowitz.

BOOTH MEMORIAL RADIATION THERAPY ASSOC.
Booth Memorial Medical Center
Flushing, New York 11355
(718) 670-1500

JOHN T FAZEKAS, M.D.
DIRECTOR

NIKITAS KESSARIS, M. D.
RADIATION PHYSICS

DAVID VEGA, M.D
RADIATION ONCOLOGIST

October 6, 1986

Dr. Sidney Rabinowitz
43-70 Kissena Blvd.
Flushing, N.Y. 11355

Re: <u>Jason Vale</u>

Dear Dr. Rabinowitz:

I had the pleasure of seeing this 18-year-old high school graduate soon to enter Stony Brook University, suffering from a "neuro-epithelioma of chest wall". His history began in the early summer of 1986 when he developed pain in the left chest with unexpected loss of weight, approximately 20 lbs. over a period of 10 weeks. He denies cough and hemoptysis which led to a chest X-ray, showing a density at the left lung base. This was felt to represent pneumonia and he received a course of antibiotics with subsequent chest X-ray showing no improvement of the basillar density. This led to a CT of the thorax on 8/8 showing a combination of fluid and atelectasis. A clinical diagnosis of empyema was made and it was recommended that this be surgically drained with a left thoracotomy done on 8/11/86. Review of this operative report indicates the presence of a large tumor mass, approximately 15 cm in width and 25 cm in length adherent to the chest wall and involving the anterior, mid, lateral, and part of the posterior wall. The mass was removed totally and the tissue was seen by several pathologists including Dr. Hadju of Memorial Sloan Kettering as well as Dr. Dickerson of Massachusettes General Hospital. The final diagnosis is a neuroepithelioma, certainly a very rare tumor, which in this case shows numerous mitoses, necrosis, and other signs of malignancy. I will perform a library research of the so-called Askin tumor with special emphasis on the possible role of radiotherapy. This patient was also seen in consultation by Dr. Sordillo of Memorial Sloan Kettering and I will speak with him personally as well as to obtain the return of Booth CAT scan and other pertinent X-rays. The patient has recovered well and I believe there are plans for chemotherapy following irradiation.

Past medical history is totally negative, except the patient states he has been having pain in his upper left back for about 2 years. Since he also plays hockey and is involved in frequent violent contact, this symptom has been attributed to trauma. He has regained

Continued......

492

Page 2
Re: Jason Vale

his weight and has no symptoms of bone pain, cough, or malaise, consistent with complete work-up including CT of abdomen, ultrasound of his testicles, bone scan, and laboratory evaluations, all of which are negative (with the exception of LDH elevated to 1094). Both alpha-fetoprotein and HCG determinations are also negative.

Physical exam reveals a pleasant and very healthy-appearing lad who looks his stated age of 18 and is in no apparent distress, totally recovered from his recent thoracotomy. His incision is beautifully healed and lung exam is normal, no nodes are palpable in the neck, and heart sounds are normal. A somewhat tender 1.5 cm left axillary node is appreciated today but this is probably of no clinical significance. On abdominal exam, the liver and spleen are nonpalpable and no masses are felt. No boney tenderness could be elicited except for some slight discomfort on palpating along his thoracotomy incision (as expected, the bone scan showed increased uptake along the site of thoracotomy).

IMPRESSION: Neuroepithelioma of chest wall (Askin tumor) with outside confirmation by Drs. Hadju and Dickerson.

RECOMMENDATION: I will continue to perform a search of the medical literature in order to define the potential role of radiotherapy in preventing local recurrence of this large neuroectodermal tumor and will adjust the dose and fields according to the total plan including whether he will be receiving Adriamycin or not. If long-term survival is a strong likelihood, then clearly the treatment regimen must be delivered in such a way as to avoid disabling complications related to the heart and underlying pulmonary tissue. Details as to exact plan, fields, and dosage will be forthcoming in a separate note. I have discovered several articles, including a section of the textbook by Dr. Hadju published in 1979 by the publisher Lee and Farber. The premier article appeared in Cancer, Vol. 43, #5, p. 2438, 1979 with 20 cases presented, most of whom received both radiotherapy and chemotherapy but with a uniform poor outcome and with essentially 100% mortality.

With kind regards,

John T. Fazekas, M.D.
Director of Radiation Therapy

JTF/sn

cc: Dr. Peter Sordillo   Dr. Fouad Lajam
    55 E. 34 St.   87-10 37 Avenue
    New York, N.Y. 10016   Jackson Heights, N.Y. 11372

Jason dijo que su madre ni siquiera le mostró la carta del médico hasta dos meses despues, ya que tenía miedo de su reacción. Pero Jason me dijo que cuando finalmente vió la carta, no sintió miedo. No se preocupó. Dios le había dado la paz que sobrepasa todo entendimiento. *"Eso sólo fue la victoria"*, dice Jason.

Jason tenía un enorme tumor del tamaño de un pomelo entre la espalda y las costillas, que estaba causando la acumulación de líquido en sus pulmones. Los cirujanos extirparon el tumor. Aunque le recomendaron quimioterapia y radioterapia, Jason decidió no someterse a estos tratamientos.

Jason dijo que de inmediato comenzó a jugar a hockey y a balonmano de nuevo. Sin embargo, al cabo de un año, empezó a sentir los mismos dolores que sintió cuando le diagnosticaron por primera vez. El cáncer había regresado. Jason apenas podía caminar, ya que el tumor había invadido la médula espinal. Después de que una tomografía axial computarizada revelara que el tumor era "más grande y mejor que nunca", fue operado de inmediato.

Jason entonces optó por que le practicaran tanto la quimioterapia como la radioterapia, a pesar de que los médicos eran reacios a hacerlo porque el nivel de toxicidad causado por la quimioterapia se multiplicaría por la radioterapia. Si no fuera por que él era un especímen físico, se habría muerto por los tratamientos. Sin embargo, con sus antecedentes de luchador y su corta edad (sólo 19 años), Jason sobrevivió.

Sabía que había que hacer algo. Según Jason, *"... fue entonces cuando sin darme cuenta, cambié todos los alimentos que comía. La quimioterapia me puso tan enfermo que casi vomitaba ante el olor de mis antiguos favoritos como la comida china, Kentucky Fried Chicken, y pizza."* Jason comenzó a 'limpiar' su dieta.

Cuando Jason tenía 25 años, le descubrieron un tumor maligno en el riñón. Jason dijo que sintió que *"todo estaba a punto de empezar de nuevo"*. Cuando fue a la especialista de riñón, le dijo que tenían que extraerle el riñón. Cuantas más preguntas hacía Jason, más enojado se sentía. Jason salió de la consulta justo antes de su cita para la operación y nunca volvió.

Por la providencia de Dios, un amigo de la iglesia, Bill DePap, le dio a Jason el video *"Un mundo sin Cáncer"*. Cuando el pastor le dijo que había que *"agarrarlo con cuidado"* ya que el tipo era un poco *"excéntrico"*, Jason se sintió aún más intrigado. Este video documenta el hecho de que la vitamina B17 mata las células cancerosas. Jason dijo que cuando el video terminó, estaba estupefacto y supo que ésta era la respuesta. Esa misma noche, fue a la tienda a comprar melocotones para sacarles las semillas. Empezó a comprar cajas y cajas de manzanas sólo para obtener las semillas. Las semillas, llenas de vitamina B17, iban a curar su cáncer. En un momento, Jason estaba comiendo cada día las semillas de 20 a 30 manzanas. Según Jason, *"Sacaba las semillas y tiraba las manzanas. Mi mamá las recogía de la basura y hacía tarta de manzana".* **¡Qué gran madre!** Él también cree en el poder de la oración. *"Mi iglesia comenzó una cadena de oración de un mes, en la que cada media hora otra persona comenzaba a rezar por la victoria en esta situación. Cada media hora, durante las 24 horas del día otra persona de mi congregación estaba orando".*

Si mira en el capítulo 6, podrá refrescarse la memoria en lo que al mecanismo por el que la vitamina B_{17} mata el cáncer, que es verdaderamente notable. Según Jason, *"Como comí semillas llenas de cianuro, el cáncer se disipó de mi cuerpo".* La eficacia de la vitamina B17 en la curación del cáncer es asombrosa! Según el doctor Dean Burk, ex jefe de la sección de química celular del National Cancer Institute : *"Cuando se añade la vitamina B17 a una cultivo del cáncer bajo el microscopio (siempre que la encima glucosidasa esté presente) podemos ver que las células cancerosas mueren como moscas".*

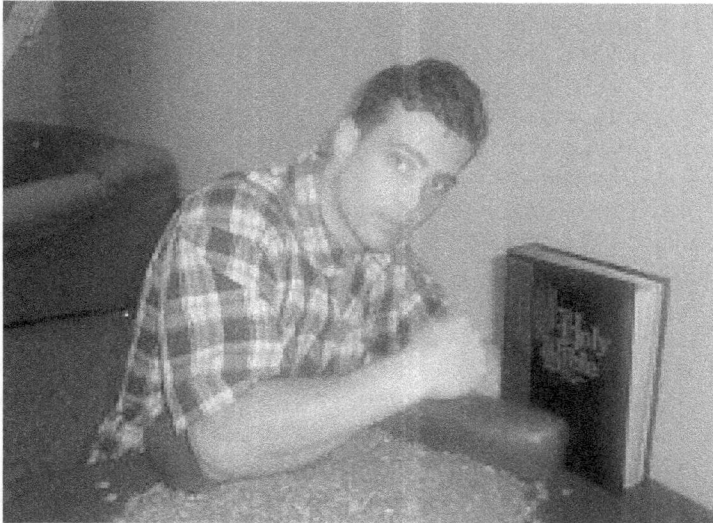

Jason llegó a la prominencia nacional cuando apareció en el programa de televisión "Extra", como el luchador de pulso que se autocuró con semillas de albaricoque, lo que provocó una respuesta tan grande que el episodio fue emitido por segunda vez. Inmediatamente, Jason creó un sitio web (www.apricotsfromGod.info) y comenzó a suministrar al público semillas de albaricoque y un video de información a través de su empresa, Christian Brothers. En los año siguientes, miles de supervivientes de cáncer enviaron por correo electrónico a Jason sus historias de éxito con la B_{17}.

Ahora, todos sabemos que la FDA no es más que una cueva de ladrones, mafiosos legalizados, una pandilla de matones, que no se preocupan por la salud de las personas, sino que solo se preocupan de proteger la máquina de hacer dinero de las grandes farmacéuticas. Jason se estába convirtiendo rápidamente en una amenaza para la industria del cáncer. Dado que las grandes farmacéuticas no pueden patentar o reclamar derechos exclusivos sobre la vitamina B17 (que se deriva de una fuente natural), han lanzado ataques propagandísticos de una vileza sin precedentes contra la B17 a pesar de las abrumadoras pruebas de su eficacia en el control de todas las formas de cáncer.

Los problemas de Jason comenzaron cuando el 28 de octubre 1998, la FDA le envió una "carta de advertencia" de tres páginas relativa a la *"promoción y distribución del medicamento no autorizado Laetrile en forma de semillas de albaricoque, tabletas de vitamina B$_{17}$, y ampollas de amigdalina. La carta decía que el "etiquetado hace afirmaciones terapéuticas sobre estos productos que tal como se define en la Sección 201 (g) de la Ley Federal de Alimentos y Medicamentos, los convierte en medicamentos"*.

Jason finalmente firmó una orden que no iba a promover las semillas del albaricoque como una cura del cáncer. Nunca se firmó ningún documento indicando que se abstendría por completo de vender de semillas de albaricoque. En conjunto, Jason tenía más de 28.000 clientes en todo el mundo. En medio de toda esta agitación, Jason se convirtió en campeón mundial de pulso en 1999.

Al final, sin ni siquiera una sola queja de un cliente en diez años, la FDA vino y se apoderó de las semillas de albaricoque y los ordenadores y llevó a Jason al tribunal penal por promover esta respuesta natural al cáncer. La mafia del cáncer estaba haciendo su mejor esfuerzo para hacer de Jason un ejemplo. La fianza no fue fijada en $5.000... ni en $25.000 ni siquiera en $100.000. La fianza se fijó en **$800.000**! En el verano de 2002, la familia de Jason tuvo que poner sus propiedades como garantía para pagar la fianza que se le impuso a la espera de juicio.

El juez fue John Gleeson, quien fue el fiscal en el juicio de John Gotti. Siendo un competidor de principio a fin, un hombre (en sus propias palabras) respetuoso con las reglas y por principio honesto e íntegro, dijo que pensaba que el juez sería justo. *"Confiaba en el juez ya que pensé que era inteligente ... pensé que iría contra corriente ... pero estaba equivocado. Se vendió ... hizo trampa ... no fue justo"*. En el juicio, Gleeson declaró arrogantemente que la orden estipulaba que Jason no podía vender las semillas del albaricoque, a pesar de que no es eso lo que la orden judicial decía. Cuando Jason trató de explicar a Gleeson lo que establecía la orden, Gleeson, dijo: "Elévalo al tribunal de apelaciones".

El 14 de julio de 2003, Jason perdió su derecho constitucional a poder seguir contando su historia de cómo venció el cáncer con las semillas de albaricoque y de manzana. Fue condenado a 63 meses en el Estado de Nueva York Penn. Esto es realmente sorprendente si se piensa en ello. Tenemos pedófilos, violadores, asesinos y traficantes de drogas caminando por las calles, pero si usted vende una curación natural para el cáncer, usted va a la cárcel. ¿Es esto Estados Unidos?

Mientras estaba en prisión, Jason dijo que pasó casi un año, en *"el hoyo"* (es decir, el aislamiento) por *"tonterías"* ... como no hacer la cama correctamente o tener demasiados folletos de sellos. Él dijo que pasó cuatro meses en el agujero por enzarzarse en una pelea con tres reclusos que querían ver videos de "rap" en la televisión mientras que Jason quería ver American Idol. Hay que decir que los tres reclusos terminaron en la enfermería. Supongo que no se dieron cuenta de que Jason es un experto en artes marciales.

Y su madre (Dios la bendiga) le pasaba semillas de albaricoque cuando venía a visitarlo. Ella se las ponía en bolsas de frutos secos, ya que parecen almendras. Dijo que se sentaba allí hablando con su mamá y comiendo las semillas de albaricoque de *"contrabando"*, ayudando así a mantener su cáncer a raya, delante mismo de los guardias. Después de casi cinco años de prisión, Jason fue puesto en libertad el 15 de abril de 2008. Según Jason, *"Fue el mejor día de mi vida"*. Jason está solicitando a la FDA que le permita vender semillas de albaricoque sin indicar nada sobre sus propiedades. Es una situación triste aquella en la que se tiene que pedir autorización de la FDA para que éste pueda vender semillas de albaricoque sin ningún tipo de "reivindicaciones". Es un triste estado de cosas cuando se debe obtener permiso de un funcionario de la FDA para vender semillas de albaricoque, ¿no?

Por supuesto, la vitamina B17 sólo es *"peligrosa"* para los funcionarios parásitos de la FDA, cuyos sueldos son financiados por los contribuyentes estadounidenses y para las grandes farmacéuticas que contratan y colocan a los funcionarios de la FDA y hacen miles de millones de dólares cada año, matando a más de **cien mil estadounidenses** con sus venenos artificiales.

Vamos a ser honestos aquí. La FDA no es más que un montón de matones de la mafia médica y está traicionando a *"nosotros el pueblo"*. Cuando hablamos de fraude sanitario, la FDA es el mayor culpable.

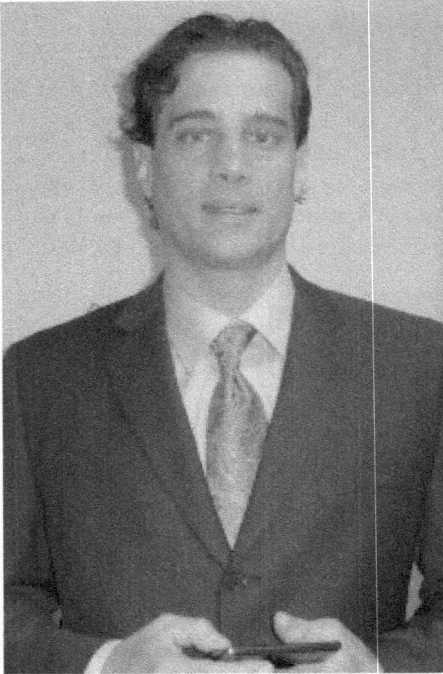

Sin embargo, Jason es un hombre libre! Cuando le pregunté qué iba a hacer ahora que está libre, Jason dijo que Brooklyn Queens Experiment (una productora) ha comprado los derechos cinematográficos de la historia de Jason Vale una gran película basada en la vida de Jason. No sé ustedes, pero yo no puedo esperar a ver la película!

Mis mejores deseos Jason! La lucha contra la FDA podría haber parecido como David frente a Goliat, pero usted **es un gigante en mi libro!**

La página web de Jason es www.ApricotsfromGod.info.

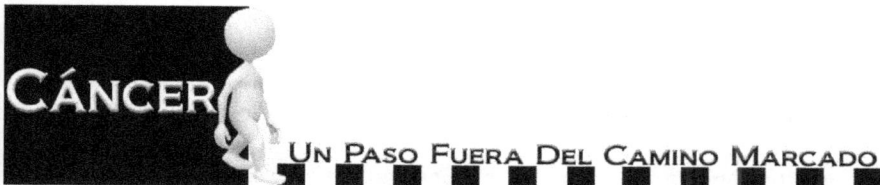

GLOSARIO

Accidente cerebrovascular – interrupción del flujo normal de sangre al cerebro debido a un coágulo de sangre o a una hemorragia.

ACE (antígeno carcinoembrionario) – uno de los marcadores tumorales en la sangre.

Acetogeninas – cadenas largas de átomos de carbono que reducen el crecimiento de los vasos sanguíneos que nutren a las células cancerosas e inhiben el crecimiento de células MDR.

Ácido – que tiene un pH bajo.

Ácido desoxirribonucleico (ADN) – lleva la información genética de la célula y las características hereditarias a través de sus nucleótidos y su secuencia; es capaz de auto replicarse y de sintetizar ARN.

Ácido láurico – un ácido graso obtenido principalmente del aceite de coco.

Ácido linoleico conjugado (ALC) – acido graso no saturado de origen natural que se encuentra principalmente en carnes y productos lácteos procedentes de animales alimentados con hierba; desarrolla los músculos y reduce la grasa corporal; está clasificado como ácido graso omega-6.

Ácido ribonucleico (ARN) – transmite la información genética del ADN al citoplasma y controla ciertos procesos químicos en la célula.

Ácidos grasos Omega-3 – ácidos grasos poliinsaturados que se encuentran sobre todo en el pescado, los aceites de pescado, los aceites vegetales, y las verduras de hoja verde; entre los ácidos grasos omega-3 tenemos el ácido alfa-linolénico (ALA), ácido eicosapentaenoico (EPA), ácido docosahexaenoico (DHA) y ácido docosapentanoico (DPA).

Ácidos grasos Omega-6 – ácidos grasos poliinsaturados que se encuentran sobre todo en las nueces y los cereales, las grasas omega-6 son el ácido linoleico (LA), ácido linoleico conjugado (CLA), ácido gamma linolénico (GLA), dihomo ácido gamma-linolénico (DGLA), y el ácido araquidónico (AA).

Ácidos grasos Omega-9 – que se encuentran en el aceite de oliva y el aguacate, también conocido como ácidos oleicos.

Acrilamidas – químicos cancerígenos formados por el calentamiento de los almidones.

Adaptogénico – que mejora la capacidad del cuerpo de hacer frente a un factor estresante.

Adenocarcinoma – tumor maligno que brota del tejido glandular.

Adenosin trifosfato (ATP) – la "moneda energética" de las células.

Aeróbico – significa "con oxígeno".

Alcalino – que tiene un pH alto.

Amalgama – el material más utilizado para rellenar cavidades, el mercurio.

Amilasa – enzima digestiva que descompone los carbohidratos.

Aminas heterocíclicas (HCA) – Sustancias cancerígenas que se forman al cocinar la carne (vaca, cordero, cerdo, aves o pescado) a altas temperaturas.

Anaeróbico – significa "sin oxígeno".

Anemia – una condición en la que un número reducido de glóbulos rojos puede causar síntomas tales como cansancio, dificultad para respirar y debilidad.

Angiogénesis – el proceso fisiológico que implica el crecimiento de nuevos vasos sanguíneos a partir de vasos preexistentes.

Antibióticos – medicamentos que combaten las infecciones.
Anticuerpo proteína producida por las células plasmáticas cuando se encuentran con invasores extraños; anticuerpos específicos se unen a invasores específicos (antígenos).

Antineoplásico – que previene el crecimiento o el desarrollo de células cancerosas.

Antioxidantes – compuestos químicos o sustancias que inhiben la oxidación.

Apoplejía – una explosión de actividad eléctrica anormal en el cerebro.

Apoptosis – muerte celular programada.

Bacteria – microorganismo unicelular simple.

Benigno – (Dicho de los tumores) No canceroso; antónimo de maligno.

Beta Caroteno – precursor de la vitamina A, es el carotenoide más conocido.

Bicarbonato de sodio – bicarbonato, $NaHCO_3$

Bilis – un fluido verde amarillento producido por el hígado que ayuda en la digestión de las grasas y en la excreción de las toxinas.

Biopsia – la eliminación quirúrgica de tejido para examinarlo al microscopio.

Cadena de transporte de electrones – el estadío final del Ciclo de Krebs.

Capilares – vasos sanguíneos diminutos que suministrar oxígeno y nutrientes a las células y eliminan productos de desecho de las mismas.

Caquexia – el ciclo de "desgaste" de muchos pacientes de cáncer.

Carcinógeno – una sustancia o agente que causa cáncer.

Carcinoma – cáncer que comienza en la piel o en la mucosa de un órgano.

Carcinoma broncogénico – cáncer que se origina en los pulmones o las vías respiratorias.

Carcinoma cervical – cáncer de cuello uterino.

Carcinoma de células basales – tipo más común de cáncer de piel.

Carcinoma de células escamosas – cáncer que brota de la piel o de las superficie de otras estructuras, como la boca, el cuello uterino o los pulmones.

Carcinoma endometrial – cáncer del revestimiento del útero.

Célula eucariota – una célula con un núcleo y organelos.

Célula procariota – célula (como las bacterias) que carece de un núcleo.

Células sanguíneas – estructuras diminutas que se forman en la médula ósea. Podemos dividirlas en eritrocitos (glóbulos rojos), leucocitos (glóbulos blancos) y plaquetas.

Ciclo de Krebs – ciclo de creación de energía en nuestras células; también conocido como ciclo del ácido cítrico.

Cirrosis – un tipo de daño hepático en los que las células normales del hígado son reemplazadas por tejido fibroso cicatrizado.

Citopenia – bajo nivel de células sanguíneas.

Citoplasma – la parte gelatinosa de una célula.

Citoquinas – "células mensajero", tales como los interferones y las interleucinas, que desatan una reacción en cascada de cambios positivos en todo el sistema inmunológico.

Clorofila – un grupo de pigmentos verdes que transforman la energía luminosa en ATP y otras formas de energía necesaria para los procesos bioquímicos; se encuentra en las plantas verdes, las algas pardas y rojas, y algunas bacterias aerobias y anaerobias.

Coenzimas – sustancia orgánica que generalmente contiene una vitamina o un mineral y que se combina con una proteína específica para formar un sistema enzimático activo.

Colágeno – el "cemento" fibroso de proteína que mantiene unidos nuestros huesos, nuestros cartílagos, nuestros tendones y nuestro tejido conectivo y nuestras células.

Cúrcuma – especia que contiene curcumina, tiene múltiples efectos anti-cancerígenos cuando se consume.

Dimetil sulfóxido (DMSO) – un producto no es tóxico, producto 100% natural que proviene de la industria de la madera.

Dioxina – cualquiera de varios productos químicos cancerígenos presentes en forma de impurezas de los herbicidas derivados del petróleo.

Disacárido – una cadena de dos moléculas de azúcar (como la lactosa, que está compuesto de glucosa y galactosa).

Electrón – una partícula elemental con una carga negativa.

Enzimas – cualquiera de numerosas proteínas producidas por organismos vivos y que funcionan como catalizadores bioquímicos.

Epidermis – la capa externa de la piel.

Equilibrio del pH – el equilibrio ácido /alcalino en nuestro cuerpo, pH = potencial de hidrógeno.

Eritrocitos – ver "glóbulos rojos."

Excitotoxinas – sustancias, por lo general amino ácidos, que reaccionan con receptores especializados (neuronas) del cerebro de tal manera que llevan a la destrucción de ciertos tipos de células cerebrales.

Fagocitosis – el proceso que utiliza el cuerpo humano para destruir las bacterias por el procedimiento de rodearlas y digerirlas con enzimas digestivas; los macrófagos son las células carroñeras que realizan este proceso; significa literalmente "comer células".

Fasciolopsis Buski – un parásito de los seres humanos y de los cerdos.

Fibras celulares – los "músculos" de nuestras células.

Glándula Tiroides – órgano en la base del cuello que produce tiroxina y otras hormonas implicadas en la regulación del metabolismo.

Glándulas suprarrenales – un par de glándulas situadas sobre los riñones, producen hormonas como la epinefrina, corticosteroides y andrógenos.

Glicano – una cadena de monosacáridos.

Glioblastoma multiforme – el tipo más común y más agresivo de tumor cerebral primario en el ser humano, afecta a las células gliales.

Globulos blancos (leucocitos) – células sanguíneas que engullen y digieren bacterias y hongos; es una parte importante del sistema inmunitario del organismo; algunos ejemplos son linfocitos, granulocitos y monocitos.

Glóbulos rojos (eritrocitos) – células de la sangre que llevan oxígeno a los tejidos y retiran el dióxido de carbono de los mismas.

Glucógeno – un polisacárido que es la principal forma de almacenamiento de carbohidratos en los animales y que está presente principalmente en el los tejidos hepático y muscular; se convierte fácilmente en glucosa; también se le llama almidón animal.

Gluconeogénesis – la formación de glucosa, especialmente en el hígado, que provienen de fuentes que no son carbohidratos, como los aminoácidos y la porción de glicerol de las grasas.

Gluconutrientes – alrededor de 200 azúcares monosacáridos vegetales naturales y biológicamente activos; los investigadores han identificado un pequeño grupo de 8 gluconutrientes esenciales, a saber, la glucosa, la galactosa, la manosa, la fucosa, la xilosa, la N-acetilglucosamina, la N-acetilgalactosamina y el ácido N-acetilneuramínico.

Glucosa – azúcar monosacárido en la sangre que sirve como la fuente principal de energía del cuerpo, está presente en la mayoría de los tejidos animales y vegetales. También se llama azúcar de la sangre.

Glutamato monosódico (MSG) – aditivo alimentario a base de ácido glutámico; es una excitotoxina.

Glutatión – el principal antioxidante.

Gonadotropina crónica humana (HCG) – una hormona producida por la placenta, el cuerpo lúteo que mantiene el corpus luteum durante el embarazo.

Granulocitos – las células blancas de la sangre llena de gránulos de sustancias químicas tóxicas que les permiten digerir microbios mediante un proceso llamado fagocitosis (literalmente "comer células"). Tres tipos de granulocitos son los neutrófilos (que matan las bacterias), los eosinófilos (que matan a los parásitos), y los basófilos.

Grasas trans – "pseudo-grasas" producidas por la hidrogenación parcial de aceites vegetales; presentes en los aceites vegetales endurecidos, la mayoría de las margarinas, alimentos horneados comerciales, y los alimentos fritos; incrementa el riesgo de cáncer.

Hemoglobina – el pigmento proteínico de las células rojas de la sangre que contiene hierro, transporta el oxígeno a los tejidos y retira el dióxido de carbono de los mismos.

Hidrogenación – La adición de hidrógeno a un compuesto, especialmente para consolidar un ácido grasos insaturados o grasas.

Hidrógeno – el elemento químico más abundante, constituye 75% del universo.

Hidrólisis – la descomposición de un compuesto químico por reacción con el agua.

Hipoxia – falta de oxígeno una de las principales causas de cáncer.

Hormona del crecimiento recombinante bovina (rBGH) – hormona genéticamente modificada que inyectada en las vacas, incrementa la producción de leche; Fabricada por Monsanto, se vende bajo el nombre comercial Posilac.

Insulina – hormona secretada por el páncreas que regula el metabolismo de los hidratos de carbono y de las grasas, especialmente la conversión de glucosa en glucógeno, que reduce el nivel de glucosa en la sangre.

Interferón – producto químico natural que el cuerpo excreta en respuesta a las infecciones virales.

Interleucina – una sustancia química natual secretada por el organismo.

Leucemia – cáncer de las células sanguíneas.

Leucocitos – ver "glóbulos blancos."

Linfocitos – glóbulos blancos que se encuentran en el sistema linfático, incluye las células T, las células B y las células NK.

Linfoma – cáncer del sistema linfático que se origina en los linfocitos; hay dos tipos: de Hodgkin (en presencia de hay células de Reed-Sternberg) y no-Hodgkin (en ausencia de células de Reed-Sternberg).

Lipasa – enzima digestiva que descompone los lípidos.

Lípidos – grupo de moléculas, que incluye las grasas, los aceites, y el colesterol.

Macrófagos – un tipo de glóbulos blancos que fagocitan los materiales extraños; tienen un papel clave en la respuesta inmune a los invasores

505

extraños, tales como los microbios infecciosos, los antígenos y otras sustancias extrañas.

Malignidad – un cáncer, neoplasia o tumor que crece de forma incontrolada y que puede invadir el tejido adyacente y producir metástasis (diseminación) en otras áreas del cuerpo.

Mamografía – rayos X del seno.

Médula ósea – material esponjoso que se haya dentro de los huesos.

Melanocitos – células que producen la melanina, pigmento que colorea nuestra piel, pelo y ojos y que está muy concentrada en la mayoría de los lunares.

Melanoma – la forma más grave de cáncer de piel, un tumor maligno que se origina en los melanocitos.

Melatonina – una hormona producida por la glándula pineal a partir del aminoácido triptófano; hace que tenga sueño cuanto anochece.

Membrana celular – la piel de nuestras células.

Metil sulfonil metano (MSM) – básicamente DMSO con un átomo de oxígeno adicional, unido al átomo de azufre.

Micotoxinas – toxinas de hongos.

Microbio – un microorganismo, especialmente una bacteria, que causa enfermedades.

Mieloma – tumor maligno de la médula ósea.

Mineral – elemento inorgánico que produce reacciones químicas en el organismo y que es necesario para un metabolismo celular adecuado.

Mitocondria – "central energética celular"; un órgano en el citoplasma de prácticamente todas la células eucariotas que contienen material genético.

Monocitos – glóbulos blancos que ingieren las células dañadas o muertas y proporcionan defensas contra muchos organismos infecciosos; al final se convierten en macrófagos.

Monoinsaturadas – que contiene un solo enlace doble o triple por molécula, las grasas monoinsaturadas disminuyen la cantidad de colesterol.

LDL en la sangre – El aceite de oliva y el de aguacate pertenecen a este grupo.

Monosacárido – cualquiera de los varios carbohidratos que no pueden descomponerse en azúcares más simples.

Neoplasia – un nuevo crecimiento anormal de tejido, un tumor.

Neuronas – células nerviosas; conducen impulsos eléctricos.

Nitrito de Sodio – substancia cancerígena utilizada como conservante y colorante alimentario, especialmente en los productos cárnicos y el pescado.

Nitrosaminas – sustancias cancerígenas que resultan de la digesión de nitrato de sodio o nitrito de sodio.

Núcleo – el "centro de control" de la célula, contiene el ADN de la célula.

Nucleótidos – el componente básico del ADN y el ARN.

Oligosacárido – una cadena de azúcares formada por entre 3 a 20 moléculas.

Oncólogo – médico especializado en cáncer.

Organelos – una estructura diferenciada en el interior de una célula que realiza una función específica.

Órgano de Golgi – una estructura reticular en el citoplasma de la célula que almacena ATP.

Ortomolecular – es la teoría que establece que las enfermedades se pueden curar mediante la restauración de la cantidad óptima de las substancias que normalmente están presentes en el cuerpo.

Osteosarcoma – es el tipo más común de cáncer de hueso.

Oxidación – la adición de oxígeno a un compuesto con pérdida de electrones.

P53 – proteína que es el resultado de un gen supresor de tumores, regula el crecimiento y la proliferación celular y previene la división descontrolada después de que se ha producido un daño en los cromosomas.

Patógeno – que puede causar enfermedades.

Plaqueta – el más pequeño de los tres tipos de células sanguíneas, también llamadas trombocitos; su función principal es prevenir hemorragias.

Plasma – el componente líquido de de la sangre, de color amarillo, en el que flotan los eritrocitos; es parte del sistema inmune.

Pleomórfico – que tienen muchas formas.

Polisacárido – carbohidrato cuya molécula contiene cadenas de diez o más monosacaridos.

Probióticos – "bacterias buenas" "; suplementos que contienen microbios vivos que mejoran el equlibrio intestinal.

Proteasa – encima digestiva que degrada las proteínas.

Protón – una partícula elemental con una carga positiva.

Protoplasma – sustancia compleja que constituye la materia viva de las células vegetales y animales;, compuesto por proteínas y grasas; incluye el núcleo y el citoplasma.

PSA (antígeno prostático específico) – Se usa para diagnosticar la prueba de cáncer de próstata.

Quelación – el proceso de eliminación de un metal pesado de la circulación sanguínea por medio de un agente quelante (como la Chlorella o el cilantro).

Quelación con EDTA – una terapia que, por la administración repetida de un aminoácido sintético débil (EDTA, ácido etilendiamino tetra-acético), reduce poco a poco la placa aterosclerótica y otros depósitos de metales pesados del sistema cardiovascular, disolviéndolos literalmente.

Radical libre – un átomo o grupo de átomos que tiene al menos un electrón no apareado y, por tanto, es inestable y altamente reactivo; daña las células y acelera la progresión del cáncer y otras enfermedades.

Rayos X – radiación electromagnética utiliza para diagnosticar enfermedades.

Respiración anaeróbica – el proceso de creación de energía "sin oxígeno", también conocida como "metabolismo anaeróbico."

Respuesta autoinmune – una condición en la cual el sistema inmunológico de una persona produce anticuerpos que atacan los propios tejidos del cuerpo.

Resveratrol – un compuesto que se encuentra en las uvas, el vino tinto y el mosto de uva tinta y que inhibe el crecimiento de células cancerosas.

Sacárido – una molécula de azúcar.

Sarcoma – tumor maligno de los músculos o del tejido conectivo tal como el hueso y el cartílago.

Selenio – Oligoelemento que actúa como antioxidante.

Sesquióxido – un óxido que contiene tres átomos de oxígeno y dos átomos (o radicales) de alguna otra sustancia.

Sistema inmunológico – el sistema corporal que protege al cuerpo de sustancias, células y tejidos extraños, mediante la producción de la respuesta inmune y que incluye el timo, el bazo, los ganglios linfáticos, los linfocitos y los anticuerpos.

Superóxido dismutasa (SOD) – Esta enzima destruye los radicales libres.

TAC – una prueba que utiliza rayos X para crear imágenes de varias partes del cuerpo.

Toxina – agente nocivo o venenoso.

Trofoblasto – células que anclan el óvulo fecundado en la pared uterina y que sirven como vía de alimentación para el embrión.

Trombopoyetina (TPO) – citoquina que estimula la producción de plaquetas.

Trombosis – desarrollo de coágulos de sangre en los vasos sanguíneos o en el corazón.

Tumor – crecimiento anormal de las células.

Vitamina – una sustancia orgánica que actúa como coenzima o regulador de los procesos metabólicos.

Xenoestrógenos – estrógenos "extraños"; han sido alterados y actúan como radicales libres en el cuerpo; se ha comprobado que causan varios tipos de cáncer.

Zeolitas – minerales naturales volcánicos con una estructura única, cristalina compleja.

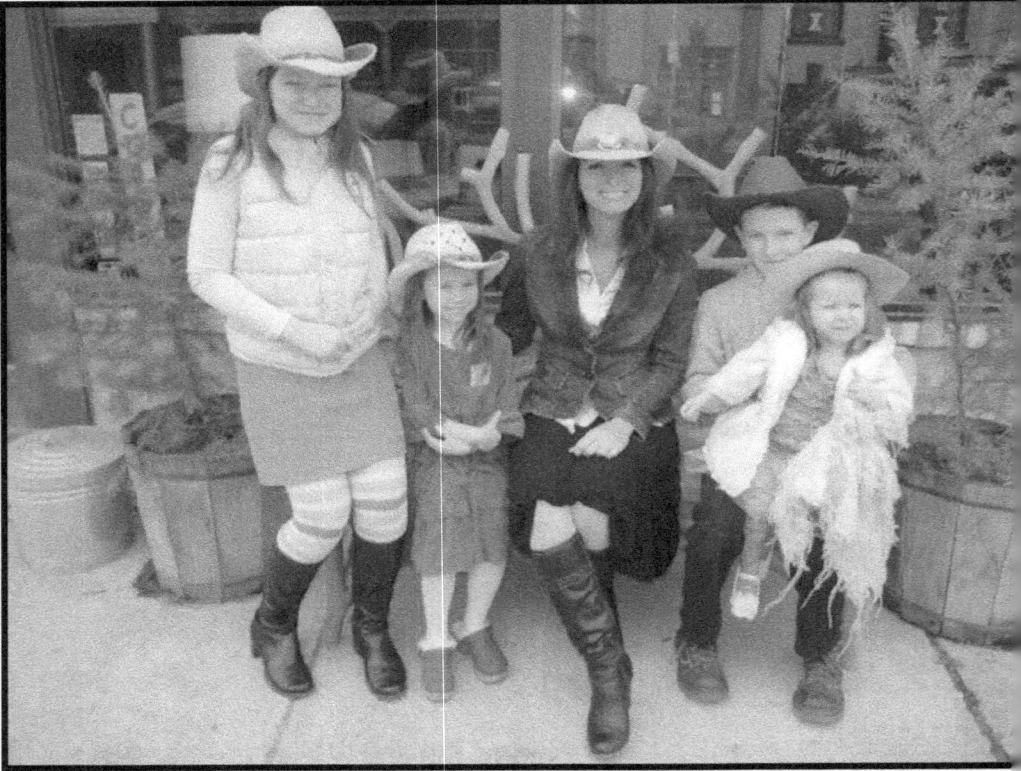

Brianna, Tabitha, Charlene, Bryce, y Charity – foto tomada en Whitefish, Montana en en Abril de 2012.

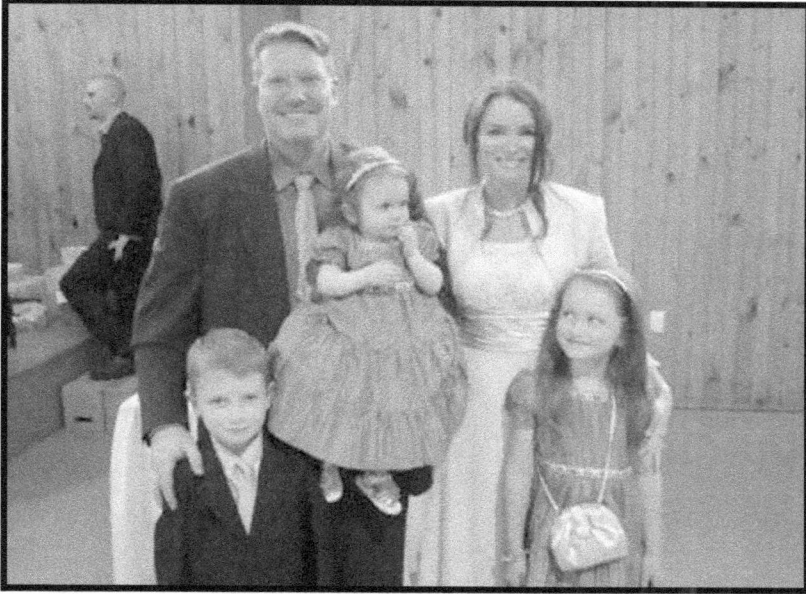

Arriba Febrero de 2008 en la boda de Pete y Genevieve de Deugd en Palmerston North, Nueva Zelanda. Abajo con nuestros amigos la familia Riviere en Le Mont en Pittsburgh, Pennsylvania en Abril de 2008 (celebrando 3 cumpleaños).

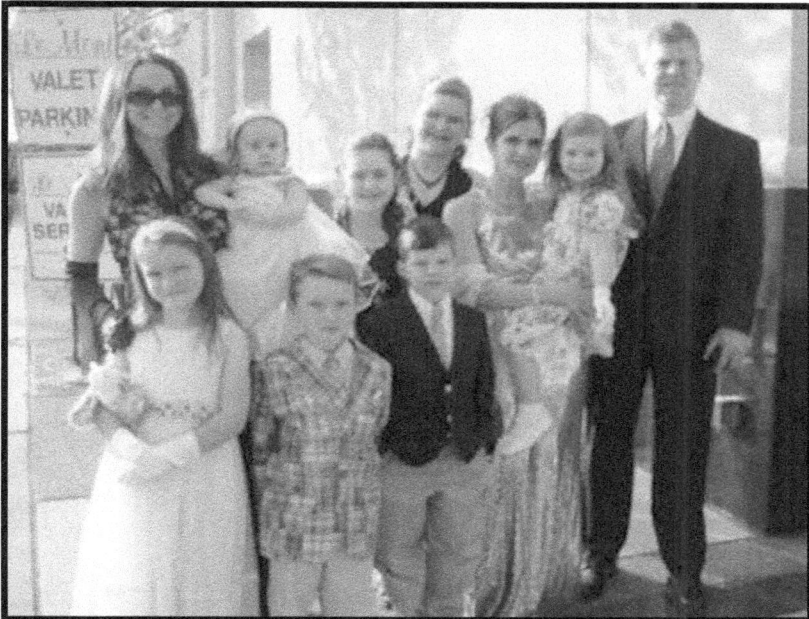